# Cuidados naturales para las mujeres

TXUMARI ALFARO

# Cuidados naturales para las mujeres

EDICIONES B
GRUPO ZETA

Barcelona • Bogotá • Buenos Aires • Caracas • Madrid • México D. F. • Montevideo • Quito • Santiago de Chile

Fotografías: Jupiterimages

Diseño y Realización: Servicios Editoriales Lozano Faisano

1.ª edición: noviembre, 2007


Bailén, 84 - 08009 Barcelona (España)
*www.edicionesb.com*

Impreso en España - Printed in Spain
ISBN: 978-84-666-3421-2
Depósito legal: B-42285-2007

Impreso por Egedsa

*Txumari Alfaro, viajero incansable, ha recorrido todo el mundo, siempre con el fin de recopilar la sabiduría popular referida a remedios naturales para la salud. Suele decir que se considera un notario del pasado que no desea que se pierda una riqueza y una parte más de la cultura tan importante como es la antropología de la medicina popular y los remedios naturales. Podemos asegurar que en esta obra se recogen remedios de todas partes del mundo y de multitud de culturas diferentes. Remedios que consideramos nuestros por ser cotidianos y que en gran parte fueron traídos por los conquistadores. Asiduo conferenciante en España y América, escribe en periódicos y revistas siempre acerca de temas relacionados con los remedios populares. Su pasión por ellos lo llevó a doctorarse en Iridología, Naturopatía y Acupuntura, cursando estudios en Francia, Estados Unidos, Canadá y España.*

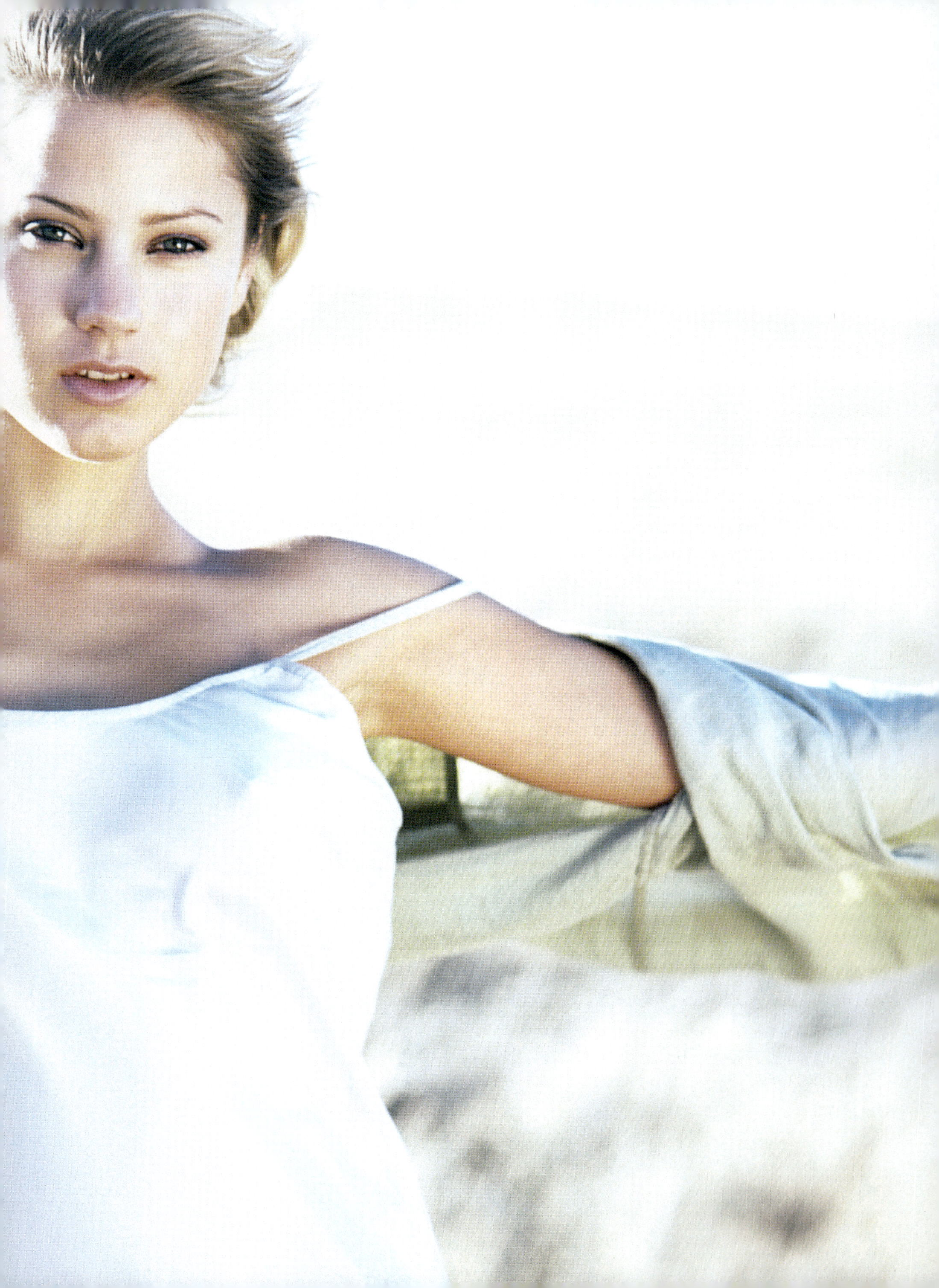

# Agradecimientos

## *CON ALMA DE MUJER*

Quiero expresar mi más sincero agradecimiento a todas aquellas mujeres, sobre todo abuelas, que me han enseñado lo que en este libro se recoge. Son ellas las verdaderas valedoras de todos estos conocimientos que, personalmente, han ido cosechando a lo largo de sus vidas con el único fin de servir a los suyos. Yo no hago más que aprovechar toda esa sabiduría transmitida de generación en generación, y espero ser digno de haber tenido el atrevimiento de plasmarlo en esta obra con el mismo espíritu y amor que ellas tuvieron a la hora de aliviar los sufrimientos de sus seres más queridos. Espero también albergar en mí un poquito de ese corazón de madre que está hecho únicamente para amar y sufrir, porque ¿quién ama más que una madre a sus hijos? ¿Y quién se alegra más que ella cuando les sucede algo bueno? No hay sufrimiento comparable al que siente una madre cuando un hijo está enfermo o le pasa algo malo. De ahí que su corazón generoso sea una sucesión de alegrías y penas.

También tengo un recuerdo de agradecimiento hacia un amigo, don Jesús Labari, el párroco de mi pueblo, que un buen día me enseñó en la ermita de la patrona de Arguedas, la Virgen del Yugo, el siguiente pensamiento hacia la madre, dirigiéndose a la Virgen: «No os preocupéis por contarle a la Virgen cosas tristes o alegres, porque ella es vuestra Madre, y una madre qué más quiere que escuchar a un hijo. Su corazón está hecho para amar y sufrir.» Un recuerdo también a todas esas madres que sufren en silencio cuando son recluidas en los asilos de ancianos, justo cuando más nos necesitan. La ingratitud es la moneda con la que algunos pagan todos sus desvelos.

Mi agradecimiento especial a mi madre, una mujer que a sus 46 años, después de nueve alumbramientos, decidió que yo viniera al mundo, y la recompensa con la que le pagué fue que sufriera por mí. Recuerdo cuando llegaba a casa y le hacía rabiar, le levantaba las faldas, la encerraba en el cuarto de baño, la tiraba encima

de la cama, le hacía diabluras y la zarandeaba. Todo esto unido a los «chandríos» que les hacía a las chicas de mi pueblo y a las fechorías que, casi a diario, se sucedían... Creo que por mí sufrió más de lo que gozó. Sólo me queda un consuelo: cuando no ocurría nada, cuando no la incordiaba, se extrañaba y me preguntaba si estaba enfermo. Quiero creer que echaba en falta mis diabluras.

Gracias también a la familia Ferran de Barcelona por todos los conocimientos que me han proporcionado y la amabilidad con que siempre me han atendido, así como a todas aquellas personas que continuamente me hacen llegar los remedios que forman parte de sus vidas para que yo los transmita a los demás.

Gracias a mis colaboradores: Pedro Ramos, Juan Mugarza, Raúl de la Rosa, Juan Sisa y al profesor Isidoro, un chamán al cual tuve la suerte de conocer en Brasil, que se formó en el Valle Sagrado de los incas y me enseñó muchas de las cosas que actualmente pongo en práctica. Gracias al doctor Bernard Siegel, del que extraje una gran enseñanza: «Es imposible curar si no pones amor en todo aquello que haces», y gracias por su libro *Amor, medicina milagrosa*.

Gracias a los indios bororos, a los xavantes, a los yanomamis, a los esquimales, a todos los pueblos africanos, especialmente a los del norte, y a los bosquimanos, pueblos que conservan una sabiduría acumulada durante siglos para sobrevivir en un mundo hostil, que nuestras culturas occidentales han olvidado. Deseo agradecerles cuanto me enseñaron cuando tuve el privilegio de convivir con ellos y aprender de sus culturas ancestrales.

Gracias al padre Carlos Rey Estremera, que fue quien me abrió las puertas de otros modos de vivir y de entender la vida, quien pudiendo ocupar un lugar privilegiado en nuestra sociedad, eligió desde muy niño ser misionero para dedicar su vida a los más desheredados en Brasil.

Por último, muchas gracias a mis más directas colaboradoras, Gemma del Carmen y Cristina Pérez, que han sabido tratarme y soportarme, y sin cuya inestimable ayuda no hubiera podido escribir este libro que comparto con todos ustedes.

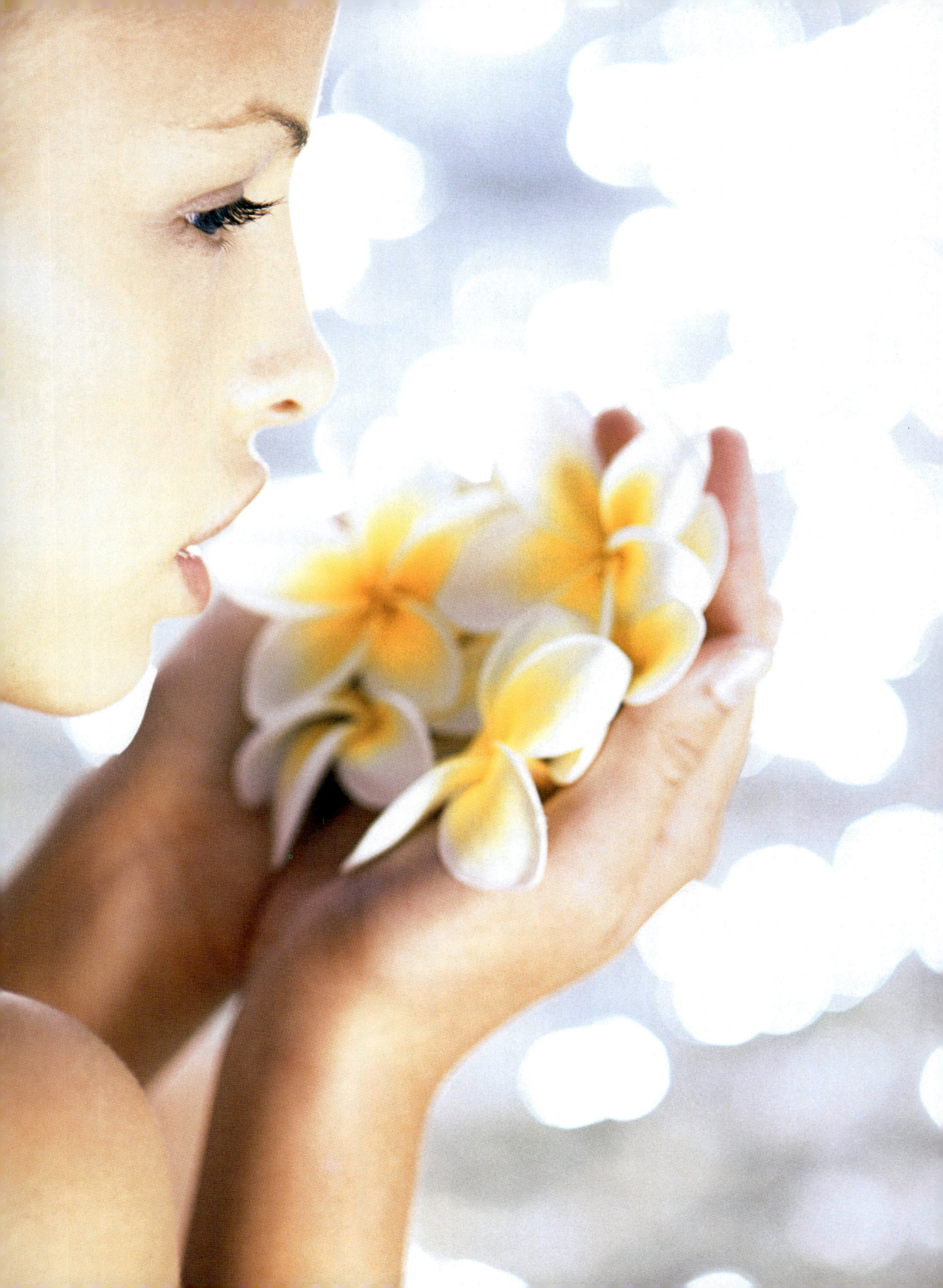

# Sumario

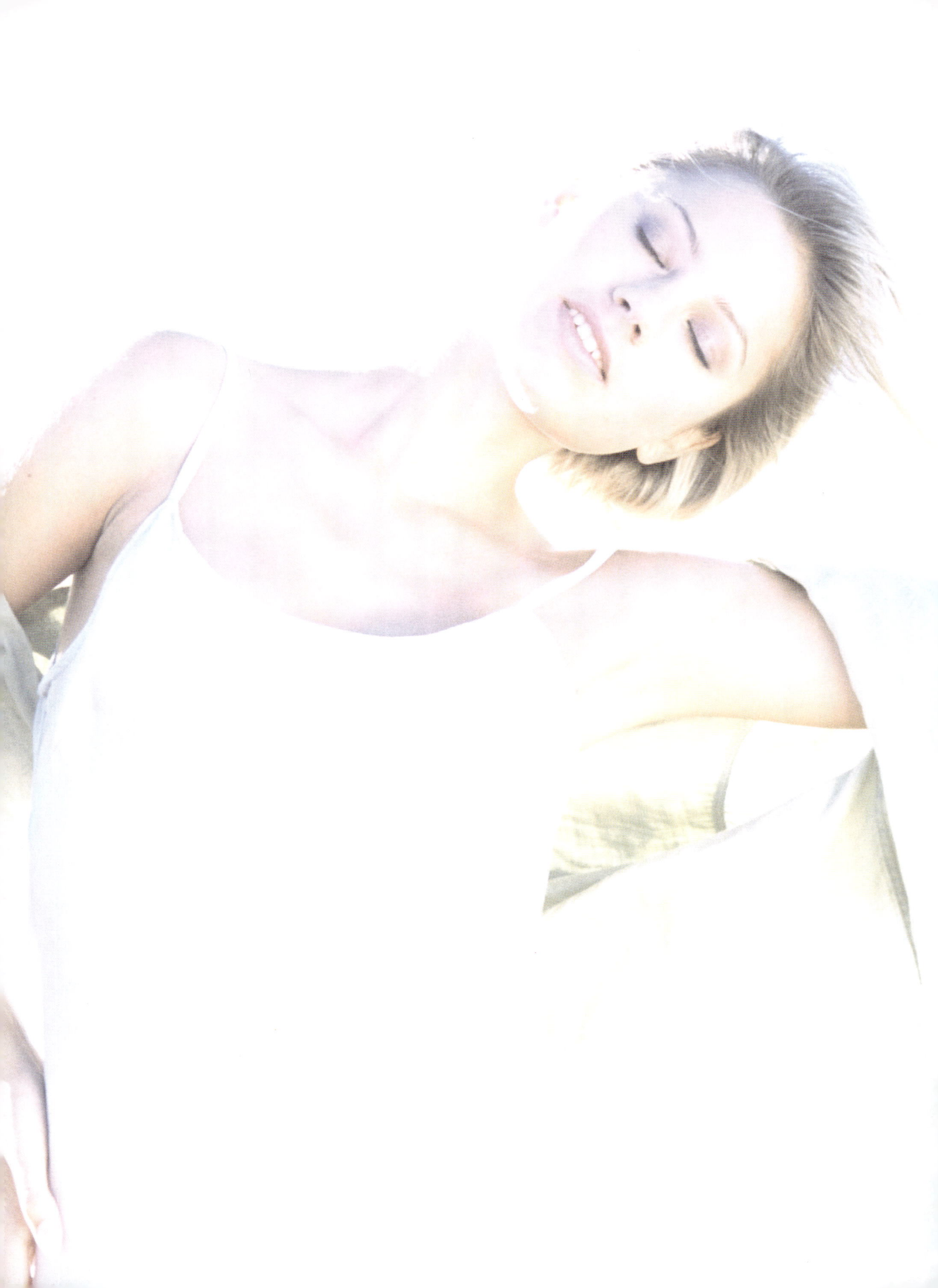

# NUESTRO CUERPO

# Introducción

Desde antiguo se viene dividiendo el ciclo vital de los seres humanos en tres etapas consecutivas: crecimiento y desarrollo, mantenimiento y envejecimiento. En el caso de la mujer podemos concretar un poco más si tenemos en cuenta los hechos fisiológicos más relevantes en las diferentes etapas de la vida: crecimiento y desarrollo, hasta los 18 a 20 años; mantenimiento y fertilidad, hasta los 40 a 45 años; menopausia y posmenopausia hasta los 55 años, y por último, envejecimiento.

Durante la primera etapa, aumenta el tamaño de todos y cada uno de los órganos y aparatos del cuerpo de la mujer y sus funciones se perfeccionan hasta alcanzar la madurez, hacia los 18 años, un poco antes de lo que sucede en los hombres. En ese momento cesa el crecimiento. El sistema nervioso y las funciones intelectuales han madurado por completo, el aparato genital posee una notable capacidad reproductiva, etc. Es en este periodo de la vida cuando estamos dando lugar a las características definitivas y potenciales máximas de los pulmones, del corazón, de la densidad de los huesos, del número de adipocitos o células grasas de nuestro cuerpo. Por ejemplo, la mayor o menor densidad de los huesos que seamos capaces de conseguir para los 20 o 22 años constituirá nuestro «capital óseo», es decir, nunca tendremos más que en ese momento de la vida. A partir de los 35 o 40 años comenzaremos a perder hueso de ese capital. Así pues, aquellas mujeres que doten de menos calcio a sus huesos, tendrán problemas óseos con mayor facilidad. Otro ejemplo de la trascendencia de esta primera época de la vida son los adipocitos o células grasas del cuerpo: el número de adipocitos que nos acompañarán durante toda la vida se fija en la pubertad. A quienes tiendan al sobrepeso o a la obesidad en esta etapa vital, les resultará más difícil controlar su peso el resto de la vida.

En la segunda etapa, o etapa de mantenimiento, debemos conservar nuestro organismo en buenas condiciones procurando una buena alimentación y una actividad física regular, reducir hábitos nocivos como el consumo de tabaco, alcohol, exceso de café o evitar el abuso de exposición al sol o el estrés.

Todos estos factores y costumbres facilitan la producción de una mayor cantidad de la llamada «basura celular» o radicales libres. Estos radicales, si el cuerpo no los neutraliza con una buena alimentación —en la que tienen un papel destacado la fruta, las verduras y las hortalizas—, con actividad física y control de peso, deterioran inexorablemente y de forma precoz el cuerpo humano. En la mujer esta etapa de mantenimiento es la de mayor fertilidad: se considera que ésta es máxima a los 25 años, disminuye casi a la mitad, hacia los 35, y desaparece completamente en la menopausia, hacia los 45-50 años. Lo fundamental en este momento es conservar el organismo, no podremos mejorar sus características, pero sí evitar un cierto adelanto del envejecimiento. Aquellas personas que tratan de forma inadecuada su organismo comienzan a envejecer entre los 30 y los 35 años, sobre todo en lo que se refiere a la actividad pulmonar, sistema nervioso y cardiovascular (corazón y grandes vasos).

La tercera fase, o fase de la menopausia, es específica de la mujer y debemos considerarla como un proceso fisiológico normal, que genera ciertos cambios en la forma y función de algunos de sus órganos, no sólo del aparato genitourinario, sino también del corazón, grandes vasos sanguíneos, piel y mamas. En el capítulo dedicado a este tema abordaremos las características más importantes de la menopausia, sus causas, signos y síntomas, así como las medidas que podemos adoptar para superarla con las menores molestias posibles.

La cuarta etapa, o etapa de envejecimiento, se caracteriza por una lenta y progresiva disminución de nuestras funciones. Su ritmo dependerá mucho del cuidado que aportemos a nuestro cuerpo, así como del capital en salud con el que lleguemos a este momento de la vida.

En definitiva, aunque cada etapa de nuestra vida tiene sus peculiaridades, todas ellas se encuentran estrechamente relacionadas entre sí, y se apoya cada una en la anterior. Para colaborar de forma eficaz en el crecimiento, desarrollo y mantenimiento del organismo son necesarios una serie de cuidados fundamentales, como la alimentación sana y equilibrada, la actividad física regular o la atención del cuerpo durante el embarazo y la lactancia.

Prevenir la enfermedad es asimismo uno de los aspectos fundamentales de la calidad de vida. En la tercera parte de esta obra encontrará, ordenados por fichas, numerosos consejos de prevención y remedios naturales para distintos trastornos. Pero, antes de hablar sobre cada patología en concreto, les ofrecemos seguidamente una serie de precauciones generales para prevenir y en su caso tratar de manera precoz la enfermedad, válidas para mujeres de cualquier edad:

- ***Mantenerse dentro del peso ideal:*** para conocerlo sólo tiene que dividir su peso en kilos por su altura en metros al cuadrado. Si el resultado es menor de 25, está dentro del peso ideal. Si oscila entre 26 y 29, hay sobrepeso. Cuando se está 30 o más kilos por encima del peso ideal, existe obesidad.
- ***Revisión dental:*** aunque no lo parezca, la cavidad bucal en general y las piezas dentales en particular son una fuente de molestias y enfermedades que pueden afectar a órganos como el corazón, el cerebro o los senos paranasales. En una boca poco cuidada podríamos encontrar tantos gérmenes como para formar un hi o que fuera desde nuestro planeta hasta la Luna.
- ***Conocer la tensión arterial*** como mínimo una vez al año, y mejor cada seis meses una vez superada la menopausia, ya que pasada esta etapa las modificaciones que presenta son más significativas.
- ***Vigilar las mamas*** una vez al mes como mínimo. Para realizar una autoexploración basta con colocarnos frente al espejo y, con suaves movimientos circulares, presionar alrededor del pezón con el fin de valorar la presencia de nódulos, durezas, zonas dolorosas, áreas con piel áspera o aspecto de piel de naranja, etc. Si observa alguno de estos signos, debe consultar con el especialista.
- ***Frotis vaginal*** cada dos o tres años (cada año después de la menopausia). Es una prueba muy sencilla. Al recoger con un bastoncillo parte de las secreciones vaginales, el especialista tratará de valorar su normalidad. Esta prueba ayuda a prevenir muchos cánceres y tumores de útero.
- ***Examen de recto*** cada dos o tres años, especialmente a partir de los 60 años.
- ***Mantenerse en forma*** practicando de modo regular una actividad física.
- ***Reducir el riesgo de enfermedad*** evitando factores nocivos como el tabaco (responsable de un 30 por ciento de todos los cánceres), alcohol (que colabora en el desarrollo de muchos cánceres de boca y del aparato digestivo), obesidad (que aumenta las probabilidades de cáncer de útero, vejiga y otros), vigilar las exposiciones al sol (los melanomas o cánceres de piel son cada vez más frecuentes).
- ***Dedicarnos un tiempo de ocio*** todos los días para desarrollar nuestras aficiones, procurar un poco de relajación y liberarnos del estrés. Después de la jubilación es importante colaborar activamente en diferentes tareas, propias o de la comunidad, para mantenernos activos y «despiertos». La mejor gimnasia cerebral es tener activas las neuronas.

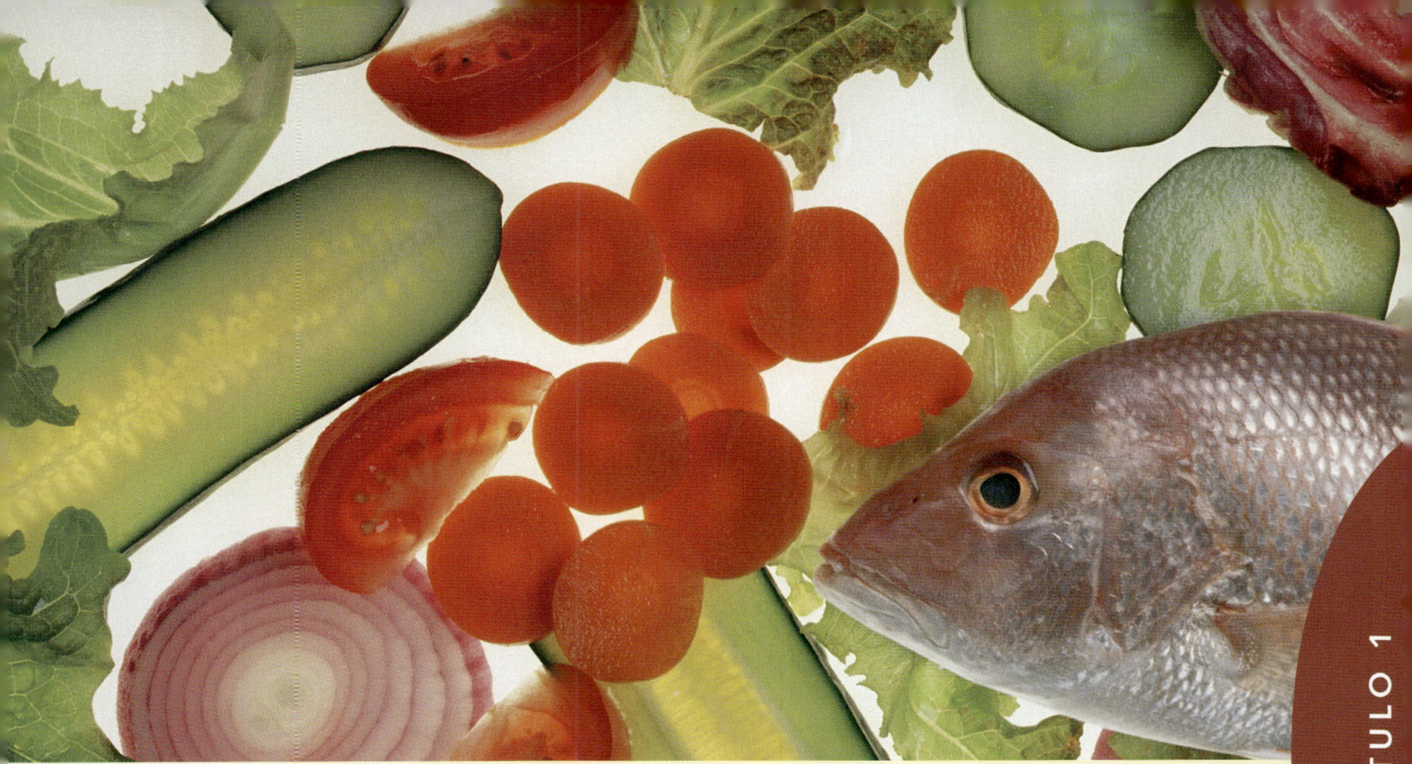

CAPÍTULO 1

# Una alimentación buena y saludable

Una persona adulta consume cada año más de media tonelada de alimentos: no en vano la comida que ingerimos está destinada a proporcionarnos energía para realizar las funciones diarias, construir nuestro organismo y, además, rehabilitarlo en caso de lesión o enfermedad. Sin embargo, en los países desarrollados practicamos de una manera «atroz», trágicamente errónea, esa función natural y de tan enorme importancia para nuestro organismo como es la de alimentarnos. Simplemente debemos fijarnos en cuánto, cuándo y qué comemos para llegar a la conclusión de que, en líneas generales, sería muy saludable que empezásemos a cambiar numerosos hábitos de consumo.

En primer lugar, consumimos a diario muchos más alimentos de los que en realidad necesitamos. Las calorías que cada día entran en nuestro cuerpo están muy por encima de lo que éste necesita para cumplir sus funciones. Si una persona adulta, de 40 años y con trabajo sedentario necesita 1.500 o 1.700 calorías al

Nos conviene cambiar de hábitos: por lo general consumimos de forma preferente aquellos alimentos que nos resultan menos saludables

día, suele consumir 2.000 o más. Esto hace que muchos de los problemas de salud actuales deriven de la obesidad y del sobrepeso, como es el caso de la arteriosclerosis, infartos, angina de pecho, hipertensión arterial o artrosis, sin contar los muchos problemas físicos, psicológicos y económicos que pueden acarrear las dietas drásticas para recuperar el peso ideal en poco tiempo.

En segundo lugar, distribuimos mal la comida a lo largo del día, ya que el desayuno suele ser mínimo e insuficiente, mientras que la comida y la cena son copiosas, de modo que obligamos a nuestro aparato digestivo a trabajar intensamente durante ocho o diez horas. Esto motiva que, pasados los 40 años, un porcentaje muy elevado de personas tenga molestias de estómago, estreñimiento, pólipos, colon irritable o hemorroides. Hay que distribuir mejor la cantidad de comida consumida a lo largo del día con un desayuno más abundante y una comida más ligera, e incluir una cuarta comida, que sería la merienda.

Pero lo peor de todo es que ingerimos de forma preferente aquellos alimentos que nos resultan menos saludables. En efecto, las frituras, la carne con abundante grasa animal, los embutidos y las salsas suelen representar gran parte de nuestra comida diaria, lo que supone obligar a trabajar más a nuestro aparato digestivo, inundar nuestras arterias de grasa, lo que causa que se deterioren más fácilmente y llenar de adipocitos o células grasas nuestro cuerpo. Además de elegir mal los alimentos, muchos de ellos contienen grandes cantidades de aditivos, han sufrido prolongados procesos de refinado, la mayoría de ellos son blandos o muy elaborados y desnaturalizados, con lo cual no es extraño que las alergias alimentarias aumenten cada vez más. Debemos conocer mejor los alimentos que podemos consumir. Por ejemplo, hay que saber que unas rebanadas de pan integral con queso ofrecen gran parte de las proteínas diarias que necesitamos.

## PARA QUÉ SIRVE CADA ALIMENTO

Para conocer mejor los alimentos vamos a describir los grupos fundamentales y sus funciones más relevantes.

## HIDRATOS DE CARBONO

Los hidratos de carbono son fuentes de energía, el «combustible del organismo», además de formar parte de las membranas de las células y de otras funciones estructurales menores. La energía que proporcionan los hidratos de carbono es la que utilizamos durante los primeros minutos de un esfuerzo (pasear, nadar, montar en bicicleta), ya que a partir de tres o cuatro minutos comenzamos a consumir grasa (ésta es la razón de la utilidad del ejercicio para perder kilos de más). Ahora bien, hay diferentes tipos de energía o hidratos de carbono. El más rápido es la glucosa, que se encuentra en las uvas o la miel, ya que en apenas quince minutos pasa del aparato digestivo a la sangre, y de ahí a los músculos. Otro azúcar es la sacarosa presente en el azúcar moreno o blanco, que también proporciona energía a corto plazo. La fruta en general contiene mucha fructosa, fuente de energía más lenta, al igual que sucede con la lactosa. El más lento de todos es el almidón presente en frutas, verduras, frutos secos, cereales y legumbres, ya que, como es un almacén de hidratos de carbono, su utilización es más lenta. Por último, dentro de este grupo podemos citar la fibra, parte del alimento que no se absorbe pero que colabora en la función del aparato digestivo, reduce la absorción de grasa y previene los cálculos biliares. La fibra es abundante en cereales, vegetales integrales, verduras y frutas en general.

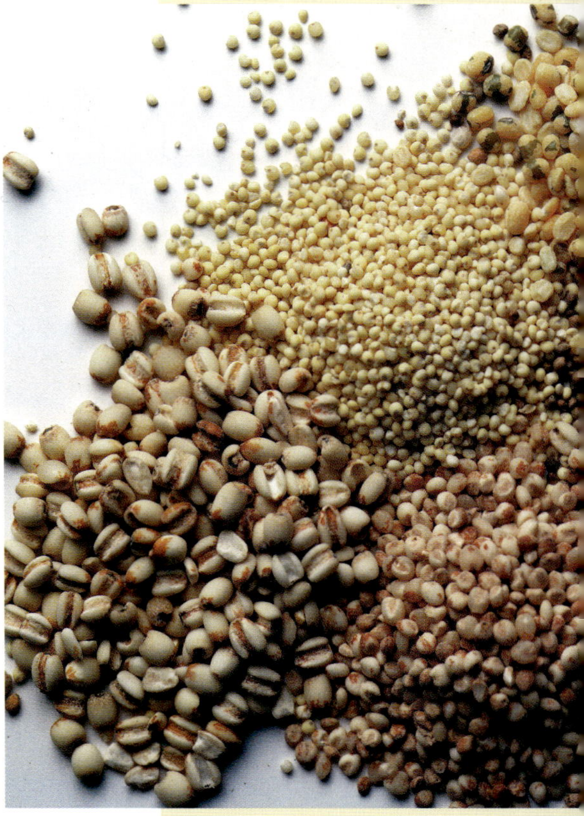

## PROTEÍNAS

Son los «ladrillos» de nuestro cuerpo, ya que gracias a ellas adoptamos la forma que nos corresponde. Hay dos grandes tipos: las de origen animal y las de origen vegetal. Los productos de origen animal, como la carne, el pescado y los huevos contienen toda la gama de proteínas. Para cubrir nuestras necesidades proteicas si nos alimentamos con productos de origen vegetal, debemos combinar varios de ellos, aunque tienen a su favor que el organismo los asimila más fácilmente. Fuentes vegetales de proteínas son las legumbres, alubias o semillas. Existen además unas proteínas especiales llamadas enzi-

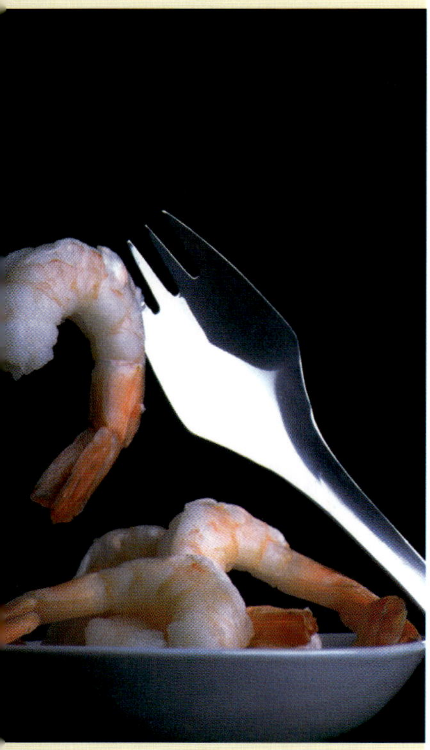

mas, gracias a las cuales se controlan muchas funciones de cada célula de nuestro cuerpo.

## GRASAS

Estos alimentos cumplen variadas e importantes funciones, entre ellas la de formar las membranas de las células, constituir hormonas (como los estrógenos), aportar energía al organismo (sobre todo en ejercicios de larga duración, superiores a cinco minutos) y formar parte de los jugos biliares. Hay tres tipos de grasa: la saturada, la monoinsaturada y la poliinsaturada.

Las grasas saturadas son más proclives a pegarse a las paredes de las arterias y acumularse en los adipocitos, favoreciendo la obesidad, y además son más difíciles de digerir. Este tipo de grasa se encuentra sobre todo en los productos de origen animal, como las carnes, embutidos, huevos, bollería industrial, mantequilla y productos lácteos (leche entera, queso), así como el aceite de coco y de palma. Es la grasa que se mantiene sólida a temperatura ambiente y la que facilita el llamado «colesterol malo».

Las grasas monoinsaturadas son «buenas» para el organismo en términos de salud, ya que reducen el colesterol en la sangre y también el riesgo de padecer enfermedades coronarias (del riego sanguíneo en el corazón). Las encontramos en los frutos secos, aguacate, aceite de oliva y pescado.

Las grasas poliinsaturadas son las que favorecen el «colesterol bueno», las que mejor se transportan en la sangre sin pegarse a las arterias, además de ayudar a reducir la cantidad de colesterol en los vasos sanguíneos. Esta grasa abunda en los vegetales, frutos secos, soja, mariscos y pescado azul, así como en los aceites de maíz, oliva y girasol, el sésamo, las verduras y las nueces.

Mención aparte merece el llamado omega-3, un tipo de grasa muy beneficiosa porque actúa como antiinflamatorio, anticoagulante y favorece el desarrollo fetal. Se encuentra sobre todo en los pescados azules (salmón, sardina, caballa), en el aceite de linaza y en verduras de hoja verde (lechuga, espinacas).

Las grasas monoinsaturadas son «buenas» para el organismo en términos de salud, ya que reducen el colesterol en la sangre

## VITAMINAS

Las vitaminas desarrollan funciones muy específicas dentro del organismo, ya sea protegiendo la piel, los nervios, favoreciendo la formación del hueso, facilitando la coagulación de la sangre, ayudando al sistema inmunitario, etc. Muchas de ellas no pueden formarse en el organismo y deben ser incorporadas con los alimentos. Algunas de ellas proceden de las grasas (A, D y K). A continuación exponemos dónde encontrarlas y algunas de sus funciones y características:

- **VITAMINA A.** Protege contra las infecciones y ayuda en la reparación de los tejidos. Muy útil para la actividad de los ojos. Se encuentra especialmente en el pescado. Algunos alimentos vegetales donde podemos encontrar vitamina A son el germen de centeno y de trigo, el albaricoque, el melón amarillo, el caqui, la acelga, los berros, el brécol, la col, las espinacas, el tomate, la zanahoria, la remolacha y la naranja y, en general, en las frutas amarillas y rojas y vegetales verdes, amarillos y rojos.
- **VITAMINA $B_1$.** Favorece el crecimiento, la función de los nervios y la actividad del cerebro. Se encuentra en las verduras (guisantes, judías), levadura de cerveza, alimentos integrales (salvado de trigo), nueces, carne, avena, germen de trigo, harina de soja integral, legumbres (garbanzos, lentejas), almendras, castañas y panes integrales y de centeno.
- **VITAMINA $B_2$.** Importante para la reproducción, el crecimiento y para el buen estado de ojos, piel y uñas. Podemos obtenerla del pescado, leche y huevos. Entre los alimentos de origen vegetal que contienen esta vitamina destacan la levadura de cerveza, el germen de trigo, la soja, las endibias, las harinas de trigo integral, los guisantes, los berros y las nueces.
- **VITAMINA $B_3$.** Participa activamente en el control del colesterol y del azúcar en la sangre. Aunque nuestro organismo también la fabrica, puede encontrarse en frutos secos, huevos, hígado y carne blanca (de aves), así como en la levadura de cerveza.
- **VITAMINA $B_5$.** Colabora en la producción de energía, en la actividad del sistema inmunitario y ayuda a hacer frente al estrés.

Una exquisita tabla de quesos, pero también un almacén colmado de grasas saturadas

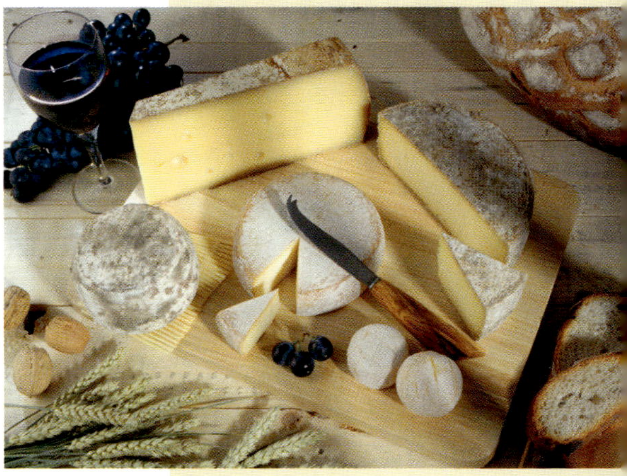

Se encuentra en verduras de hoja verde, legumbres, levadura y huevos. También podemos encontrarla en el brécol, coliflor, maíz, zanahorias, naranjas, guisantes, patatas, soja, fresas y germen de trigo.

• **VITAMINA $B_6$.** Colabora en la formación de proteínas, glóbulos rojos, hormonas y anticuerpos. Abunda en la fruta, vísceras y verduras de hoja verde, la levadura de cerveza, germen de trigo, soja, pan integral, patatas, col y zanahorias.

• **VITAMINA $B_{12}$.** Imprescindible para la actividad de nuestras células y en particular para el sistema nervioso y la formación de los glóbulos rojos. El cuerpo puede fabricarla, pero también la encontramos en huevos, carne y pescado. El único vegetal en el que podemos encontrar vitamina $B_{12}$ es el alga espirulina, que contiene ocho veces más cantidad de esta vitamina que el hígado de cerdo. Por lo tanto, puesto que los vegetales carecen por completo de esta vitamina, los vegetarianos estrictos pueden conseguirla por medio de esta alga.

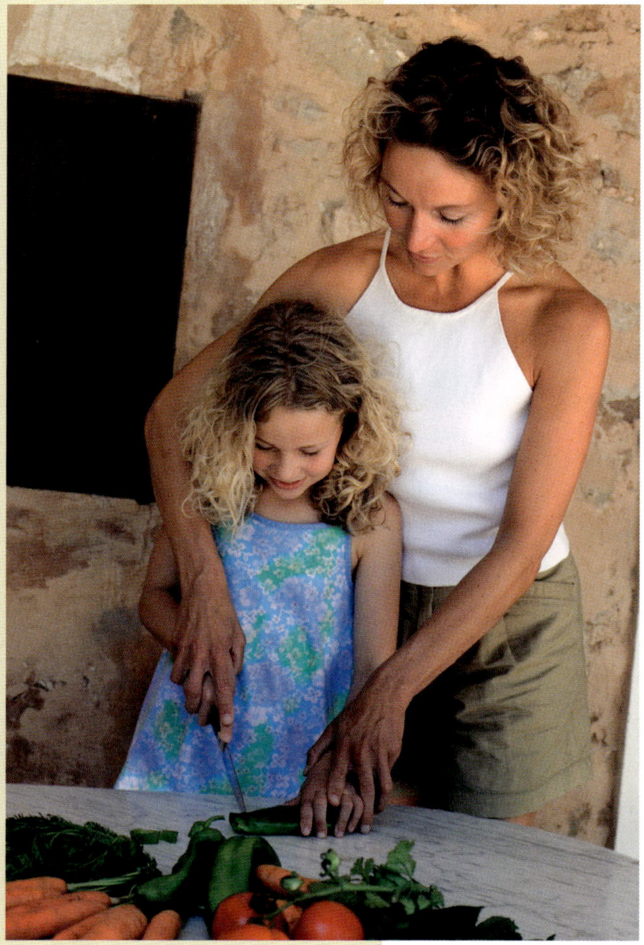

• **VITAMINA C.** Ayuda a mantener la integridad de las mucosas y de la piel, y colabora con nuestras defensas para prevenir y tratar infecciones. Es abundante en la patata, naranja, limón y en general en las frutas y verduras de color naranja. Podemos encontrar vitamina C sobre todo en el escaramujo, además de en los berros, el perejil y el pimiento.

• **VITAMINA D.** Imprescindible para depositar el calcio en los huesos y para proteger el sistema circulatorio. Retrasa el proceso de envejecimiento. Abunda en los aceites vegetales, frutos secos, alimentos integrales, verduras de color verde y huevos. Nuestro cuerpo es capaz de sintetizar esta vitamina a través de nuestra piel gracias a la exposición a los rayos del sol.

• **VITAMINA H.** También denominada ácido fólico, colabora en muchas funciones del organismo y particularmente en la recuperación de heridas y enfermedades en general. Puede encontrarse en las verduras (espinacas, brécol, endibias), patatas, tomates y frutas, pero sobre todo en la levadura de cerveza de panadería y en el germen de trigo.

• **VITAMINA K.** Colabora en la coagulación de la sangre. Se encuentra en las verduras, en las yemas de los huevos y en el yogur, pero sobre todo en la col fermentada o chucrut, el germen de trigo, escaramujo, espinacas, coliflor, lechuga, soja, zanahorias y guisantes.

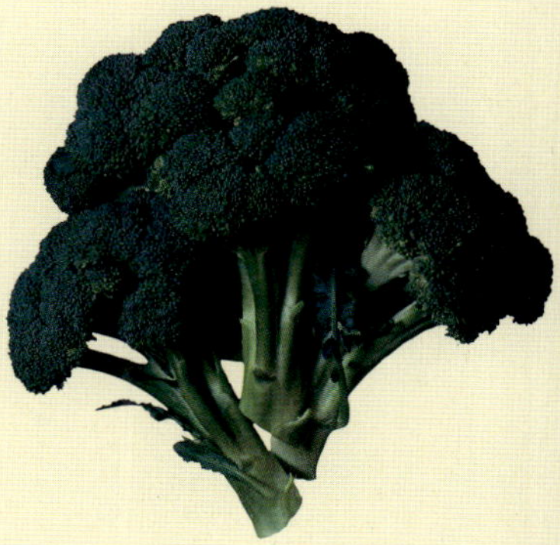

## MINERALES Y OLIGOELEMENTOS

Podríamos definirlos, coloquialmente, como la «guinda de la tarta» que es el organismo. Aunque nuestro cuerpo los presenta en cantidades muy pequeñas —de ahí el nombre de *oligo*, que significa «poco»—, su presencia es fundamental para muchas funciones. A continuación exponemos dónde encontrarlos y algunas de sus funciones y características:

• **AZUFRE.** Importante para cabello, uñas y piel, para el funcionamiento del cerebro y la formación de la bilis. Se encuentra en las legumbres, pescado, huevos, ajo y carne de vaca.

• **CALCIO.** Forma parte de los huesos y dientes; colabora en la coagulación de la sangre, la actividad de los nervios, de las hormonas y en la contracción de los músculos. Se encuentra en las espinacas, semillas, cacao, pescado, cereales. También podemos obtener el calcio del sésamo, las almendras, las pipas de girasol, los higos secos y las nueces de Brasil.

• **CLORO.** Facilita la digestión y el equilibrio de los líquidos internos. Se encuentra en el agua, sal, algas y aceitunas.

• **COBRE.** Importante en la absorción intestinal de hierro, en la actividad de la vitamina C y de las enzimas de las células. Se encuentra en los guisantes, alubias, pan integral, mariscos e hígado. También podemos encontrarlo en el trigo, sobre todo en el germen y en los copos, el escaramujo, los orejones de albaricoque, los arándanos, plátanos, pasas y zarzamoras, ajo, alcachofa, achicoria, boniato, brécol, garbanzos, lentejas, nabos y patatas.

• **CROMO.** Colabora en la actividad de la insulina y en los procesos de obtención de energía. Se encuentra en el hígado y en el marisco. Entre los alimentos de origen vegetal que nos propor-

El único vegetal donde podemos encontrar vitamina $B_{12}$ es el alga espirulina, que contiene ocho veces más cantidad de esta vitamina que el hígado de cerdo

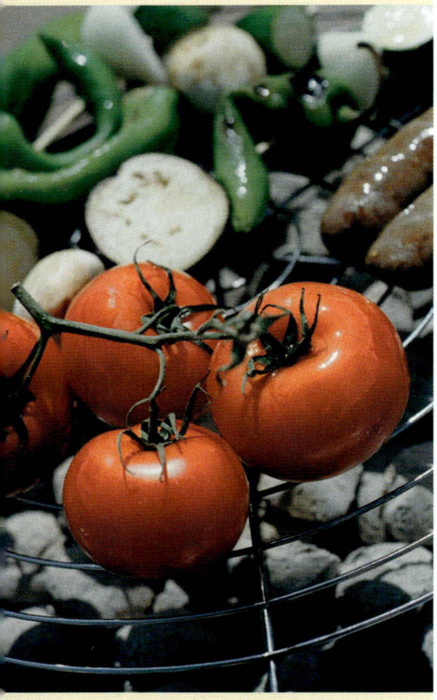

cionan cromo, destacan los anacardos, el té, el pan integral, los dátiles, el centeno, el maíz, el escaramujo, la cebolla y la patata.

• **FÓSFORO.** El fósforo es vital para la integridad de los huesos, la actividad del corazón, nervios, fijación de algunas vitaminas y riñones. Se encuentra en los alimentos integrales, en la carne, los frutos secos, los huevos y el pescado, pero sobre todo en la avena, arroz, centeno, el trigo, el salvado, en los panes elaborados con estos cereales, en los higos secos, los plátanos, las uvas pasas, avellanas, altramuces, almendras, nueces, ajo, alcachofa, cebolla, col, guisantes, judías, mostaza, patata, perejil y en las legumbres, como lentejas, garbanzos, alubias y soja en todas sus variedades.

• **HIERRO.** Fundamental en la formación de glóbulos rojos y en el transporte de oxígeno en la sangre. Colabora en el crecimiento y en el metabolismo de proteínas. Se encuentra en las verduras de color verde, cereales, carne, legumbres y germen de trigo. Entre los alimentos que proporcionan mayor cantidad de hierro tenemos el centeno y el germen de centeno, la avena, el salvado (de trigo, de avena), el diente de león, espinacas, el jengibre, judía verde, perejil, legumbres, sobre todo soja, garbanzos, guisantes, alubias y lentejas, y entre los frutos secos, el sésamo, sobre todo, las almendras, los pistachos, los altramuces, las avellanas y las pipas de girasol.

• **MAGNESIO.** Participa en la actividad de las células, en particular en las de los músculos y nervios. Podemos obtenerlo de las verduras y cereales integrales, como la avena, el trigo, el centeno, el mijo y el salvado de trigo. También en los higos secos y las pasas; en casi todos los frutos secos y en gran cantidad en las almendras, altramuces, anacardos, cacahuetes, pipas de girasol, nueces y sésamo. Entre las hortalizas y verduras destacan por su aporte en magnesio el jengibre, las espinacas, el hinojo, la mostaza, la patata, el perejil y la verdolaga, y entre las legumbres, las judías blancas, la soja y los garbanzos.

• **MANGANESO.** Es un elemento muy importante en el metabolismo de las grasas e hidratos de carbono. Facilita el crecimiento y la actividad de las hormonas sexuales. Abunda en las verduras de color verde, nueces y yemas de huevo. Hay mucho manganeso en los orejones de albaricoque, arándanos, escaramujos, grosellas, higos secos, plátanos, sandía, achicoria, ajo, alcachofa, apio, berenjena, brécol, cebolla, coles de Bruselas, col, diente de león, espinacas, guisantes, judías secas, lechuga, patata, remolacha roja, soja en todas sus variantes, zanahorias, almendras, anacardos, avellanas, cacahuetes, coco, levadura de cerveza y té.

- **POTASIO.** Imprescindible para la actividad del corazón, riñones, nervios y vasos sanguíneos. Se encuentra en frutas, verduras, legumbres y mariscos. Podemos obtener potasio sobre todo de los cereales (avena, cebada, centeno, mijo, germen de trigo y panes elaborados con cereales integrales), de frutas (como la acerola, los orejones de albaricoque, cerezas, ciruelas pasas, granada, grosella, higos secos, kiwi, mandarina, manzana, melocotón seco, mora, naranja, fruta de la pasión, pera, plátano y la uva pasa), de frutos secos (altramuces, almendras, avellanas, pistachos, cacahuetes, castañas, pipas de girasol, nueces, nueces de Brasil y sésamo), verduras y hortalizas (acelga, alcachofa, apio, berenjena, berros, cebolla, col, espinaca, hinojo, jengibre, judía verde seca, patata, perejil, tomate) y legumbres (guisantes, judías blancas, soja, garbanzos y lentejas).
- **SELENIO.** Colabora en la actividad de las hormonas sexuales y en las funciones del hígado. Previene enfermedades del corazón y el cáncer. Podemos encontrarlo en las verduras, ajos, cebollas, mariscos y germen de trigo, y en gran cantidad en el coco.
- **SODIO.** Colabora en la función de los nervios y músculos, así como en el equilibrio de líquidos dentro y fuera de las células. Se obtiene de la sal y las verduras. Entre los alimentos vegetales que más sodio contienen destacan las aceitunas, los altramuces, la col fermentada, los espárragos, los guisantes y judías en conserva, la mostaza y los pepinillos, así como los encurtidos en general.
- **YODO.** Forma parte de las hormonas elaboradas en la glándula tiroides y por ello participa en el control de la temperatura, obtención de energía y en el crecimiento. Podemos conseguirlo de las verduras, frutas y mariscos. También se halla en el arroz integral, en una cantidad muy superior a la de muchos pescados.

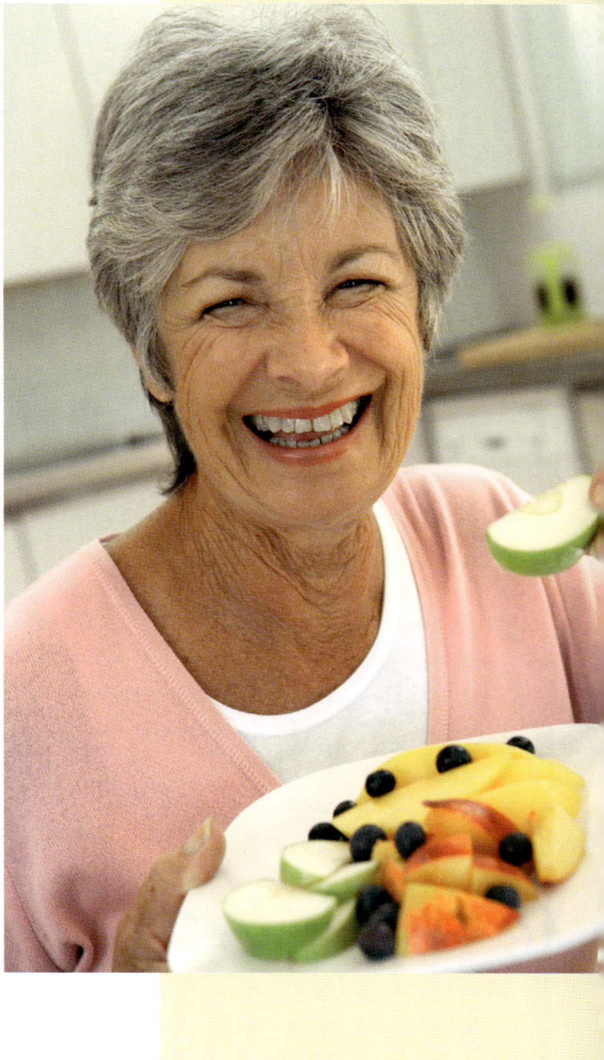

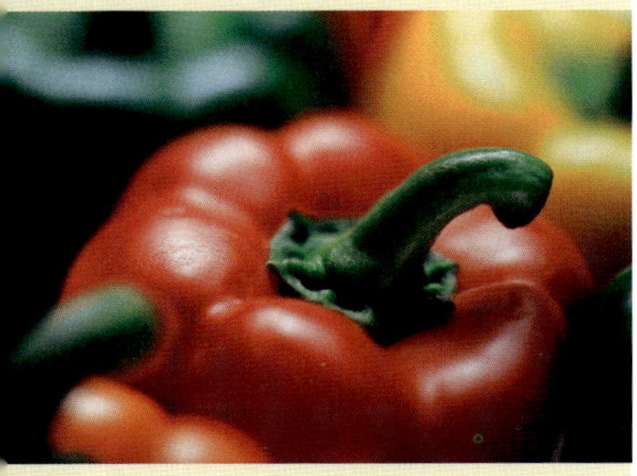

La mayor parte de los minerales y oligoelementos puede obtenerse de la fruta, verduras y hortalizas

• **CINC.** Colabora en la actividad de las enzimas, en la reparación de tejidos (heridas, infecciones), en el crecimiento, en la actividad de la insulina y en el funcionamiento del hígado. Se encuentra en las legumbres, semillas, carne, ostras y alimentos integrales. Los alimentos de origen vegetal que aportan una mayor cantidad de cinc son los cereales, como el arroz, la avena, cebada, centeno, maíz, mijo, y sobre todo el trigo en copos y el germen de trigo y, por supuesto, en todos los panes elaborados a partir de ellos. También contienen mucho cinc el escaramujo, los plátanos, el ajo, el brécol, la cebolla, diente de león, garbanzos, guisantes secos, lentejas, patata, perejil, soja y remolacha roja.

Como podemos comprobar, la mayor parte de estos minerales y oligoelementos puede obtenerse de la fruta, verduras y hortalizas, lo cual supone una razón más para que estos alimentos sean los más abundantes en nuestra alimentación diaria.

### EL AGUA

Muchas veces olvidamos que este elemento supone un 70 por ciento del cuerpo humano, en el caso de los bebés, y alrededor de entre un 60 y un 65 por ciento en los adultos. Ello supone que debemos aportar agua de forma continuada a nuestro organismo, con un mínimo de 2 litros al día, que podemos conseguir con agua natural, sopas, zumos y frutas. Particularmente le aconsejamos el consumo de zumos y frutas, que además de aportar grandes cantidades de agua, nos permiten incorporar minerales y oligoelementos. Una mala hidratación del organismo posibilita alteraciones de la piel y arrugas, de la misma forma que un exceso de líquidos facilita la retención de los mismos y la aparición de edemas.

## DECÁLOGO DE LA BUENA ALIMENTACIÓN

Si consideramos las características de los alimentos, las cantidades que necesitamos cada día, las funciones de cada nutriente y nuestros hábitos alimentarios actuales, posiblemente lleguemos a la conclusión de que tenemos mucho que mejorar. A continuación le proponemos un decálogo con los aspectos que consideramos fundamentales para que su alimentación sea equilibrada y eficaz.

1. Comer menos cantidad de alimentos y en particular alimentos con un elevado valor calórico: como regla general, para una mujer adulta de actividad normal bastan 1.500 kilocalorías por día.
2. Distribuir los alimentos de forma equilibrada: 25 por ciento en el desayuno, 30 por ciento en la comida, 15 por ciento en la merienda y 30 por ciento en la cena.
3. Hay que sustituir los azúcares o hidratos de carbono refinados por los complejos o más «bastos», como es el caso del arroz y las harinas integrales. De este modo conseguimos almidón y abundante fibra.
4. Debemos reducir el consumo de grasas y en particular las de origen animal (mejor carne blanca que roja), utilizaremos aceite de oliva o similar (mejor si es de primera presión en frío) para su cocinado.
5. Utilice las grasas «buenas», sobre todo las de tipo monoinsaturado, las ricas en omega-3 y poliinsaturadas. Pongamos algunos ejemplos: sustituir la nata por el yogur; mejor una sardina que una loncha de queso; frutos secos al final de las comidas en lugar de dulces o queso; mejor un salmón o una caballa que una chuleta; las tostadas mejor con aceite de oliva que con mantequilla; añada a la ensaladilla o ensalada una vinagreta o zumo de limón en lugar de salsas o mayonesa.
6. Las proteínas no sólo proceden de la carne y del pescado, también se encuentran en las legumbres, cereales integrales, frutos secos y semillas. A título de ejemplo, podemos citar las nueces como alimentos que contienen grandes cantidades de proteínas (como la carne), grasas mono y poliinsaturadas y minerales.
7. Para cocinar o condimentar los alimentos, la escala de calidad de aceites, de mejor a peor, sería la siguiente: de oliva, maíz, girasol, soja y, por último, la mantequilla. Esta clasificación se debe a que los primeros tienen muchas grasas mono o poliinsaturadas y la última es la grasa más saturada.

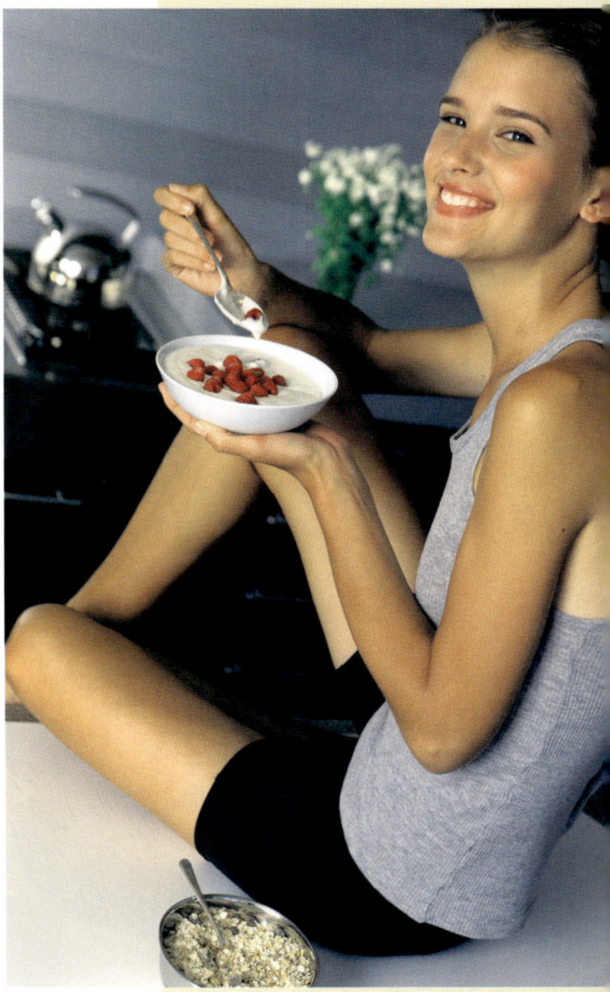

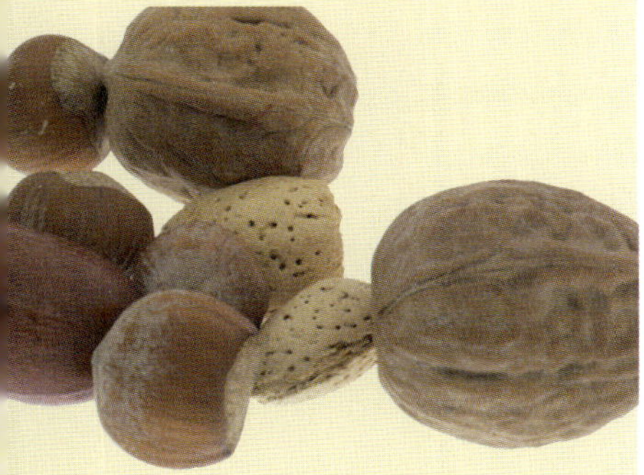

8. A la hora de preparar los alimentos es preferible hacerlo en crudo (frutas, hortalizas), seguido de los cocidos, asados, a la plancha o «al horno». Debemos evitar las frituras y no abusar del aceite, sobre todo en ensaladas, alimentos cocidos, etc. Muchas veces podemos sustituirlo por un poco de zumo de limón o vinagretas.
9. Aumentar el consumo de frutas (mejor si se realiza fuera de las comidas) y verduras y hortalizas crudas. En conjunto, estos alimentos deben suponer casi un 40 por ciento de la comida diaria.
10. Es muy aconsejable reducir el consumo de alimentos que contengan cafeína, teína, alcohol o gases. No debemos especiar demasiado las comidas.

## ALIMENTOS PARA CONSUMIR CON FRECUENCIA

Atendiendo a los requisitos que supone una buena alimentación, éstos son los alimentos más recomendables para un consumo frecuente:

• **FRUTAS Y VERDURAS CRUDAS**, porque además de incluir gran cantidad de vitaminas, minerales, proteínas, etc., cuando las consumimos crudas evitamos la destrucción de nutrientes (como ocurre con las vitaminas) que muchas veces se produce por efecto del calor o de la manipulación excesiva de los alimentos.

• **CEREALES INTEGRALES**, y en particular semillas, pues contienen muchas vitaminas, fibra, proteínas vegetales y minerales. Las semillas de soja poseen casi todos los aminoácidos necesarios para elaborar proteínas, además de tener poca grasa.

• **LEGUMBRES**, ya que poseen un elevado valor nutritivo.

• **LECHES VEGETALES** como la de soja, arroz, avena, almendras, y otras de origen animal más parecidas a la leche materna, como las de cabra, oveja y yegua.

• **PESCADO**, ya que posee grasas «buenas», así como grandes cantidades de vitaminas y minerales. Su consumo debería ser igual o superior al de la carne.

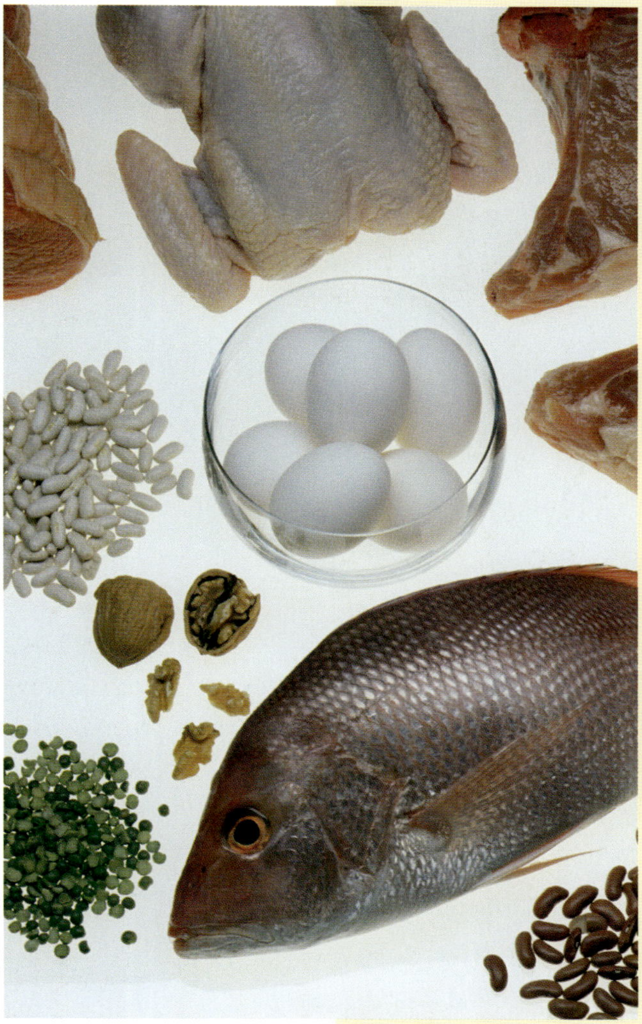

• **CARNES MAGRAS**, con escasa cantidad de grasa animal, como es el caso de las carnes de aves y la caza menor, además del pavo y avestruz.

• **FRUTOS SECOS**, pues como hemos indicado anteriormente, contienen proteínas, grasas «buenas», minerales, fibra y vitaminas. Como postre, son una buena alternativa. Eso sí, no los tome si pretende perder unos kilos.

## ALIMENTOS Y SUSTANCIAS QUE CONVIENE EVITAR

Hay alimentos cuyo consumo debemos controlar, de lo contrario pueden favorecer la aparición de muchas enfermedades, no sólo de sobrepeso u obesidad. Para que pueda poner en práctica una buena dieta con conocimiento de causa le recomendamos que tenga en cuenta los siguientes datos:

• **ALIMENTOS REFINADOS**: este tipo de alimentos pierde gran parte de la fibra que contiene, e incluso algunas de sus vitaminas.

• **SAL**: no es necesario añadir sal a los alimentos, puesto que muchos de ellos ya la contienen, así como los minerales que ésta aporta (sodio, cloro). El exceso de sal en las comidas facilita la hipertensión arterial la osteoporosis, la artritis y, según recientes investigaciones, algunos tipos de cáncer.

• **PROTEÍNAS ANIMALES**: las proteínas aportadas por los alimentos de origen animal resultan un poco más difíciles de digerir que las de origen vegetal. Por esta razón no debemos excedernos en su consumo como habitualmente lo hacemos. Además, a la larga, este tipo de proteínas, en exceso, favorece alteraciones en el intestino, diverticulosis, hipertensión arterial y arteriosclerosis.

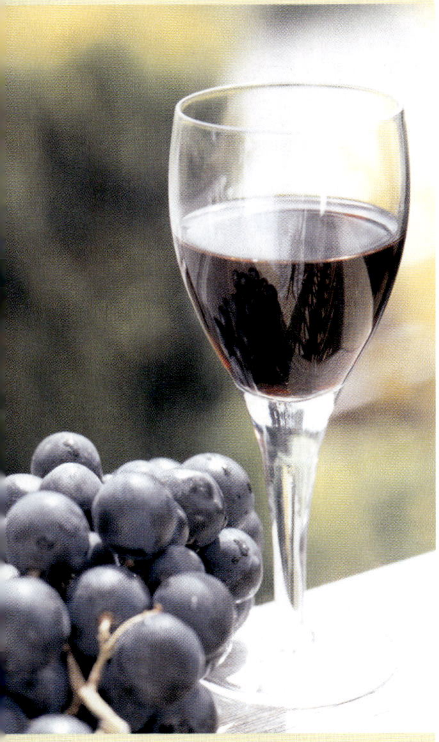

• **AZÚCAR REFINADO**: el azúcar blanco, el refinado, es sólo un depósito de calorías, ya que no contiene ningún nutriente, salvo azúcares de rápida combustión. Por otra parte, su consumo frecuente facilita la caries, la diabetes, la osteoporosis (al azúcar se le llama «el ladrón del calcio») y, por supuesto, la obesidad. Es mejor sustituirlo por azúcar integral de caña, la miel o la melaza. Además, no olvide que hay muchos productos que incluyen en su composición este tipo de azúcares, como los yogures azucarados, la pastelería industrial y los refrescos. En este mismo sentido hay que recordar que si comemos fruta, aunque sea en zumo, no debemos exceder de dos o tres piezas al día. El resto pueden ser azúcares que nos sobran.

• **ADITIVOS**: algunos aditivos, como la tartracina, favorecen el desarrollo de reacciones alérgicas, sobre todo en los más pequeños (véase tabla en la página 34).

• **ENSALADAS MUY ALIÑADAS**: una ensalada es un alimento ideal, pero mucho mejor si sólo la aliñamos con un poquito de aceite, o en su lugar, zumo de limón o salsa vinagreta. Recuerde que 100 g de aceite tienen 900 calorías y, si completamos la ensalada con una lata de atún, le añadimos casi 300 calorías.

• **ALCOHOL**: al igual que el azúcar refinado es un depósito de calorías que, además, deben metabolizarse en el hígado con mucho trabajo. Por otra parte, ese proceso de metabolización facilita que algunas vitaminas y minerales puedan agotarse como las del grupo B, la C, el cinc, el potasio o el magnesio.

• **CAFEÍNA**: tanto la cafeína como otros excitantes que podemos encontrar en el café, té, bebidas con cola o chocolate, no sólo pueden alterar el sueño, sino además facilitar la hipertensión arterial, elevar los niveles de colesterol y agotar algunas vitaminas como las del grupo B.

• **MODO DE COCINAR LOS ALIMENTOS**: debemos saber que las carnes asadas casi quemadas resultan altamente nocivas para el organismo. El aceite de freír o de guisar nunca debe humear, pues eso indica que se ha quemado, y conviene desecharlo. Tampoco debemos reutilizar un aceite, ya que de esta manera lo que se consigue es que aumente mucho más el colesterol en los alimentos que freímos o guisamos en él. Por esta razón se aconseja utilizar aceite de oliva virgen de primera presión en frío, a ser posible sin filtrar, de alta resistencia (resiste mejor las altas temperaturas).

- **PIMIENTA NEGRA**: parece ser que contiene una sustancia cancerígena, llamada benzopireno.

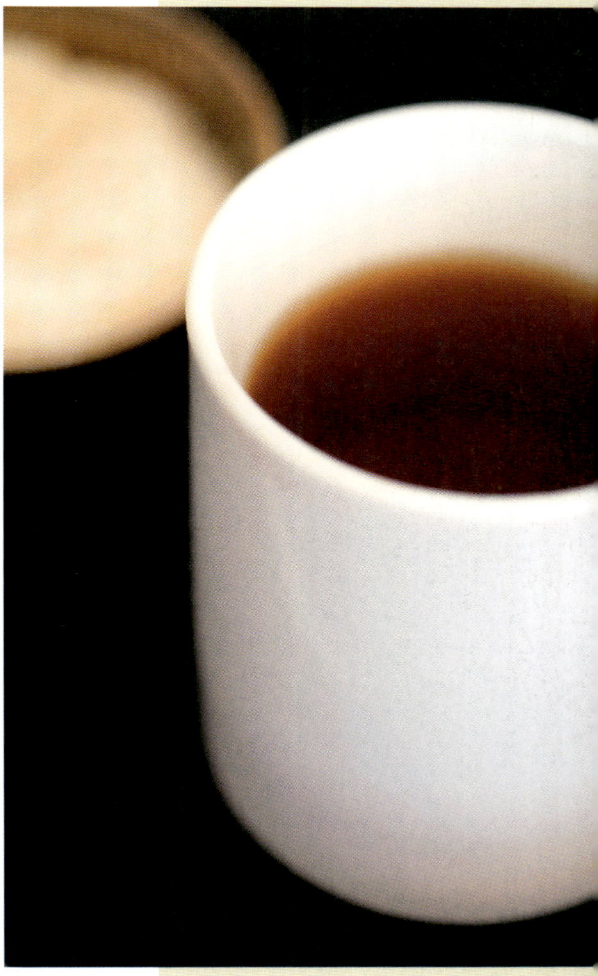

## LA IMPORTANCIA DE LA FIBRA

Se denomina fibra a una parte del alimento que recorre todo el aparato digestivo y que es evacuada al exterior sin absorberse en el intestino. Está formada por hidratos de carbono complejos, de tamaño muy grande, razón por la cual no se absorbe. La fibra abunda en la mayor parte de los alimentos vegetales, como verduras, hortalizas, legumbres y, sobre todo, en las frutas, ya sea con piel (donde se encuentra en mayores cantidades) o sin piel. También podemos encontrarla en los frutos secos y en general en todo alimento integral, como semillas y cereales. Debemos incrementar en nuestra dieta la presencia de fibra, ya que colabora de forma decisiva a mantener la salud y prevenir la aparición de enfermedades. Así, por ejemplo, se considera que es importantísima en la prevención del cáncer de colon. Éstas son algunas de las razones más importantes por las que debemos comer fruta con piel, hortalizas crudas, legumbres o cereales en el desayuno, todos ellos alimentos con alto contenido en fibra:

- Es un producto saciante, es decir, que nos llena con facilidad, por lo que resulta ideal para comidas con pocas calorías e incluso en dietas de adelgazamiento. Este efecto se debe a que cuando la fibra llega al estómago e intestino se hincha con los líquidos y ocupa más espacio.
- Se absorbe menos grasa cuando ingerimos la fibra, pues ésta, en el intestino, «secuestra» alimentos y grasa que no se absorbe y los elimina al exterior.
- Controla el colesterol «malo» (LDL) en sangre, ya que, como hemos dicho, se absorbe menos cantidad de grasa. Gracias a este efecto las personas que consumen fibra habitualmen-

| Aditivos alimenticios que deben evitarse en caso de alergias | | | |
|---|---|---|---|
| E-102 | E-150 | E-222 | E-312 |
| E-103 | E-152 | E-223 | E-320 |
| E-104 | E-154 | E-224 | E-321 (Retraso del crecimiento) |
| E-105 | E-155 | E-225 | E-330 |
| E-110 | E-171 | E-226 | E-338 (Problemas intestinales) |
| E-107 | E-173 | E-227 | E-339 (Problemas intestinales) |
| E-111 | E-180 | E-231 | E-340 (Problemas intestinales) |
| E-120 | E-181 | E-232 | E-341 (Problemas intestinales) |
| E-121 | E-210 | E-233 | E-450 |
| E-122 | E-211 | E-237 | E-450b |
| E-123 | E-212 | E-238 | E-450c |
| E-124 | E-213 | E-239 | E-621 o H-5805 |
| E-125 | E-214 | E-240 | H-3246 |
| E-126 | E-215 | E-241 | H-3247 |
| E-127 | E-216 | E-249 (Problemas vasculares) | H-6880 |
| E-128 | E-217 | E-250 (Problemas vasculares) | H-6881 |
| E-130 | E-218 | E-251 (Problemas vasculares) | H-6882 |
| E-131 | E-219 | E-252 (Problemas vasculares) | H-6884 |
| E-133 | E-220 | E-310 | H-6886 |
| E-142 | E-221 (Problemas intestinales) | E-311 | |

te tienen menos riesgo de padecer enfermedades coronarias, hipertensión arterial, etc.

- Reduce la absorción de azúcares, lo que ayuda a disminuir el riesgo de padecer diabetes en edades adultas.
- Previene el estreñimiento, ya que actúa como un «desatascador». Al no absorberse e hincharse, estimula las paredes del intestino y hace que su movilidad sea mayor y su actividad más eficaz. Con ello «limpiamos» también el intestino y reducimos la posibilidad de retener líquidos.

Todas estas funciones hacen que las personas que consumen fibra de forma regular reduzcan las posibilidades de padecer cáncer de colon, cáncer de mama, diabetes y enfermedades coronarias.

## JARABE DE ALOE VERA

Incluimos en este capítulo dedicado a la buena alimentación un apartado sobre el aloe vera porque lo consideramos de extrema importancia para la salud de nuestro organismo, en especial para evitar la aparición de problemas hepáticos, o para su tratamiento, en caso de que ya se hayan manifestado.

El aloe vera es un potente purificador de la sangre, que desintoxica el organismo e inhibe el dolor, según han demostrado estudios realizados en Bélgica con enfermos de sida a los que se administraba jugo de aloe vera junto con el AZT, y otros experimentos llevados a cabo por el Instituto Linus Pauling. Cuando se toma este remedio puede ocurrir que aparezcan muchas erupciones en la piel o que se tenga mucha necesidad de ir al baño con frecuencia, pero no hay que alarmarse, ya que esto significa que nuestro organismo está comenzando a desintoxicarse. El padre franciscano Fray Romano lleva utilizando esta fórmula desde hace numerosos años y ha conseguido curar a enfermos que los médicos desahuciaban. Con esto no queremos decir que todo aquel que tome este jarabe vaya a curarse de una enfermedad muy grave, pero en cualquier caso, puede serle de ayuda. Además, puede prevenir enfermedades y beneficia la salud en general de las personas sanas que lo toman.

Personalmente hemos tenido conocimiento del caso de una persona en lista de espera para recibir un trasplante hepático, la cual tomó este remedio en tres ciclos con efectos espectaculares. De hecho, en los segundos análisis que le fueron practicados se decidió borrarle de la lista de aspirantes porque ya no necesitaba el trasplante. Actualmente, esta persona no toma ningún tipo de medicación más que su jarabe de aloe vera.

Por otro lado, esta fórmula es muy apreciada para bajar los niveles de colesterol, en caso de diabetes, hepatitis A, hepatitis B y también C, psoriasis, acné, piorrea, lupus e incluso cáncer. Así mismo ayuda mucho a mejorar la calidad de vida de los enfermos de cirrosis hepática.

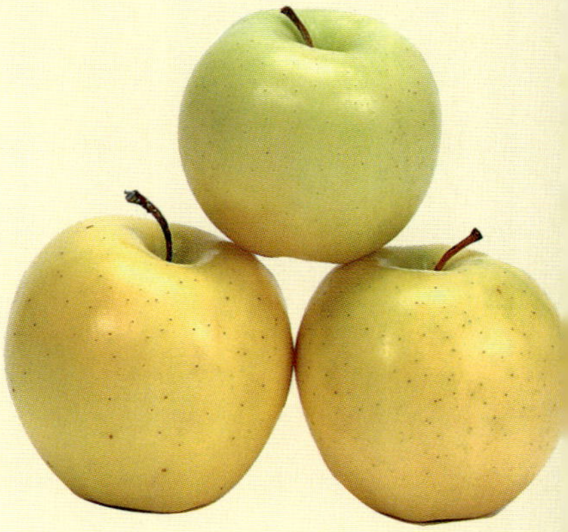

**Debemos incrementar en nuestra dieta la presencia de fibra, ya que colabora de forma decisiva a mantener la salud**

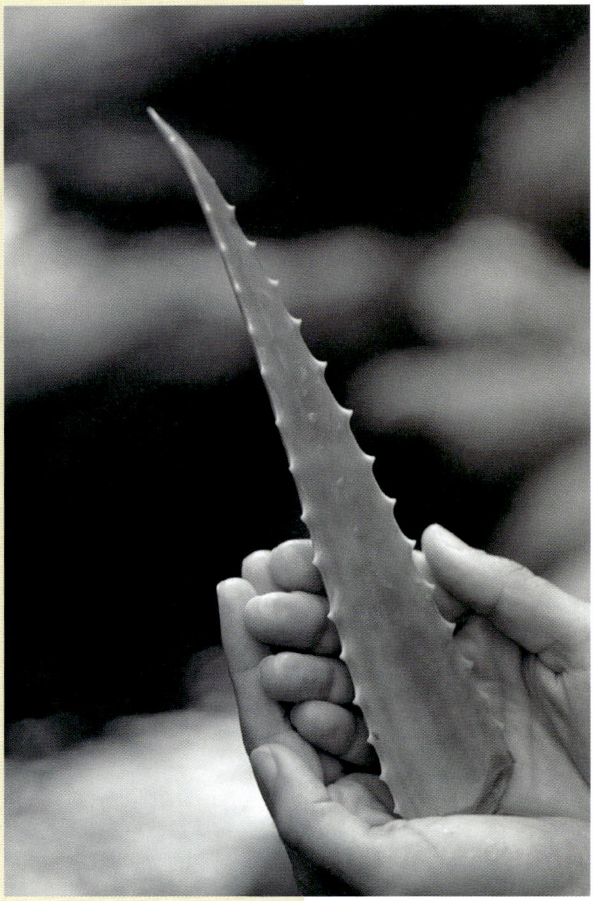

Para elaborar el jarabe de aloe vera se cogen 2 hojas grandes (o más, si son pequeñas) de la planta del aloe vera, que no sean ni muy viejas ni muy jóvenes y que, más o menos, pesen 350 g. Después de lavarlas para limpiarles el polvo, se quitan las espinas del borde, se recortan ligeramente los rebordes, se trituran y se ponen en un recipiente hondo. Después se añade entre 350 y 500 g de miel de romero y 3 o 4 cucharadas de coñac o whisky. Se pasa todo ello por la batidora durante uno o dos minutos hasta obtener un líquido cremoso de sabor extraño pero no desagradable, que se envasa en una botella oscura. Antes de tomarlo, se agita bien. Se toma 1 cucharada de este jarabe tres veces al día: una por la mañana, otra al mediodía y otra por la noche, un cuarto de hora o media hora antes de ingerir cualquier alimento. Esta preparación puede durar aproximadamente unos diez o quince días. Hay que tomarlo hasta que se acabe el preparado y se debe repetir el tratamiento hasta que la enfermedad remita.

Desde muy antiguo se conocen las propiedades curativas y de antienvejecimiento de la planta del aloe vera

Este remedio llegó a nuestras manos gracias a un hermano franciscano brasileño, Fray Romano de Belén, que desarrolla su labor en el seminario de Belén de Judea. Desde muy antiguo se conocen las propiedades curativas y de antienvejecimiento de la planta del aloe vera. En la Universidad de Virginia se han realizado estudios acerca de los efectos del aloe vera aplicado externamente a personas que tenían quemaduras de tercer grado, con gran éxito.

En general, esta planta de origen africano ha sido utilizada desde el tiempo de los egipcios como ungüento para preservar la juventud y retrasar el envejecimiento y también para prevenir las quemaduras solares o recuperar la piel dañada por una excesiva exposición al sol. Sin embargo, sus propiedades en lo que respecta a su uso interno tampoco son nada desdeñables.

## COMPOSICIÓN Y VALOR CALÓRICO DE CADA ALIMENTO

Para conocer un poco mejor todos y cada uno de los alimentos que habitualmente se encuentran en nuestra mesa, le facilitamos esta tabla que, además, puede serle de gran ayuda para elaborar menús, e incluso dietas de adelgazamiento. La cantidad que se tiene en cuenta para cada alimento es de 100 g.

| Alimento | Proteínas (g) | Grasas (g) | Azúcares (g) | Fibra (g) | Kilocalorías | Calcio (mg) | Hierro (mg) |
|---|---|---|---|---|---|---|---|
| aceite de girasol | 0 | 99,8 | 0 | 0 | 928 | 0 | 0,03 |
| aceite de maíz | 0 | 100 | 0 | 0 | 930 | 15 | 1,3 |
| aceite de oliva | 0 | 99,6 | 0,2 | 0 | 927 | 0 | 0 |
| aceitunas | 1,38 | 13,9 | 2,92 | 1,2 | 146 | 96 | 1,8 |
| aguacate | 1,9 | 23,5 | 3,44 | 1,8 | 241 | 10 | 0,6 |
| ajos | 6,05 | 0,12 | 27,5 | 0,94 | 140 | 38 | 1,4 |
| albaricoques | 0,9 | 0,1 | 12,4 | 0,7 | 54 | 17,4 | 0,65 |
| alcachofas | 2,4 | 0,12 | 12,2 | 1,50 | 61 | 53 | 1,5 |
| almendras | 18,3 | 54,1 | 16 | 3,28 | 651 | 252 | 4,13 |
| añojo, pierna | 19,5 | 12,5 | 0 | 0 | 205 | 11 | 290 |
| añojo, lomo | 16,4 | 19,2 | 0 | 0 | 254 | 3 | 2,5 |
| añojo, falda | 18,1 | 21,9 | 0 | 0 | 288 | 9 | 2,6 |
| añojo, hígado | 19,7 | 3,1 | 5,9 | 0 | 141 | 7 | 7,1 |
| arroz | 7 | 0,62 | 78,7 | 0,24 | 368 | 6 | 0,6 |
| atún | 21,5 | 15,5 | 0 | 0 | 242 | 40 | 1 |
| avellanas | 13,9 | 61,8 | 12,6 | 3,1 | 690 | 243 | 3,8 |
| avena en copos | 13,8 | 6,6 | 66,2 | 1,4 | 402 | 66 | 3,6 |
| azúcar | 0 | 0 | 96,7 | 0 | 382 | 8,5 | 0 |
| bacalao seco | 79,2 | 2,5 | 0 | 0 | 372 | 60 | 4,3 |
| beicon | 9,1 | 65 | 0 | 0 | 658 | 9 | 0,8 |
| bonito | 21,5 | 15,5 | 0 | 0 | 242 | 40 | 1 |
| brécol | 3,3 | 0,2 | 4,4 | 1,3 | 33 | 105 | 1,3 |

| Alimento | Proteínas (g) | Grasas (g) | Azúcares (g) | Fibra (g) | Kilocalorías | Calcio (mg) | Hierro (mg) |
|---|---|---|---|---|---|---|---|
| cacahuetes | 26,5 | 46,6 | 19 | 2,4 | 631 | 67 | 2 |
| cacao en polvo | 19,8 | 24,5 | 37,9 | 5,7 | 472 | 114 | 12,5 |
| calabaza | 1,1 | 0,13 | 5,46 | 1,24 | 28 | 22 | 0,8 |
| castañas | 2,92 | 1,9 | 42,8 | 1,42 | 211 | 33 | 1,32 |
| cebollas | 1,25 | 0,25 | 9,55 | 0,76 | 45 | 31 | 0,5 |
| cerdo | 11,9 | 45 | 0 | 0 | 480 | 8 | 1,7 |
| ciruelas | 0,7 | 0,1 | 12,3 | 0,7 | 53 | 13,3 | 0,4 |
| coco | 3,92 | 36,5 | 10,3 | 3,3 | 399 | 20 | 2,25 |
| cola (refrescos) | 11 | 0 | 44 | 4 | 0 | | |
| coles de Bruselas | 4, 45 | 0,56 | 7,14 | 1,45 | 52 | 29 | 1,1 |
| coliflor | 2,46 | 0,28 | 3,93 | 0,91 | 28 | 20 | 0,63 |
| cordero | 16,4 | 26,4 | 0 | 0 | 323 | 9 | 2,3 |
| cordero, hígado | 21,2 | 3,95 | 0 | 0 | 131 | 4,3 | 12,4 |
| cubitos, caldo | 23,4 | 7,71 | 2,9 | 0 | 188 | 233 | 0 |
| chocolate sin leche | 2 | 31,7 | 62,2 | 1,4 | 551 | 63 | 3,2 |
| chocolate con leche | 9, 1 | 32,8 | 54,7 | 0,4 | 563 | 214 | 3,1 |
| endibias | 1,75 | 0,2 | 2,05 | 0,8 | 17 | 54 | 1,4 |
| espárragos frescos | 1, 9 | 0,14 | 2,9 | 0,84 | 20 | 21 | 1 |
| espárragos en lata | 1, 9 | 0,3 | 2,3 | 0,5 | 19 | 17 | 0,9 |
| espinacas | 2,45 | 0,41 | 2,4 | 0,64 | 23 | 106 | 6,6 |
| *foie-gras* de cerdo | 12,4 | 41,2 | 0,88 | 0 | 449 | 41 | 5,3 |
| frambuesas | 1,3 | 0,3 | 8,07 | 5,33 | 40 | 40 | 1 |
| fresas | 0,9 | 0,4 | 8 | 1,4 | 39 | 26 | 0,9 |
| garbanzos | 22,9 | 1,4 | 60,7 | 1,41 | 370 | 45 | 5,2 |
| guisantes frescos | 6,7 | 0,5 | 13,9 | 1,9 | 93 | 26 | 1,9 |
| harina | 10,6 | 0,98 | 74 | 0,1 | 378 | 15 | 1,95 |
| higos frescos | 1,3 | 0,5 | 15,7 | 1,6 | 73 | 54 | 0,02 |
| huevos | 12,9 | 11,2 | 0,7 | 0 | 167 | 56 | 2,1 |
| huevos (clara) | 11,1 | 0,2 | 0,7 | 0 | 54 | 11 | 0,2 |
| huevos (yema) | 16,1 | 31,9 | 0,3 | 0 | 377 | 140 | 7,2 |
| jamón serrano | 18 | 33,3 | 0 | 0 | 395 | 10 | 2,25 |
| jamón York (cocido) | 19,5 | 20,6 | 0 | 0 | 282 | 10 | 2,5 |

| Alimento | Proteínas (g) | Grasas (g) | Azúcares (g) | Fibra (g) | Kilocalorías | Calcio (mg) | Hierro (mg) |
|---|---|---|---|---|---|---|---|
| judías verdes | 2,24 | 0,26 | 5 | 1,36 | 33 | 51 | 0,79 |
| langosta | 15,9 | 1,9 | 0,3 | 0 | 89 | 61 | 1 |
| langostinos | 18,7 | 2,15 | 0 | 0 | 103 | 200 | 2 |
| leche materna | 1,2 | 4,1 | 6,01 | 0 | 70 | 31 | 0,15 |
| leche de vaca entera | 3,13 | 3,76 | 4,84 | 0 | 67 | 128 | 0,14 |
| leche de vaca descremada | 3,13 | 3 | 4,87 | 0 | 36 | 128 | 0,14 |
| leche de cabra | 3,61 | 4,17 | 4,38 | 0 | 74 | 123 | 0,1 |
| leche de oveja | 5,27 | 6,26 | 4,91 | 0 | 100 | 183 | 0,1 |
| lentejas | 23,5 | 1,4 | 56,2 | 3,9 | 354 | 74 | 6,9 |
| lechuga | 1,56 | 0,25 | 1,66 | 0,7 | 15 | 23 | 0,6 |
| limón | 0,7 | 0,6 | 7,1 | 0,9 | 28 | 11 | 0,45 |
| mandarina | 0,7 | 0,3 | 10,6 | 1 | 48 | 33 | 0,3 |
| mantequilla | 0,7 | 81 | 0,7 | 0 | 755 | 16 | 0,15 |
| manzana | 0,3 | 0,3 | 12,1 | 0,9 | 52 | 8 | 0,35 |
| margarina | 0,51 | 78,4 | 0,4 | 0 | 733 | 13 | 0,05 |
| melocotón | 0,72 | 0,1 | 10,5 | 0,68 | 46 | 5 | 0,3 |
| merluza | 17 | 0,3 | 0 | 0 | 77 | 11 | 0,46 |
| miel | 0,38 | 0 | 80,8 | 0 | 305 | 4,5 | 1,3 |
| naranjas | 0,96 | 0,26 | 9,14 | 0,53 | 54 | 44 | 0,5 |
| nata | 2,2 | 30,4 | 2,9 | 0 | 302 | 75 | 0 |
| ostras | 9 | 1,2 | 4,8 | 0 | 71 | 82 | 5,8 |
| pan blanco | 8,2 | 1,2 | 50,1 | 0,9 | 259 | 58 | 0,95 |
| pan integral | 8,4 | 1 | 48,2 | 1,1 | 250 | 0 | 1,6 |
| pan tostado | 9,9 | 4,3 | 75,6 | 0,6 | 403 | 42 | 1,5 |
| pasta italiana | 13 | 2,9 | 72,4 | 0,4 | 390 | 20 | 2,1 |
| patatas | 2 | 0,15 | 18,9 | 0,78 | 85 | 13 | 0,9 |
| pavo | 20,1 | 20,2 | 0,4 | 0 | 282 | 26,5 | 4,2 |
| pepino | 0,6 | 0,2 | 1,3 | 0,5 | 10 | 15 | 0,5 |
| peras | 0,5 | 0,4 | 13,3 | 1,9 | 59 | 17 | 0,3 |
| pistacho | 20,8 | 51,6 | 16,4 | 2,6 | 642 | 136 | 7,3 |

| Alimento | Proteínas (g) | Grasas (g) | Azúcares (g) | Fibra (g) | Kilocalorías | Calcio (mg) | Hierro (mg) |
|---|---|---|---|---|---|---|---|
| plátano | 1,1 | 0,2 | 21 | 0,9 | 90 | 10,6 | 0,55 |
| pollo | 20,6 | 5,6 | 0 | 0 | 144 | 12 | 1,8 |
| puerros | 2,24 | 0,34 | 6,27 | 1,29 | 38 | 87 | 1 |
| queso crema | 14,6 | 30,5 | 1,89 | 0 | 354 | 34 | 0 |
| queso camembert | 18,1 | 25,8 | 2,2 | 0 | 328 | 328 | 0,48 |
| queso brie | 22,6 | 27,9 | 2,7 | 0 | 368 | 400 | 0,5 |
| queso emmental | 27,4 | 30,5 | 3,4 | 0 | 417 | 1.180 | 0,9 |
| queso de bola | 25,5 | 29,2 | 4,7 | 0 | 401 | 820 | 0,5 |
| requesón | 17,2 | 0,58 | 1,82 | 0 | 88 | 71 | 0 |
| sandía | 0,6 | 0,2 | 5 | 0,6 | 24 | 195 | 0,4 |
| salchichas | 13,1 | 20,8 | 0 | 0 | 256 | 8 | 1,75 |
| salchichón | 17,8 | 49,7 | 0 | 0 | 550 | 35 | 0 |
| salmón | 19,9 | 13,6 | 0 | 0 | 217 | 13 | 1 |
| salvado | 16 | 4,65 | 51,2 | 10,5 | 361 | 43 | 1,55 |
| sardinas | 24,1 | 13,9 | 1,27 | 0 | 240 | 330 | 2,7 |
| setas | 2,77 | 0,4 | 4,84 | 1,05 | 34 | 9 | 1 |
| ternera | 19,7 | 9,5 | 0 | 0 | 177 | 13 | 2,3 |
| ternera (lomo) | 19,5 | 9 | 0 | 0 | 171 | 11 | 2,9 |
| ternera (hígado) | 19,2 | 4,3 | 4,1 | 0 | 143 | 4 | 10,6 |
| tomate fresco | 0,95 | 0,21 | 3,28 | 0,75 | 19 | 14 | 0,5 |
| tomate en conserva | 1,15 | 0,2 | 3,6 | 0,46 | 21 | 25 | 0,2 |
| vino blanco | 0,15 | 0 | 0,16 | 0 | 70 | 9 | 0,6 |
| vino tinto | 0,22 | 0 | 0,26 | 0 | 78 | 7,6 | 0,59 |
| whisky | 0 | 0 | 0 | 0 | 250 | 1,5 | 0 |
| yogur natural | 4,8 | 3,75 | 4,5 | 0 | 74 | 150 | 0,2 |
| yogur descremado | 3,32 | 3,05 | 4,81 | 0 | 62 | 115 | 0,13 |
| zanahoria | 1 | 0,2 | 7,27 | 1 | 35 | 35 | 0,7 |
| zumo de naranja | 0,8 | 0,3 | 10,2 | 0,1 | 47 | 20 | 0,28 |
| zumo de manzana | 0,05 | 0 | 11,2 | 0 | 47 | 7 | 0,1 |
| zumo de pomelo | 0,6 | 0,1 | 9 | 0,1 | 28 | 8 | 0,3 |
| zumo de limón | 0,33 | 0,1 | 7,9 | 0 | 24 | 14 | 0,1 |
| zumo de tomate | 1 | 0,2 | 3,9 | 0,2 | 21 | 7 | 0,4 |

## LA BUENA ALIMENTACIÓN DURANTE EL EMBARAZO

El embarazo es, sin duda alguna, una etapa muy importante en la vida de una mujer, en la que debe cuidar especialmente su alimentación, ya que el feto toma los nutrientes necesarios para su formación y desarrollo de los alimentos que ingiere la mujer gestante. Una dieta desequilibrada y con carencias de ciertas sustancias puede favorecer retrasos en el desarrollo del bebé, malformaciones y otros problemas. Además, la dieta de la embarazada no sólo es importante para el desarrollo del bebé, sino también para ella misma, ya que su organismo se ve sometido a grandes cambios y, sobre todo, al gran esfuerzo que significa gestar un nuevo ser.

*Entre los nutrientes esenciales que debe contener la dieta de la mujer embarazada hay que citar los siguientes:*

- **VITAMINAS Y MINERALES**. La calidad de los huesos y dientes del niño y su salud general en la edad adulta dependen en buena parte de que la alimentación durante el embarazo contenga suficiente cantidad de minerales tales como calcio, fósforo, magnesio, hierro y flúor, y vitaminas A (que ayuda a la formación de los ojos), C (que contribuye a asimilar el hierro y prevenir las infecciones), D (indispensable para fijar el calcio en los huesos) y ácido fólico.
- **PROTEÍNAS**. Se encargan de «construir» el feto y, por tanto, tienen un papel esencial en su crecimiento. Se debe aumentar su consumo a medida que avanza el embarazo hasta llegar a unos 80 g de proteínas diarios. Las mejores fuentes de proteína animal son la carne, los huevos, el pescado y, entre las vegetales, destacan los cereales integrales y las legumbres secas.
- **HIDRATOS DE CARBONO**. Constituyen el combustible que más utiliza el cuerpo de la mujer embarazada. Precisa entre 300 y 400 g diarios para obtener la glucosa que le dará la energía que necesita su cerebro y el de su bebé. Se calcula que en el último trimestre, el feto consume unos 30 g de glucosa cada día. Sólo un 10 por ciento de los hidratos que necesita dia-

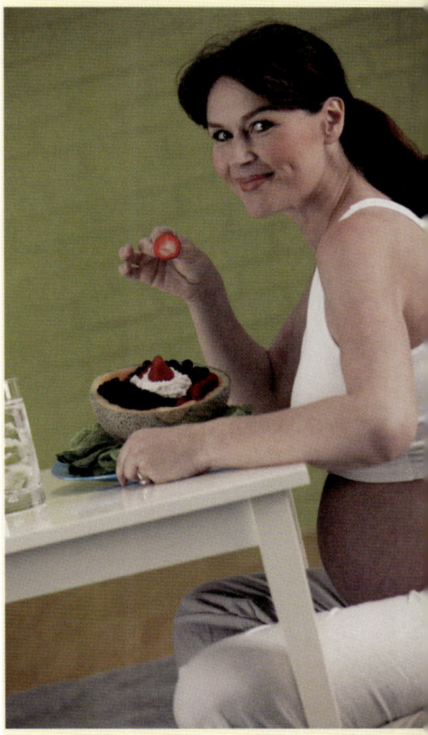

Durante el embarazo hay que cuidar con esmero una alimentación esencial para dos organismos vivos en desarrollo y transformación

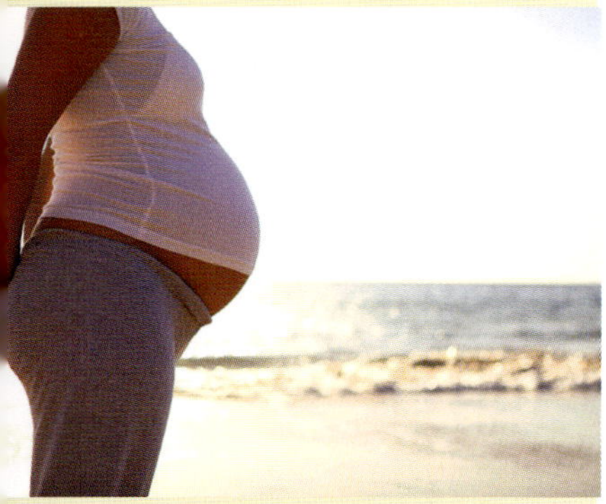

riamente deben ser azúcares simples (el equivalente a diez terrones de azúcar); el resto debe proceder de los almidones que contienen alimentos como el pan, las patatas, la pasta o las verduras.

• **GRASAS**. Además de su aporte calórico, las grasas participan en el funcionamiento de las membranas cerebrales del embrión, pero deberían limitarse en la dieta de la embarazada a 80 g diarios. Se debe poner especial cuidado en la elección de las grasas que se consumen, ya que inciden mucho en el peso de la embarazada y en el del bebé, así como en la digestión. Para que el consumo de grasa esté equilibrado hay que tomar diariamente 30 g de mantequilla, 3 cucharadas soperas rasas de aceite de oliva, de girasol, de maíz o de pepitas de uva y 30 g de grasa animal: carne y embutidos.

*En el embarazo son muy recomendables los siguientes complementos dietéticos*:

• **GERMEN DE TRIGO**. Su riqueza en vitamina E ayuda a mantener una piel elástica y preparada para los grandes cambios que se avecinan. Conviene tomar 3 cucharadas de germen de trigo al día (en yogures, sopas o ensaladas) y aplicar también aceite de germen de trigo en el vientre, pechos y caderas, para prevenir la aparición de estrías, tan típicas durante el embarazo por el fuerte estiramiento que sufre la piel.

• **LEVADURA DE CERVEZA**. Rica en el complejo de vitaminas del grupo B, le ayudará a mantener los nervios templados y a prevenir o curar las náuseas. Es el suplemento dietético que más cantidad de ácido fólico proporciona, con lo que se protege el buen desarrollo del tubo neural y del sistema nervioso del bebé. Es bueno tomar 12 comprimidos al día o 3 cucharadas de levadura en polvo.

La salud del ser humano en la edad adulta depende en buena medida de su alimentación durante la etapa de gestación

*Son imprescindibles las siguientes vitaminas*:

• **VITAMINA A**. Interviene en el proceso de crecimiento de las células de la piel. Se encuentra en forma de caroteno, que se transforma en vitamina A, en las legumbres, particularmente en la zanahoria y en todas las frutas y verduras de color amarillo anaranjado. Incluya 1 zanahoria rallada en la ensalada, tome licuados de verduras (apio, col, zanahorias, tomates) y consuma frutas ricas en carotenos, como albaricoques, melocotones, nísperos, papaya o mango.

• **VITAMINA D**. Indispensable para la fijación del calcio en los huesos, se sintetiza con la ayuda de los rayos solares. Si se consume pescado y se toma el sol con moderación, nuestro organismo obtiene la cantidad necesaria de esta vitamina.

• **VITAMINA C**. La vitamina C ayuda en el transporte del hierro en la sangre. Es la vitamina antioxidante por excelencia, interviene en el metabolismo del colágeno y favorece la salud de las paredes vasculares. Esto último resulta muy importante, ya que durante el embarazo los vasos sanguíneos se vuelven más frágiles, puesto que el sistema circulatorio soporta el aporte sanguíneo al feto, la circulación se hace más lenta y hay más posibilidades de que se formen varices. Conviene consumir cada día frutas con gran contenido en vitamina C, como naranjas, kiwis, fresas, melocotones, papayas o mangos.

• **ÁCIDO FÓLICO O VITAMINA $B_9$**. Es esencial durante la gestación, ya que participa en el desarrollo psicomotor del feto y reduce el riesgo de que sufra malformaciones. Además contribuye a fabricar glóbulos rojos y otras células de la sangre. Por esta razón suele prescribirse junto con el hierro en casos de anemia. Para que resulte eficaz, debe estar en la sangre de la madre en el momento de la concepción y hasta el final del tercer mes. Puede conseguir el ácido fólico que precisa tomando 3 cucharadas de levadura de cerveza cada día e introduciendo en sus menús semanales zumo de naranja, hígado, lechuga, remolacha, melón y coles.

*Entre los minerales, nunca deben faltar los siguientes:*

• **CALCIO**. Durante el embarazo hay que tomar diariamente unos 1.200 mg de calcio, ya que si el feto no encuentra todo el que necesita para la formación de su esqueleto y dientes, tendrá que «robarlo» de las reservas óseas de su madre, lo que

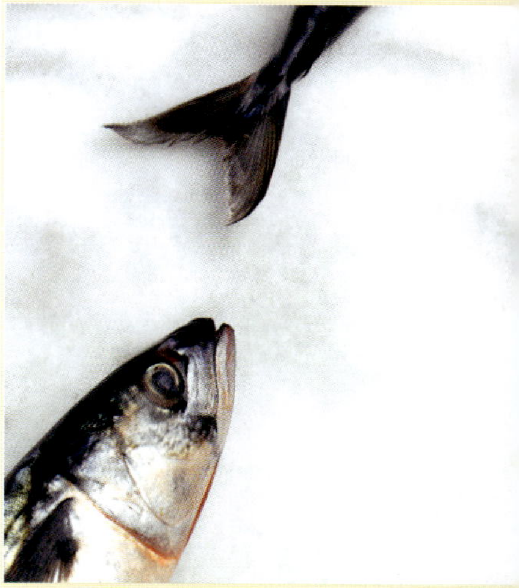

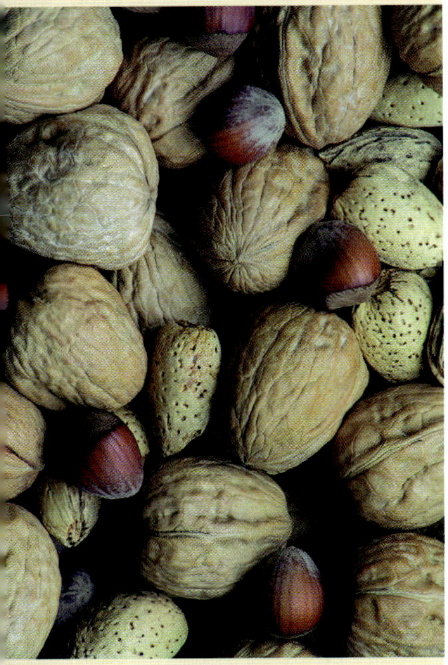

puede provocar a ésta caries y otros problemas en los huesos. Esta dosis se alcanza tomando cada día: 2 raciones de queso, 1 yogur y verduras de hoja verde como espinacas, acelgas, judías verdes, col, zanahorias, patatas, tomates y 2 o 3 piezas de fruta. Una excelente fuente de calcio son las almendras: elija las que se venden con cáscara y almendras sin tostar.

- **MAGNESIO**. La falta de magnesio suele provocar calambres, fatiga y decaimiento general. Un buen hábito durante el embarazo es acostumbrarse a tomar alimentos ricos en magnesio, como la soja (germinada o en grano), el trigo sarraceno (muy digestivo), el germen de trigo (mezclado con yogur y en ensaladas), así como almendras, nueces y aguacates. Estos tres últimos alimentos deben ser consumidos con moderación, pues son muy calóricos y de difícil digestión.
- **HIERRO**. Las necesidades de hierro aumentan en una mujer embarazada, ya que resulta indispensable en la formación de los glóbulos rojos y su carencia puede provocar una anemia en la madre y el niño, que se manifiesta, sobre todo, al final del embarazo, en un enorme cansancio y un malestar general. Normalmente se necesitan 18 mg de hierro al día y, desde el segundo trimestre del embarazo, esta dosis debe aumentarse hasta 21 mg. Las mujeres que han tenido dos embarazos seguidos o que esperan gemelos tienen que vigilar especialmente el hierro, puesto que suelen tener bajas sus «reservas» de este mineral.
- **FLÚOR**. Este mineral protege los dientes de la caries, por ello algunos médicos aconsejan comprimidos de flúor a partir del cuarto mes para asegurar una buena formación de los dientes del bebé. Sin embargo, hay que cuidar también de no excederse con el flúor, de modo que conviene, antes de tomar un aporte extra, comprobar qué cantidad contiene el agua corriente de la zona donde vivimos. Los alimentos que contienen más flúor son las sardinas, el salmón, la caballa, las patatas, el té verde y los tomates.
- **POTASIO**. Este mineral contribuye a mantener alejados los edemas y los problemas de retención de líquidos. La mejor fuente de potasio son las patatas y los boniatos, así como las castañas y los plátanos.

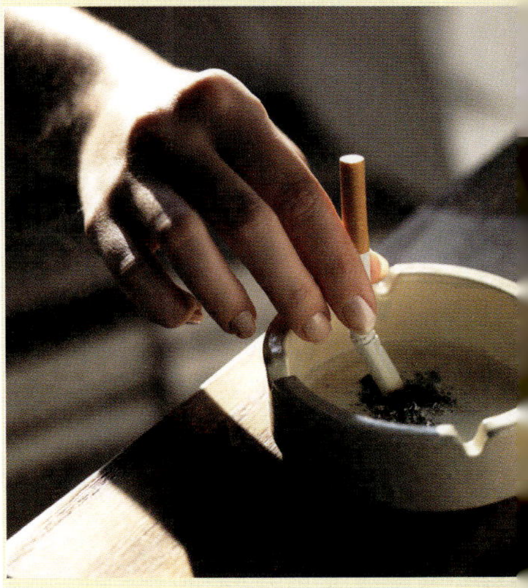

• **FÓSFORO**. Es un mineral muy importante también en el desarrollo del cerebro del bebé. Las abuelas tenían la costumbre de tomar sardinas en aceite durante el embarazo, por su contenido en fósforo y porque, consumidas con raspa, aportan calcio con una biodisponibilidad (aprovechamiento por parte de nuestro organismo) muy alta.

## ALIMENTOS Y SUSTANCIAS DESACONSEJADOS DURANTE EL EMBARAZO

• **ALCOHOL**. Su consumo aumenta el riesgo de aborto espontáneo, multiplica las complicaciones obstétricas, eleva el porcentaje de nacimientos prematuros, puede disminuir el peso, talla y perímetro craneal del niño y aumenta la mortalidad perinatal.

• **CAFEÍNA**. Estudios recientes han relacionado el consumo de grandes dosis de cafeína con malformaciones fetales.

• **CARNE CRUDA**. Implica el riesgo de contraer toxoplasmosis, una enfermedad que se transmite fácilmente a través de carnes crudas y que pasa inadvertida durante la gestación, pero puede producir graves daños al feto.

• **TABACO**. La nicotina, después de atravesar la barrera placentaria, pasa a la circulación sanguínea del feto y se dirige sobre todo a su cerebro, glándulas suprarrenales, corazón y estómago. El tabaco es el responsable del bajo peso y talla y de retrasos en el desarrollo psicomotor en un gran número de bebés.

• **ESPECIAS FUERTES**. El pimentón, la guindilla o la pimienta, entre otras, pueden irritar la mucosa intestinal y hacer más difícil la digestión. Debe dejar de consumir especialmente nuez moscada, ya que puede provocar contracciones uterinas. Puede utilizar sin problema laurel, romero, albahaca, comino y demás hierbas aromáticas.

• **FRITOS**. Resultan indigestos y muy calóricos, así que debe evitarlos, sobre todo al final de la gestación.

• **LECHE CRUDA SIN PASTEURIZAR**. El consumo de leche cruda y quesos blandos de procedencia dudosa puede dar lugar a la listeriosis, una afección producida por un bacilo llamado listeria que puede manifestarse en la embarazada como una

¡Atención! Le aconsejamos que durante el embarazo no consuma nuez moscada, ya que puede provocar contracciones uterinas

infección febril insignificante, pero que produce nódulos en los órganos del bebé e incluso puede llegar a provocar un aborto.

- **PLANTAS MEDICINALES**. Las siguientes plantas están prohibidas durante el embarazo, a no ser que se consuman bajo prescripción médica: ruda, cúrcuma, muérdago, agracejo, poleo, abrótano, ajenjo, artemisa, tanaceto, helecho macho, tejo, caléndula, matricaria y salvia.
- **SAL**. Consumida en exceso, puede provocar retención de líquidos. Sustitúyala por hierbas aromáticas.

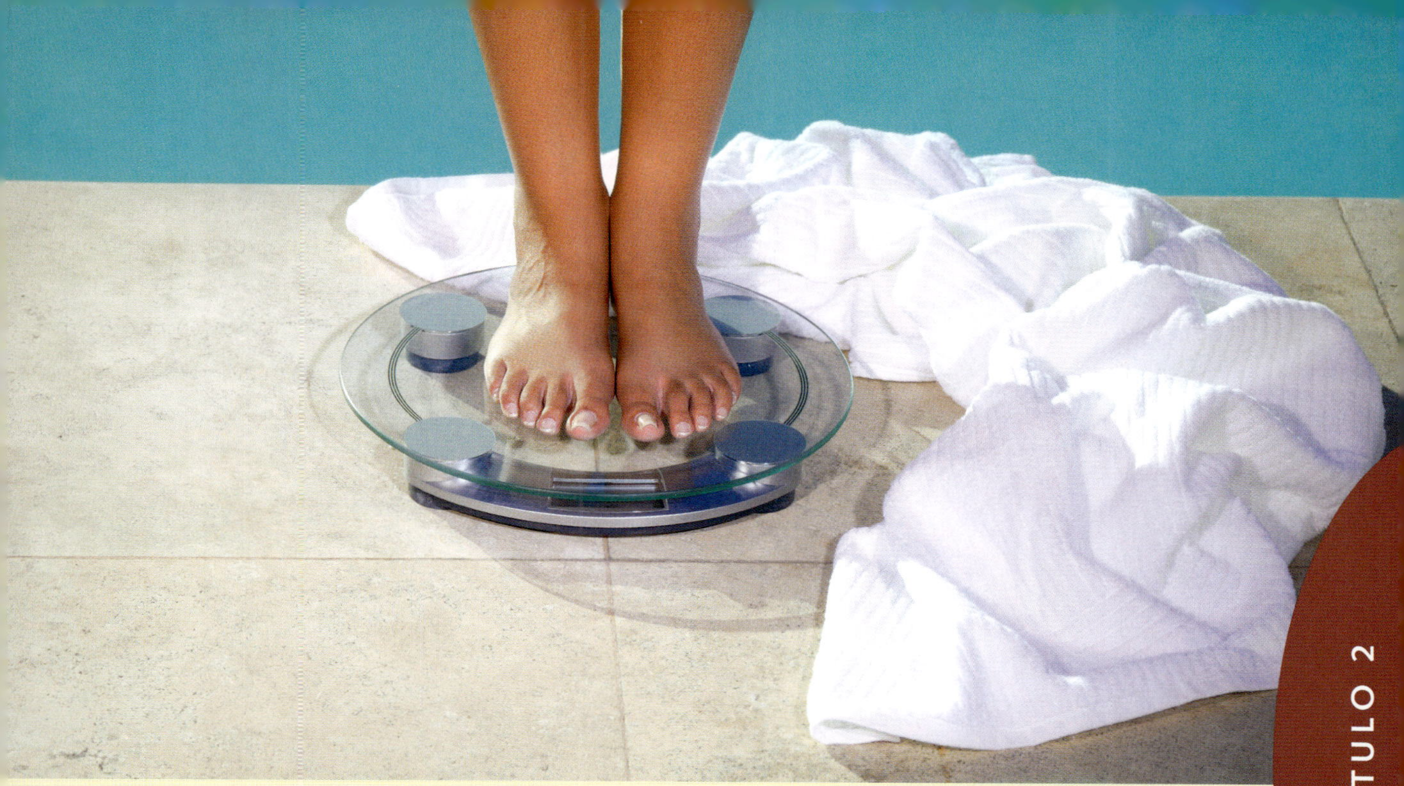

CAPÍTULO 2

# Para combatir los kilos de más

Tener unos kilos de más no es nada difícil, sobre todo cuando no prestamos atención a nuestra alimentación. Basta con tomar 100 calorías de más al día para que en pocos años hayamos adquirido 5 kg o más de sobrepeso, sin apenas darnos cuenta. Esto hace que un 29 por ciento de los españoles y españolas se encuentren en situación de sobrepeso, y buena parte de ellos padezca obesidad (un peso muy superior al que le corresponde), lo cual no sólo representa un problema de tipo estético, sino también de salud. El sobrepeso y la obesidad favorecen las enfermedades del corazón, la hipertensión arterial, problemas de páncreas, artrosis y diabetes. La sociedad debe encargarse de tratar estos problemas, y de hecho se ha calculado que el equivalente a un 5 por ciento del presupuesto de la Seguridad Social se destina a tratar este tipo de alteraciones de la salud. Si desea saber cuál es su peso ideal, sólo tiene que aplicar una pequeña fórmula que se denomina Índice de

Masa Corporal (IMC) o Índice de Quételec, que relaciona la talla con el peso:

$$\textbf{IMC} = \frac{\textbf{Peso}\text{ (en kilogramos)}}{\textbf{Altura}\text{ (en metros)} \times \textbf{Altura}\text{ (en metros)}}$$

Por ejemplo, si una mujer pesa 65 kg y mide 1,72 m, el índice que resulta es 21,9. Para conocer el significado de este índice, observemos la siguiente tabla:

| PESO | ÍNDICE |
|---|---|
| Normal | 20 a 25 |
| Sobrepeso | 26 a 29 |
| Obesidad I | 30 a 34 |
| Obesidad II | 35 a 39 |
| Obesidad III | 40 o más |

Este índice tiene además otra interpretación, pues supone una aproximación al porcentaje de grasa que tiene una persona, sobre todo en el caso de las mujeres. En condiciones normales, la grasa constituye entre un 21 y un 25 por ciento del cuerpo de la mujer y entre un 12 y un 15 por ciento del hombre. Así pues, en el ejemplo propuesto, un 21,9 por ciento, aproximadamente, sería el porcentaje de grasa en la mujer estudiada. Cuando el índice es de 35, el porcentaje es de un 35 por ciento, y así sucesivamente.

Obviamente, este índice tiene sus excepciones, como sucede, por ejemplo, en el caso de las mujeres o varones musculados gracias a la práctica de un deporte o bien en aquellos o aquellas que padecen edemas (con hinchazón de las extremidades).

## SU PESO IDEAL

Para conocer de forma más exacta su peso normal, considerando su constitución, sexo, altura, y siempre y cuando tenga más de 25 años, puede consultar las siguientes tablas:

### Mujeres

| Talla (cm) | Constitución estrecha (kg) | Constitución media (kg) | Constitución ancha (kg) |
|---|---|---|---|
| **157,5** | 47,1 - 50,3 | 49,8 - 53,4 | 53,0 - 57,5 |
| **160** | 47,5 - 51,2 | 50,7 - 54,3 | 53,9 - 58,4 |
| **162,5** | 48,7 - 52,1 | 51,6 - 55,2 | 54,8 - 59,3 |
| **165** | 49,8 - 53,4 | 53,0 - 56,6 | 56,1 - 61,1 |
| **167,5** | 51,2 - 54,8 | 54,3 - 58,0 | 57,5 - 62,5 |
| **170** | 52,5 - 56,6 | 56,1 - 59,8 | 59,3 - 64,3 |
| **175** | 53,9 - 57,9 | 57,5 - 61,1 | 60,2 - 65,7 |
| **177,5** | 55,7 - 59,8 | 58,9 - 63,4 | 62,5 - 67,9 |
| **180** | 57,1 - 61,6 | 60,7 - 65,2 | 64,3 - 69,7 |
| **182,5** | 58,4 - 62,9 | 62,0 - 66,6 | 65,7 - 71,6 |
| **185** | 60,2 - 64,8 | 63,9 - 68,4 | 67,5 - 73,4 |
| **187,5** | 61,6 - 66,6 | 65,7 - 70,0 | 68,9 - 75,2 |
| **190,5** | 62,9 - 67,9 | 67,0 - 71,6 | 70,2 - 76,6 |

### Varones

| | | | |
|---|---|---|---|
| **157,5** | 52,2 - 56,6 | 56,2 - 60,2 | 59,3 - 64,3 |
| **160** | 53,9 - 57,9 | 57,5 - 61,6 | 60,2 - 65,2 |
| **162,5** | 55,2 - 59,8 | 58,9 - 63,5 | 62,0 - 67,5 |
| **165** | 57,1 - 61,6 | 60,7 - 65,2 | 63,9 - 69,3 |
| **167,5** | 58,4 - 62,9 | 62,0 - 66,6 | 65,7 - 71,1 |
| **170** | 60,2 - 64,8 | 63,9 - 68,4 | 67,5 - 73,4 |
| **175** | 63,4 - 68,4 | 67,5 - 62,5 | 71,1 - 77 |
| **177,5** | 65,2 - 70,2 | 69,3 - 74,3 | 72,9 - 79,3 |
| **180** | 67,0 - 72,0 | 71,1 - 78,1 | 75,7 - 81,5 |
| **182,5** | 68,3 - 74,3 | 72,9 - 78,3 | 76,5 - 83,8 |
| **185** | 71,1 - 75,5 | 75,2 - 80,6 | 78,8 - 86,1 |
| **187,5** | 73,8 - 79,3 | 77,5 - 83,3 | 81,1 - 88,8 |
| **190** | 78,1 - 81,5 | 79,7 - 85,6 | 83,3 - 91,5 |

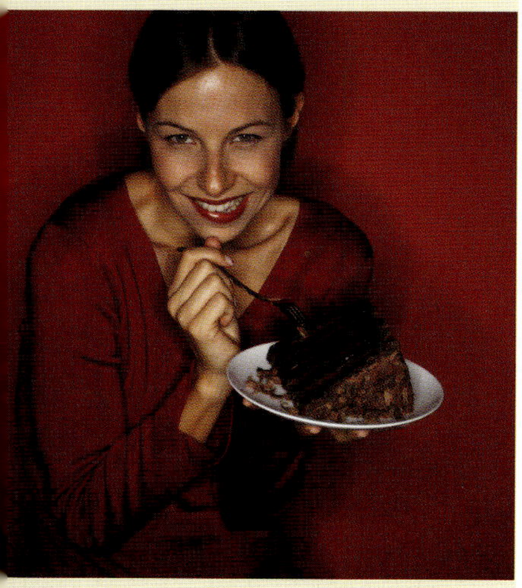

## ¿QUÉ SON LAS CALORÍAS?

Las calorías representan la cantidad de energía que podemos obtener de un alimento cuando nuestro organismo lo metaboliza. Esa energía o calorías se utilizan para realizar las actividades diarias, de ahí que, cuando nuestra actividad es baja, se gasten pocas calorías y éstas (o las sustancias de las que proceden) se almacenen en el organismo en forma de grasa.

Como hemos visto en el capítulo anterior, todos los alimentos se reducen a tres principios inmediatos: hidratos de carbono o azúcares, proteínas y grasas. Las grasas son, con diferencia, las que más calorías tienen, seguidas de las proteínas y, por último, de los azúcares.

A continuación apuntamos el valor calórico de algunos alimentos y preparados por cada 100 g, por si decide seguir una dieta baja en calorías o hipocalórica:

| | | | | | |
|---|---|---|---|---|---|
| acelgas | 50 | huevo frito | 200 | pan integral | 250 |
| alcachofas | 49 | jamón York | 282 | patata cocida | 65 |
| aceite | 850 | jamón serrano | 395 | patata asada | 110 |
| almendras | 598 | judías verdes | 33 | patatas fritas | 325 |
| bacalao fresco | 78 | leche entera | 67 | patatas *chips* | 565 |
| bombones | 458 | leche desnatada | 36 | pepino | 15 |
| boquerones | 110 | lechuga | 15 | pescadilla | 70 |
| calabacín | 12 | lomo | 380 | puerros | 38 |
| calabaza | 20 | macarrones cocidos | 110 | queso | 300 |
| cerdo a la plancha | 412 | macarrones con tomate | 178 | rape | 80 |
| cerdo asado | 296 | mantequilla | 755 | salchichón | 550 |
| chocolate con leche | 563 | margarina | 733 | sandía | 24 |
| ciruelas | 53 | melocotón | 46 | setas | 34 |
| copos de cereales | 300 | mermelada | 275 | tarta | 250 |
| espárragos | 20 | nabos | 20 | tocino | 610 |
| espinacas | 23 | naranjas | 54 | uvas | 80 |
| *foie gras* | 453 | nueces | 650 | yogur natural | 74 |
| galletas María | 354 | pan blanco | 259 | yogur descremado | 62 |
| huevo cocido | 150 | pan de centeno | 230 | zanahoria | 35 |

## ¿CUÁNTAS CALORÍAS NECESITO AL DÍA?

En nuestra dieta diaria debemos ajustar la cantidad de calorías que ingerimos a la cantidad de calorías que gastamos (según nuestra actividad), de lo contrario se acumularán en el organismo y aparecerá el sobrepeso. Para que eso no ocurra, tendremos en cuenta que si cada día tomamos 100 calorías de más, engordaremos 2 kg por año. Las calorías que necesitamos dependen de la edad. Para calcular las suyas podemos aplicar la siguiente fórmula:

| Tramos de edad | Calorías diarias necesarias |
|---|---|
| Hasta 25 años | 525 + (27 × 26) |
| 25 a 45 años | 475 + (25 × 26) |
| 45 a 65 años | 400 + (20 × 26) |
| A partir de 65 años | 400 + (20 × 25) |

Saber cuántas calorías diarias se necesitan es uno de los aspectos fundamentales que debemos tener en cuenta, aunque sin obsesionarnos. Normalmente es la propia experiencia la que nos proporciona la respuesta a esta pregunta, en el sentido de que si nuestras costumbres alimentarias no se ven acompañadas de variaciones importantes del peso y nos mantenemos dentro de la normalidad, ésa debe ser nuestra norma. Sin embargo, y a título orientativo, le proporcionamos también una fórmula muy sencilla (recomendada por la Organización Mundial de la Salud) para valorar de forma aproximada las kilocalorías diarias que necesita una mujer o un varón en función de la edad, peso real y considerando una actividad leve o moderada.

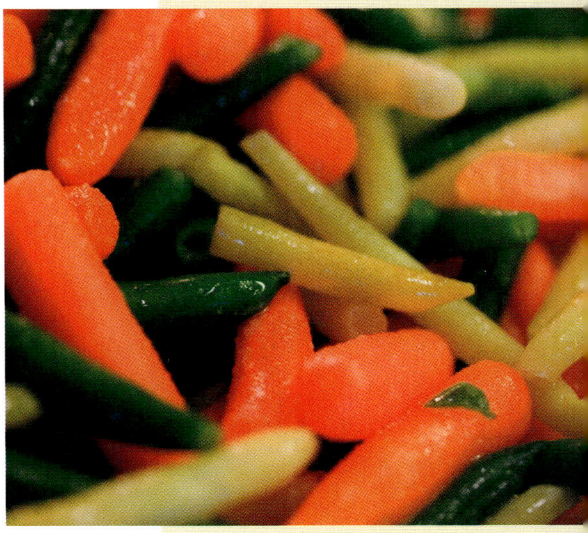

Así pues, por ejemplo, si una mujer de 28 años pesa 55 kg y desarrolla una actividad moderada, necesita 1.700 kilocalorías al día para mantenerse cerca de su peso ideal y satisfacer sus necesidades diarias. Debemos tener en cuenta que si la actividad física es importante, hay que sustituir el índice 1,3 de la fórmula de la página siguiente por el de 1,5.

| Tramos de edad | Sexo | Calorías diarias necesarias |
|---|---|---|
| 18 a 30 años | Mujeres | (0,0621 × peso real en kg + 2,0357) × 1,3 × 240 |
| | Varones | (0,0630 × peso real en kg + 2,8957) × 1,3 × 240 |
| 31 a 60 años | Mujeres | (0,0342 × peso real en kg + 3,5377) × 1,3 × 240 |
| | Varones | (0,0484 × peso real en kg + 3,6534) × 1,3 × 240 |
| Más de 60 años | Mujeres | (0,0377 × peso real en kg + 2,7545) × 1,3 × 240 |
| | Varones | (0,0491 × peso real en kg + 2,4587) × 1,3 × 240 |

Esta fórmula también nos sirve para calcular, de forma orientativa, las kilocalorías que debemos consumir al día en caso de querer realizar una dieta sin producir alteraciones en nuestro organismo. Esta aplicación es muy útil para las personas que superan claramente su peso ideal o normal. Basta con restar al resultado 600 kilocalorías. Por ejemplo, si una mujer de 28 años pesa 70 kg (15 más de los que le corresponden), el resultado de aplicar la fórmula es 1.991 kilocalorías al día. Le restamos 600 de la dieta y quedan 1.391, valor aconsejable para perder peso lentamente y sin peligro. Siempre que el resultado sea inferior a 1.200 kilocalorías, es aconsejable el asesoramiento médico o realizar la dieta con mucha prudencia.

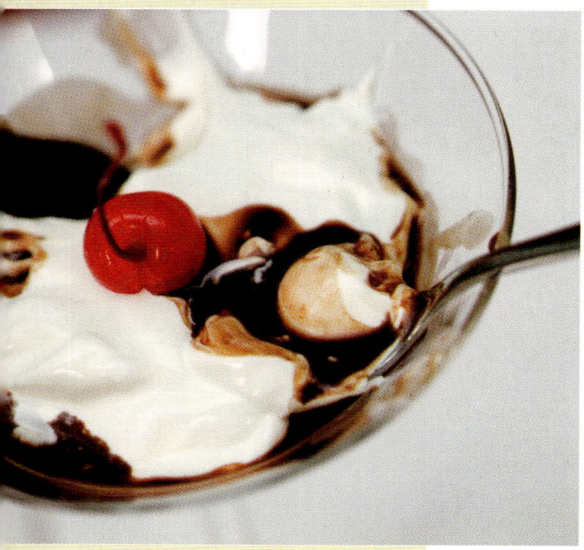

## PARA ELIMINAR CALORÍAS

Muchas veces bastan unos pequeños cambios en los hábitos dietéticos para perder esos kilos de más que pueden afectar a nuestra salud, ya que con esas variaciones podemos reducir considerablemente la cantidad de calorías consumidas.

Por otra parte, no todas las dietas de adelgazamiento son efectivas, y algunas de ellas ni siquiera son saludables. Para ayudarle a conseguir su peso ideal tenga en cuenta las siguientes consideraciones:

1. En un 99 por ciento de los casos se engorda porque se consumen más calorías de las que nuestro cuerpo es capaz de gastar diariamente. Por eso la solución ideal es, sin cambiar nuestros hábitos, gastar más calorías practicando un poco de ejercicio, o bien «movernos» un poco más cada día. Menos

de un 1 por ciento de los casos de sobrepeso se deben a problemas hormonales, edemas, etc.

2. No existen dietas ideales ni buenas para todo el mundo. Cada uno de nosotros es diferente, nuestro metabolismo es distinto y por eso cada situación varía de modo que la dieta ideal no existe.
3. La dieta más eficaz es aquella que se basa en cambios en los hábitos a la hora de comer. Sólo así conseguiremos resultados a largo plazo. Es fácil perder 4 o 5 kg en un mes, pero si no cambiamos los hábitos, se recuperarán esos kilos y algunos más en poco tiempo.
4. No debemos sustituir preparados alimentarios por las comidas diarias. Como máximo, debe realizarse en una de las comidas del día, pero no durante toda la jornada. Nuestro cuerpo puede verse afectado.
5. No es bueno dejar de comer alguna de las comidas del día. Lo lógico es distribuir la comida diaria en 4 o 5 tomas de menor volumen, sin pasar largos periodos de abstinencia.
6. Si practica muchas dietas diferentes, acabará por desanimarse y, además, su cuerpo, a la larga, lo notará. Se produce el llamado efecto «yo-yo»: se pierden unos kilos que, sin embargo, enseguida se recuperan, y además con otros cuantos de propina, por lo que debe hacerse otra dieta, y así sucesivamente. No debemos estar siempre a dieta, y tampoco es saludable que saltemos continuamente de una a otra.
7. Así como no es cierto que el agua engorde ni tampoco que ayude a adelgazar, sí lo es que el alcohol aporta muchas calorías «vacías», además de propiciar la retención de líquidos.
8. Los alimentos *light* no son adelgazantes, tienen pocas calorías pero si los consumimos en grandes cantidades podemos hasta engordar. Igualmente no existe ningún alimento que adelgace, tendrá más o menos calorías, pero por sí solo no posee efecto adelgazante.

No todas las dietas de adelgazamiento son efectivas, ni siquiera saludables

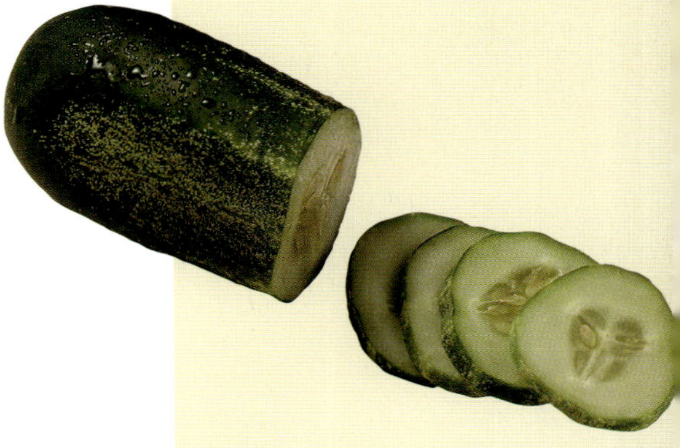

9. Es más fácil eliminar 100 calorías procedentes de frutas que de grasa (embutidos). La razón es que las calorías de la fruta son de rápido empleo, mientras que las de la grasa se acumulan fácilmente en los adipocitos, las células grasas que hay debajo de la piel.
10. Los alimentos integrales y aquellos con elevado contenido en fibra tienen menos posibilidades de engordar, ya que la fibra que incluyen arrastra gran parte de la grasa que puede existir con ella en el intestino y se absorbe una menor cantidad.
11. A la hora de hacer dieta, puede comer de todo, siempre y cuando la cantidad total de comida suponga un aporte calórico inferior al que consume con su actividad.
12. Tenga en cuenta que el ciclo menstrual facilita el aumento de peso por la retención de líquidos que se genera durante los días previos y en la propia menstruación.

## PARA REDUCIR EL VIENTRE

En el caso de la mujer, una de las zonas donde, por razones hormonales, se acumula grasa y líquidos con más facilidad, es el vientre. La pared anterior del abdomen, el vientre, desde el esternón hasta la sínfisis del pubis, está constituida por tres músculos que se superponen uno a otro como si fuesen las hojas de una lechuga o de una cebolla. Estos músculos van desde casi la columna vertebral, por detrás, hasta las proximidades del ombligo por delante. De su tono o contracción mínima, en reposo, dependerá mucho la mayor o menor prominencia de esta región. En las personas con escasa actividad física y tono muscular bajo, la apariencia del vientre es mayor. Además, si se acumula grasa entre la piel y el músculo, la actividad de esta «faja muscular» es más débil y la prominencia será mayor. De forma temporal, otras veces, la prominencia del vientre se debe a la acumulación de gases, estreñimiento, retención de líquidos previos a la menstruación, etc.

Para prevenir este problema lo mejor es mantener el peso lo más cerca posible del ideal; tratar el estreñimiento si lo padecemos en algún momento; reducir el síndrome premenstrual en caso de sufrirlo (véase capítulo correspondiente); no abusar del consumo de alimentos con fibra (alimentos integrales, fruta); reducir la ingesta de alcohol y tomar con cierta frecuencia yogur con bífidus. Procurar mantener la espalda derecha, sin encoger los hombros (esta situación favorece la lordosis, aumento de la curvatura vertebral lumbar y una mayor prominencia del vientre). También es importante sentirse más relajada, reducir el estrés, la angustia y la ansiedad. Si no hemos logrado evitar la aparición de un vientre demasiado prominente, existen muy buenos tratamientos naturales para recuperar la línea que deseemos.

Es conveniente practicar una actividad física con cierta regularidad, y en particular natación y gimnasia, para fortalecer los músculos abdominales y aumentar su tono muscular.

**EJERCICIOS ABDOMINALES**: con ellos tratamos de fortalecer los músculos del vientre. Uno de los más eficaces consiste en tumbarse en el suelo boca arriba con las rodillas encogidas. Se colocan los pies debajo del sofá u otro mueble que les impida moverse (también puede sujetarlos otra persona) y las manos unidas detrás de la cabeza. Desde esta posición trataremos de levantar el tronco para tocar las rodillas con los codos, se aguanta un instante en esta posición y se vuelve al suelo. Se repite el ejercicio, tranquilamente, diez veces. Si se practican dos series todos los días, enseguida notaremos los resultados.

**BOLSA DE PLÁSTICO PARA ELIMINAR GRASA**: mientras estemos en casa o cuando practiquemos una actividad física, podemos colocar una bolsa de plástico alrededor del abdomen, pegada a la piel, como si fuera una gran faja. Se puede coger una bolsa de basura, cortar los picos de los extremos y ponerla como si fuera un pantalón corto hasta por encima del ombligo. Encima de la bolsa siempre el chándal. Con este sistema conseguiremos aumentar el calor en esa zona y quemar mayores cantidades de grasa subcutánea.

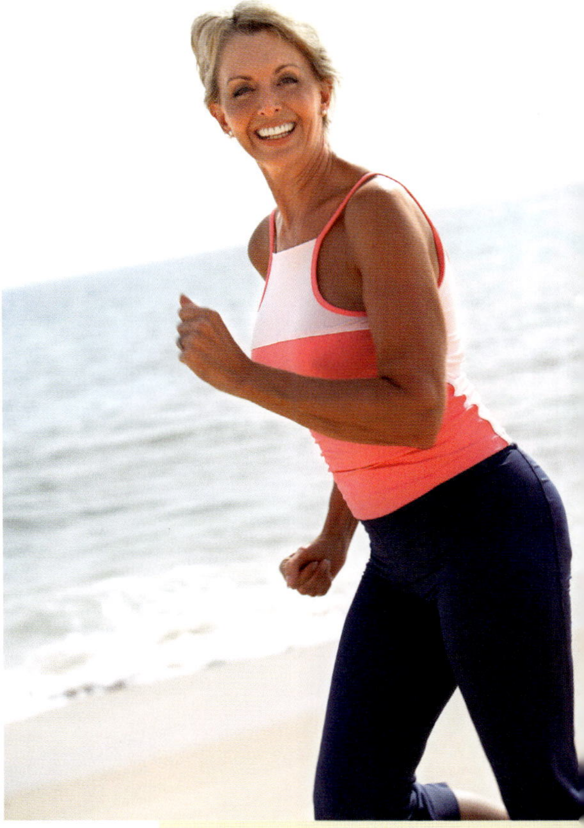

**REDUCIR LA FORMACIÓN DE GASES**: para ello resulta fundamental comer con tranquilidad, masticar bien los alimentos, no hablar mientras se mastica y reducir o evitar el consumo de bebidas con gas. No tomar alimentos que facilitan la producción de

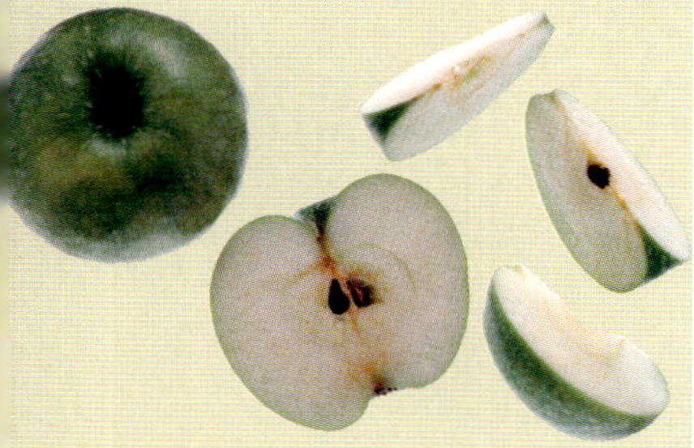

gases, como la col, alcachofas o ajos asados. Acompañaremos las comidas con infusiones de manzanilla o tila, alternativamente.

**MANZANA Y SANDÍA**: ambas frutas colaboran a reducir la retención de líquidos y también la formación de gases. Todos los días tomaremos, un par de veces, en distintas horas, raciones de cualquiera de estas frutas.

## LOS PROBLEMAS DE SOBREPESO

Como vemos, es fundamental para nuestra salud situar el peso lo más cerca posible del ideal. Los kilogramos de más afectan de forma notable a nuestras articulaciones, sistema cardiovascular, pulmones, huesos y músculos, hígado y vesícula biliar. Ahora bien, para acercarnos al peso ideal es indispensable cambiar —no eliminar— algunas de nuestras costumbres y hábitos alimentarios, en lugar de invertir gran parte de nuestro tiempo y dinero en comprimidos, batidos, píldoras y toda clase de aparatos que poco nos pueden ayudar. De forma resumida les presentamos las reglas de oro para adelgazar con salud y de manera permanente:

- Nuestro peso ideal podemos calcularlo con el llamado Índice de Masa Corporal o IMC (equivale a dividir el peso en kilogramos por la altura en metros al cuadrado; el resultado nos dará un número que, si se sitúa entre 20 y 25, lo consideramos normal; entre 26 y 29, indica sobrepeso y, si da más de 30, significa obesidad).
- El ritmo ideal de pérdida de peso es de 2 a 3 kg por semana, no más.
- Reducir el consumo de alimentos grasos.
- Dividir la comida del día en 5 o 6 tomas en lugar de en 2 o 3.
- Consumir muchos hidratos de carbono (arroz, patatas, pastas, manzanas, plátanos, fruta en general), ya que tienen menos calorías que los alimentos grasos.
- Evitar las calorías «vacías», como las que proceden del azúcar refinado, bollería, caramelos o refrescos.
- Beber mucha agua durante el día y sobre todo fuera de las comidas (puede beberse un vaso de vino o similar al día).
- Consumir alimentos descremados.

En las personas con escasa actividad física y tono muscular bajo, el vientre se muestra más abultado

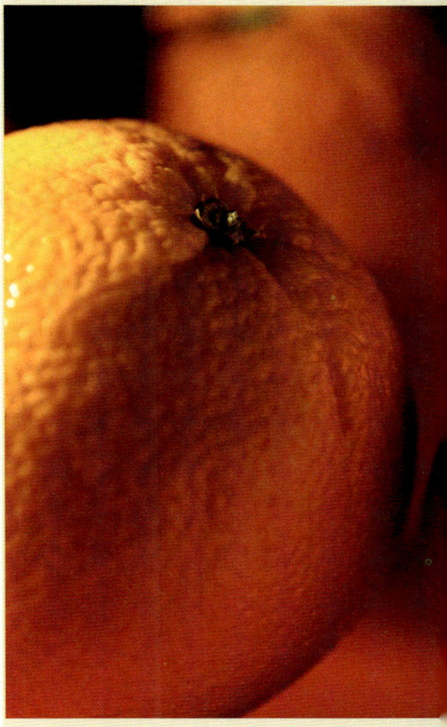

- Preparar los alimentos cocidos, a la plancha, al vapor, asados, pero nunca fritos.
- Eliminar de la alimentación los refritos, frituras, rehogados y salsas.
- Puede utilizar todo tipo de hierbas aromáticas.
- Consumir aceite crudo, en especial aceite de oliva virgen de primera presión en frío, pero en pequeñas cantidades.
- Utilizar la carne y el pescado, en su conjunto, tres o cuatro veces por semana. La mayor parte de las comidas debe basarse en verduras, hortalizas, ensaladas y frutas.
- Incluya en su comida muchos alimentos ricos en fibra (brécol, col, lechuga, nabo, espárragos), saciantes (algas, garcinia) o con efectos diuréticos para eliminar líquidos (acelgas, calabacín, espárragos, pepino, piña, cerezas).
- Es fundamental practicar todos los días un poco de ejercicio (andar, correr, nadar, bicicleta) durante un mínimo de treinta minutos y con una intensidad media-alta (sudar un poco), para incrementar la actividad de nuestras células.

## ADELGAZAR SIN PASAR HAMBRE

Como ya hemos indicado, lo fundamental a la hora de perder los kilos que nos sobran es combinar un poco más de actividad física, de movimiento, de gasto de calorías, junto con algunos cambios en nuestros hábitos alimentarios. Le proponemos una dieta que, además de facilitarle la pérdida de algunos kilos, puede ayudarle a mejorar sus hábitos, pues reúne varias características fundamentales:

- No pasará hambre, porque los alimentos más utilizados en ella generan una importante sensación de saciedad.
- Incluye todo tipo de alimentos, por lo que están aseguradas todas las necesidades de nuestro organismo.
- Equivale a cerca de 1.300 kilocalorías al día, con lo cual el cuerpo se ve en la necesidad de emplear las calorías almacenadas para afrontar las necesidades diarias.
- Permite una pérdida de peso progresiva, no súbita, lo que asegura una mayor duración en el tiempo de esa pérdida.

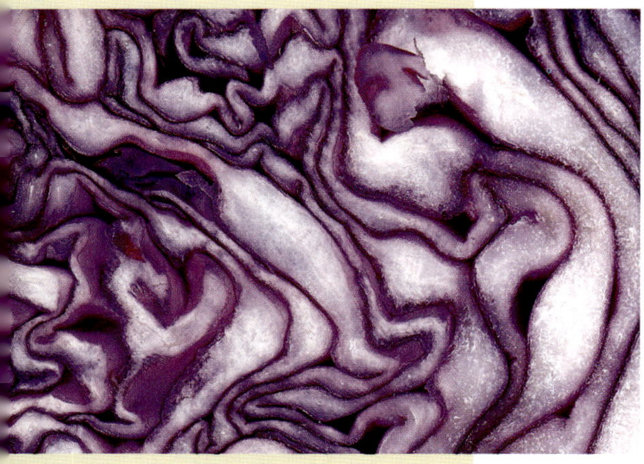

- Desarrollará nuevos hábitos y costumbres que le ayudarán a mantener el peso conseguido tras la dieta.
- Puede realizarse en cualquier lugar y en cualquier momento, ya que no precisa de nada especial o particular que habitualmente no hagamos.

Esta dieta para adelgazar sin pasar hambre requiere el cumplimiento de algunas normas básicas:

1. Distribuir la ingestión total diaria de alimentos en cinco comidas: desayuno, media mañana, comida, merienda y cena, con la comida y la cena ligeramente superiores al resto en cantidad, y el desayuno más abundante de lo habitual.
2. Podemos comer de todo, salvo frituras y salsas, y cocinar la carne, el pescado y otros alimentos asados, a la plancha, cocidos o al vapor. Igualmente se aconseja utilizar leches vegetales.
3. Reducir ligeramente la cantidad de proteínas consumidas, sobre todo las de origen animal (carne y pescado), no las de origen vegetal.
4. Los hidratos de carbono o azúcares que se utilizarán a lo largo del día (cereales, pastas, mermeladas) también se reducen ligeramente y los tomaremos sobre todo en el desayuno para aportar energía fácil a nuestro cuerpo.
5. Casi todas las comidas y cenas las iniciaremos con una ensalada para enviar con mayor facilidad mensajes de saciedad al estómago y al centro del apetito, que se encuentra en el cerebro.

Con el fin de que le sea más fácil elaborar su menú diario con esta dieta, le proponemos algunas de las opciones de que dispone para cada una de las comidas del día, en el cuadro de la página siguiente.

Tenga presente que con esta dieta está aportando a su organismo una mayor cantidad de fruta, verduras, hortalizas y alimentos diversos con un elevado valor nutritivo por su contenido en proteínas, minerales, vitaminas, etc., y al mismo tiempo muy poca cantidad de calorías, lo que obliga a su organismo a deshacerse de la grasa almacenada sin pasar hambre. Por otro lado, si la practica durante un mínimo de cuatro semanas, pronto adquirirá unos hábitos más saludables además de perder bastantes kilos.

### DIETA SIN PASAR HAMBRE

**DESAYUNO:**
Zumo de la fruta que prefiera (naranja, pomelo, fresa, manzana, sandía, melón, pera, piña) o bien de tomate más un vaso de café de cereales con leche vegetal, leche sola o té, más un par de rebanadas de pan integral acompañadas con otro ingrediente (mermelada, queso fresco, margarina).

**MEDIA MAÑANA:**
Una pieza de fruta (elegir de acuerdo con sus gustos) o un café de cereales con leche vegetal y un trozo de pan integral o un yogur.

**ALMUERZO:**
Ensalada (preparar de acuerdo con sus gustos y procurando variar: lechuga, tomate, zanahoria rallada, pepino, cebolla, atún, huevo), aderezada con unas gotas de aceite de oliva o un poco de zumo de limón y acompañada de otro plato pequeño de patatas cocidas, judías blancas o arroz. El segundo plato será carne o pescado a la plancha o bien un plato de pasta con tomate o un plato de paella o similar. De postre, se puede elegir entre una pieza de fruta o yogur.

**MERIENDA:**
Le aconsejamos tomar cualquiera de los alimentos de media mañana, procurando no repetir.

**CENA:**
Se reduce a dos platos, el primero con ensalada, caldos, verduras cocidas, puré o similar; el segundo plato incluirá una pequeña ración de carne, pescado o embutido sin grasa (jamón York, queso fresco).

Aquí tiene un ejemplo de lo que podemos consumir en un día: desayuno con un zumo, dos biscotes con miel y un poco de tofu (queso fresco de soja); a media mañana, un batido o zumo; comida con arroz y patatas, espinacas con ajo, cebolla y un poco de aceite de oliva virgen de primera presión en frío y una fruta, un yogur o similar de postre; a media tarde, yogur, batido o fruta; cena con ensalada y champiñones a la plancha con ajo y aceite de oliva.

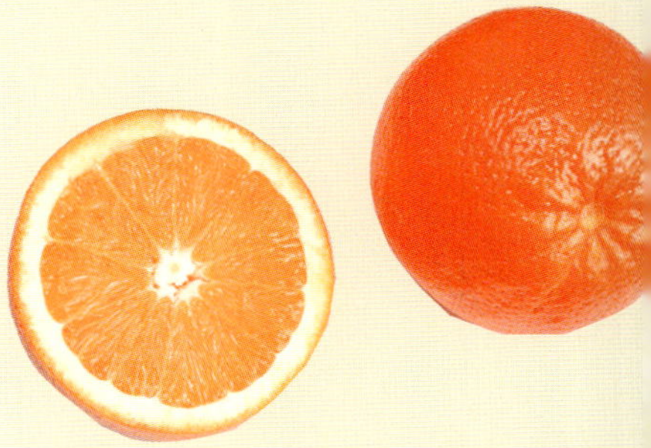

Las grasas monoinsaturadas son «buenas» para el organismo en términos de salud, ya que reducen el colesterol en la sangre

## DIETA CRUDA PARA ADELGAZAR Y LIMPIAR EL ORGANISMO

Le proponemos una dieta que resulta muy útil para adelgazar y al mismo tiempo eliminar del organismo un buen número de toxinas y radicales libres. Estas sustancias representan la «basu-

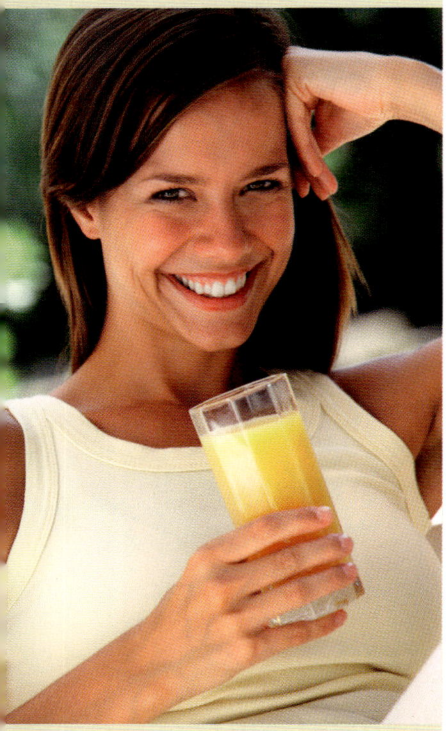

ra celular» que continuamente se forma en nuestro organismo, sobre todo cuando practicamos hábitos tan nocivos como el del consumo de tabaco o alcohol, o padecemos situaciones de estrés, procesos infecciosos, etc. De tanto en tanto debemos administrar a nuestro cuerpo más «recogedores de basura» en forma de vitaminas, betacarotenos, clorofila y otras sustancias que se encuentran sobre todo en las frutas, verduras y hortalizas. Por ello esta dieta se basa en consumir únicamente alimentos crudos. Cada día son más las personas que la ponen en práctica, en particular los amantes de las frutas, verduras y hortalizas. Eso sí, sólo debemos practicarla durante siete días, ya que, aunque es muy rica en vitaminas y minerales, no incluye todas las proteínas que consideramos necesarias.

Los únicos alimentos que pueden tomarse en esta dieta son:

- Cualquier tipo de fruta, ya sea entera o en forma de zumo. No se deben consumir más de tres piezas de fruta al día (ya sea entera o en zumo).
- Verduras como zanahorias, remolacha, pimientos verdes, espinacas, pepinos, nabos, berenjenas, berros, espárragos, apio, tomates.
- Huevo cocido o escalfado, uno al día como máximo. El huevo se debe cocer sin cáscara en agua hirviendo, sin que entre en contacto con ningún tipo de grasa. Si lo hacemos así no aumentaremos nuestro colesterol. Esto lo demostraron hace veinticinco años tanto estudios realizados por norteamericanos como por italianos. Si lo cocinamos pasado por agua, tampoco aumenta el colesterol, y además es la forma en que mejor se digiere el huevo, a la vez que conserva todas sus vitaminas, minerales y fosfolípidos. En cambio, cuando se fríe, se destruyen estas sustancias y cuando se cuece duro las cantidades se dividen por cien.
- Queso fresco o yogur, el equivalente a 100 g diarios de cada uno de ellos, como máximo.
- Café o té, como máximo dos al día, siempre sin leche y con edulcorantes distintos al azúcar blanco refinado.

De los demás alimentos, debemos prescindir durante estos

siete días. La preparación de cada uno de los platos es muy sencilla, ya que todos ellos, al ser crudos, se consumen en forma de ensaladas o similar.

Para que le resulte más fácil preparar sus menús, le proporcionamos la siguiente guía:

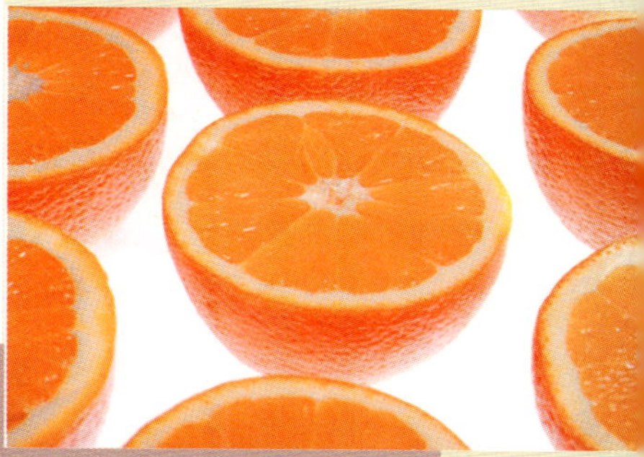

**DIETA PARA LIMPIAR**

**DESAYUNO:**

1 zumo o 1 pieza de fruta o un yogur y un café de cereales o té.

**MEDIA MAÑANA:**

1 zumo o pieza entera de fruta.

**COMIDA:**

Ensalada con queso fresco de soja (tofu) y un poco de aceite de oliva.

**MEDIA TARDE:**

1 pieza de fruta.

**CENA:**

Ensalada con 1 huevo duro y un poco de aceite y 1 pieza de fruta o zumo. Puede modificar la distribución de esta comida en función de sus gustos, de tal manera que la comida pase a la cena o viceversa. La pieza de fruta de media mañana, por ejemplo, también puede pasarla a la comida.

## DIETA CON TOMATE PARA ADELGAZAR Y DESINTOXICARSE

Al igual que la primera, esta dieta tiene una triple finalidad: crear nuevos y más saludables hábitos a la hora de comer, perder unos kilos en poco tiempo y eliminar del organismo sustancias tóxicas y radicales libres que se acumulan día a día. Esta dieta se basa en el tomate, un alimento ampliamente estudiado en muchos centros de investigación. Se ha descubierto que, cuando se consume crudo, posee numerosas virtudes:

- Es muy rico en minerales como el fósforo, manganeso, calcio, hierro, magnesio, cinc, sodio, potasio y cobre (prácticamente todos los que necesita el organismo).
- Contiene numerosas vitaminas y en particular la A, B, C y K.
- Posee sustancias neutralizantes de los radicales libres y que

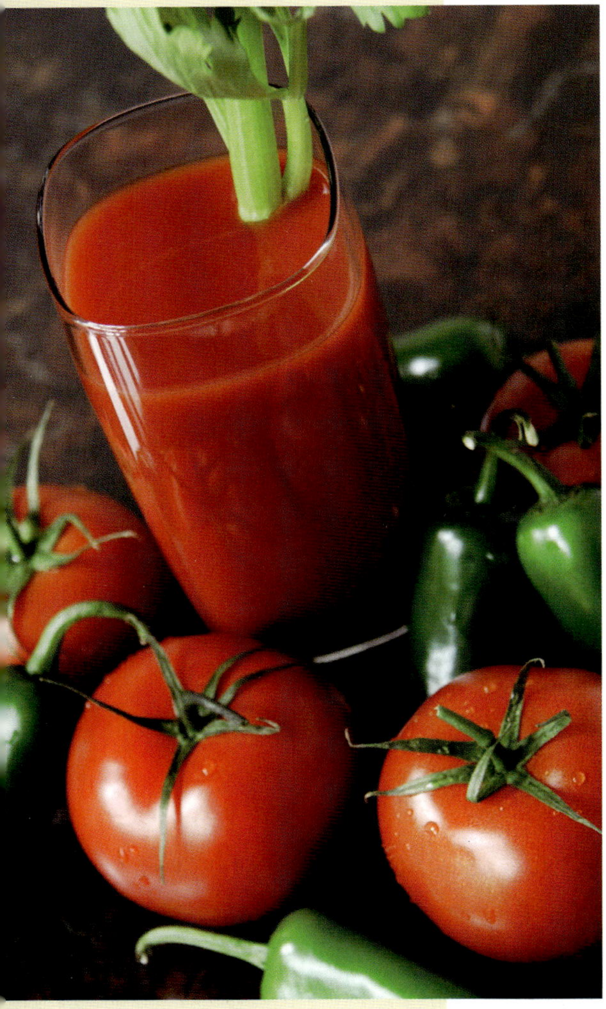

previenen el cáncer (en especial el de piel, colon, estómago y vejiga urinaria), como licopeno, glutation y bioflavonoides. Además estos elementos retrasan el envejecimiento de las células porque vitalizan sus estructuras y eliminan sus residuos.

A la hora de practicar esta dieta debe tener en cuenta que sólo debe realizarse durante siete días. Luego hay que retornar a una alimentación normal, pero tomando 1 o 2 zumos de tomate todos los días. Puede repetir la dieta de tomate al mes siguiente, si desea seguir adelgazando. Esto es, la dieta del tomate se practica una semana cada mes, siempre y cuando quiera perder más kilos. Para desintoxicar y limpiar el cuerpo con un ligero efecto adelgazante, basta con practicarla una semana cada cuatro o cinco meses. Una contraindicación: no deben seguirla aquellas personas que estén en tratamiento con insulina.

Le proponemos un esquema para cada día de la semana con el fin de que le sea más fácil seguir su plan de limpieza y desintoxicación:

**LUNES**: sólo tomaremos zumo de tomate recién hecho y elaborado en licuadora con piezas bien maduras. Puede tomarse todo el zumo que se quiera.

**MARTES**: también zumo de tomate en la cantidad que se desee, con la salvedad de que además pueden tomarse infusiones de romero, tila, lavanda o manzanilla.

**MIÉRCOLES**: en el desayuno, aún en ayunas, zumo de tomate y luego 2 tomates escaldados con unas gotas de aceite de oliva. Almuerzo: ensalada de 2 o 3 tomates con 1 diente de ajo y unas gotas de aceite de oliva. Merienda, zumo de tomate. Cena, como el almuerzo.

**JUEVES**: en el desayuno zumo de tomate y luego café con leche vegetal y 1 tostada con tofu (queso fresco de soja). Media mañana: 1 pieza de fruta. Almuerzo: ensalada con tomate, lechuga, cebolla y 1 patata cocida. Merienda: zumo de tomate. Cena: ensalada de tomate con unas gotas de aceite de oliva y un pequeño filete a la plancha.

**VIERNES, SÁBADO Y DOMINGO**: igual que el jueves, pero variando el almuerzo y la cena e introduciendo platos sustitutorios como ensalada de tomate con pasta integral, yogur, tomates al horno, pescado a la plancha, tomate con judías verdes o tortilla a la francesa de un huevo.

## DIETA PARA ADELGAZAR SIN MEZCLAR ALIMENTOS

Ésta es una dieta muy sencilla que cuenta con numerosas ventajas: sirve para cualquier tipo de persona porque aporta todos los nutrientes necesarios, se reduce el peso lentamente, de forma segura y sin pasar hambre; crea nuevos hábitos dietéticos; no se necesita pesar ningún alimento ni tener en cuenta sus calorías y puede realizarse durante todo el tiempo que se quiera.

Sus efectos se basan en evitar la mezcla de ciertos alimentos que, cuando se combinan, potencian sus efectos, ya sea desde un punto de vista calórico o bien en cuanto a las alteraciones que pueden producir por su tránsito combinado en el intestino. Las reglas fundamentales para llevar a cabo esta dieta, o mejor dicho, este tipo de alimentación, son las siguientes:

- No mezclar en la misma comida hidratos de carbono (pasta, pan, cereales, arroz, legumbres) con proteínas (carne, pescado, leche, huevos).
- Tomar los hidratos de carbono (legumbres, pasta, arroz) en la comida del mediodía.
- Tomar las proteínas (carne, pescado, huevos) en la cena.
- El almuerzo y la cena deberán iniciarse con una ensalada o un plato de verduras (alcachofas, espárragos, judías verdes, espinacas cocidas).

Es uno de los procedimientos más sencillos para perder kilos, eliminar toxinas y no pasar nada de hambre. Le proponemos algunos ejemplos de las diferentes comidas del día para que le resulte más fácil poder elaborar los menús de la semana:

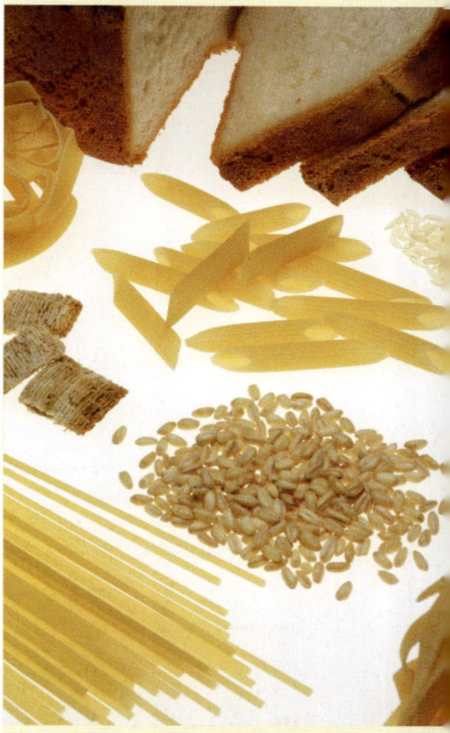

La dieta consistente en no mezclar alimentos sirve para cualquier tipo de persona porque aporta todos los nutrientes necesarios

### DIETA SIN MEZCLAR ALIMENTOS

**DESAYUNO:**

Café de cereales o té con una macedonia de frutas o 1 pieza grande de fruta.

**MEDIA MAÑANA:**

1 zumo (tomate, naranja, pomelo, kiwis... a su gusto).

**ALMUERZO:**

De primer plato, ensalada o verdura; de segundo plato, pasta (macarrones, espaguetis) o legumbres (lentejas, garbanzos) o arroz, paella (sin carne ni pescado) o similar. Acompañar con una rebanada de pan integral.

**MERIENDA:**

Yogur natural de soja, arroz o café con leche de soja, arroz o té o cuajada.

**CENA:**

De primer plato, ensalada o verdura (puede ser sopa); de segundo plato, carne a la plancha (filete de ternera, cordero, pollo) o pescado cocido o a la plancha (pescadilla, atún, gallo, salmón) o tortilla de dos huevos (de espárragos, de gambas). Acompañar con una rebanada de pan integral y de postre, yogur natural de soja o un vaso de leche vegetal o unas natillas o queso fresco de soja o cualquier otra leche vegetal.

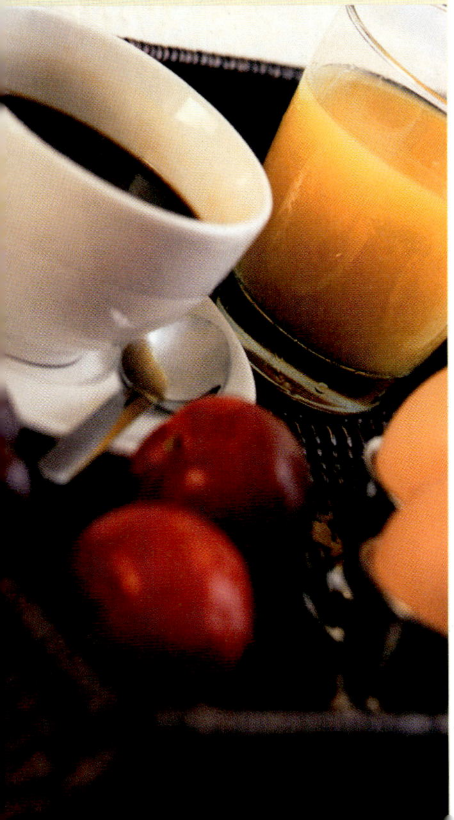

## DIETA DE LA AVENA, DEPURATIVA Y ADELGAZANTE

Esta dieta depurativa resulta muy eficaz también para adelgazar. Es bueno practicarla durante cinco días en cada cambio de estación. Además, cuando sigamos esta dieta, nuestro cabello, piel y uñas nos lo agradecerán.

**PREPARACIÓN DE LA CREMA DE AVENA:**

Se hierve la avena en 2 vasos de agua durante diez minutos; se le puede añadir un poco de sal si se quiere.

A continuación se le agrega un chorrito de aceite de oliva virgen de primera presión en frío, se pasa por la batidora en el mismo cazo de la cocción y queda listo para tomar.

De la crema se puede consumir la cantidad que se desee y repetir si nos hemos quedado con hambre.

### DIETA DE LA AVENA. DÍA 1

**DESAYUNO:**

3 cucharadas soperas de copos de avena puestos en remojo la noche anterior.

1 yogur natural sin azúcar.

4 fresones o 100 g de fruta de la temporada, excepto plátano.

**MEDIA MAÑANA:**

6 fresones o 200 g de fruta de la temporada y/o 1 caldo vegetal.

**ALMUERZO:**

Crema de avena con tomate a la menta.

1 manzana o pera rallada con 2 cucharadas de queso fresco tipo Burgos.

**MERIENDA:**

1 infusión a elegir libremente.

**CENA:**

Crema de avena a la espinaca o a la borraja.

Compota de manzana o manzana asada con 2 cucharadas de queso fresco.

### DIETA DE LA AVENA. DÍA 2

**DESAYUNO:**

3 cucharadas soperas de copos de avena.

1 plátano.

1 yogur natural sin azúcar.

Café americano o té.

**MEDIA MAÑANA:**

6 fresones o 200 g de fruta de la temporada y/o 1 caldo vegetal.

**ALMUERZO:**

Crema de avena con brécol, alcachofa y albahaca.

1 manzana asada con 1 yogur natural sin azúcar.

**MERIENDA:**

1 infusión.

**CENA:**

Crema de avena con espárragos.

1 manzana rallada o asada con 2 cucharadas de queso fresco tipo Burgos.

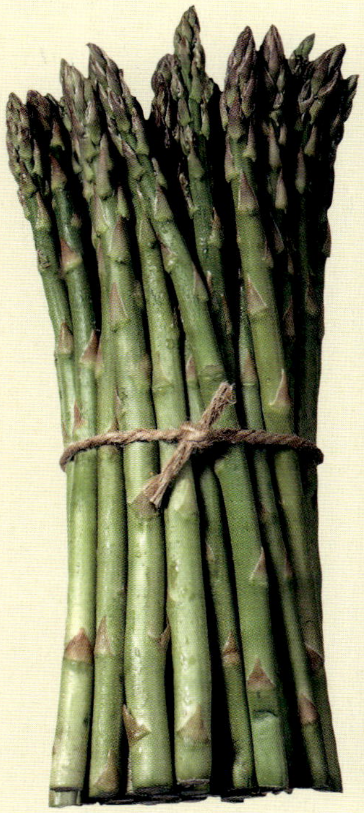

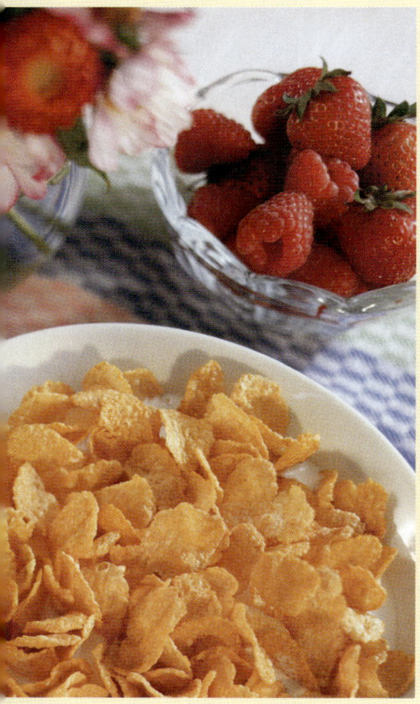

### DIETA DE LA AVENA. DÍA 3

**DESAYUNO:**

3 cucharadas soperas de copos de avena.

200 g de fresones o de fruta de la temporada, en trozos pequeños.

1 yogur natural sin azúcar.

Café americano o té.

**MEDIA MAÑANA:**

6 fresones o 200 g de fruta de la temporada y/o caldo vegetal.

**ALMUERZO:**

Crema de avena con tomate y espárragos.

1 manzana rallada con nueces o pasas de Corinto y queso fresco tipo Burgos.

**MERIENDA:**

1 infusión.

**CENA:**

Crema de avena con espinacas.

1 manzana rallada o asada con piñones.

### DIETA DE LA AVENA. DÍA 4

**DESAYUNO:**

3 cucharadas soperas de copos de avena.

1/2 plátano.

6 fresones o 200 g de fruta de la temporada.

Café americano o té.

**MEDIA MAÑANA:**

6 fresones o 200 g de fruta de la temporada y/o 1 caldo vegetal.

**ALMUERZO:**

Crema de avena con corazón de cebolla y judías tiernas.

1 manzana rallada con avellanas, o asada con nueces, o una pera con pasas de Corinto.

**MERIENDA:**

1 infusión.

**CENA:**

Crema de avena con guisantes y 2 unidades de alcachofas.

1 manzana o 1 pera cortada a tiras con queso fresco tipo Burgos.

**DIETA DE LA AVENA. DÍA 5**

**DESAYUNO:**

3 cucharadas soperas de copos de avena.

1 pomelo troceado con 6 fresones o fruta de la temporada.

1/2 o 1 yogur natural sin azúcar.

Café americano o té.

**MEDIA MAÑANA:**

6 fresones o 200 g de fruta de la temporada y/o 1 caldo vegetal.

**ALMUERZO:**

Crema de copos de avena con borraja y 20 g de guisantes.

1 manzana asada.

**MERIENDA:**

1 infusión.

**CENA:**

Crema de avena con 1 puerro o 1 zanahoria.

1 manzana rallada o asada con 3 nueces y 6 avellanas.

Los días 6 y 7 de la dieta se eligen los dos menús que más nos hayan gustado. En cuanto a la fruta, se puede utilizar fruta de la temporada, principalmente fresas, uva, melón, sandía, pera, manzana, cerezas, ciruelas, melocotones o albaricoques.

## DIETA DEPURATIVA ELIMINATIVA

Esta dieta dura siete días. Los primeros tres días se tomará, cada cuatro horas, un vaso grande de fruta licuada con pulpa, a elegir entre sandía, melón, piña o pera. (Escoja cada día un tipo de fruta, cómala todo el día y cambie al día siguiente.) Puede beber toda el agua que se desee. Antes de comer la fruta, o después, se debe tomar una dosis de clorofila (4 cucharadas soperas cada dosis).

Del cuarto al quinto día, se debe comer cada cuatro horas, aunque no nos apetezca, unos 250 g de las frutas anteriores. Una hora después se bebe otra dosis de clorofila, masticando y ensalivando abundantemente antes de tragar. Del sexto al séptimo día se toman, para desayunar, 2 naranjas o 1/4 de piña o 3 ki-

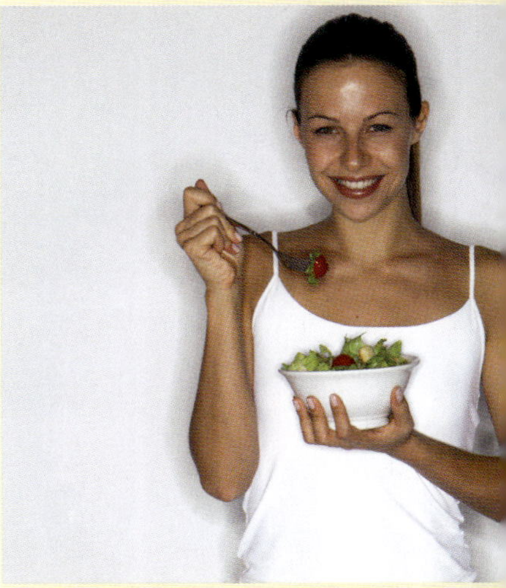

wis o 2 manzanas con piel, o 3 peras sin pelar. Si se tiene hambre, dos horas después de tomar la fruta de la mañana se bebe un vaso del zumo de la fruta elegida o una infusión de manzanilla, poleo, menta o regaliz. Para el almuerzo se toma una ensalada de vegetales crudos variados: lechuga, escarola, achicoria, apio, berros, pepino, lombarda, rábano, nabo, remolacha, zanahoria (estos cuatro últimos, rallados); se aliña con aceite de oliva virgen, limón y una cucharada sopera de perejil fresco picado. Después de la ensalada se toman dos cucharadas de caldo vital. A la hora de cenar se comen los siguientes vegetales cocinados al vapor durante tres minutos, o cocidos durante cinco minutos: coliflor, brécol, remolacha, zanahoria, cebolla, borraja, cardo, puerro. Para comerlos hay que añadirles una cucharada de perejil fresco picado. Después se toma una taza de caldo vital.

• **CALDO VITAL**. En 2 litros de agua, hervir 1 taza de cada uno de los siguientes vegetales picados: cebolla, zanahoria, alubia verde, piel de patata, piel de manzana.

• **ZUMO DE CLOROFILA**. Coger las hojas más verdes de los vegetales (espinacas, acelgas, lechuga), trocearlas finamente, triturarlas y añadir luego medio vaso de agua. Hacerlo en el momento de tomar una dosis (4 cucharadas soperas).

• **FROTADO DE LA PIEL**. Todos los días, antes del baño, frotar la piel seca con un cepillo o esponja vegetales.

• **BAÑO ALTERNADO**. También a diario, tomar una ducha caliente de tres minutos, seguida de otra fría de treinta segundos. Repetir el proceso tres veces, terminando siempre con agua fría.

• **CLISTER**. Hacer un lavado intestinal los primeros seis días en días alternos (1, 3, 5) al acostarse o al levantarse, con el estómago vacío. En 2 litros de agua templada, añadir 1 infusión de manzanilla bien cargada y el zumo de medio limón. Colocar el irrigador lleno de la infusión, acostarse de lado e introducir el pico, lubricado con vaselina o aceite de oliva, en el ano. Hay que introducir 1 litro cada vez y dar masajes circulares en el vientre en sentido contrario a las agujas del reloj. Retener el mayor tiempo posible y evacuar. Repetir el proceso con el litro restante.

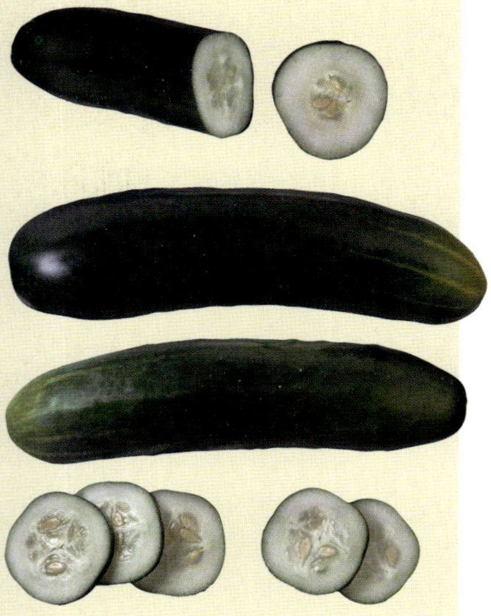

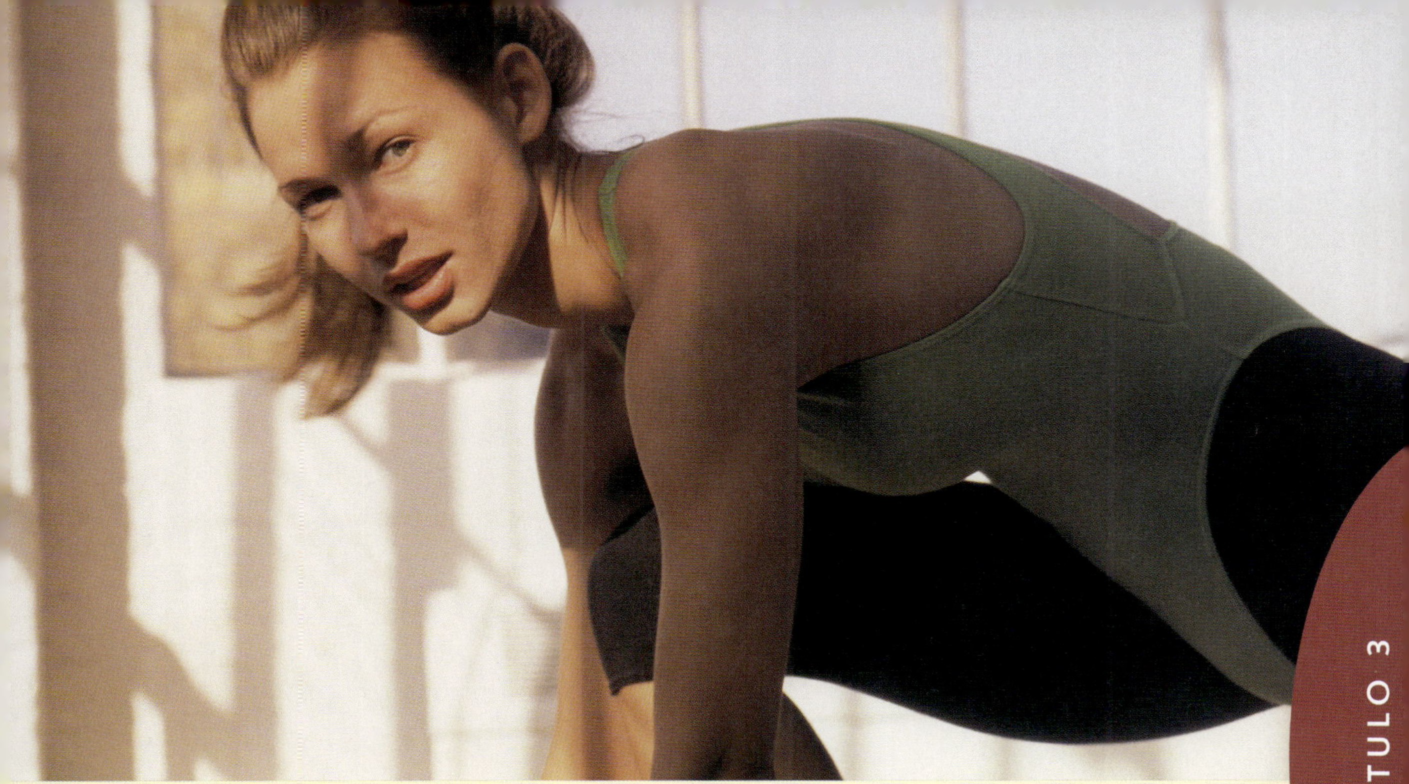

CAPÍTULO 3

# La actividad física, un aliado de la salud

Hoy más que nunca sabemos que la actividad física proporciona notables beneficios al organismo y aleja las posibilidades de padecer enfermedades. Por otra parte, cuando hablamos de actividad física no significa que tengamos que contratar a un entrenador, matricularnos en un gimnasio y gastar dinero en material deportivo. Todo esto puede hacerlo, si así lo desea, pero para mantenerse en una buena forma física basta con practicar con regularidad aquellos deportes y actividades que más le gustan. Tal es el caso de pasear, correr por el parque, nadar en la piscina o en la playa, montar en bicicleta, bailar, practicar gimnasia con las amigas, jugar al tenis, al *paddle* o al *squash*, danza... Siempre hay una o varias actividades físicas que se encuentran a su alcance.

Además, cada vez que mueve su cuerpo está quemando calorías que sobran. En cuanto a las actividades para perder calorías, la enumeración que le ofrecemos en la siguiente tabla (cantidad de calorías perdidas por cada hora y actividad) puede resultarle suficientemente orientativa:

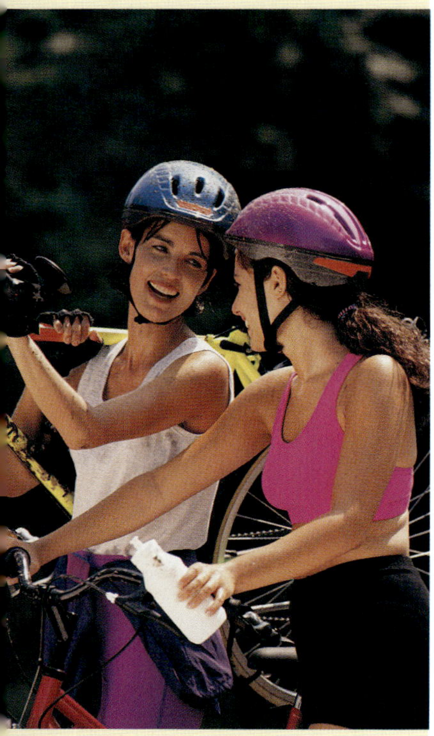

| Actividad | Gasto de calorías por hora |
|---|---|
| dormir | 60 |
| cocinar | 140 |
| trabajo sedentario | 150 |
| quitar el polvo | 160 |
| pasear (a paso lento) | 180 |
| limpiar | 200 |
| pasear (a paso rápido) | 225 |
| fregar los suelos | 240 |
| montar en bici (despacio) | 250 |
| nadar (despacio) | 300 |
| jugar al tenis | 420 |
| jugar al baloncesto | 450 |
| correr a baja intensidad | 540 |
| caminar por el monte | 550 |
| subir escaleras | 860 |

Sea como fuere, siempre que practique deporte dos o tres veces por semana, con una duración mínima de treinta minutos cada vez, ayudará a limpiar sus arterias de grasa, la sangre llegará mejor al corazón, los huesos recibirán mayor cantidad de calcio, podrá combatir el estrés, mejorará la calidad de su sueño, reducirá la grasa corporal, disminuirán las posibilidades de sufrir cáncer, mejorará la flexibilidad y resistencia de su organismo y podrá hacer más cosas con menos esfuerzo... ¿No le parecen suficientes beneficios?

El doctor Padilla, médico de Miguel Induráin, dijo en uno de mis programas que el ser humano no dispone de alas ni de aletas, sino de cuádriceps que le sirven para impulsarse, caminar y subir escaleras. Subir escaleras o caminar es el ejercicio más completo y saludable que existe. De hecho, hay una regla que reza así: cada peldaño que subimos supone 1,5 segundos más de vida, y equivale a caminar 10 metros en un piso llano. De modo que cuando haga mal tiempo, llueva o nieve, con un solo escalón que tengamos en casa es suficiente. Y si no lo tenemos, podemos fabricarlo con madera u otro material y subirlo y bajarlo. Si repetimos este ejercicio cien veces es como si hubiésemos andado un kilómetro. Además, se trata de una actividad muy importante para la mujer, pues ayuda a evitar la tan temida osteoporosis. Pero si lo que más nos gusta es bailar salsa, merengue, pasodoble o tango, no hemos de preocuparnos, porque estas actividades nos reportan el mismo beneficio. De lo que se trata, en definitiva, es de movernos, de hacer ejercicio.

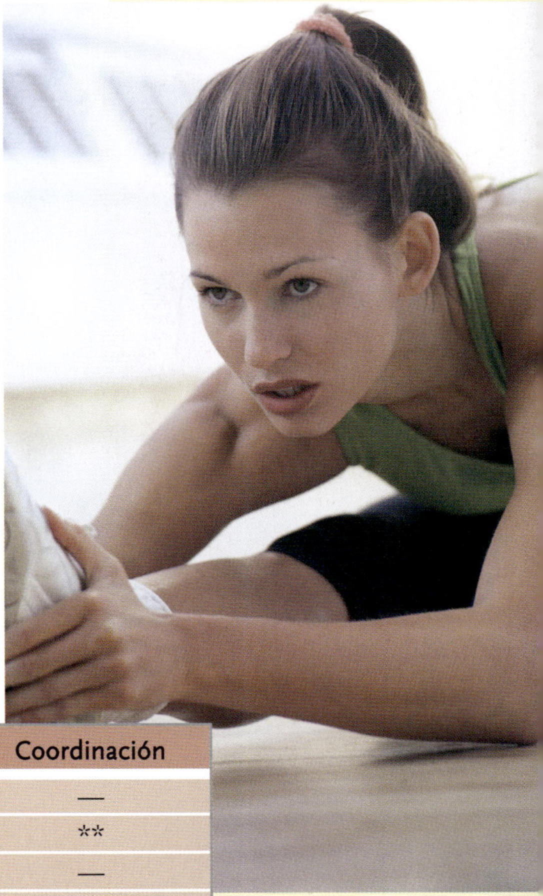

## BENEFICIOS DE LAS ACTIVIDADES FÍSICAS

Ahora bien, no todas las actividades físicas proporcionan los mismos beneficios. Correr no quema grasas, sino azúcares; caminar permite eliminar calorías. Unas actividades son más adecuadas para incrementar la resistencia cardiovascular, otras mejoran la fuerza y otras favorecen la flexibilidad o la coordinación. De forma general, lo más importante, en cualquier edad de la vida, es aumentar la resistencia y la flexibilidad, ya que son las cualidades que más favorecen un estado óptimo del organismo y su relación con el medio que nos rodea. Para que pueda conocer los beneficios de una actividad física u otra le proporcionamos el siguiente cuadro:

| Deporte | Resistencia | Fuerza | Flexibilidad | Coordinación |
|---|---|---|---|---|
| andar | *** | * | * | — |
| bádminton | ** | ** | ** | ** |
| ciclismo | *** | ** | * | — |
| correr | *** | ** | * | — |
| danza | ** | ** | *** | ** |
| esquí alpino | ** | ** | ** | ** |
| esquí de fondo | *** | *** | ** | * |
| fútbol | ** | ** | ** | ** |
| gimnasia | ** | ** | *** | * |
| halterofilia | * | *** | * | — |
| *hockey* | ** | ** | ** | ** |
| natación | *** | *** | *** | * |
| remo | *** | *** | * | * |
| *squash* | ** | ** | ** | ** |
| taichi | * | * | *** | ** |
| tenis | ** | ** | ** | ** |
| yoga | * | ** | *** | ** |
| * regular | **bueno | ***excelente | | |

## NORMAS BÁSICAS DE UN EJERCICIO SALUDABLE

Para que la actividad física reporte todos sus beneficios debe practicarse siguiendo unas normas básicas, de lo contrario puede resultar ineficaz e incluso peligrosa para el organismo. Éstas deben ser sus principales características:

• **FRECUENCIA**: tres veces por semana durante diez u once meses al año, pudiendo combinar diferentes actividades físicas a lo largo de la semana o en los meses del año, de acuerdo con sus apetencias, disponibilidad de tiempo libre, instalaciones, etc.

• **DURACIÓN**: mínimo media hora, aunque lo normal suele ser entre cuarenta y cinco y cincuenta minutos. Determinadas modalidades deportivas, o los paseos por el monte y andar en bicicleta, pueden extenderse más tiempo.

• **INTENSIDAD**: debemos guiarnos por lo que nos marca el corazón, los latidos por minuto. Para captar los latidos puede colocar dos dedos en la muñeca, debajo del dedo pulgar; también en la parte izquierda del pecho, o bien en el cuello, a los lados del cartílago tiroides o nuez. La frecuencia cardíaca que nos es más útil para perder calorías y mejorar el estado general de nuestro organismo se sitúa entre 110 y 145 latidos por minuto, 110 para las edades más avanzadas y 145 para las más jóvenes. Por encima de esa frecuencia cardíaca puede resultarle perjudicial. Lo que nunca debemos hacer es superar los 210 latidos por minuto.

• **EDAD**: una mujer de 55 años nunca debe trabajar a 165 latidos por minuto; en condiciones normales esta intensidad de trabajo es equivalente a aquella en la que hablamos con cierta dificultad.

## UN PROGRAMA DE PASEO PARA MEJORAR SU FORMA FÍSICA

El paseo rápido o ligero es una de las actividades más beneficiosas y, a la postre, de las más practicadas por la mayor parte de la población. Con el fin de ayudarle a mantenerse siempre en forma, le proponemos un plan fácil de seguir y que, desde las primeras semanas, aporta notables beneficios. Este plan puede ser realizado por cualquier persona, incluso por quienes hayan sufrido un infarto de miocardio, angina de pecho, presenten problemas pulmonares, de hipertensión arterial o diabetes.

Es importante tener en cuenta los siguientes aspectos:

- El trayecto debe ser llano, si bien aquellas personas que tengan una mejor forma física pueden realizarlo en terrenos más ondulados.
- Si hay que subir cuestas y tiene dificultades, hágalo en zigzag, de un borde al otro del camino, para que la inclinación sea menor.
- Practicar ejercicio siempre con vestuario holgado o deportivo. Hay que llevar siempre zapatillas o calzado cómodo y calcetines.
- De vez en cuando, y sobre todo al principio y al final del trayecto, tome sus pulsaciones por minuto para saber la intensidad a la que trabaja y si es la adecuada (entre 110 y 145).
- Practíquelo intercalando un día sí y otro no. Si se siente con fuerzas, puede realizarlo todos los días.
- Cuando se recorre por primera vez una distancia y nos cansamos poco, podemos pasar al recorrido siguiente (esto es particularmente interesante para las más jóvenes).
- Anote en la tabla que le presentamos sus impresiones y la frecuencia cardíaca que ha contabilizado al final del recorrido.
- Si no puede calcular las distancias, guíese por el tiempo dedicado cada semana, procurando recorrer cada día un poco más que la distancia anterior. Debemos seguir siempre los tiempos orientativos de la tabla.

Cuando movemos el organismo, además de mejorar los músculos, el corazón y las articulaciones, también quemamos calorías. Por ejemplo, un jugador de golf que practica durante tres horas puede llegar a quemar 900 kilocalorías. En menos tiempo, una persona media que corre durante treinta minutos gasta cerca de 400 kilocalorías.

## UN POCO DE GIMNASIA PARA MOLDEAR LA FIGURA

Ya hemos indicado que la actividad física, además de mejorar el estado de los músculos, arterias, corazón y otros órganos, también quema grasa y da elasticidad y firmeza a la piel. Esto se puede conseguir por medio de diferentes ejercicios específicos cuya actividad se concentra en una zona. En los párrafos siguientes le proponemos algunos ejercicios para mejorar la forma y aspecto de la cadera, muslos, bra-

Le proponemos un programa de ejercicio suave pero efectivo indicado para cualquier persona, incluso para aquellos que han tenido problemas cardíacos

| Semana | Distancia (kilómetros) | Tiempo (minutos) | Frecuencia cardíaca | Impresiones |
|---|---|---|---|---|
| 1 | 2 | 15 | | |
| 2 | 2 | 14 | | |
| 3 | 2 | 13 | | |
| 4 | 2,5 | 22 | | |
| 5 | 2,5 | 22 | | |
| 6 | 2,5 | 21 | | |
| 7 | 3,2 | 28 | | |
| 8 | 3,2 | 27,5 | | |
| 9 | 3,2 | 27,5 | | |
| 10 | 3,2 | 27 | | |
| 11 | 4 | 35 | | |
| 12 | 4 | 34 | | |
| 13 | 5 | 43 | | |
| 14 | 5 | 43 | | |
| 15 | 5 | 43 | | |
| 16 y siguientes | 6,5 | 56 | | |

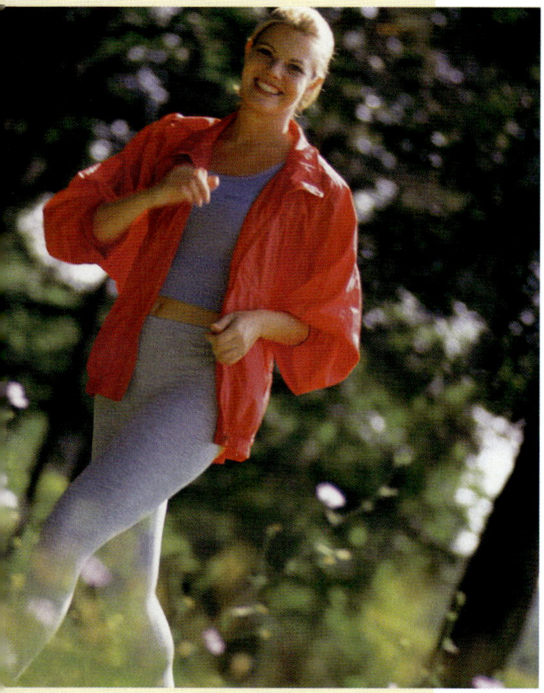

zos, glúteos, abdomen y piernas. Elija los que considere convenientes para usted, practicando todos los días diez veces cada uno de ellos.

## PARA REDUCIR GLÚTEOS

1. *Elevación de glúteos.* La posición de partida es tumbada en el suelo, boca arriba, con una rodilla doblada y el otro pie colocado sobre la rodilla. Contraiga los músculos del abdomen y los glúteos, tratando de elevar la pelvis. Mantenga la posición unos segundos y luego repose en el suelo. Repita diez veces y luego estire la rodilla encogida, doble la otra y repita otras diez veces.
2. *Elevación y estiramiento de piernas.* La posición de partida es a cuatro patas sobre el suelo. Levante una pierna estirándola hacia atrás y hacia arriba. Mantenga la posición unos segundos y encójala de nuevo. Repita diez veces con cada pierna.
3. *Pipí de perro.* La posición de partida es la misma que en el ejercicio anterior. Desde aquí eleve una pierna lateralmente manteniendo la rodilla flexionada, como hacen los perros al orinar, mantenga la posición dos o tres segundos y vuelva a la posición de partida. Repita diez veces con cada pierna.

4. *Contracciones de glúteos.* La posición de partida es sentada en el suelo, con las piernas flexionadas y las manos unidas por delante de las rodillas. Desde aquí intente separar las rodillas haciendo fuerza con los glúteos durante varios segundos. Repita las contracciones veinte veces.
5. *Patada en los glúteos.* La posición de partida es de pie, con las manos sobre el borde de una mesa, silla o similar. Flexione una pierna tratando de golpear con el talón sus glúteos. Mantenga esa posición tres o cuatro segundos. Repita diez veces con cada pierna.
6. *Elevación de piernas.* La posición de partida es de pie, con la cintura doblada y la espalda paralela al suelo, apoyando los brazos y la cara en el borde de una mesa. Eleve una de las piernas completamente estirada, intentando conseguir que se sitúe a la altura de los glúteos. Mantenga la posición unos segundos y vuelva al punto de partida. Repita diez veces con cada pierna.

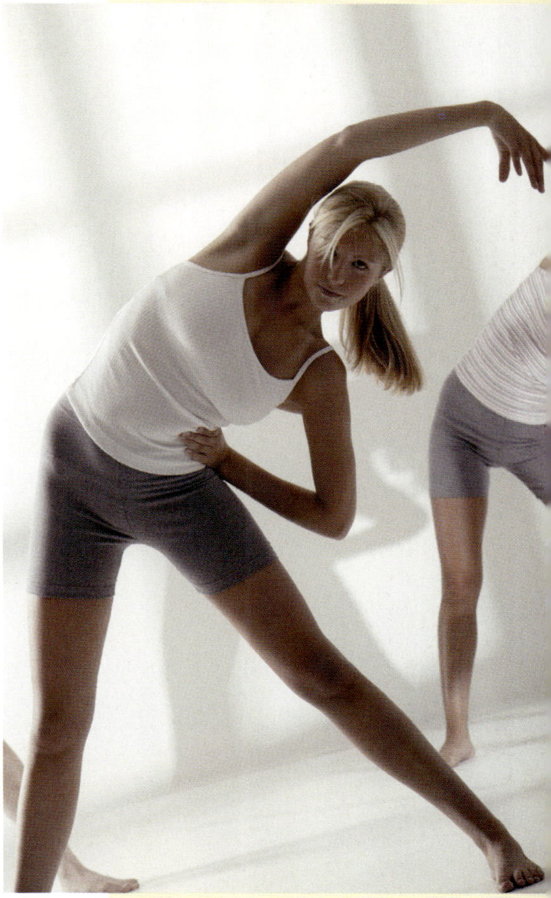

**PARA REDUCIR CINTURA**

1. *Elevación de hombros.* La posición de partida es tumbada boca arriba con las manos detrás de la cabeza, una rodilla flexionada y la otra pierna colocada sobre la rodilla flexionada. Eleve lentamente el tronco, tratando de tocar la rodilla con el codo. Mantenga la posición dos o tres segundos y vuelva al suelo. Repita quince veces.
2. *Flexión de rodillas.* La posición de partida es tumbada sobre un lado con las manos detrás de la cabeza y las rodillas, una sobre otra, flexionadas o encogidas. Primero levante ligeramente la cabeza separándola del suelo y luego, en esa posición, flexione las rodillas tratando de que toquen el pecho. Mantenga la posición unos segundos y estire de nuevo las piernas y baje la cabeza al suelo. Repita quince veces.
3. *Elevación y giro de rodillas.* La posición de partida es sentada con los brazos apoyados en el suelo por detrás de la espalda y rodillas flexionadas. Eleve las rodillas hacia el tronco y luego gírelas a la derecha, mantenga la posición unos segundos, y luego llévelas a la izquierda. Permanezca de ese modo unos segundos y regrese a la posición de partida. Repita quince veces.

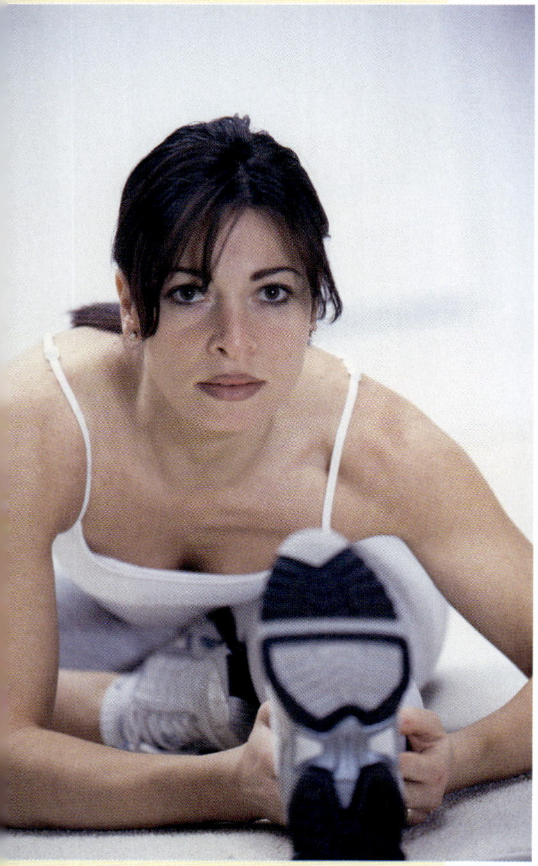

## PARA REDUCIR BARRIGA

1. *Estiramiento y flexión de piernas.* La posición de partida es sentada en el suelo con los brazos estirados por detrás de la espalda y las piernas estiradas hacia delante. Eleve lentamente las piernas juntas, estírelas por completo en el aire, luego flexiónelas y de nuevo estire y encoja, un total de veinte veces.
2. *Elevación y separación de rodillas.* La posición de partida es tumbada en el suelo, boca arriba, con los brazos estirados paralelos al tronco y las piernas ligeramente flexionadas. Levante las rodillas aproximándolas al pecho. Cuando se encuentren cerca de él, separe una rodilla de la otra, manteniendo los pies juntos en el aire. Mantenga la posición unos segundos y vuelva a la de partida. Repita diez veces.
3. *Elevación de tronco.* La posición de partida es tumbada en el suelo, boca arriba, con las piernas estiradas, juntas y los brazos pegados al suelo. Sin levantar las piernas del suelo, eleve el tronco con los brazos hacia delante, tratando de tocar los pies. Mantenga esta posición unos segundos y luego vuelva a la inicial. Repita quince veces.
4. *Elevación de piernas y glúteos.* La posición de partida es la misma que en el caso anterior. Desde este punto eleve las piernas y ligeramente los glúteos (es suficiente con que estos últimos se despeguen del suelo). Los muslos deben situarse cerca del vientre. Mantenga esta posición dos segundos y vuelva al punto de partida. Repita diez veces.
5. *Aproximación de pies.* La posición de partida es sentada en el suelo con las piernas dobladas o flexionadas, los pies unidos y las rodillas separadas. Coloque las manos en los tobillos y tire de ellos hacia la pelvis, al tiempo que las rodillas se separan lentamente. Aproxime los pies a la pelvis lo más posible. Mantenga la posición unos segundos y vuelva a la de partida. Repita diez veces.
6. *Elevación alternativa de piernas.* La posición de partida es sentada en una silla con las manos apoyadas en los bordes del asiento. Eleve una pierna completamente estirada hasta la altura del pecho, encójala y estírela hasta doce veces. Luego repita el mismo ejercicio con la otra pierna.

7. *Elevación y separación de piernas.* La posición de partida es sentada en una silla con las manos en los bordes del asiento y las piernas estiradas. Eleve las piernas estiradas y cuando estén por encima del nivel de la cintura, ábralas todo lo que pueda. Luego júntelas de nuevo y vuelva a abrirlas, hasta quince veces, lentamente.

Debe usted elegir los ejercicios que considere más adecuados para su cuerpo, y practicar todos los días diez veces cada uno de ellos

## PARA REDUCIR MUSLOS, «PISTOLERAS» Y CELULITIS

1. *Elevación y flexión de piernas.* La posición de partida es tumbada boca abajo y con los brazos paralelos al cuerpo y las piernas estiradas. Eleve un muslo hasta que se separe casi un palmo del suelo y, desde esa posición, doble la rodilla, permanezca así unos segundos, estire la rodilla, mantenga la posición unos segundos, vuélvala a doblar, y así hasta diez veces. Repita diez más con la otra pierna.
2. *Elevación de glúteos.* La posición de partida es tumbada en el suelo, boca arriba y con las rodillas flexionadas y las manos colocadas sobre el vientre. Levante los glúteos unos cuatro dedos del suelo y mantenga la posición unos segundos. Vuelva al punto de partida y repita diez veces.
3. *Posición de ballet.* La posición de partida es de pie con la mano apoyada en el borde de una mesa o respaldo de una silla, a su derecha o izquierda. Desde aquí eleve el muslo y, cuando esté paralelo a la mesa o al suelo, estire completamente la pierna; vuelva a encogerla sin bajar el muslo, espere unos segundos y estírela de nuevo, hasta diez veces con cada una.

## PARA TENER UNOS GEMELOS MÁS ESBELTOS

1. *Estiramiento de piernas en el aire.* La posición de partida es sentada en el suelo con las rodillas encogidas y las manos colocadas en los pies (justo cogiendo el talón). Con la ayuda de las manos, abra y estire las piernas «en el aire», cuanto pueda. Mantenga la posición unos segundos y regrese al punto de partida. Repita diez veces.
2. *Posición de puntillas.* La posición de partida es de pie, en posición de «firmes». Eleve los talones de tal forma que sólo se apoye en los dedos. Mantenga la posición unos segundos y regrese al punto de partida. Repita veinte veces.

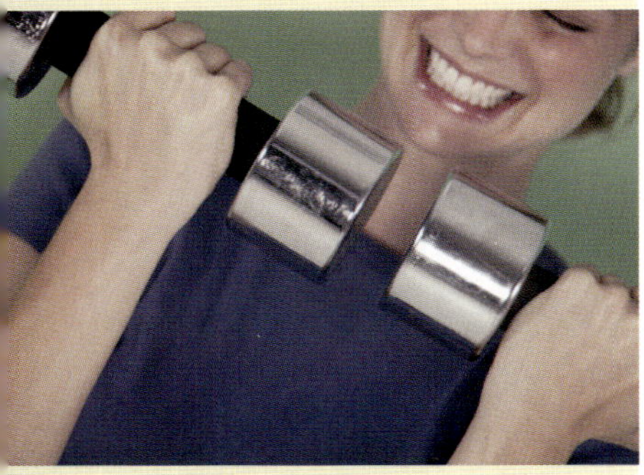

PARA DAR FIRMEZA A LOS SENOS

1. *Extensión y elevación de brazos.* La posición de partida es tumbada en el suelo, con los brazos extendidos en forma de cruz y sujetando en cada mano un peso de 1 kg (cartón de leche, de arroz o similar). Eleve los brazos estirados hasta enfrentarlos delante de los ojos. Permanezca así unos segundos y vuelva a la posición inicial. Repita quince veces.

## EJERCICIOS DE *STRETCHING* O ESTIRAMIENTOS

Con la edad y por la falta de ejercicio, la presencia de estrés o los kilos de más, nuestros músculos se van transformando en «cuerdas» y tiran de los huesos, razón por la cual nuestro cuerpo, poco a poco, se dobla y arquea, es decir, nos encogemos. Este encogimiento altera las articulaciones e impulsa la aparición de artrosis y otras enfermedades. Los estiramientos, como su nombre sugiere, estiran los músculos y mejoran la llegada de sangre hasta ellos asegurándoles una buena alimentación, con lo que se hacen más resistentes al esfuerzo, trabajan durante más tiempo y con mayor eficacia, lo que evita los doblamientos del cuerpo. En cada ejercicio adoptaremos lentamente una posición con la que estiramos el músculo. Hay que estirar justo hasta notar tensión o presión en la zona del músculo estirado (sin llegar a producir dolor) y quedarnos en esa posición durante quince o veinte segundos. Al estirar el músculo, cada persona tiene su propio límite.

Es conveniente que cada persona, de acuerdo con su estado, realice dos o tres ejercicios de estiramientos casi a diario en una sesión de cinco o diez minutos. Puede realizarlos por la mañana y por la noche, antes y después de otra actividad física, o en momentos de especial tensión nerviosa. En la página 80 les mostramos diferentes ejemplos de estiramientos eficaces para tratar y estimular los músculos de las distintas zonas del cuerpo.

## LA PRÁCTICA DEL AERÓBIC

El aeróbic es un tipo de actividad física basado en la repetición de ciertos movimientos que se ejecutan de forma continuada, «encadenados». En general, la exigencia de este tipo de actividad física es bastante elevada, de tal manera que todo nuestro organismo debe traba-

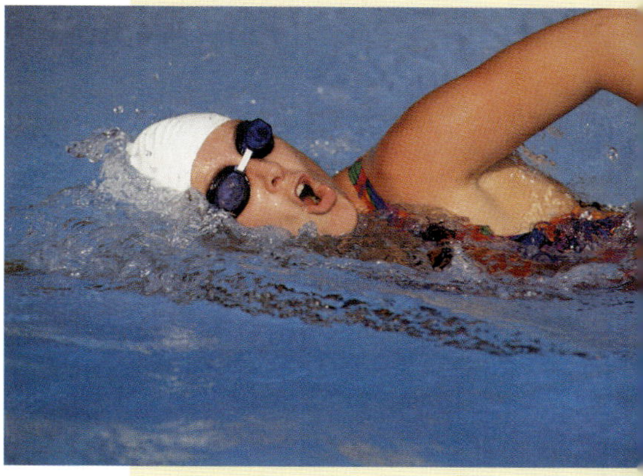

jar a un alto nivel. Sus objetivos fundamentales son dotar al cuerpo de flexibilidad, resistencia y, en función del contenido, de fuerza.

Las características generales del aeróbic son las siguientes:

- Una sesión de aeróbic dura, como mínimo, treinta minutos, puesto que con un tiempo inferior los beneficios que podemos conseguir son mínimos.
- Las sesiones deben realizarse con la orientación de personal especializado, ya que únicamente de esta manera «encadenamos» los ejercicios más adecuados, no sólo en su contenido, sino también en duración y ritmo de cada uno de ellos.
- Muchas veces el contenido de ejercicios y el ritmo nos obligan a trabajar entre un 80 y un 90 por ciento de nuestra capacidad. Esta zona de esfuerzo se denomina «anaeróbica», pues en ella nos falta el oxígeno. Por ello no todas las personas pueden realizarlo y sólo es recomendable para los que ya gozan de cierta buena forma física. La edad ideal, según el estado de cada uno, podría situarse entre los 18 y 40 años.
- Aunque se denomine «aeróbic», gran parte de esta actividad física se realiza en «anaerobiosis» o ausencia de oxígeno (apenas llega oxígeno al músculo), con lo que se está tratando de aumentar la resistencia del músculo al esfuerzo, al tiempo que se forma ácido láctico. Por ello, no es de extrañar que después de algunas de estas sesiones aparezcan las temidas «agujetas».
- Para facilitar la eliminación de toxinas por medio de la sudación, son muy recomendables de cinco a diez minutos de sauna después de una sesión de aeróbic.
- Una frecuencia de dos o tres veces por semana de aeróbic es más que suficiente para conseguir los beneficios deseados.

Para saber cuándo está trabajando su cuerpo al máximo, tenga en cuenta que los latidos de su corazón «a tope» equivalen al resultado de restar su edad a la cifra de 220. Esto es, para una persona de 35 años, la actividad máxima de su corazón se sitúa en torno a 185 latidos por minuto, límite que nunca debería alcanzar, salvo unos breves segundos. Para saber los latidos al 80 por ciento calcule el 80 por ciento de 185 (que supone, para esa persona el 100 por ciento). El 75 por ciento será el resultado del 75 por ciento de 185, y así sucesivamente.

## ESTIRAMIENTOS MUSCULARES

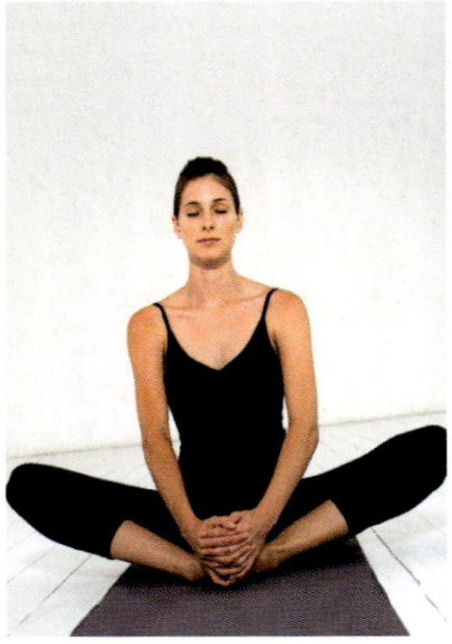
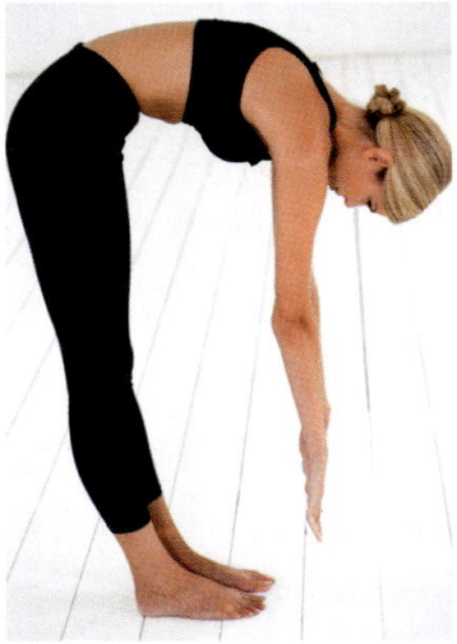
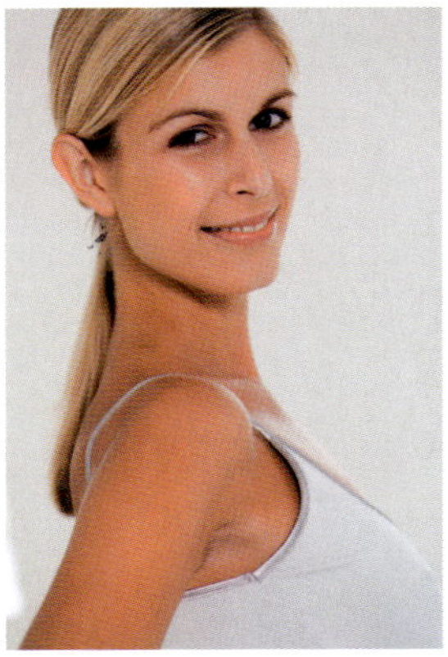
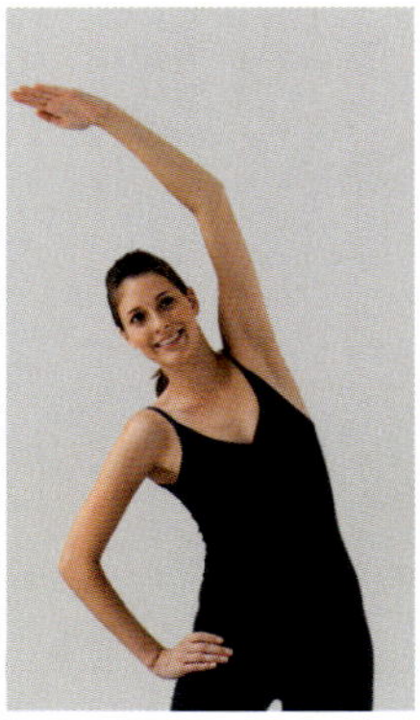
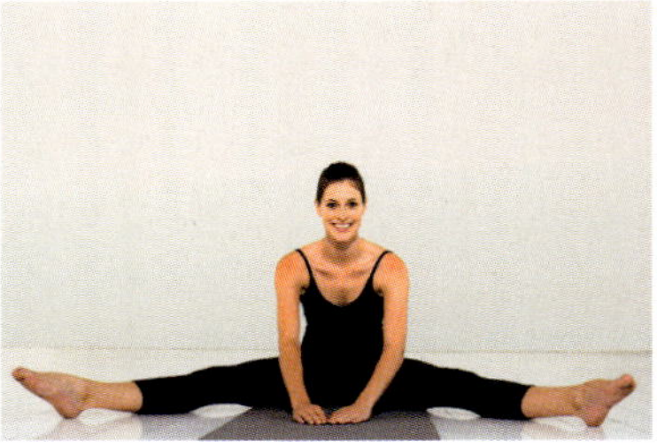
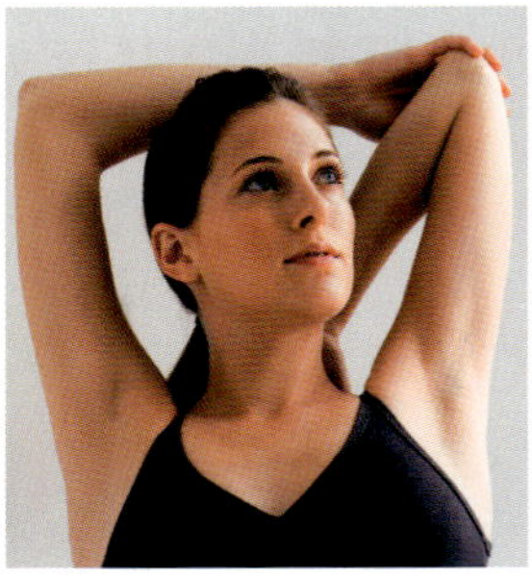
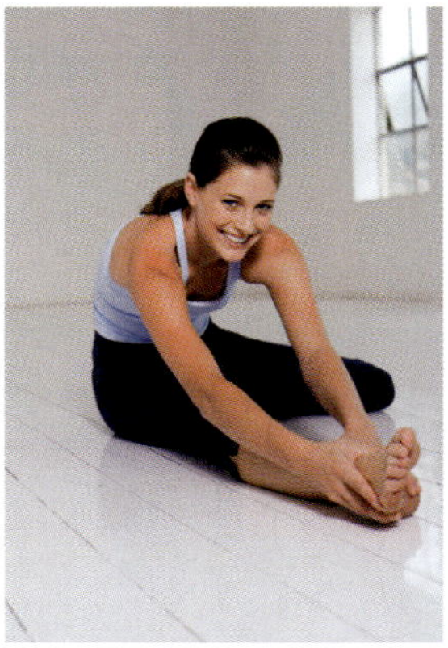
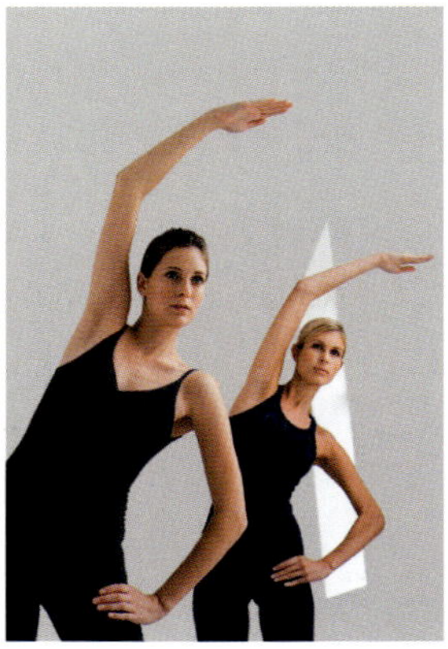
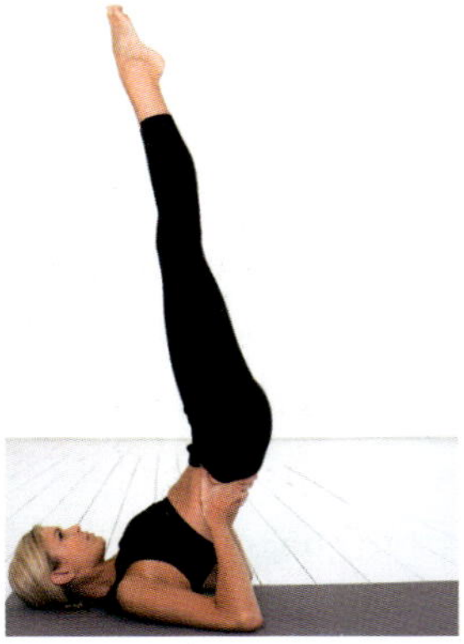
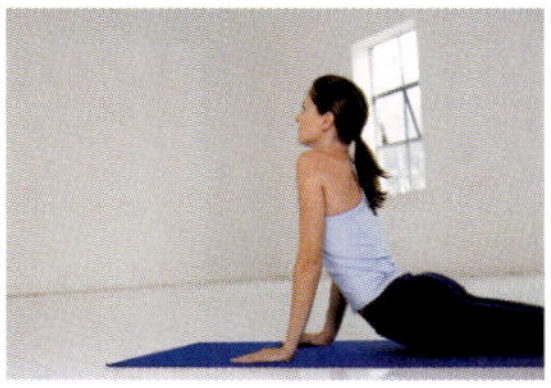
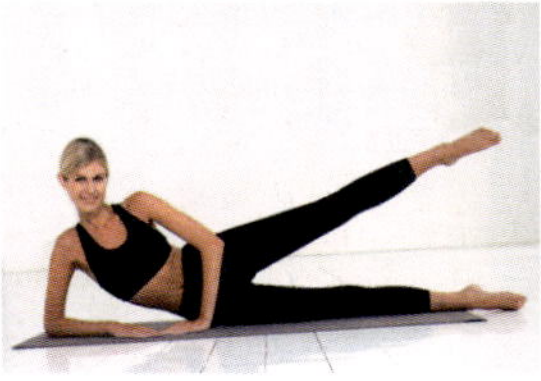
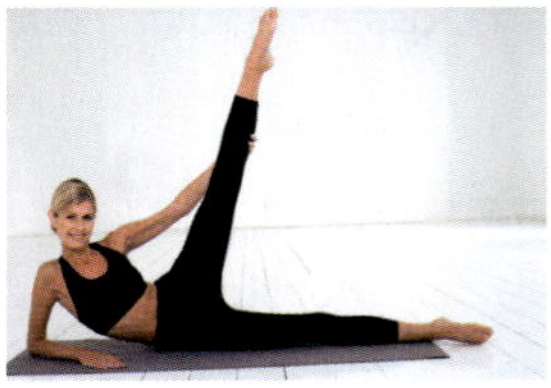

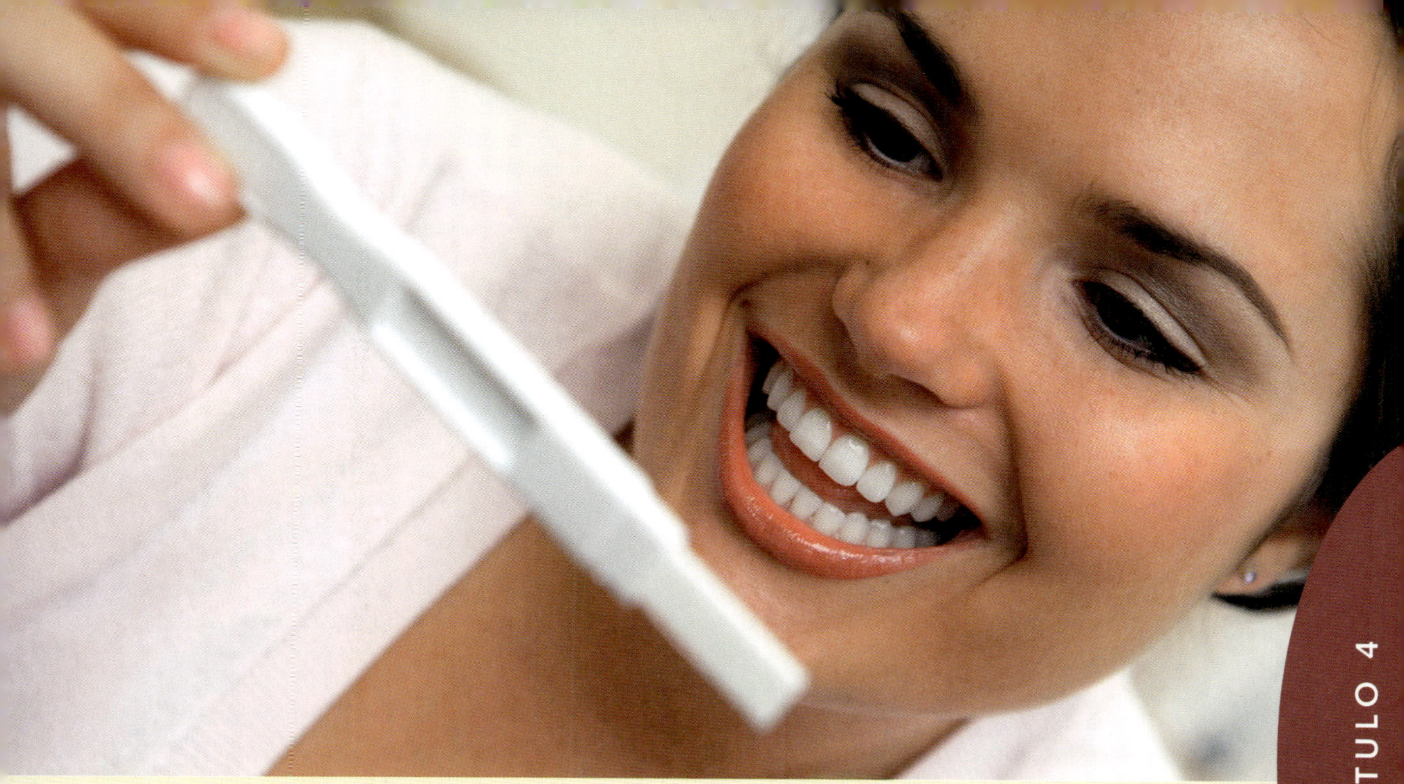

CAPÍTULO 4

# El ciclo fértil de la mujer

La capacidad reproductiva de la raza humana es una de las más limitadas dentro de la naturaleza, de tal manera que por término medio la fecundación se produce tras un año de intentos. A estos resultados contribuyen factores naturales, como el hecho de que el óvulo sólo es fértil cuatro días en cada ciclo. Sin embargo, hay otros aspectos externos que hacen que los ciclos sean más prolongados o incluso desaparezcan. Por ejemplo, el tabaco dificulta la fecundación, y está comprobado que una pareja de fumadores tarda más de dos años, por término medio, en concebir.

Otros factores que debemos tener en cuenta son el estrés, la alimentación o el consumo de alcohol. El tipo de trabajo también parece influir en la fertilidad; de hecho, las actividades laborales donde hay mucho calor, radiaciones, exceso de ruido, escasa movilidad o bien turnicidad (trabajar a turnos), posiblemente produzcan alteraciones de la fertilidad.

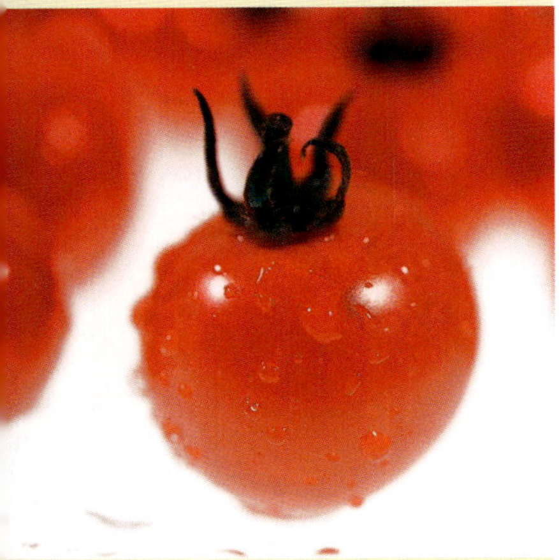

## PARA MEJORAR LA FERTILIDAD

Aunque la solución definitiva a los problemas de concepción los propone el especialista (incluida la fecundación asistida), le facilitamos algunos remedios que pueden serle de ayuda si desea mejorar su fertilidad:

• **INFUSIONES DE HOJAS DE FRAMBUESA**: tomadas con cierta regularidad (dos por semana) contribuyen de forma notable a fortalecer el aparato reproductor femenino, mejoran su estado y capacidad funcional. Previenen además muchas enfermedades.

• **REDUCIR EL CONSUMO** de alcohol y de tabaco.

• **ALIMENTACIÓN RICA** en alimentos crudos y vitamínicos, como es el caso de las verduras, hortalizas y frutas.

• **APORTE ESPECIAL DE SELENIO**: elemento fundamental para el funcionamiento correcto de las glándulas sexuales. Se encuentra en las verduras, cebollas, ajo, germen de trigo, pescado y huevos.

• **ERIZOS DE CASTAÑAS**: son una efectiva ayuda natural para la concepción. Se cogen 3 erizos de castañas (la cáscara que envuelve el fruto) de las que comemos en invierno. Se hierven en un vaso de agua durante cinco minutos y se deja reposar. Se toma en ayunas este preparado desde el séptimo día después de haber venido la regla hasta el día 21. Se hace durante tres ciclos seguidos. Si no se ha producido el embarazo, descanse un ciclo y vuelva a repetirlo durante tres ciclos más.

## EL CICLO DE LA MENSTRUACIÓN

La menstruación es el proceso fisiológico regular —cada 28 días— mediante el cual el útero expulsa al exterior el óvulo liberado por el ovario y no fecundado, junto con una parte del endometrio o capa interna del útero que ha proliferado como «un nido», por si se produjera la fecundación. La pérdida de parte del endometrio se debe a la estrangulación de pequeñas arterias que se rompen, y de ahí los restos de tejidos que acompañan al flujo sanguíneo.

Los síntomas o la cantidad de sangrado varían mucho de una mujer a otra, al igual que la duración del ciclo y su frecuencia. La variabilidad en la menstruación es tal que el ciclo menstrual de algunas mujeres dura 40 días en lugar de 28; en otras, la menstruación se prolonga por una semana y hay casos en que sólo se presentan seis o siete menstruaciones al año.

Existe un cierto componente genético en la menstruación, de tal forma que las características de la menstruación de la madre suelen mostrarse en el ciclo de las hijas.

La menstruación varía notablemente de una mujer a otra: hay casos en que sólo se presentan seis o siete menstruaciones al año

## LA PRIMERA REGLA

La menarquia, o primera regla de la mujer, suele producirse entre los 11 y 14 años de edad, aunque hay una gran variación de unos países a otros y de unos climas a otros (en los calurosos antes y en los fríos después). La primera menstruación acostumbra a presentar notables molestias, que afectan a las regiones abdominal y genital, además de un «impacto» psicológico. No suele ofrecer síntomas previos antes de aparecer, si bien puede sospecharse en caso de pesadez e hinchazón en la región genital durante los días anteriores.

En ocasiones existe dolor abdominal durante varios días, hinchazón e incluso palidez. Estas circunstancias pueden indicarnos que la menstruación se ha producido, pero la sangre no sale al exterior porque el himen cierra por completo la vagina. Hay que consultar con el ginecólogo. Para evitar estas molestias existen una serie de remedios:

- **CHAMPIÑONES Y OTRAS SETAS**: después de la primera menstruación, sería aconsejable que las niñas tomaran con cierta frecuencia champiñones y otras setas en las comidas, ya que contienen dos sustancias —el cinc y el cobre— que ayudan de forma notable al equilibrio de las funciones menstruales y hormonales.
- **HOJAS DE LAUREL Y MIEL**: utilizaremos 4 hojas de laurel y 1 cucharada de miel. Se pone a hervir medio litro de agua y se echan las hojas de laurel. Se deja cocer cinco minutos y reposar otros dos. Se le añaden dos cucharadas de miel, se mezcla bien y, finalmente, se cuela. Se bebe las veces que se quiera. Este remedio es muy útil para hacer frente a los dolores de la menstruación a cualquier edad.
- **PARA REGULAR LA REGLA**: durante los primeros meses la regla suele ser muy irregular. Podemos normalizarla si tomamos

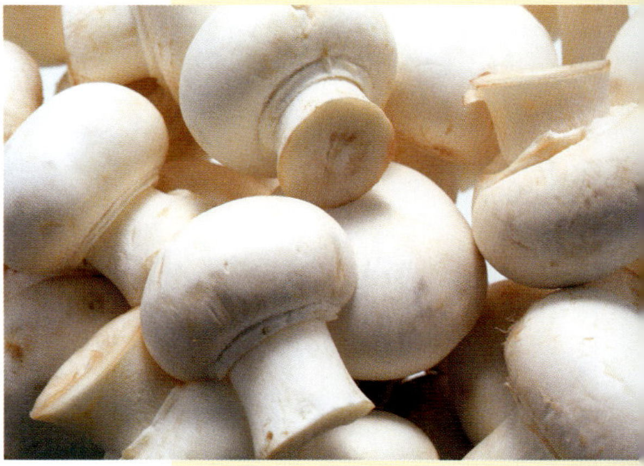

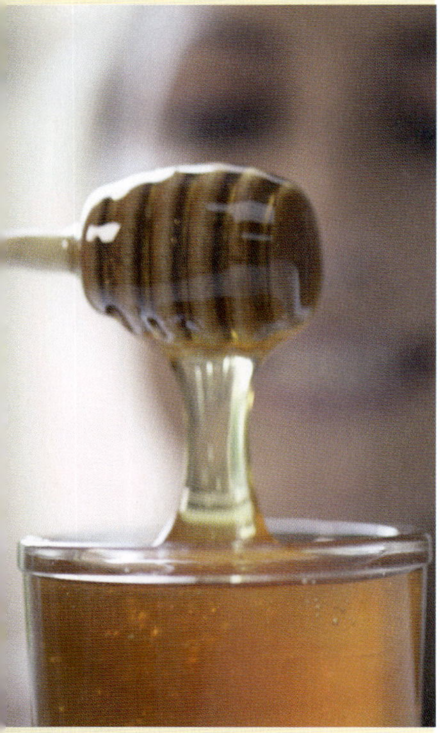

infusiones de milenrama en ayunas durante ocho días antes de la fecha de inicio de la menstruación y hasta que ésta finalice. Hay que tomar una sola infusión al día. Otro sistema consiste en beber infusiones de albahaca (1 cucharadita de la planta por cada taza de agua hirviendo), 3 tazas al día durante no más de dos jornadas.

• **PARA REDUCIR LOS DOLORES MENSTRUALES**: las primeras menstruaciones suelen ser muy dolorosas. Para aliviar los síntomas se puede tomar durante esos días 2 o 3 platos de maíz con cebolla: cortar en tiras 1 cebolla mediana, calentarla en 2 cucharadas de aceite de oliva (saltear), añadir 3 cucharadas de salsa de soja y 1 taza de agua, cocer durante quince minutos, agregar 2 tazas de maíz y cocer quince minutos más, hasta que el maíz se encuentre tierno.

• **MOLESTIAS MENSTRUALES**: la irritabilidad, el malestar general e incluso los dolores de cabeza, pueden aliviarse si se toman 3 infusiones diarias de matricaria y primavera. Para elaborarlas basta con mezclar a partes iguales ambas plantas y añadir 1 cucharada de la mezcla por cada infusión. Las plantas se guardan en un tarro.

• **CREMA DE ANISES Y AZÚCAR**: emplearemos 2 cucharadas de anises, 1 cucharada de manteca o mantequilla y 2 de azúcar. Para preparar la crema se cuecen los anises en una cazuela con medio litro de agua. En otra cazuela se requema el azúcar y, cuando esté a punto de caramelo, se le añade el agua de anises. Una vez todo disuelto se añade la mantequilla. Beber el líquido cuando se tenga dolor, si se quiere, varias veces al día.

• **APLICAR CALOR**: el calor local aplicado sobre la región genital con una botella de agua caliente o una bolsa de agua, proporciona una gran relajación a la musculatura de esta zona y reduce el dolor de forma significativa.

## PARA EVITAR MOLESTIAS EN LA MENSTRUACIÓN

La pérdida de sangre puede dar lugar a pequeñas anemias que se traducen en cansancio, debilidad, palpitaciones e incluso dolores de cabeza. También se aprecia durante estos días dolor en la región genital y vientre, pérdida de apetito, cierta irritabilidad e hinchazón por retención de líquidos. Para evitar las molestias de la menstruación se recomienda:

• **BAÑOS DE ASIENTO CALIENTE Y FRÍO**: todos los días de la menstruación, por la mañana y por la noche, practique en el bidé este tipo de baños, para lo cual sólo tiene que llenar el recipiente con agua ligeramente caliente, sentarse durante dos o tres minutos y luego abrir el agua fría, para que baje la temperatura, y permanecer así otros dos minutos. Este remedio tiene notables efectos analgésicos.

• **INFUSIÓN DE HOJAS DE FRAMBUESA**: son también de gran utilidad para calmar el dolor. Puede tomar 2 o 3 de estas infusiones al día, en función de la mayor o menor presencia de dolor.

• **ACUPRESIÓN EN VÉRTEBRAS LUMBARES**: para aliviar el dolor, la sensación de pesadez o presión, también se puede recurrir a presionar, con la yema de los dedos pulgares, a ambos lados de las vértebras lumbares, de arriba abajo y en ambos lados a la vez. Con esta maniobra se pretende una cierta relajación de los músculos pélvicos y del periné (región genital).

• **MAGNESIO**: es bueno aportar al organismo una mayor cantidad de este mineral para aliviar los síntomas orgánicos propios de la menstruación. Para ello consuma muchas verduras, cereales integrales, como el muesli, y pan integral.

• **ALIMENTOS RICOS EN CALCIO**: con ellos se toma gran cantidad de un elemento que resulta muy útil para calmar el dolor y reducir la retención de líquidos y los cambios de humor.

• **PRACTICAR EJERCICIOS SUAVES** para relajar los músculos y liberar tensiones. Los más indicados son pasear, caminar, nadar, yoga, ejercicios respiratorios, etc.

• **INFUSIÓN DE MILENRAMA**: es una gran aliada frente al dolor. Para prepararla basta con 1 cucharadita de la planta por taza de agua hirviendo. Sus efectos son casi inmediatos.

• **INFUSIÓN DE MANZANILLA**: remedio muy antiguo que da buen resultado a muchas mujeres. Sus efectos son más intensos si se toma una de estas infusiones después de cada una de las comidas importantes del día: desayuno, comida y cena.

Hay que evitar el café, el tabaco, el alcohol y las bebidas con cola durante los días de la menstruación

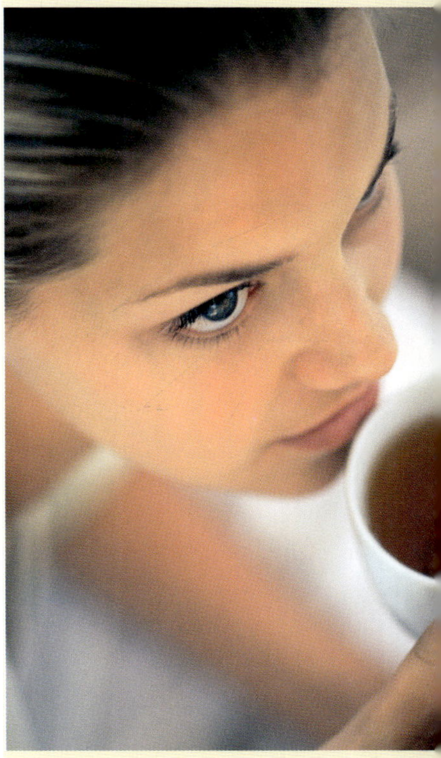

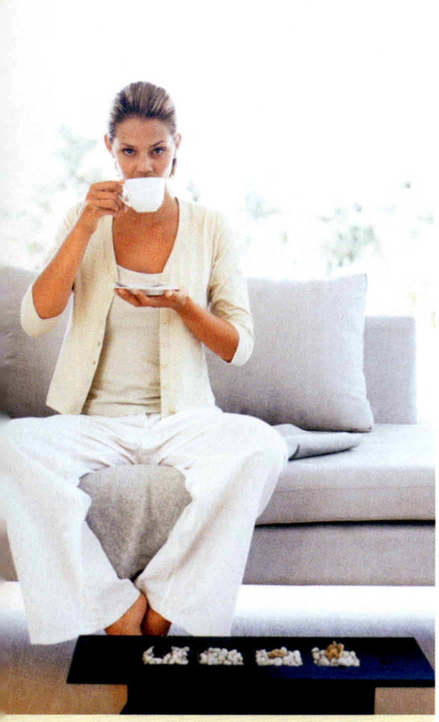

Para prevenir las molestias, durante los días previos a la menstruación es importante no abusar de los líquidos, no tomar ajo (es anticoagulante y puede incrementar el sangrado), distribuir la comida del día en un mayor número de tomas (cinco o seis) y comer alimentos ricos en hierro (verduras y hortalizas de hoja verde, carne de ternera). En los días propios de la menstruación calmará los síntomas una alimentación rica en vitamina B como es el caso de los cereales, huevos y pescado. Conviene que evitemos el café, tabaco, alcohol y bebidas con cola durante estos días, así como el consumo de grasa de origen animal, sal y dulces.

## EL DOLOR MENSTRUAL

Durante la menstruación se produce el desprendimiento de parte de la capa más interna del útero o endometrio. Este desprendimiento supone la rotura de tejidos e incluso de algunas arterias de pequeño calibre, lo que facilita el sangrado. En tales circunstancias, las terminales nerviosas situadas en esta zona se irritan fácilmente y producen dolor. Este dolor es más intenso en las primeras menstruaciones, así como en las mujeres que no han estado embarazadas. La intensidad del dolor es muy variable y puede oscilar desde ligero y soportable hasta muy agudo, casi de tipo cólico, e invalidante. Igualmente, en ocasiones dura unas horas y en otros casos persiste durante varios días.

El dolor menstrual también es conocido como dismenorrea y en condiciones normales no conlleva ningún otro tipo de trastorno. La forma ideal de tratar o prevenir las molestias consiste muchas veces en anticiparse a ellas. A continuación les ofrecemos algunos consejos:

- **INFUSIONES DE MILFLORES**: llamadas así porque utilizan varios tipos de flores y en particular caléndula, milenrama y artemisa. Para elaborarlas colocamos en un plato o taza un puñado igual de cada una de estas plantas secas y troceadas. A la hora de preparar la infusión, añadimos a una taza con agua hirviendo 1 cucharada de la mezcla y la dejamos reposar, tapada, durante diez minutos. Seguidamente colamos el líquido y lo tomamos caliente. Hay que beber 3 tazas al día desde ocho días antes de la menstruación y terminar el mismo día que concluya la regla.

• **ARCILLA Y MILENRAMA**: se prepara una infusión de milenrama y, en un plato, se mezcla con unos puñados de arcilla blanca en polvo. Cuando se obtenga una especie de pasta, se coloca un paño en el bajo vientre y encima la pasta de arcilla durante treinta minutos. Se puede repetir este remedio dos o tres veces al día.

• **INFUSIÓN DE DIENTE DE LEÓN**: está particularmente indicada para disminuir la retención de líquidos que suele acompañar a la menstruación. Recomendamos tomar 2 infusiones diarias de esta planta. Sus efectos diuréticos facilitarán la eliminación de líquidos retenidos por efecto de las hormonas.

• **BAÑOS DE ASIENTO CALIENTE Y FRÍO** todos los días, mañana y noche, mientras se tengan molestias. Se llena el bidé con agua caliente (36-37 °C) y se permanece en él durante cinco minutos. Luego se cambia el agua por otra ligeramente fría y se está en su interior menos de un minuto. Repetir el ciclo. Con este remedio equilibramos la circulación y calmamos los dolores.

• **DIETA** rica en alimentos con abundantes vitaminas A, B y C, así como hierro y yodo (frutas, verduras y hortalizas en general).

• **DECOCCIÓN DE JENGIBRE**: elaborada con jengibre en polvo o la raíz de esta planta cortada en trocitos. Preparar una decocción de tres o cuatro minutos. Tomar media taza tres o cuatro veces al día, siempre y cuando existan dolores.

• **INFUSIÓN DE ALCARAVEA**: con un puñado de las semillas de esta planta y medio litro de agua se prepara una infusión de la que se toman 3 tazas pequeñas diarias, siempre que existan dolores. Esta planta posee notables efectos antiespasmódicos y alivia el dolor.

• **SENOS DOLORIDOS**: con frecuencia durante la menstruación, además del dolor en el vientre, existe dolor de mamas, como consecuencia de la retención de líquidos. Para aliviarlo aconsejamos la infusión de caléndula (2 o 3 tazas al día). También alivia mojar un paño en la infusión y colocarlo sobre el pecho dolorido.

• **INFUSIÓN DE MARAVILLAS**: al igual que en el caso de la infusión de milflores, podremos aliviar las molestias de la menstruación si una semana antes de su inicio tomamos 2 tazas diarias de esta infusión. Además, contribuye a evitar la retención de líquidos y el dolor de mamas

La intensidad del dolor menstrual es muy variable y puede oscilar desde ligero y soportable hasta muy agudo, casi de tipo cólico, e invalidante

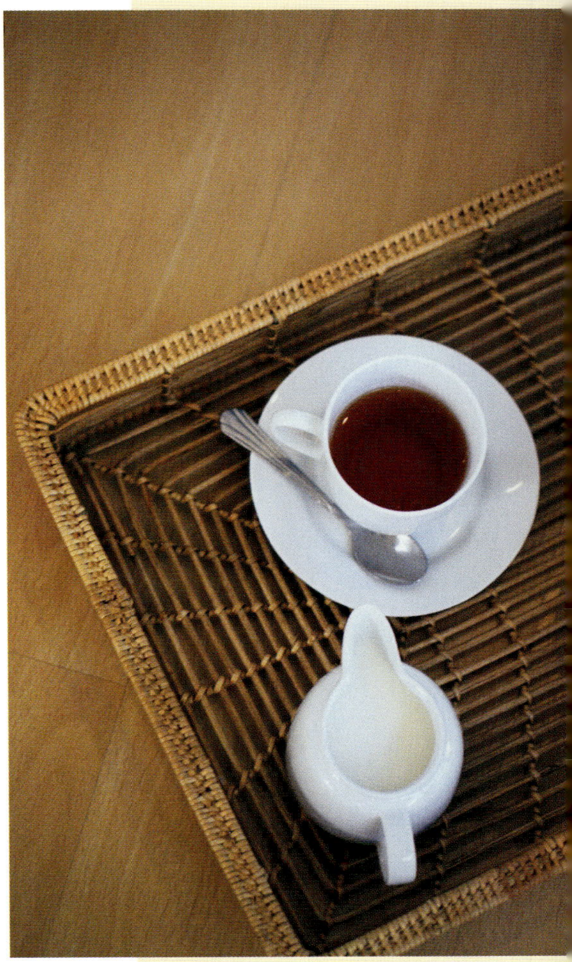

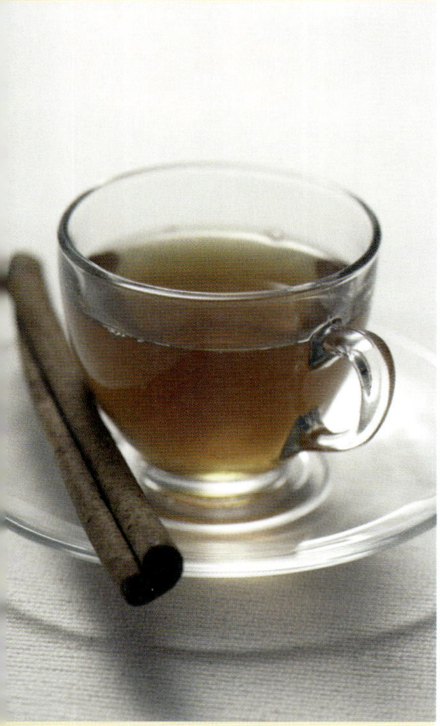

• **DONG QUAI**: la planta china que recibe este nombre, cuyo nombre botánico es *Angelica sinensis*, regula el ciclo menstrual, alivia el dolor y los calambres. Se toma media cucharadita de la tintura con un poco de agua, tres o cuatro veces al día. En China la utilizan mucho las mujeres con este fin.

• **MASAJES**: dar masajes en el abdomen y en la parte inferior de la espalda con aceite de almendras dulces, al que se puede añadir una gota de aceite calmante, como el de manzanilla o el de lavanda. Aliviarán el dolor.

• **CORTEZA DE SAUCE**: tiene efectos analgésicos. Se puede comprar en tabletas o tomarla en infusión.

• **CANELA**: se cuece la canela en cerveza y se toman 2 o 3 vasitos diarios. Es un buen remedio, eficaz en estos casos. Otra receta que también incluye canela consiste en tomar infusión de 1 o 2 palitos de unos 10 cm de largo de esta planta por cada taza de agua hirviendo. Se emplea también para tratar dolores articulares y de cabeza.

## EL SÍNDROME PREMENSTRUAL

Más de la mitad de las mujeres en edad fértil sufren molestias durante los días previos a la menstruación o cuando ésta se presenta. Las molestias se deben a los cambios que inducen las hormonas femeninas, sobre todo en lo que se refiere a la acumulación de líquidos y a las modificaciones del útero. Al «morir» parte de la mucosa del útero, que luego se expulsa al exterior, es frecuente el dolor en la región genital, la hinchazón y la sensación de pesadez genital. Con frecuencia las molestias que acarrea la menstruación están asimismo relacionadas con una mala alimentación y estrés psicológico, que agudizan los síntomas descritos.

La soja es especialmente interesante para prevenir estas molestias, ya que contiene fitoestrógenos —sustancias similares a los estrógenos—, que equilibran los efectos de los estrógenos naturales y de este modo se regula el ciclo menstrual. Además, durante estos días se debe seguir, fundamentalmente, una dieta rica en frutas y verduras, pues nos aportarán una gran cantidad de minerales que disminuyen las molestias. En particular conviene tomar con mayor frecuencia pescado, huevos, cítricos y zanahorias. Si con esta prevención no hemos logrado evitar las molestias, podemos paliarlas aplicando algunos de los siguientes remedios naturales:

- **PIPAS DE GIRASOL**: las pipas de girasol, como las de calabaza, el cacao y el germen de trigo, contienen magnesio, una sustancia que ayuda a relajar la musculatura del bajo vientre. Hay que empezar a tomar un puñado de estas semillas unos días antes de la menstruación para evitar el síndrome premenstrual.
- **ACEITE DE BORRAJA**: utilizar perlas de aceite de borraja. Tomar unas pocas perlas los días previos a la menstruación, con una frecuencia de dos o tres veces al día, acompañando a las principales comidas diarias.
- **PERLAS DE ACEITE DE ONAGRA**: ayudan a resolver el síndrome premenstrual (tensión mamaria y dolores en el bajo vientre). Como complemento a este remedio, hay que evitar la leche y sus derivados, azúcares y harinas refinadas, así como los alimentos envasados que contengan entre sus ingredientes el conservante E-102 o tartracina.
- **CEBOLLA Y MAÍZ**: dos o tres días antes de la menstruación comenzar a tomar este delicioso plato, preferentemente por las mañanas. Cortar 1 cebolla mediana en trozos alargados y saltearlos en la sartén con 1 cucharada de aceite de sésamo. Añadir agua hasta cubrir la cebolla. Veinte minutos más tarde añadimos 2 tazas de maíz desgranado y lo calentamos quince minutos más. Pasado este tiempo estará listo para tomar.
- **DOLOR Y TENSIÓN PREMENSTRUAL**: proponemos baños de asiento (en el bidé) con agua caliente (tres minutos) y agua fría (no más de un minuto), todos los días antes y durante la menstruación. También podemos recurrir al cocimiento de hojas de frambuesa: hervir medio litro de agua con 25 g de hojas de frambuesa; cuando hierva, apagar el fuego, dejar reposar diez minutos, colar y tomar dos veces al día. Se recomienda iniciar el tratamiento tres o cuatro días antes de la menstruación.
- **CASTAÑA DE INDIAS**: hervir 4 o 5 castañas de Indias en un cuarto de litro de agua durante cinco minutos y luego reposar durante un cuarto de hora. Colar y tomar. Este tipo de castaña tiene una sustancia denominada rutina que previene las molestias premenstruales.

Más de la mitad de las mujeres en edad fértil sufren molestias durante los días previos a la menstruación

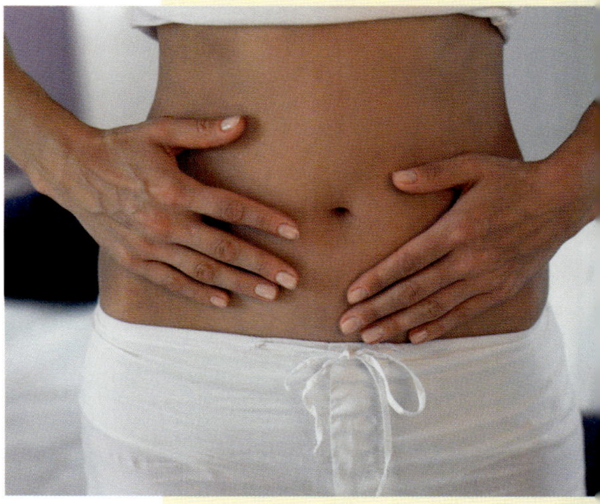

La amenorrea no siempre es síntoma de trastorno: algunas amenorreas temporales son de tipo fisiológico o «normales», como sucede en el embarazo, durante la pubertad o en la menopausia

## LA AMENORREA

Se define la amenorrea como la ausencia temporal o permanente de menstruación. Esta situación puede aparecer en diversas circunstancias. En el caso de las niñas, las primeras menstruaciones suelen ir acompañadas de pequeños periodos de amenorrea hasta que el ciclo se regula. Lo mismo sucede durante la menopausia, hasta que desaparece el ciclo. En la edad fértil la amenorrea suele ser señal de embarazo.

Algunas amenorreas temporales son de tipo fisiológico o «normales», como sucede en el embarazo, durante la pubertad o en la menopausia. Otras veces, la amenorrea es permanente (o durante largos periodos de tiempo) y puede deberse a la presencia de un himen imperforado, malformación congénita o secundaria, a enfermedades generales (tuberculosis, anemias, desnutrición, anorexia, adelgazamiento), escasa secreción de hormonas sexuales (gonadotróficas, es la causa más frecuente) o alteraciones de la hipófisis (glándula situada en la base del cerebro que puede verse afectada por traumatismos o tumores).

Para prevenir estas situaciones, o para tratarlas en caso de que se produzcan, existen una serie de remedios naturales:

- **BAÑOS DE ASIENTO** de temperatura creciente. Estos baños pueden tomarse en el bidé durante unos diez minutos, comenzando con una temperatura de 20 a 25 °C que subiremos lentamente (podemos subirla manteniendo abierto el chorro del agua caliente) hasta 36 °C. Hay que tomarlos todos los días hasta regular la situación.
- **INFUSIÓN DE ALBAHACA**: elaborar la infusión añadiendo 1 cucharadita de esta planta seca en 1 taza de agua hirviendo. Dejar reposar la mezcla durante diez minutos, colar y tomarla caliente. Se toma la infusión tres o cuatro veces al día hasta un máximo de tres jornadas.
- **INFUSIÓN DE JENGIBRE**: se realiza de la misma manera que en el caso anterior, pero se toman un máximo de 2 tazas al día. Como el jengibre resulta ligeramente amargo, conviene añadir un poco de miel a la infusión.
- **GARBANZOS**: consuma este tipo de legumbres dos o tres veces por semana mientras se presenta la amenorrea. Los garbanzos in-

cluyen una serie de vitaminas y minerales que colaboran en la regularización del ciclo menstrual.

## LA MENSTRUACIÓN IRREGULAR

Entendemos por menstruación irregular aquellas situaciones en las que el ciclo menstrual no tiene una duración fija, de modo que la menstruación se produce unas veces a los 30 días y otras a los 40, 50 o 60 días.

La irregularidad a la que nos estamos refiriendo es muy frecuente durante los primeros meses, tras la menarquía o primera menstruación, y puede mantenerse incluso durante algunos años. En tales casos, la menstruación casi siempre se regulariza con el primer embarazo.

La mayor parte de los casos tiene su origen en pequeñas alteraciones hormonales que hacen que la cantidad de hormonas liberadas no sea, a veces, suficiente para provocar la menstruación a tiempo. Para tratar o prevenir la menstruación irregular le aconsejamos los siguientes remedios:

- **JARABE DE RAÍZ DE REMOLACHA**: se cogen unas remolachas frescas de tamaño mediano y se hierven hasta que estén muy tiernas. Seguidamente se sacan de la cazuela u olla y se deja el líquido hirviendo hasta que adquiera el aspecto de jarabe. Se guarda el líquido en una botella y se toma a razón de 4 tazas al día. Se ingiere los días que en teoría se debería producir la menstruación, hasta conseguir cierta normalidad.
- **INFUSIÓN DE BOLA DE NIEVE**: esta planta tipo arbusto nos puede ayudar si la tomamos con cierta regularidad. Para ello debemos beber 3 tazas al día de una infusión de 15 g de corteza por litro de agua hirviendo. Vertemos el agua hirviendo sobre la planta, dejamos reposar el líquido diez minutos, lo colamos y lo guardamos en una botella. Hay que tomarlo los días que corresponden, por calendario, a la menstruación, empezando cinco o seis días antes del periodo.
- **INFUSIÓN DE ROMERO** elaborada con 1 cucharada de las hojas o flores de la planta por cada litro de agua hirviendo. Tomar 2 o 3 tazas al día cinco o seis días antes de la menstruación y mientras

Los garbanzos incluyen una serie de vitaminas y minerales que colaboran en la regularización del ciclo menstrual

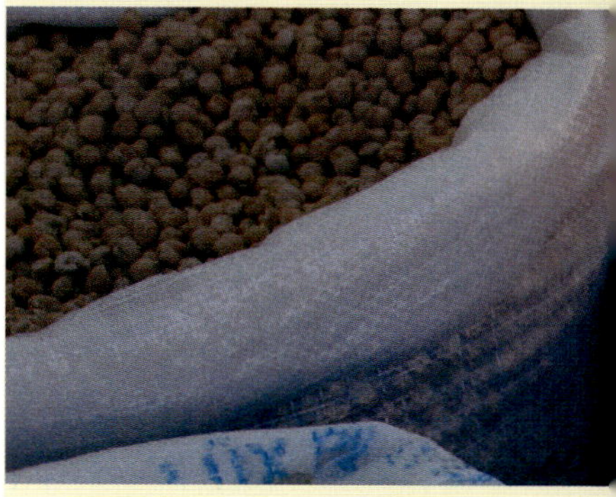

dure ésta. Este remedio no debe aplicarse en caso de padecer algún tipo de dermatitis.

• **INFUSIÓN DE MILENRAMA**: este remedio es muy efectivo en caso de menstruaciones irregulares, durante los primeros meses tras la menarquía. Debemos tomar una infusión diaria durante los diez días anteriores a la fecha prevista y hasta el final de la menstruación.

• **ENSALADA DE ZANAHORIA Y SÉSAMO**: se cortan 3 o 4 zanahorias medianas en tiras y se ponen en agua hirviendo durante cinco minutos. Cuando estén un poco tiernas, se ponen en un plato, se añaden 2 cucharadas de sésamo, 1 cucharadita de perejil fresco bien picado y otra de vinagre. Se toma esta ensalada una o dos veces por semana.

## ¿QUÉ SON LOS SOFOCOS?

Los sofocos son «oleadas» de calor y enrojecimiento que aparecen sobre todo en la piel de la cara, y a veces incluso producen una sensación de asfixia. Suelen estar provocados por alteraciones neurovegetativas o del control nervioso sobre los vasos sanguíneos, de tal manera que a veces se dilatan intensamente y aumentan el caudal de sangre en una zona y con ello el color rojizo y el calor. Su aparición es muy variable a lo largo del día, y en especial se producen durante la noche. Los sofocos no sólo aparecen en la menopausia, sino también en la pubertad, por lo que no es raro observarlos al tiempo que la menstruación se regulariza.

Para prevenir los sofocos hay que mantenerse lo más cerca posible del peso ideal, ya que está demostrado que cuando eliminamos los kilos de más, los síntomas también disminuyen proporcionalmente, sobre todo los sofocos. Conviene vigilar asimismo la tensión arterial para que se mantenga dentro de los parámetros normales.

Estas alteraciones son muy frecuentes en la menopausia y se alivian considerablemente con la terapia hormonal sustitutiva. También podemos recurrir a ciertos remedios naturales para mitigarlos:

• **INFUSIONES DE SALVIA**: preparar 1 litro de esta infusión con 1 litro de agua hirviendo y 2 o 3 cucharadas de la planta seca. Dejar reposar 10 minutos, filtrar y beber a lo largo del día en varias tomas.

• **ACEITE DE GIRASOL**: en la cocina, sustituir el aceite de oliva por el de girasol. No se conoce muy bien el razonamiento científico, pero está demostrado que este cambio reduce el número e intensidad de los sofocos.

• **INFUSIÓN DE ORTIGA Y SALVIA**: elaborar una mezcla a partes iguales de ortiga seca y salvia. Cada vez que tengamos que preparar la infusión añadiremos a 1 taza con agua hirviendo 1 cucharadita de la mezcla. Dejar reposar un cuarto de hora, colar y tomar el líquido. Se aconseja beber 2 infusiones diarias durante varios días seguidos. Descansar cuatro o cinco días y repetir el ciclo. Mantenerse a este ritmo mientras se aprecie alguna mejoría.

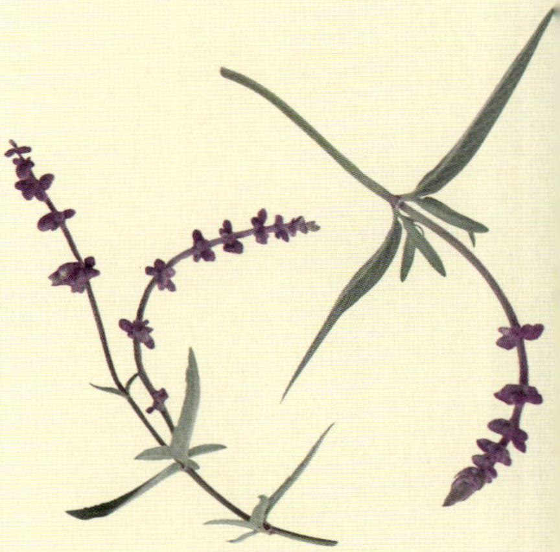

## LA TERAPIA HORMONAL SUSTITUTORIA (THS)

Durante la menopausia, las hormonas femeninas, y en particular los estrógenos, disminuyen bruscamente hasta casi desaparecer del cuerpo de la mujer. Esta bajada produce muchos efectos, como los sofocos, alteraciones de la tensión arterial, irritabilidad y cambios de ánimo o incluso un mayor riesgo de infarto. Para compensar la «brusca caída» de estrógenos los «sustituimos» por otros que se administran a modo de fármacos, de ahí la denominación de terapia hormonal sustitutiva o sustitutoria (THS). Los fármacos que se administran durante periodos prolongados de tiempo son combinaciones de estrógenos y progesterona o progestina.

Para compensar la «brusca caída» de estrógenos durante la menopausia podemos «sustituirlos» por otros que se administran a modo de fármacos

Entre los numerosos beneficios de este tratamiento están los siguientes:

• **AUMENTO DEL COLESTEROL BUENO**, o lo que es lo mismo, del HDL en la sangre, seguido de una importante disminución del LDL («el malo»). Con ello se produce cierta limpieza de las arterias, con lo que la circulación de la sangre es más fácil y abundante.

• **MENOR RIESGO CARDIOVASCULAR**: dado que la THS mejora el estado de nuestras arterias, también se reduce la posibilidad de un infarto de miocardio, infarto cerebral, así como de otras lesiones vasculares por mala circulación de la sangre.

• **MEJOR RESPUESTA FRENTE AL ESFUERZO** y ante el estrés por una mejor circulación de la sangre, con lo cual podemos seguir realizando las tareas diarias con igual eficacia.

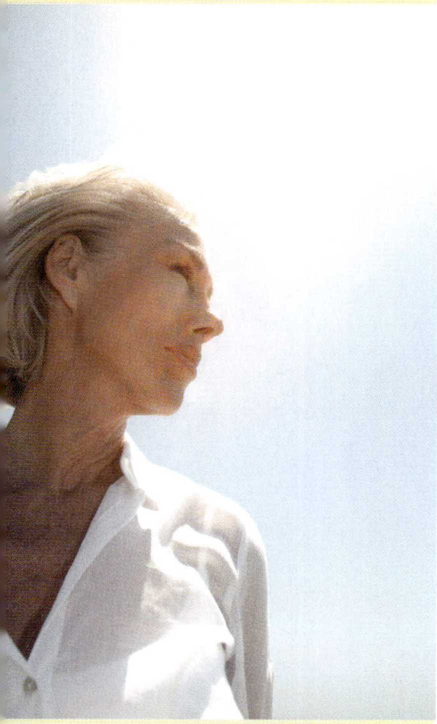

• **MENORES SÍNTOMAS DE LA MENOPAUSIA**, y en particular los relacionados con los cambios de humor, irritabilidad o sofocos.
• **HUESOS PROTEGIDOS**, ya que las pérdidas de calcio y de otros minerales desde el hueso son menos intensas y menos frecuentes con la THS que sin ella. En consecuencia, las posibilidades de osteoporosis y fracturas de los huesos se reducen.

Además, los beneficios de la Terapia Hormonal Sustitutoria pueden manifestarse incluso hasta diez años después de haber recibido este tipo de tratamiento. La THS posee también, sin embargo, algunos riesgos que debemos conocer:
• **EN MUJERES CON ENFERMEDAD CARDIOVASCULAR**, y sobre todo en aquellas que ya han padecido algún infarto de miocardio, la THS no disminuye el riesgo de sufrir más infartos u otros accidentes vasculares.
• **PUEDEN ELEVARSE LOS NIVELES DE TRIGLICÉRIDOS** y de otras grasas en la sangre si se emplean sólo estrógenos en la THS, por eso es mejor utilizar la forma combinada de estrógenos y progesterona.
• **PUEDE AUMENTAR EL RIESGO DE CÁNCER DE MAMA** si se utiliza la THS durante periodos de tiempo prolongados (diez años o más).
• **LA TERAPIA SÓLO CON ESTRÓGENOS** eleva el riesgo de padecer cáncer de endometrio (útero), situación que no se produce cuando la terapia incluye estrógenos y progesterona.

## LA MENOPAUSIA

Si atendemos a criterios puramente biológicos y fisiológicos, podemos dividir el ciclo vital de la mujer en cuatro fases bien diferenciadas: hasta los 18 años, crecimiento y diferenciación; hasta los 40 años, mantenimiento; entre los 40 y 55 años, premenopausia y menopausia; a partir de los 55 años, posmenopausia. Así pues, si bien se considera la menopausia un hecho importante pero normal en la vida de la mujer, debemos conocerla bien para evitar complicaciones.

Se define la menopausia como el cese permanente de la menstruación como consecuencia de la pérdida de la función del ovario, y en particular, el cese de la producción de hormonas como los estrógenos (hormonas femeninas por excelencia, responsables del ciclo menstrual, los caracteres sexuales femeninos, etc.). Al parecer, la pérdida de función ovárica y, en consecuencia, la producción de estrógenos, viene a su vez marcada por el hecho de que ya no quedan óvulos para poder expulsar la trompa de Falopio en cada ciclo. En condiciones normales, cada mujer, en el momento de su nacimiento, cuenta con más de 150.000 ovocitos en el interior de los ovarios. Estos ovocitos maduran a partir de la pubertad de tal forma que en cada ciclo menstrual varios de ellos se desarrollan, pero sólo uno será ovulado. Así, lentamente, se van agotando hasta que apenas quedan. En ese momento la producción de hormonas femeninas desde el ovario (sobre todo estrógenos) cesa bruscamente y aparece la menopausia.

En general se considera que la menopausia representa un periodo típico del ciclo vital de la mujer adulta que se presenta entre los 45 y los 50 años, aunque puede tener su inicio en edades anteriores o posteriores, siempre con una estrecha relación con los antecedentes familiares. Dura, como mínimo, un año, y puede extenderse hasta cinco años. Sobre el inicio de la menopausia, como hemos dicho, existe una gran variabilidad. En edad temprana podemos observar este proceso, en algunos casos, hacia los 35 años, y en época tardía, con más de 50. La influencia genética, es decir, los antecedentes familiares, es decisiva en el número de ovocitos que la mujer tendrá en sus óvulos en el momento del nacimiento. Según ese número parece ser que la ovulación se mantendrá durante más o menos años.

El climaterio abarca un tiempo anterior a la menopausia y algunos años después de ella

## LOS CAMBIOS DURANTE EL CLIMATERIO

Con la llegada de la menopausia, las hormonas sexuales femeninas y en particular los estrógenos, desaparecen lentamente del organismo, razón por la cual aparecen cambios tan profundos, como la desaparición del ciclo menstrual y la ovulación. Junto a ellos los huesos, los vasos sanguíneos o el corazón quedan desprotegidos por la falta de estrógenos y puede darse una mayor falta de calcio en los huesos (con la consiguiente aparición de osteoporosis) o un mayor depósito de «grasa» en las arterias (aumenta la tensión arterial y el riesgo de infarto de miocardio y enfermedades cardiovasculares).

La menopausia, antes e incluso después de su aparición, se acompaña del llamado síndrome menopáusico, caracterizado por un conjunto de síntomas y signos que afectan a órganos concretos (vagina, útero, uretra, vejiga urinaria) o bien a todo el organismo (sofocos, palpitaciones, irritabilidad) y que en el fondo reflejan la disminución de los estrógenos en la sangre, que, como ya se ha indicado, es una de las razones de la menopausia. Este periodo, también conocido como perimenopausia o climaterio, abarca un tiempo anterior a la menopausia y algunos años después de ella (puede que hasta cinco años después). Su inicio es muy difícil de delimitar, ya que con frecuencia la mujer no siempre presenta los síntomas típicos.

El estrógeno más importante que desaparece lentamente durante la menopausia es el estradiol, producido en un 95 por ciento en el ovario. A medida que el ovario pierde su actividad, las concentraciones de estradiol en sangre disminuyen hasta situarse diez veces por debajo del nivel alcanzado durante la vida fértil. Esto hace, entre otras cosas, que las menstruaciones desaparezcan progresivamente.

Los estrógenos en general y el estradiol en particular no sólo colaboran en el ciclo menstrual o los caracteres sexuales secundarios, sino que sus acciones se extienden por todo el organismo «protegiendo» los huesos, los vasos sanguíneos, el corazón, etc. De entre las acciones más importantes, destacamos las siguientes:

- **EN EL APARATO GENITOURINARIO** los estrógenos mantienen en buenas condiciones la mucosa de la vagina y las glándulas de Bartolino, responsables de la secreción mucosa que lubrica los genitales externos y la vagina durante las relaciones sexuales. En el útero permiten el adecuado equilibrio del endometrio o capa interna; en la uretra mantienen la integridad de su capa mucosa y reducen las infecciones. En general, los estrógenos colaboran a la hora de asegurar la fertilidad femenina.

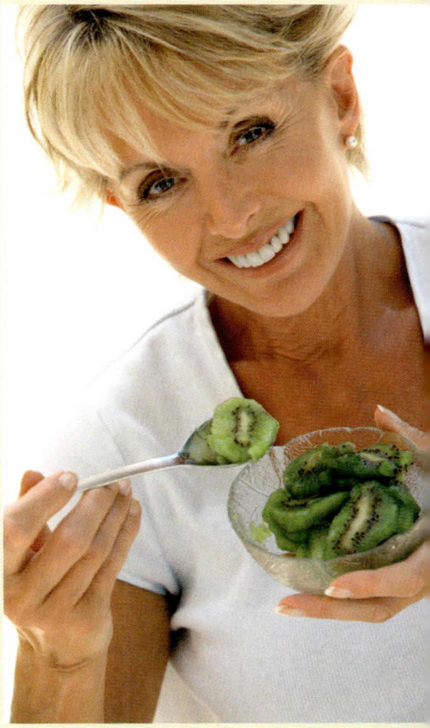

• **SOBRE EL HUESO**: los estrógenos facilitan un mayor depósito de calcio, una mayor formación del hueso y una menor destrucción del mismo. Podríamos imaginarnos el hueso como un montón de trigo en el que por un extremo ponemos granos y por el otro los quitamos. Cada año el montón es muy parecido en forma, pero los granos son distintos. Los estrógenos ayudan a depositar «granos en el hueso» (calcio) y disminuye su eliminación. Ahora bien, hay que tener en cuenta que el máximo de densidad ósea lo conseguimos a los 25 años y comienza a debilitarse antes de los 40. El efecto protector de los estrógenos sobre el hueso se debe a que facilita la actividad de la calcitonina (hormona que lleva calcio al hueso) y de la vitamina D.
• **GRASA**: con los estrógenos hay una distribución feminoide de la grasa, en las caderas, muslos, mamas, etc.
• **PIEL**: la piel cuenta con mayor elasticidad, flexibilidad y suavidad con la presencia de estrógenos; sin ellos se vuelve más seca y frágil.
• **VASOS SANGUÍNEOS**: el depósito de grasa en las paredes de las arterias es menor cuando los estrógenos circulan ampliamente en la sangre. De hecho, los hombres tienen más problemas que las mujeres de arteriosclerosis y sus consecuencias —como infarto de miocardio o embolia cerebral— antes de los 50 años, mientras que a partir de esa edad la situación se invierte.

El desarrollo de estas actividades por parte de los estrógenos es una de las razones que explica que su falta puede debilitar otros elementos ajenos a la región genital (huesos, sistema nervioso, corazón, vasos sanguíneos). También por esta razón, y para evitar complicaciones, muchas mujeres son tratadas durante este periodo de la vida con fármacos que contienen estrógenos: es la llamada terapia hormonal sustitutiva.

Por último, al cesar la producción de estrógenos durante la menopausia o ser ésta muy baja, las pocas hormonas masculinas (testosterona) que se producen en el organismo de la mujer se manifiestan de una forma más clara y modifican algunas de sus características (piel, distribución del vello). En realidad, después de la menopausia todavía existen en el organismo de la mujer

Las concentraciones de estradiol en sangre disminuyen hasta situarse diez veces por debajo del nivel alcanzado durante la vida fértil unas pequeñas cantidades de hormonas masculinas, que son las que favorecen la aparición de mayor cantidad de vello así como la distribución de grasa a la manera masculina.

## EFECTOS DE LA MENOPAUSIA

Como ya hemos indicado, los efectos de la menopausia no sólo afectan a los órganos genitales, sino también a otros situados en diferentes zonas del organismo. Cada mujer es un mundo, razón por la cual las modificaciones funcionales llegado este momento de la vida, son muy diferentes en unas y otras, no sólo por su propia constitución, sino también considerando si hay o no tratamientos encaminados a reducir los síntomas presentes en la menopausia.

Los efectos se instauran lentamente, por lo general en el transcurso de años, y llegan a tener una duración superior a la de la propia menopausia. Dentro de los posibles efectos encontramos:

- **VAGINA.** La mucosa o capa interna de la vagina tiende a reducirse y sufre cierta atrofia con la menopausia. Es más, las glándulas de Bartolino —que en número de dos se sitúan a ambos lados del orificio vaginal externo y que producen secreciones que lubrican los genitales externos y la vagina durante la estimulación sexual— disminuyen su producción y la vagina se vuelve más seca, por lo que requiere una mayor estimulación durante la relación sexual para conseguir una buena lubricación.
- **ÚTERO.** La falta de estrógenos hace que involucione: su capa más interna se atrofia, su tamaño se reduce y tiende a desplazarse hacia delante. Estos cambios facilitan la posibilidad de pequeños sangrados, que hay que controlar con ayuda del especialista.
- **URETRA.** Tanto la uretra (conducto de unos pocos centímetros que comunica la vejiga urinaria con el exterior) como la parte inferior de la propia vejiga urinaria también involucionan y sufren cierta atrofia que puede favorecer infecciones e incluso incontinencia urinaria.
- **MAMA.** Es uno de los primeros órganos en modificarse. A partir de los 35 o 40 años los tejidos glandulares o productores de leche en la mama involucionan lentamente y van siendo sustituidos por grasa.

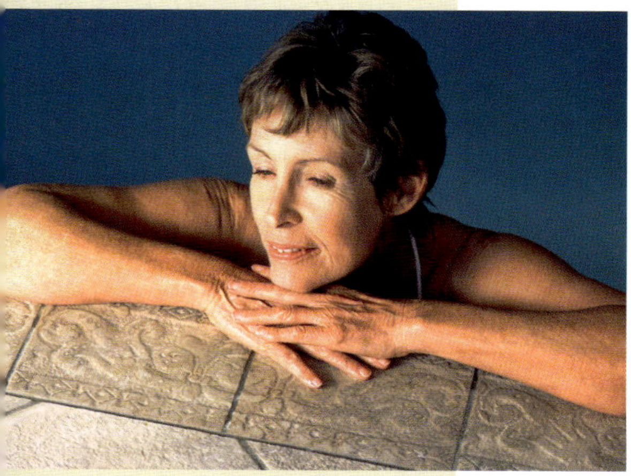

La fertilidad femenina es máxima a los 25 años, se reduce notablemente a los 35 y de forma especial a los 40

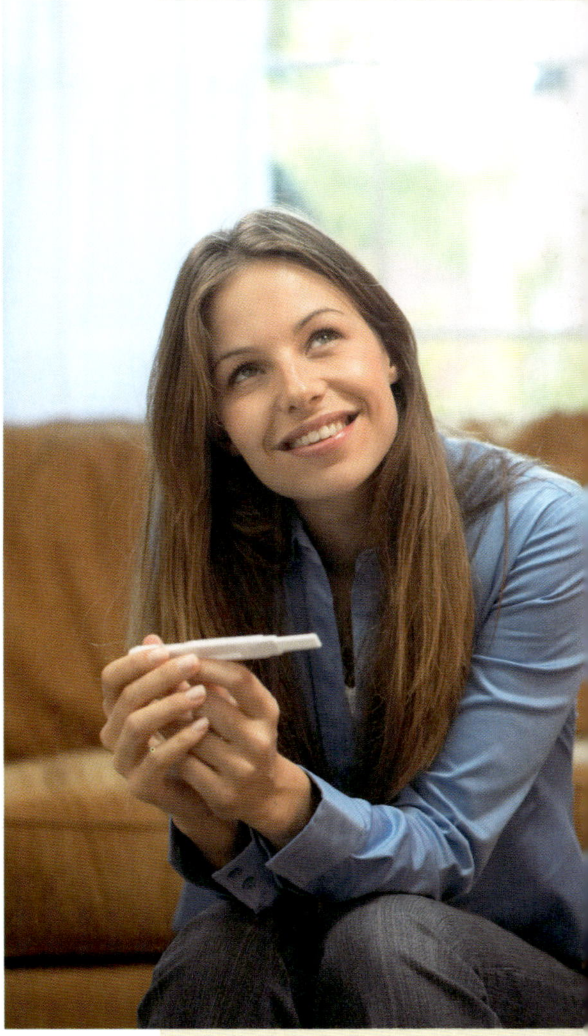

• **MEMORIA.** La capacidad para almacenar, modificar y recuperar información que tenemos en nuestro cerebro puede verse afectada, sobre todo en el sentido de cierta disminución, tanto para los recuerdos cercanos como para los alejados en el tiempo.

• **HUESOS.** Cuando faltan los estrógenos, la masa de los huesos o densidad ósea tiende a debilitarse lentamente, y los huesos se vuelven más frágiles. Esta situación se conoce con el nombre de osteoporosis. En estas condiciones, las fracturas sin traumatismos o golpes previos son frecuentes en mujeres posmenopáusicas. La frecuencia de estas fracturas aumenta con la edad, ya que cada año la pérdida de masa ósea es mayor. Las fracturas más frecuentes son las de cadera. No obstante, hay que recordar que la posibilidad de padecer osteoporosis es menor cuanto mayor sea la densidad del hueso al iniciarse la menopausia.

• **REDISTRIBUCIÓN DE GRASA.** La falta de estrógenos facilita el predominio en la sangre de la mujer de hormonas masculinas tipo androstendiona. Esta situación facilita la redistribución de la grasa corporal, sobre todo en el tejido celular subcutáneo, lo que facilita la pérdida de «formas curvas».

• **GRASA.** Con la menopausia, por la disminución de estrógenos, la piel pierde gran parte de su grosor, así como el contenido en colágeno. Esto se traduce en una mayor fragilidad de la piel, aumento de la sequedad y menor elasticidad.

• **CAPACIDAD REPRODUCTORA.** Con la menopausia la posibilidad de reproducción es nula, si bien es cierto que esta posibilidad comienza a reducirse muchos años atrás. La fertilidad femenina es máxima a los 25 años, se reduce notablemente a los 35 y de forma especial a los 40.

## SÍNTOMAS DE LA MENOPAUSIA

La ausencia de la protección que los estrógenos desarrollan sobre diferentes órganos de nuestro cuerpo posibilita la aparición de una serie de síntomas. No todos los síntomas de la menopausia se presentan en todas las mujeres, y su intensidad es muy variable. Sin embargo, le aconsejamos que vigile estos síntomas para consultar con el especialista en caso de que aparezcan:

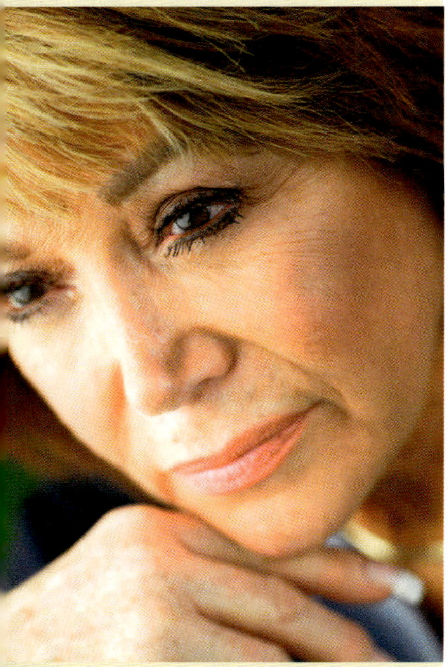

- **COLESTEROL EN LA SANGRE**: tras la menopausia suelen aumentar las concentraciones de colesterol en la sangre, situación que favorece la formación de placas de grasa en las paredes de las arterias y el desarrollo de la arteriosclerosis, con sus consiguientes complicaciones, como infarto de miocardio, angina de pecho, embolia cerebral o falta de riego en las piernas.
- **VIDA SEXUAL**: una cierta disminución del deseo sexual no debe atribuirse a la pérdida de estrógenos, sino más bien a alguna disfunción sexual previa e incluso a un problema de la pareja. En general, ya en los años previos a la menopausia, la mujer puede experimentar un descenso en la actividad sexual, una disminución en la capacidad de respuesta al estímulo sexual o un declive en el interés por el sexo. En cierta medida tienen su influencia las modificaciones de la vagina, la menor secreción de las glándulas de Bartolino, que lubrican esta zona, modificaciones del flujo sanguíneo genital, e incluso las percepciones psicológicas acerca del sexo de cada individuo o de ambos miembros de la pareja después de la menopausia. Suele disminuir la frecuencia de penetraciones, pero no parece estar relacionado con la menopausia, sino más bien con aspectos psicológicos de la mujer o del varón.
- **AUMENTO DEL TAMAÑO DE LA MAMA** debido a una mayor acumulación de grasa. Al mismo tiempo el tejido conjuntivo de su interior tiende a reducirse, con lo que sufren un mayor descenso.
- **APARICIÓN DE VELLO** en la cara, brazos y otras zonas, con típica distribución masculinoide. Este signo se debe a que después de la menopausia se hacen más presentes los pocos andrógenos u hormonas masculinas que tiene la mujer.
- **PALPITACIONES** o percepción de los latidos del corazón, que en general aumentan en intensidad y frecuencia. Este síntoma suele presentarse antes o durante las crisis de sofocaciones.
- **SOFOCOS**: se manifiestan como crisis de calor y sudación que, desde el tórax, ascienden hasta el cuello y cara. Es un síntoma claro de la disminución de los estrógenos en la sangre.
- **ALTERACIONES DEL SUEÑO**, que suelen coincidir con problemas para conciliar el sueño o despertares nocturnos, como consecuencia de crisis de sofocos.

• **PEQUEÑOS SANGRADOS VAGINALES**, por lo general relacionados con la atrofia de la capa interna o endometrio del útero. No suelen tener importancia, pero siempre que se produzcan hay que consultar con el especialista.

## SOLUCIONES A LOS PROBLEMAS DE LA MENOPAUSIA

Antes de entrar en materia, les adelantamos una información: parece ser que entre las mujeres japonesas no existe el vocablo «sofocos», y ello gracias a que en la comida tradicional japonesa abunda la soja en todas sus variedades. Este mismo alimento también hace que la incidencia de osteoporosis en esos países sea la más baja de todas las razas, y lo mismo ocurre con el cáncer de mama, donde los índices de esta enfermedad, según datos científicos, son muy bajos. Pero esta legumbre no sólo nos aporta estos beneficios, sino que además nos protege de las enfermedades cardiovasculares.

La menopausia puede dar lugar a una serie de signos y síntomas que, aunque muy particulares en cada mujer, pueden afectar a su calidad de vida. Para que esta situación no se produzca o le afecte lo menos posible, le proponemos una serie de normas y aspectos básicos que debe tener en cuenta y cuidar todo lo que le sea posible: alimentación, actividad física, terapia hormonal sustitutiva (THS) y terapia natural.

En general, conviene fomentar una dieta muy rica en frutas, verduras, hortalizas, alimentos que contienen calcio para conservar en buen estado el corazón y las arterias, ya que en edades anteriores a la menopausia los problemas de estos órganos son más frecuentes y graves en los hombres, pero después de ésta lo son más en las mujeres.

Por supuesto la actividad física aeróbica (es decir, una actividad en la que el corazón trabaje en torno a las 120 pulsaciones por minuto) es indispensable para mantener la integridad de los huesos y de las articulaciones. Durante este periodo de la vida procure no tomar alcohol, café, tabaco y controlar el estrés.

En función de la rapidez con la que desaparecen los estrógenos, los síntomas de la menopausia —como sofocos, irritabilidad, cambios de humor, sequedad en la piel y vagina, alteraciones

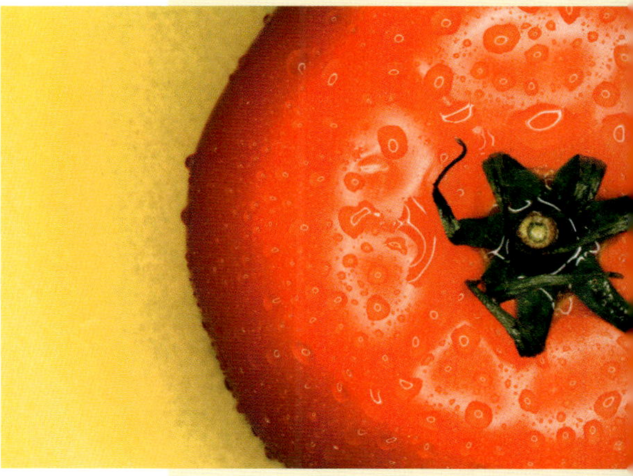

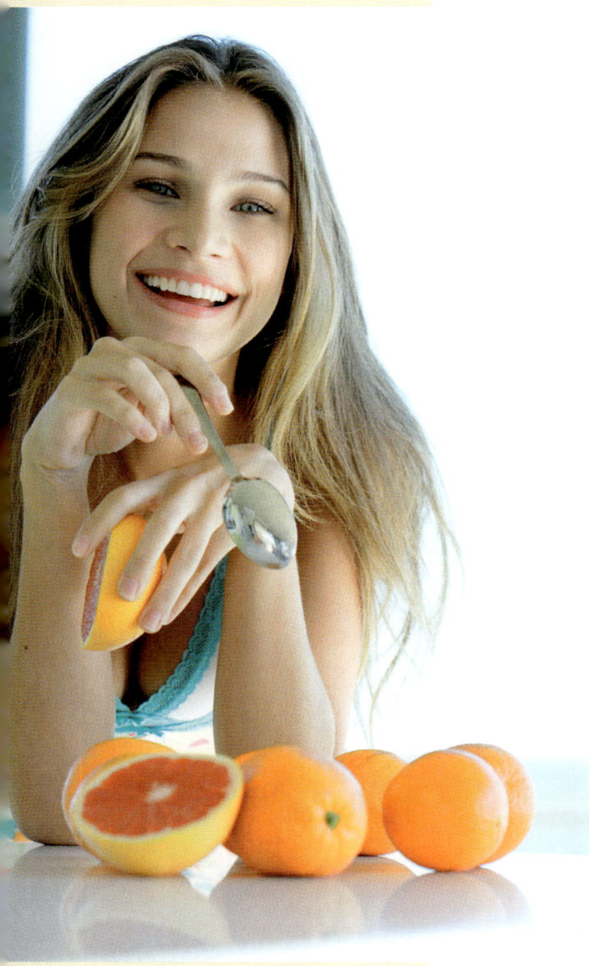

La vitamina E ayuda a disminuir la pérdida de estrógenos y con ello atenúa los síntomas de la menopausia

del apetito o dolores de cabeza— pueden ser más o menos intensos. Para prevenir la aparición de estos síntomas, siempre que se aproxime el periodo de la menopausia, hay que consultar con el ginecólogo y adoptar en cada caso las medidas terapéuticas más convenientes, que a la larga serán muy positivas, no sólo para evitar las molestias de este periodo, sino para conservar en mejor estado los huesos y el corazón y prevenir enfermedades como la osteoporosis o los trastornos cardiovasculares.

A continuación le ofrecemos una serie de remedios de terapia natural para mitigar o eliminar el malestar que provoca la menopausia:

- **ACEITE DE CIPRÉS**: una o dos veces por semana aproveche el baño para aplicarse este aceite por el cuerpo. Basta con mezclar en un vaso pequeño o huevera 3 cucharadas de aceite de soja con 4 gotas de aceite de ciprés. Se mezcla bien y, después del baño, se aplica por todo el cuerpo, sobre todo en el tórax y abdomen.
- **BAÑOS NOCTURNOS DE AGUA TEMPLADA**: para evitar las molestias que puedan aparecer, sobre todo por la noche, y que impiden conciliar el sueño, es bueno tomar un baño de agua templada durante 10 minutos.
- **INFUSIONES DE ZARZAPARRILLA**: todos los días, a la hora de comer, tome una infusión de esta planta en lugar de agua. Sólo debe tomar una taza al día, ya que con esta cantidad es más que suficiente para colaborar a reducir los sofocos.
- **LIMONADA DE APIO Y PEREJIL**: cortar 1 limón en 3 o 4 trozos y ponerlo a calentar a fuego lento en 2 litros de agua, junto con 2 ramitas de apio y un puñado de perejil. Cuando el líquido se reduzca a la mitad de su volumen, se apaga el fuego, se cuela y se toma a lo largo del día, fuera de las comidas. Hay que seguir este remedio durante nueve días.
- **MUCHA VITAMINA E**: la vitamina E ayuda a disminuir la pérdida de estrógenos y con ello se atenúan los síntomas de la menopausia. Tome todos los días algunos alimentos con este tipo de vitamina, como es el caso de los frutos secos en general (sobre todo cacahuetes, nueces, almendras), alimentos integrales (pan), cereales y mucho germen de trigo.

• **INFUSIONES DE SALVIA**: ayudan particularmente a evitar los sudores nocturnos y otros síntomas que no permiten conciliar el sueño. Tome todos los días, antes de acostarse, una infusión de esta planta.

• **ENSALADAS CON SOJA**: tres o cuatro veces por semana añada a sus ensaladas o platos similares un poco de soja. Este alimento incluye en su composición los llamados fitoestrógenos, sustancias parecidas a los estrógenos que desaparecen en la menopausia. Con la soja los sustituimos parcialmente y la «caída» es más lenta, con lo que los síntomas se reducen. (No conviene usar con frecuencia este remedio, y no es aconsejable en caso de embarazo o lactancia.) Se puede tomar soja en todas sus variedades: leche de soja, tofu o queso de soja, tempeh, brotes de soja o miso. Las mujeres japonesas, que comen mucha soja en todas sus presentaciones (este alimento forma parte de la dieta tradicional de numerosos países asiáticos), apenas conocen los sofocos ni otros trastornos de la menopausia. También hay cápsulas y comprimidos de soja disponibles en las herboristerías y algunas farmacias.

• **PERLAS DE ONAGRA Y BORRAJA**: los aceites de onagra y borraja, presentados también en perlas en las herboristerías, son de gran ayuda por los efectos que ejercen sobre el sistema hormonal de la mujer. Muchos ginecólogos de Francia y Alemania los utilizan muy a menudo con sus pacientes como terapia hormonal sustitutoria, al tratarse de plantas que contienen fitoestrógenos.

• **HIPÉRICO O HIERBA DE SAN JUAN**: es muy beneficioso para los estados de tristeza, depresión y cambios de humor que pueden ocurrir durante esta etapa de la vida de la mujer. Antes de tomar hipérico se debe consultar con el médico, pues puede estar contraindicado si se está siguiendo un tratamiento con antidepresivos, ansiolíticos o somníferos, o si recientemente se ha recibido un trasplante y se están tomando inmunodepresores.

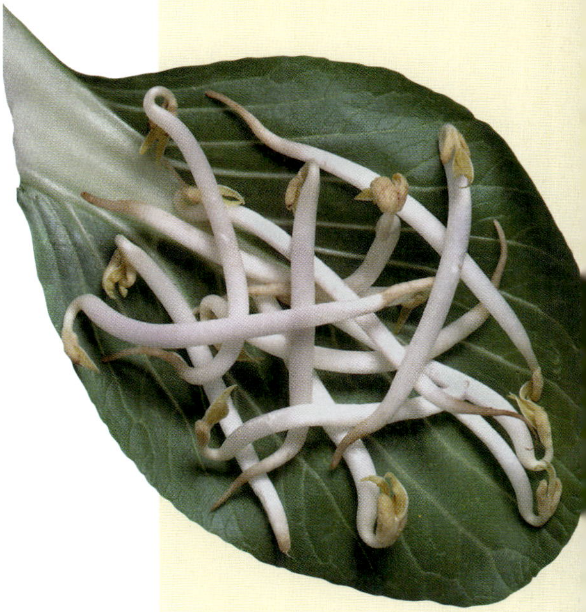

## SEXUALIDAD Y MENOPAUSIA

Con frecuencia, aunque no siempre, la sexualidad se ve afectada antes, durante y después de la menopausia. Estos cambios pueden incluir una disminución en la actividad sexual, descenso en la capacidad de respuesta al estímulo sexual e incluso menor interés por la práctica del sexo. Podemos encontrarnos con parejas que han tenido una vida sexual satisfactoria y, en cambio, ahora encuentran dificultades sexuales, mientras que en otras, llegado este momento puede exagerarse una disfunción sexual preexistente.

En su origen podemos encontrar factores hormonales (disminución de las hormonas femeninas o estrógenos, menor producción de hormonas ováricas), que facilitan cambios en los órganos genitales femeninos (sequedad vaginal), en la circulación de la sangre (también en los órganos genitales) e incluso en el sistema nervioso. Existen asimismo factores no hormonales que pueden afectar a la vida sexual, tales como reacciones psicológicas negativas a la menopausia, cambios sexuales en la pareja, conflictos interpersonales, e incluso variaciones socioculturales en la percepción de las relaciones sexuales.

Al respecto es bueno saber que la terapia hormonal sustitutiva de la menopausia, de la que hemos hablado anteriormente, colabora notablemente, entre otros cometidos, en la mejora de la actividad sexual. En cuanto a la terapia natural, les proponemos una serie de remedios de contrastada eficacia que pueden aliviar los cambios genitales y psicológicos:

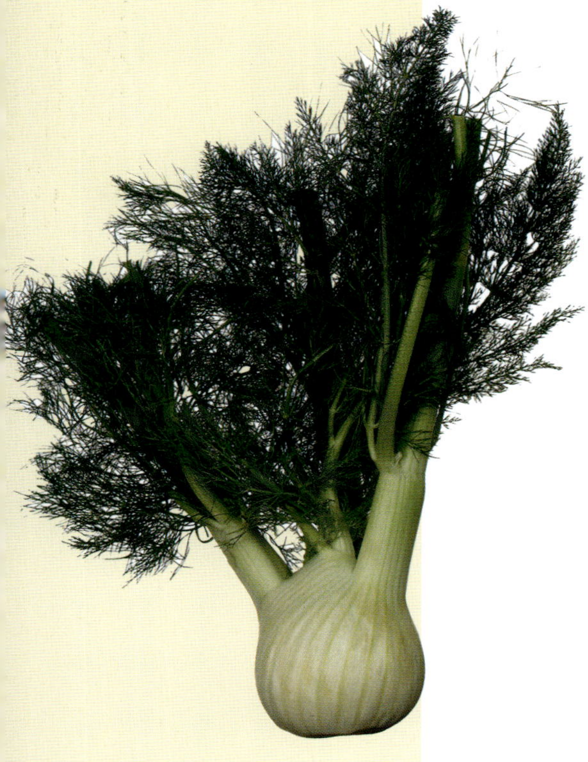

- **VINO DE HINOJO**: es un estimulante que podemos elaborar si añadimos 100 g de semillas de hinojo a 1 litro de vino de Oporto. Se guarda en lugar seco y oscuro durante tres semanas, removiéndolo de vez en cuando, cada día. Posteriormente se cuela el vino y se guarda en otra botella. Se toma 1 copita dos veces por semana.
- **REMEDIO DE VAINILLA Y JENGIBRE**: cocer 2 g de jengibre en 1 taza de agua durante tres minutos. Apagar el fuego y verter el contenido en una taza con 1 g de fruto seco triturado de vainilla. Remover, tapar con un paño y dejar reposar diez minutos. Después, colar y endulzar con 1 cucharada de miel. Se toma una infusión en ayunas todos los días hasta notar cierta mejoría. No debe utilizarse este remedio en caso de hipertensión arterial o úlcera gástrica.

• **BAÑO DE SALVIA**: los baños de salvia son estimulantes, tónicos y afrodisíacos. Su elaboración es muy sencilla: basta con que añadamos una rama de esta planta al baño (quince minutos antes de introducirse) o una infusión concentrada (2 cucharadas con medio litro de agua).

• **VINO MEDICINAL DE MENTA SILVESTRE**: echar en un frasco 1 litro de vino de moscatel y 80 g de hojas y flores secas de menta silvestre. Dejar reposar quince días, agitando el frasco de vez en cuando. Filtrar el líquido, embotellar y tomar un vaso diario, lentamente (mejor después de la cena). No usar en caso de úlcera o gastritis.

• **COMER APIO**: el consumo frecuente de apio facilita la actividad de las glándulas dispuestas en la vagina; este efecto tiene la propiedad de reducir la sequedad de este órgano, lo que facilita las relaciones sexuales.

• **LICOR DE MELISA Y VAINILLA**: poner en un frasco 10 g de hojas secas de melisa, 5 g de frutos secos triturados de vainilla y 1 litro de agua hirviendo. Dejar reposar un cuarto de hora, filtrar, embotellar y añadir 150 g de miel de acacia. Se toman dos vasos diarios, por la mañana y por la noche, durante tres semanas. Se descansa tres días y se repite tres semanas más.

• **DECOCCIÓN DE PALMITO SALVAJE**: hervir 1 litro de agua con 10 g de frutos secos machacados de palmito salvaje. Debemos tenerlo en ebullición durante cinco minutos. Después, retirar del fuego, dejar enfriar, colar, añadir 150 g de miel, remover y embotellar. Tomar dos vasos diarios, mañana y noche, hasta conseguir mejoría en la actividad sexual.

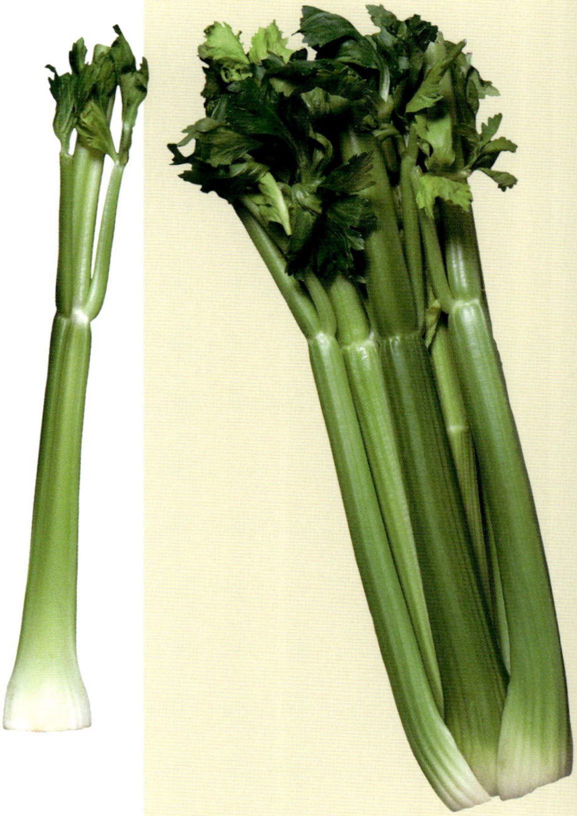

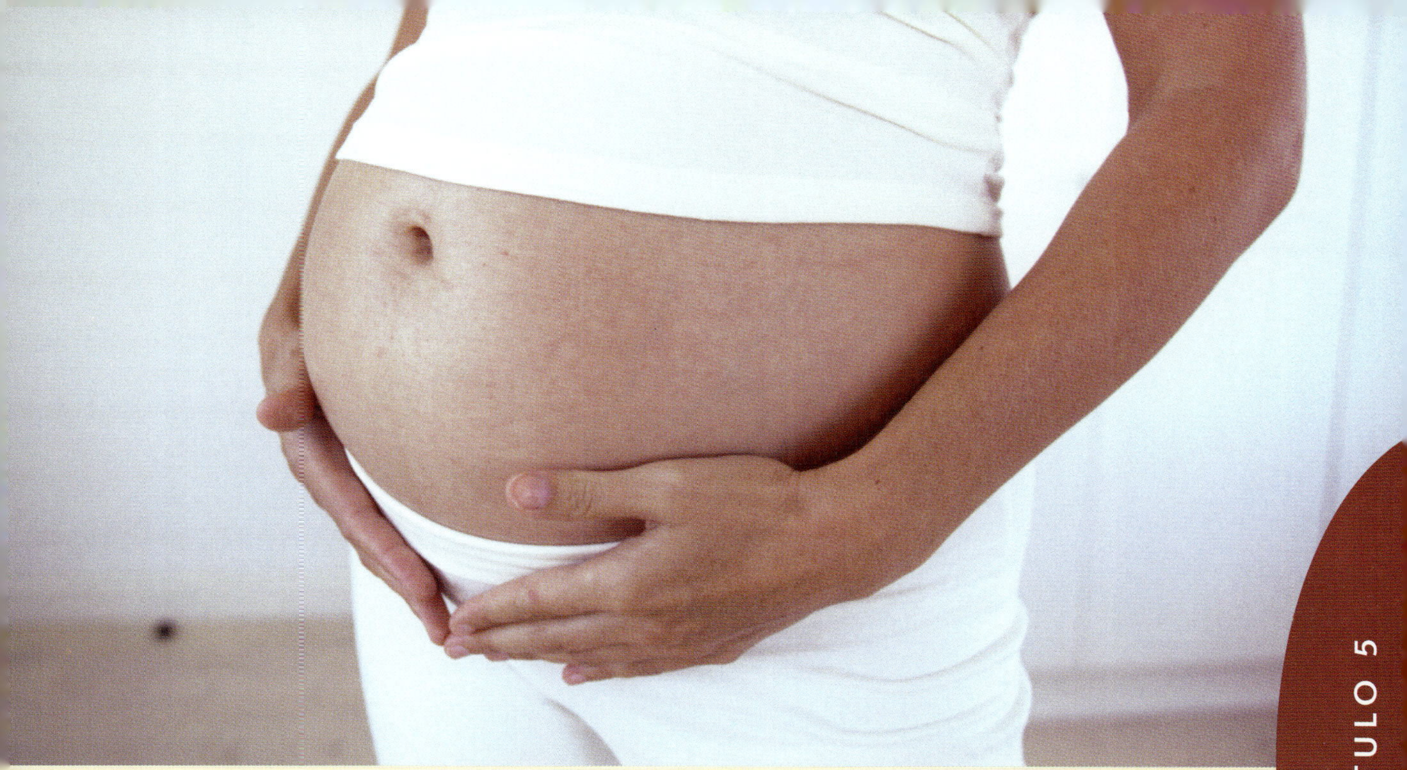

CAPÍTULO 5

# La maternidad

## EL EMBARAZO

El primer paso para un embarazo saludable es el cuidado prenatal, que consiste en la atención que se brinda a usted misma, así como también en la atención que recibe de los amigos y la familia. Ya no creemos que baste con ir a ver al especialista con regularidad o con «dejarlo todo en manos del médico». Cuando acude a una consulta, obstétrica o médica, cada mes y luego cada semana, los médicos son quienes supervisan cómo se está cuidando. Cuando existen condiciones de salud que requieren observación o un cuidado médico más específico, necesita cuidarse de manera especial para mantenerse en buena forma y así minimizar cualquier complicación. El buen cuidado personal es el primer paso hacia una maternidad saludable. Por supuesto, es esencial que coma bien durante el embarazo. Aun antes de quedar embarazada puede comenzar a cambiar y a mejorar sus hábitos alimentarios. Considere la alimentación como un factor clave para su propio bienes-

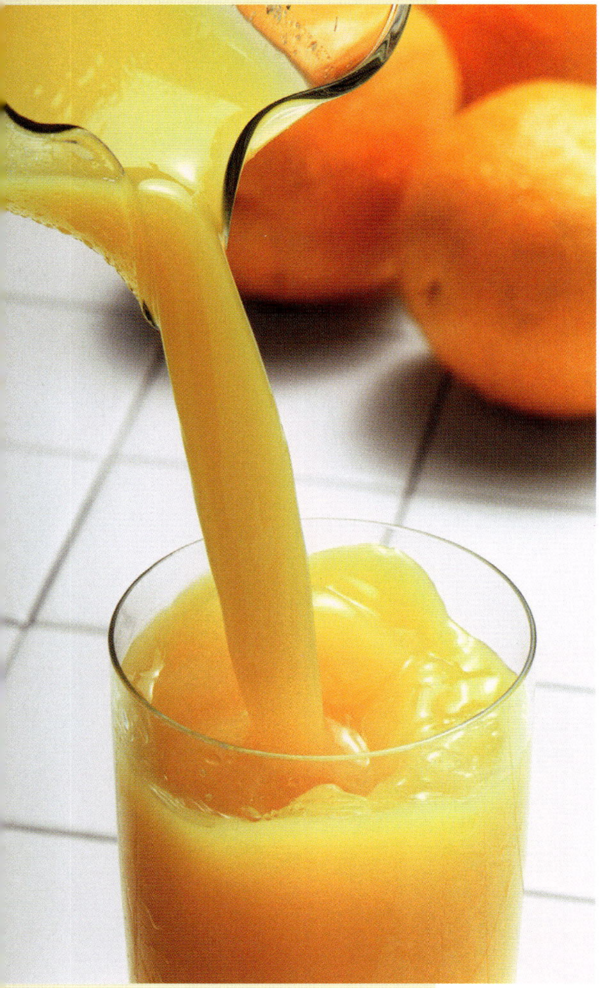

tar. Si tiene buena salud, lo más probable es que su bebé también sea saludable.

• **PARA SABER SI SE ESTÁ EMBARAZADA**: a partir de los 14 días de retraso de la menstruación, se pone en un cuenco una taza de garbanzos y se añade un vaso de agua. Se deja macerar toda la noche. A la mañana siguiente, se toma el agua donde han estado los garbanzos a remojo. Si en 24 horas no baja la regla, ¡enhorabuena! Tenemos un bebé en camino.

• **NÁUSEAS Y VÓMITOS**: según se desprende de los estudios realizados, el feto absorbe mucho cinc de la madre y al quedarse ella sin las cantidades necesarias, los síntomas suelen ser las náuseas y los vómitos. Se suele notar la falta de cinc también en las uñas, donde aparecen unas manchitas blancas, que no se deben a una carencia de calcio, como mucha gente cree. Para evitar la carencia de cinc se puede tomar todos los días una ensalada preparada con 100 g de pepino y 1 cucharada de perejil picado. En una semana, los vómitos desaparecen. No hay que preocuparse por tomar perejil, que en efecto puede provocar un aborto, pero sólo cuando se aplica de otra manera.

• **MAREOS**: las mujeres embarazadas suelen marearse con facilidad en los viajes. Para evitar estos molestos mareos, pruebe a ponerse una aspirina en el ombligo, sujeta con una tirita, y a descalzarse. Si no hay aspirinas a mano, puede ponerse 2 huesos de oliva o ciruela en la boca y mantenerlos bajo la lengua. ¡Feliz viaje!

• **ANTOJOS**: los antojos, rechazos o aversiones son pistas o señales que da la embarazada, indicando que su organismo está viviendo una gran depuración y está movilizando antiguos depósitos tóxicos provocados por excesos de otros tiempos. Los antojos son más marcados durante la formación global del feto (tres o cuatro primeros meses). El cuerpo equilibra ciertas necesidades vitamínicas y minerales a través del reclamo de ciertos alimentos. Estudios nutricionales indican que cuando el antojo es de carne, debemos consumir pescados blancos, como aporte de proteínas, con verduras de hoja verde y algas marinas (antianémico). Si hay antojos de queso, lo que faltan son grasas, minerales y proteínas. La fuente más rápida serán los frutos secos naturales. Si el antojo es de tomar leche, se debe tomar verdura de hoja verde o incluir leche vegetal en la dieta. Si se antoja algo dulce, hay que disminuir la sal, quesos, carnes, que son los que nos reclaman el dulce, y aumentar la ingesta de orejones, miel y compotas, ya que son azúcares de lenta asimilación. Si se antoja pan, es síntoma de que se necesita comer más pasta, trigo cocido y pan integral. Si se antoja alcohol, tomar zumos de frutas. Si se antoja chocolate, hay que evitar comer huevos, horneados y sal y tomar en su lugar compotas de manzana, cereales como la avena o muesli.

• **ESTRÍAS**: las estrías suelen aparecer durante la adolescencia (debido a cambios hormonales), por variaciones bruscas en el peso y en el embarazo, debido al «estiramiento» que sufre la piel durante esta etapa. Son pequeñas cicatrices que quedan en la piel, difíciles de eliminar, aunque se puede reducir su apariencia y, sobre todo, se pueden prevenir. Durante el embarazo, conviene aplicar aceite de germen de trigo muy a menudo para favorecer la elasticidad de la piel en las zonas más propensas a las estrías: senos, vientre y caderas. También se puede realizar el siguiente preparado: se rallan unas zanahorias, se colocan en una gasa y se empapan en cerveza y agua de rosas. Se aplica como una cataplasma en las zonas donde haya estrías y se deja actuar durante veinte minutos.

• **ÁCIDO FÓLICO**: el ácido fólico o vitamina $B_9$ es esencial durante la gestación, ya que participa en el desarrollo psicomotor del feto y reduce el riesgo de que éste sufra malformaciones. Además, contribuye a fabricar glóbulos rojos y otras células de la sangre; por esta razón suele prescribirse junto con el hierro en casos de anemia. Para que resulte eficaz debe estar en la sangre antes del momento de la concepción y hasta el final del tercer mes. Lo recomendable es tomarlo antes de concebir. Previene a la madre de la aparición de las varices durante el embarazo, del cáncer de cuello de útero y de la espina bífida en el bebé. Tres meses antes de intentar concebir hay que procurar ingerir alimentos ricos en ácido fólico. Se puede conseguir el ácido fólico necesario tomando 3 cucharadas de levadura de cerveza cada día, que tiene diez veces más ácido fólico que cualquier alimento, y germen de trigo, que también lo contiene en abundancia, e introduciendo en los menús semanales zumo de naranja, lechuga, remolacha, melón, col y espinacas.

¿Antojos de queso? Lo que faltan son grasas, minerales y proteínas

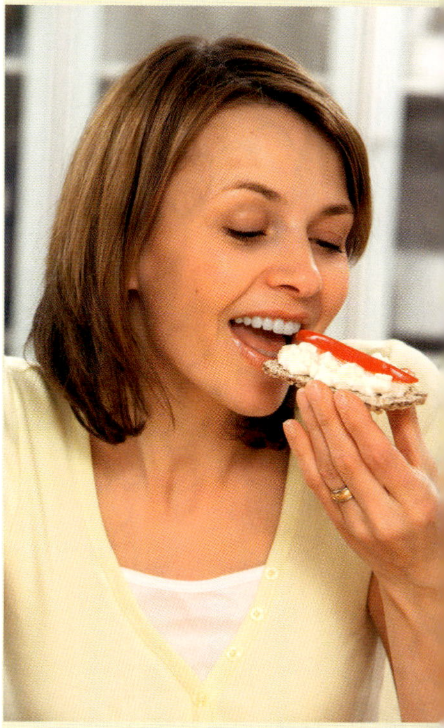

## EL PARTO

El parto es el acto fisiológico de expulsión del feto al exterior, acompañado de contracciones dolorosas del útero y notable dilatación de la vagina. En el parto las contracciones del útero son fundamentales para dilatar la vagina y provocar el descenso del feto. Por eso, la frecuencia de estas contracciones es muy importante a la hora de valorar la proximidad del parto. A medida que las contracciones se hacen más frecuentes, la presión rompe las bolsas que rodean al feto y el líquido amniótico sale al exterior; es lo que se conoce como «romper aguas».

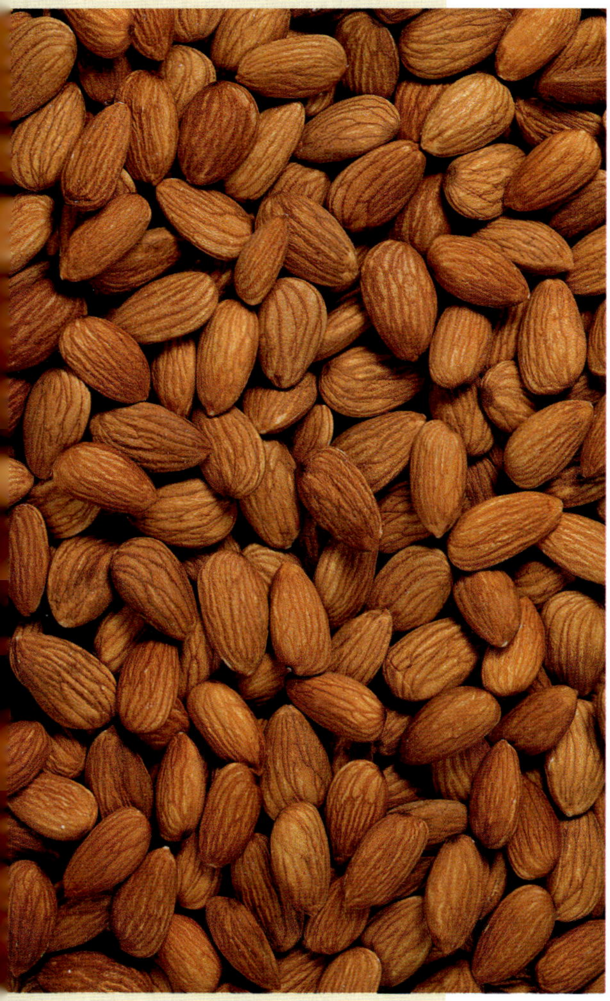

Con independencia de la anestesia epidural y del empleo de fármacos diversos, proponemos una serie de medidas que pueden disminuir los dolores del parto y facilitar su desarrollo. Algunos de estos remedios pueden aliviarnos en una situación de urgencia o espera:

- **ACEITE DE ALMENDRAS**: cuando el parto ha comenzado o está a punto de producirse podemos aliviar los dolores si aplicamos en el bajo vientre un masaje circular con unas gotas de aceite de almendras.
- **INFUSIÓN DE CALÉNDULA**: elaborar una infusión de caléndula y, con la ayuda de una gasa, aplicar el líquido en el bajo vientre y pubis. Podemos sustituir la gasa o compresa cada vez que se enfríe.
- **TÉCNICAS DE RESPIRACIÓN**: acompasar la contracción de los músculos respiratorios con los músculos del útero, ya que facilitan el parto y reducen los dolores. Tal es el objetivo de los cursos que enseñan este tipo de técnicas, que resultan bastante eficaces.
- **INFUSIÓN DE HOJAS DE FRAMBUESA**: añadir 25 g de hojas de frambuesa por cada medio litro de agua hirviendo. Tomar una infusión al día en las fechas próximas al parto.
- **PARA DILATAR**: este remedio es famoso por su eficacia. Cuando se acerque el día de dar a luz hay que tener preparado laurel seco, molido hasta hacerlo polvo. Cuando empiecen las contracciones, cada treinta minutos aproximadamente, se coge una cucharada de la planta ya molida y se mezcla con aceite de oliva virgen de primera presión en frío hasta hacer una pasta que se aplica en el ombligo y se tapa con una tirita o esparadrapo. Hay que acudir enseguida a la maternidad, pues el bebé nacerá antes de dos horas.

• **LA PRÁCTICA DE LA NATACIÓN**: según el catedrático Hajima Muroka, del hospital de Tokio, las mujeres embarazadas que practican la natación dan a luz sin ningún tipo de dolor y con extraordinaria facilidad. Este deporte favorece la circulación y tonifica los músculos, además de ayudar a relajar todo el cuerpo y aliviar los dolores musculares que se producen en la espalda y en los riñones, pues dentro del agua es mucho menor el peso que se debe soportar.

## LA LACTANCIA

La lactancia es un periodo exepcional y muy gratificante dentro de la vida de una mujer. Está demostrado que la lactancia materna favorece el posterior desarrollo cerebral e intelectual del niño, porque aporta grandes cantidades de ácido araquidónico y docosahexaenoico, sustancias fundamentales para su maduración. Por su duración (seis meses o más), por la frecuencia de las tomas (diez o más veces en algunas ocasiones) y porque gracias a la lactancia nuestro hijo puede alimentarse y crecer, debemos tener en cuenta una serie de consideraciones que aseguran su eficacia, y que además evitan o tratan alteraciones de la piel de las mamas y de los pezones, así como de la piel del bebé:

• **SU ALIMENTACIÓN**: para que la producción de leche sea más efectiva y rica, consuma sobre todo alimentos ricos en vitaminas B, C, D y hierro, como es el caso de frutas en general (salvo los cítricos), cereales, hortalizas, verduras de color verde, alimentos ricos en calcio, legumbres, alfalfa germinada y frutos secos. Evite los platos con especias, las comidas abundantes, los embutidos, quesos muy curados, azúcar y alimentos flatulentos como la coliflor o las judías secas.

• **GRIETAS EN LOS PEZONES**: para tratar estas frecuentes lesiones nada mejor que colocar sobre los pezones, dos o tres veces al día, la telilla que cubre por dentro la cáscara de los huevos.

• **ACTIVACIÓN DE LA LACTANCIA**: para tener mucha leche y poder amamantar durante más meses, tome tres tazas de decocción de anís cada día. Se obtiene hirviendo durante diez minutos 1 cucharadita de anís por taza de agua. También puede tomar durante el día, a sorbitos, el líquido resultante de cocer en 1 litro de agua una cucharadita de anís, otra de hinojo y otra de malta. Otra bue-

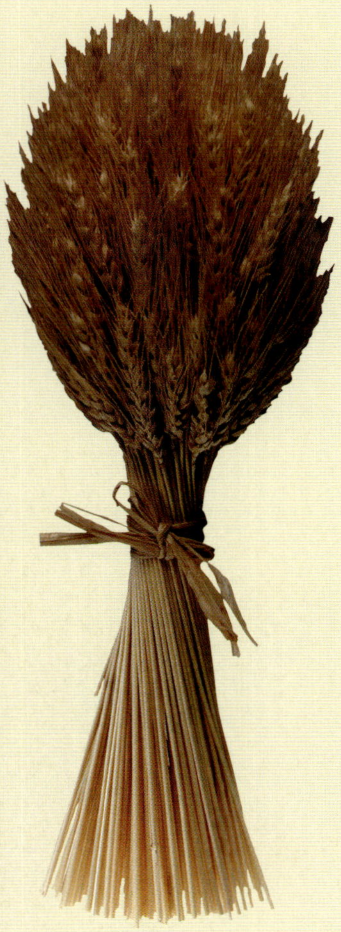

Está demostrado que la lactancia materna favorece el posterior desarrollo cerebral e intelectual del niño

na receta consiste en añadir a 1 litro de agua, 3 cucharadas de trigo, 3 de avena y 3 de maíz. Se hierve todo hasta reducir el agua a la mitad y se toman dos vasos al día. Puede emplearse tanto el cereal en grano entero como en copos.

• **REDUCCIÓN DE LA LECHE MATERNA**: para que se retire la leche o para reducirla si se tiene demasiada, se mezclan 20 g de lúpulo, 10 g de nogal y otros 10 g de menta. Se prepara un cocimiento 1 cucharada de la mezcla de las plantas por taza de agua. Se hierve durante tres minutos, se cuela y se toma tres veces al día. Al acostarse, aplique compresas del preparado en el pecho, bien sujetas con una toalla seca.

• **PARA RETIRAR LA LECHE**: las abuelas solían colgarse a la espalda una llave hembra. Con ello parece que se retira la leche sin dolores y sin necesidad de tomar medicamentos. Hay que llevarla hasta que la leche desaparezca. También se pueden aplicar cataplasmas de perejil en las axilas durante la noche.

• **NOGAL PARA EL FINAL DE LA LACTANCIA**: es muy recomendable tomar tres infusiones al día preparadas con 1 cucharada sopera de nogal por taza de agua.

## LACTANCIA EN CASOS ESPECIALES

• **INTOLERANCIA A LA LACTOSA**: no se debe confundir con la alergia a las proteínas vacunas. La intolerancia a la lactosa se puede producir después de una diarrea, es benigna y autolimitada. Se suele tolerar bien la leche materna y no constituye una contraindicación para la lactancia.

• **GALACTOSEMIA**: enfermedad congénita, muy grave, en la que la leche materna está totalmente contraindicada, lo mismo que la leche artificial. Estos niños necesitan una leche especial sin lactosa.

• **DIARREA**: el tratamiento actual de la diarrea es la rehidratación oral (si existe deshidratación) y continuar la alimentación normal. No es necesario ni conveniente el ayuno. Nunca se debe interrumpir la lactancia. Los lactantes que continúan tomando el pecho sin interrupción durante una diarrea hacen menos deposiciones y se curan antes que los que interrumpen la lactancia durante unas horas para tomar sólo rehidratación oral.

• **DIARREA DE LA MADRE**: no está contraindicada la lactancia, sea cual sea el germen causante, pues éste no se transmite por la leche, y el destete, precisamente cuando existe riesgo de diarrea, sería muy perjudicial. Se recomienda una exhaustiva higiene de manos. La madre debe beber en abundancia, pues pierde casi un litro de líquido con la leche, además de la pérdida diarreica.

• **GEMELOS**: es perfectamente posible dar el pecho a dos gemelos: siempre hay suficiente leche. Las madres africanas mal alimentadas dan el pecho a gemelos y el crecimiento de éstos es normal. Resulta más fácil dar de mamar a ambos a la vez, aunque no siempre es posible. La madre necesita ayuda con otras tareas domésticas. Los niños pueden alternarse los pechos, o que cada uno tenga el suyo propio. Se han publicado muchos casos de lactancia materna a trillizos.

• **SÍNDROME DE DOWN**: los niños con síndrome de Down tienen dificultades especiales para mamar. Este problema recibe el nombre de macroglosia, que dificulta la introducción del pezón y la areola, fatiga por la cardiopatía; hipotonía, que dificulta el trabajo de la mandíbula y el sostén de la cabeza. Y sin embargo, les conviene mucho la lactancia, por la protección de infecciones respiratorias, para potenciar el vínculo afectivo, para evitar rechazos y para un mejor desarrollo psicomotor. La madre debe prestar especial atención los primeros días para conseguir una buena posición, a pesar de las dificultades. Se debe advertir a la madre que los niños con síndrome de Down crecen y engordan lentamente. No siguen las curvas de crecimiento de los otros niños, por ello no debemos cometer el error de atribuir esto a la falta de leche.

Es perfectamente posible dar el pecho a dos gemelos: siempre hay suficiente leche

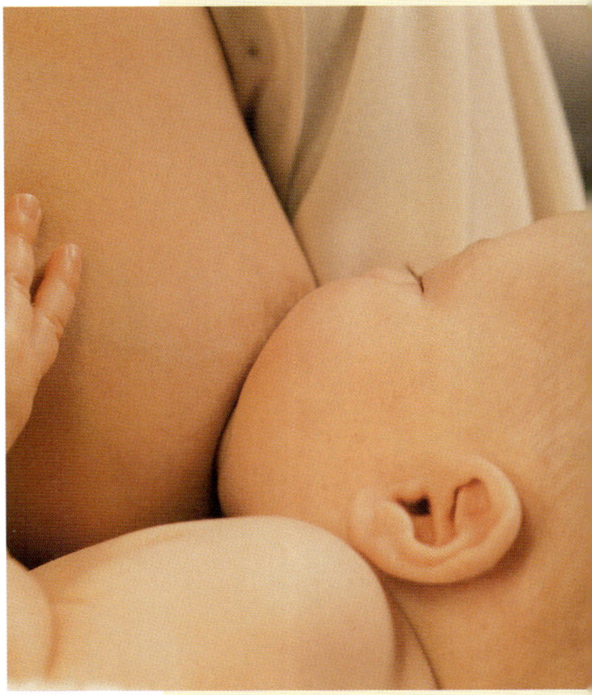

• **LABIO LEPORINO**: dificulta poco la lactancia, porque el niño no mama por succión, sino apretando con la lengua. Pero sí ejerce una cierta succión para mantener el pezón en su sitio y, si el defecto rompe la «ventosa», es posible que el pezón se escape. Se le debe ayudar sujetándolo bien cerca del pecho. A veces el mismo pecho se adapta y tapona el defecto; en otros casos, la madre puede sujetar el pecho con la mano, de modo que su pulgar tape el defecto del labio.

• **HOSPITALIZACIÓN DE LA MADRE**: se debe intentar que el niño pueda ingresar con la madre. Si es absolutamente imposible, la madre puede sacarse la leche, para dársela luego al niño. No olvi-

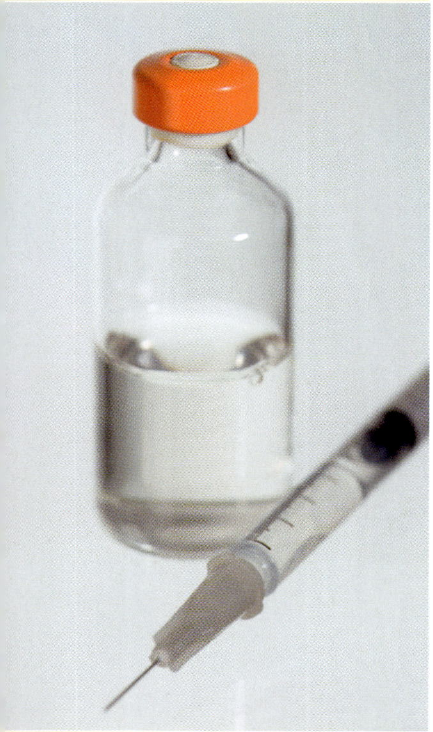

demos que la madre puede tener molestias si no se saca la leche regularmente. Si la madre es operada, puede sacarse la leche tan pronto como se despierte de la anestesia, incluso si el niño llora se le podría colocar en el pecho mientras la madre aún está dormida. Si son muchas horas, se puede sacar leche a la madre mientras está dormida, para evitarle molestias.

• **DIABETES**: la madre diabética puede dar el pecho. Ni la insulina ni la dieta causan problemas. Las diabéticas que lactan suelen necesitar menos insulina —algunos estudios dicen que un 30 por ciento menos—, por lo que se debe avisar a la madre de que esto puede ocurrir para que ajuste la dosis según los controles habituales. Se debe tener especial cuidado a la hora de prevenir grietas, candidiasis y mastitis: conviene una lactancia frecuente, buena posición, no lavar con agua y jabón y menos con desinfectantes que irritan la flora saprófita, no aplicar ninguna pomada, y menos si lleva antisépticos o corticoides, que facilitan la candidiasis (hongos).

• **EPILEPSIA**: los fármacos antiepilépticos suelen ser compatibles con la lactancia. Con el fenobarbital, la cantidad que pasa a través de la leche puede evitar las convulsiones de retirada, frecuentes en el recién nacido, por lo que es muy importante seguir con el pecho y que el destete sea tardío y progresivo. Se han descrito convulsiones de retirada por un destete brusco.

• **TIROIDES**: ni el hipo ni el hipertiroidismo contraindican la lactancia. Los antitiroideos son compatibles con la lactancia; algunos autores recomiendan el propiltiouracilo, pero el metimazol y el carbimazol tampoco están contraindicados. En cuanto a la hormona tiroidea, todas las mujeres la tienen y siempre pasa a la leche. Los niveles de una mujer tratada son similares a los normales y es ridículo pensar que eso contraindica la lactancia.

• **TUBERCULOSIS**: los fármacos antituberculosos son compatibles con la lactancia. La isoniacida pasa a la leche en cantidades no desdeñables; el lactante ha de recibir su propia quimioprofilaxis cuando esté indicado, pues en la leche no hay suficiente, pero con la dosis justa (redondear la dosis hacia abajo, no hacia arriba). En otros tiempos se separaba al niño de la madre mientras ésta era contagiosa, pero aunque se separasen, el niño tenía que recibir isoniacida, pues podría darse contagio transplacentario. Actualmente se considera que la tuberculosis, incluso cuando no está tratada, no es motivo para anular la lactancia ni para separar a madre e hijo.

- **MIOPÍA**: el mito de que las mujeres miopes no pueden dar el pecho no tiene ningún fundamento. Los libros de oftalmología ni lo mencionan.
- **PALADAR HENDIDO**: este problema conlleva serias dificultades de alimentación, por cualquier medio, ya que el alimento pasa al pulmón. Algunos niños consiguen mamar directamente (con paciencia y colocándolos completamente verticales), a otros hay que darles la leche con sonda, vaso o biberón. Si el niño no logra mamar y vemos que el biberón resulta más eficaz, usémoslo sin temor, pero en cualquier caso es mucho mejor que la leche sea materna y no artificial, pues en caso de aspiración, la leche artificial produce neumonía mucho más fácilmente (medio de cultivo, proteínas, ausencia de I y AS). También con la leche artificial aumenta el riesgo de sufrir otitis. La madre puede sacarse la leche y dársela a su hijo por el medio que resulte más conveniente. Se tiende a operar cada vez más precozmente este problema. La lactancia materna puede reanudarse inmediatamente después de la intervención; es un error esperar para proteger los puntos, pues es mucho más fácil que se infecten y salten si el niño se pone a llorar por no darle el pecho.
- **INTERVENCIÓN QUIRÚRGICA**: el lactante puede mamar hasta dos horas antes de la anestesia, pues el vaciamiento gástrico es muy rápido. El ayuno de doce horas que se recomienda en personas adultas es innecesario y peligroso. Puede volver a mamar en cuanto se despierte de la anestesia. La leche materna contiene hormonas digestivas que facilitan la recuperación de la motilidad intestinal.
- **HEPATITIS B**: incluso cuando no existía vacuna, algunos estudios demostraban que no se transmite por la lactancia materna. Ahora, además, se vacuna al hijo al nacer. Se puede dar el pecho con absoluta confianza.
- **HEPATITIS C**: al principio se temió que pudiera transmitirse por la leche, pero ahora hay estudios publicados en Taiwan, Japón, Estados Unidos y Cataluña que demuestran que no se transmite. El estudio de Taiwan es sobre un grupo de madres altamente conta-

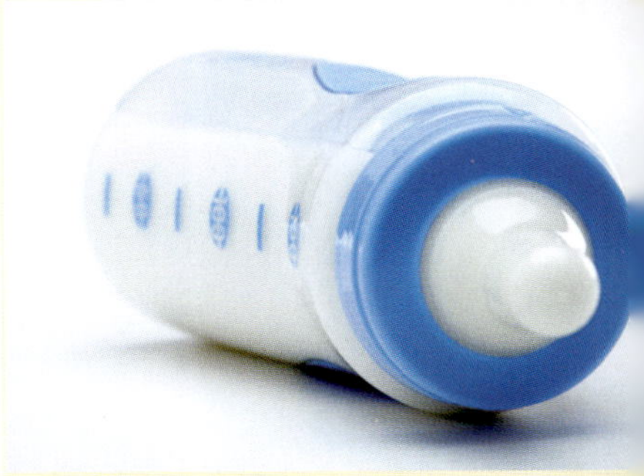

No debemos olvidar que la madre puede tener molestias si no se saca la leche regularmente giosas, con niveles elevados de viremia; el resultado fue que no se contagió ninguno de los once niños analizados.

• **SIDA**: el sida tiene posibilidades de transmitirse a través de la leche materna. El riesgo de contagio cuando el niño toma pecho es de un 30 a un 35 por ciento. Cuando existan posibilidades de contagio, se recomienda alimentar al niño con leche artificial.

## LA LECHE Y EL CALCIO

Quisiéramos que, como mujer, cuando lea esta parte del libro dedicada al calcio, no crea ciegamente todo lo que decimos. Lo único que pretendemos es crear ciertas dudas, una pequeña inquietud que le lleve a investigar por sí misma, a leer e informarse de todo cuanto aquí proponemos, para que así disponga del conocimiento suficiente y se sienta libre a la hora de elegir lo que crea más adecuado, de entre toda la información recibida. Debemos utilizar el sentido común y cuestionarnos cómo es posible que el ser humano sea el único animal del planeta que bebe leche después del destete, y que, por añadidura, bebe leche extraída de otro animal. Creemos que este sentido común nos tiene que llevar a preguntarnos de dónde adquieren las vacas el calcio para que su leche lo contenga, y qué cantidad de leche tiene que tomar una yegua o un toro, o quizás una jirafa o un elefante, para que sus huesos estén sanos y fuertes.

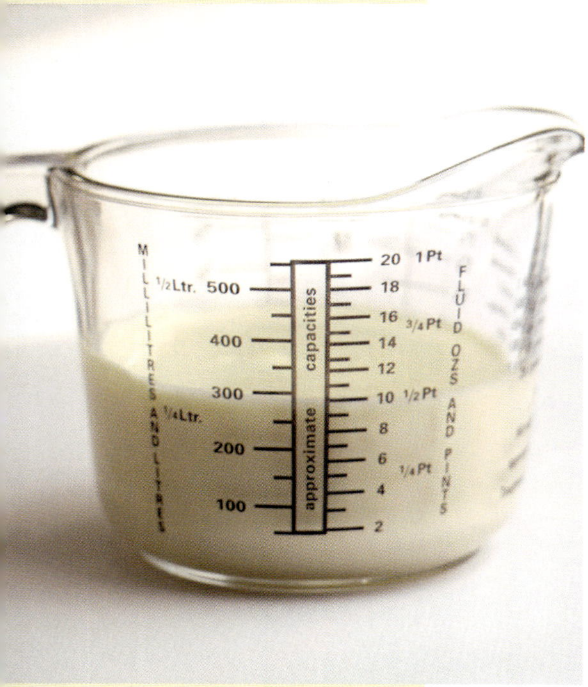


Sin ir tan lejos, los chimpancés y gorilas, genéticamente parecidos al ser humano (idénticos en un 95 por ciento), toman el calcio de las hojas verdes, como las vacas, toros, jirafas, elefantes y yeguas. Además, los primates comen semillas y frutos secos que encuentran en la selva: castañas de cajou o anacardos, coquitos o nueces de Brasil, pistachos, cacahuetes y un sinfín de frutos que desconocemos en nuestro país. Pero no debemos preocuparnos, pues podemos encontrar el calcio necesario en las almendras, nueces y el cacao puro. Éste es el producto de la naturaleza más rico en magnesio, sustancia que fortalece nuestros huesos, por lo que es una buena alternativa junto con la leche de soja, de almendras, de arroz, de avena y demás leches vegetales como sustituto del desayuno, si le añadimos una cucharada de miel o de melaza, que puede adquirirse en cualquier herbodietética o farmacia.

Si los mamíferos consiguen el calcio de las hojas verdes, nosotros podemos recurrir a verduras como la acelga, espinacas, coles, lechuga, algas, achicoria, borraja, grelos, alfalfa, ortigas (en ensalada resultan deliciosas), diente de león, perejil, berros, etc. Además, tenemos a nuestra disposición el polen, que puede ayudarnos en la edad de crecimiento, desarrollo y en la etapa más crítica: el climaterio o menopausia. El polen contiene nada más y nada menos que 480 ml de calcio por cada 100 g de parte comestible, mientras que en la leche de vaca hay de 100 a 120 mg de calcio por cada 100 g de producto. Por otro lado, para favorecer la absorción de calcio, debemos reducir al máximo el consumo de azúcar refinado, pues nos lo «roba», así como de grasas, carnes y sal, puesto que cuanta más sal tomemos, más calcio eliminaremos por medio de la orina. Conviene también tomar el sol para que se sintetice la vitamina D que va a hacer que se fije el calcio en nuestros huesos.

Es conocido lo mal que se llevan los niños con las verduras y, si es usted madre, habrá podido comprobar por sí misma cuánto cuesta que un niño se coma un plato de espinacas o de acelgas. Muchas madres se quejan de que sus hijos no comen verduras, pero dicen no estar preocupadas, porque, sin embargo, beben cuatro vasos diarios de leche y además comen muchos yogures. En cierto modo, en efecto, la leche es la verdura «pasada» por la vaca. En cambio, los niños que no toman leche, curiosamente son asiduos consumidores de verduras: puede hacerse la prueba. Esto lo decimos por la experiencia vivida en nuestra consulta médica durante quince años: los niños que más leche tomaban eran los que más infecciones contraían, los que más cansados se encontraban y los que más mucosidades padecían.

Antes de pasar a exponer las razones por las que no recomendamos el consumo de leche de vaca, les ofrecemos a continuación una tabla comparativa del contenido de calcio en algunos alimentos, para que el aporte de esta sustancia quede garantizado:

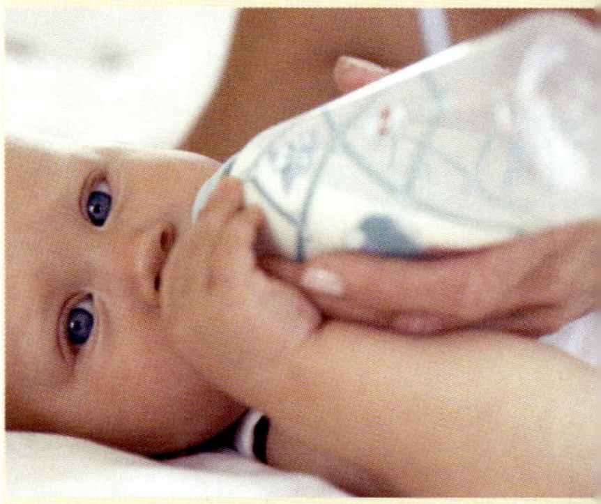

¿Por qué razón el ser humano es el único animal del planeta que bebe leche después del destete?

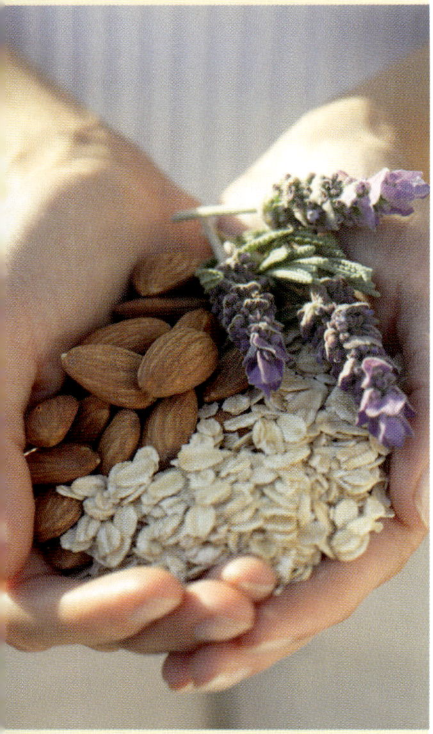

| Alimentos (mg/100 g de parte comestible) | Contenido en calcio |
|---|---|
| alga *hijiki* | 1.400 |
| alga *wakame* | 1.300 |
| alga *arame* | 1.170 |
| semillas de sésamo | 650 |
| agaragar seco | 625 |
| alfalfa | 525 |
| polen | 480 |
| *chenopodium album* | 400 |
| mostaza fresca | 310 |
| nabo fresco | 267 |
| almendras | 252 |
| perejil | 250 |
| cacao en grano | 247 |
| avellanas | 243 |
| levadura de cerveza seca | 217 |
| acelga | 200 |
| soja y derivados | 200 |
| col rizada | 200 |
| berros | 200 |
| higos secos | 190 |
| altramuces | 180 |
| diente de león | 170 |
| alga *kelp* | 168 |
| pistachos | 136 |
| nuez de Brasil | 130 |
| alga espirulina | 118 |
| cacao en polvo | 114 |
| brécol | 113 |
| espinacas | 106 |
| pipas de girasol | 100 |
| hinojo | 100 |
| avena en grano | 66 |
| garbanzos | 45 |
| **Necesidades diarias de calcio:** | |
| adultos y tercera edad | De 800 a 1.000 mg |
| embarazadas y lactantes | 1.300 a 1.500 mg |
| bebés | 400 mg |
| niños de 1 a 10 años | 700 a 1.000 mg |
| entre 10 y 18 años | 1.200 a 1.400 mg |

## ALERGIAS, TRASTORNOS DIGESTIVOS E INTOLERANCIA A LA LACTOSA

Cada vez son más las voces que se levantan en contra del consumo de leche de vaca por parte del ser humano, y cada vez resultan más concluyentes los estudios que relacionan la ingesta de productos lácteos con enfermedades como la osteoporosis, la artritis, las alergias, las migrañas, las otitis, las enfermedades del corazón, el asma, la fiebre del heno e incluso el cáncer.

De las sustancias que componen la leche, hay dos especialmente importantes que pueden plantear problemas digestivos: la caseína y la lactosa o azúcar de la leche. Para digerir y asimilarlas, los humanos disponemos de dos enzimas: la renina, para hidrolizar la caseína y la lactasa, para la lactosa.

Pues bien, a partir de los 3 años de edad vamos perdiendo lactasa, hasta que ésta desaparece de nuestro organismo, a una velocidad que varía según las razas. En los pueblos que tradicionalmente no han sido consumidores de leche (personas de ascendencia asiática, africana, malasia, filipina y los descendientes de los indios americanos), a los 3 años de edad ha desaparecido por completo y reaccionan a los productos lácteos con trastornos digestivos, mientras que entre los miembros de la raza blanca, con mayor consumo de lácteos, disminuye poco a poco, con mayor lentitud.

Curiosamente, pese a que los orientales no toleran la leche, entre las mujeres japonesas —que siguen una dieta tradicional de arroz integral, soja en todas sus variantes y té verde—, la incidencia de osteoporosis y de cáncer de mama es de las más bajas del mundo. Además, como dijimos anteriormente, en su vocabulario no existe la palabra «sofocos», gracias a que la soja, que consumen en abundancia, contiene isoflavonoides, unas sustancias que ayudan a que, al alcanzar la edad del climaterio o menopausia, estos síntomas característicos les pasen casi totalmente inadvertidos.

Existe un estudio epidemiológico muy revelador realizado en China y Taiwan. Es evidente que no hay vacas suficientes para que los chinos (más de 1.200 millones de individuos) tomen leche de vaca. Y precisamente cuando éstos introducen el consumo de leche de vaca en su dieta es cuando se produce un incremento alar-

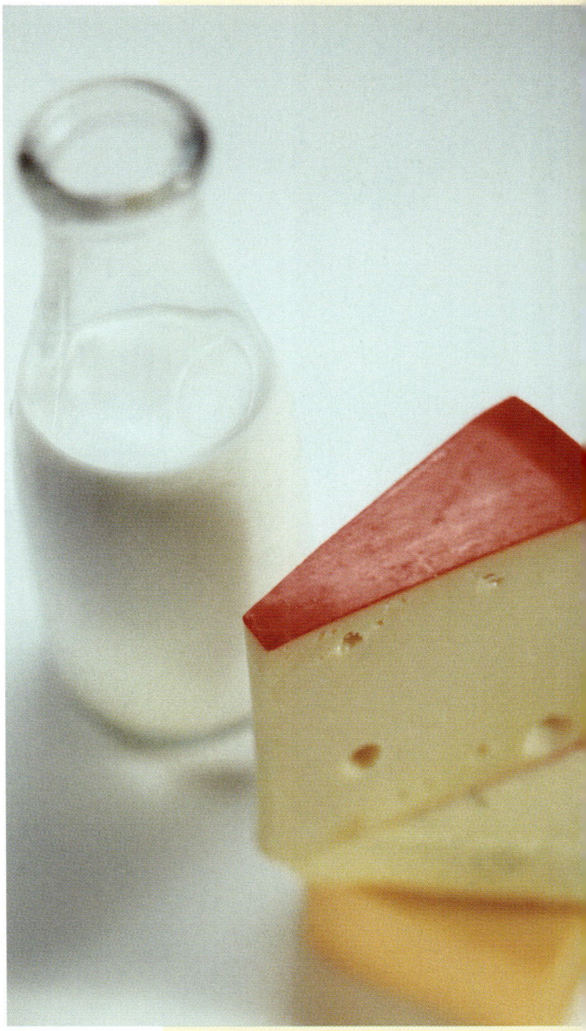

A partir de los 3 años de edad vamos perdiendo progresivamente lactasa, hasta que ésta desaparece de nuestro organismo

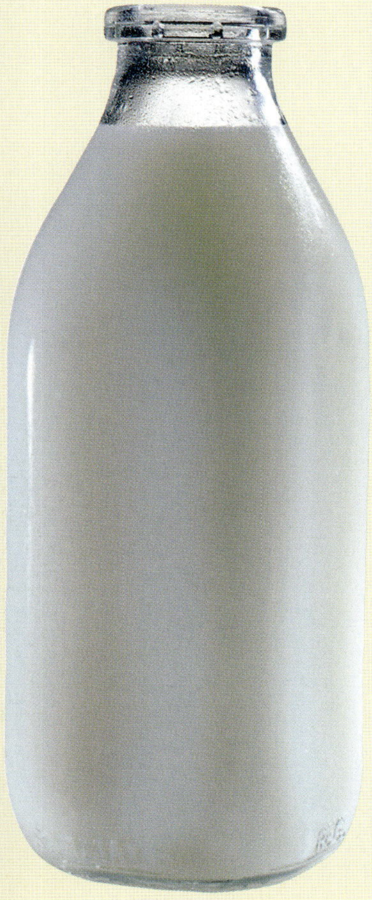

mante de la osteoporosis. Según el equipo de Hsiu y Funk (universidades de Taipeh y Los Ángeles, respectivamente), la osteoporosis aumenta de forma espectacular en aquellas personas que sin haber tomado nunca leche animal, comienzan a tomarla. Esta pérdida de calcio puede ser debida a la acidez transitoria producida por el exceso de proteínas de los lácteos. Se trata de un hecho definitivo, pues los chinos que toman leche consumen hasta cuatro veces más calcio que los que no la toman.

No deja de ser también significativo que la osteoporosis sea una enfermedad más común en los países con mayor consumo de leche, si supuestamente la previene. Por ejemplo, Estados Unidos es el país del mundo que más leche consume, tanto es así que bebe más leche que la suma del consumo del resto del planeta. Si la leche fuera tan buena, una reacción lógica sería que la calidad de vida de sus habitantes fuera mejor. Sin embargo, un estudio hecho al respecto en abril de 1981, publicado en *Los Angeles Times* y realizado por el doctor Richard O. Keler, director del President's Council of Physical Fitness, constataba que el obrero norteamericano ocupaba el primer lugar del mundo en cuanto a enfermedades degenerativas. De todas formas, no debemos olvidar que el aumento del sedentarismo, de la obesidad y el menor consumo de fitoestrógenos, como la soja, respecto a los países orientales, son factores que también entran en juego. No todo se debe al consumo de la leche: los estilos de vida y dieta en general, son muy diferentes.

Tras realizar 25.000 análisis de sangre, el doctor americano William Ellis halló que los niveles más bajos de calcio se encontraban en personas que consumían leche de vaca. En las personas que carecen de lactasa, la lactosa no descompuesta en la digestión pasa al intestino, donde fermenta y puede producir meteorismo, flatulencia y diarrea. Este trastorno se conoce como intolerancia a la lactosa (entre otras sustancias), proceso que, además, puede interferir en la absorción intestinal del hierro y provocar anemia.

Se puede evitar el problema de la intolerancia a la lactosa tomando alimentos ya fermentados, como el yogur y el kéfir de agua, donde la lactosa se ha transformado en ácido láctico. Además, estos productos probióticos ayudan a mantener un buen equilibrio de la flora intestinal, es decir, de las bacterias que nos ayudan y favorecen nuestro sistema inmunológico.

En cuanto a la caseína, también con la edad desaparece la renina que sirve para digerirla. La caseína no hidrolizada posee una consistencia pegajosa. De hecho, se usa como pegamento en carpintería. En algunas personas parece adherirse a las paredes del intestino y así, impide la absorción de otras sustancias necesarias, lo que provoca fatiga crónica y alteraciones intestinales. A veces, la caseína irrita el sistema inmunitario y puede contribuir al desarrollo de una serie de enfermedades autoinmunes en las que los anticuerpos agreden nuestros propios órganos (artritis reumatoide, lupus, etc.).

Aunque forman parte de la alimentación del lactante y del niño, no hay que olvidar que los lácteos pueden facilitar que se produzcan algunas enfermedades. Una prueba de que la leche de vaca resulta indigesta en un adulto es la siguiente: después de amamantar a un bebé, la madre lo apoya en su hombro, mirando hacia atrás y mediante suaves golpecitos en la espalda le ayuda a expulsar los aires ingeridos con la succión. En ocasiones los bebés regurgitan y el aire expulsado arrastra una cantidad de la leche recién succionada. Si observamos bien, veremos que esta leche presenta un aspecto como cuajado y desprende un olor agrio, a fermento. Esto es así porque su glándula timo segrega lactasa, una enzima que, unida a la que se fabrica en el intestino, hace posible la asimilación de la lactosa de la leche, azúcar que da nombre a la leche, mientras el niño no tiene dientes. Después de este tiempo, la glándula timo ya no fabrica lactasa, o por lo menos no lo hace en las cantidades que lo hacía cuando el niño era amamantado, puesto que cuando tenemos dientes ya no necesitamos la leche materna para alimentarnos. Pues bien, he aquí la prueba a la que antes hacíamos referencia: tómese un buen vaso de leche y a los cinco minutos provoque el vómito. Si lo que regurgita es parecido a lo que su hijo eructaba cuando le daba el pecho, entonces y sólo entonces habrá comprobado cómo su cuerpo es capaz de asimilar la leche; pero me temo que lo que va a ver es totalmente diferente.

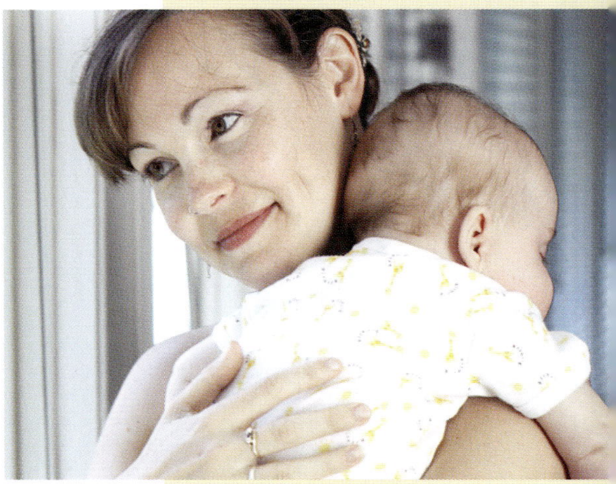

Otro dato: hasta hace poco, a los enfermos de úlcera se les mandaba tomar mucha leche. Curiosamente, los gastroenterólogos se han dado cuenta de que estaban equivocados en este sentido, porque si bien es cierto que la leche producía un bienestar transitorio en el paciente, el efecto rebote posterior sobrepasaba con creces los efectos nocivos que producía la leche sobre la úlcera.

La leche, además, se suprime por prescripción médica cuando se tiene colesterol, ácido úrico, hipertensión o alergias, por ejemplo. Según el doctor francés Gauvin, las enfermedades de garganta, nariz y oídos se deben al elevado consumo de yogures y de leche, y el doctor Oski, jefe del Hospital Pediátrico Johns Hopkins, asegura que muchos casos de asma y sinusitis mejoran o incluso desaparecen cuando se eliminan totalmente los lácteos de la dieta.

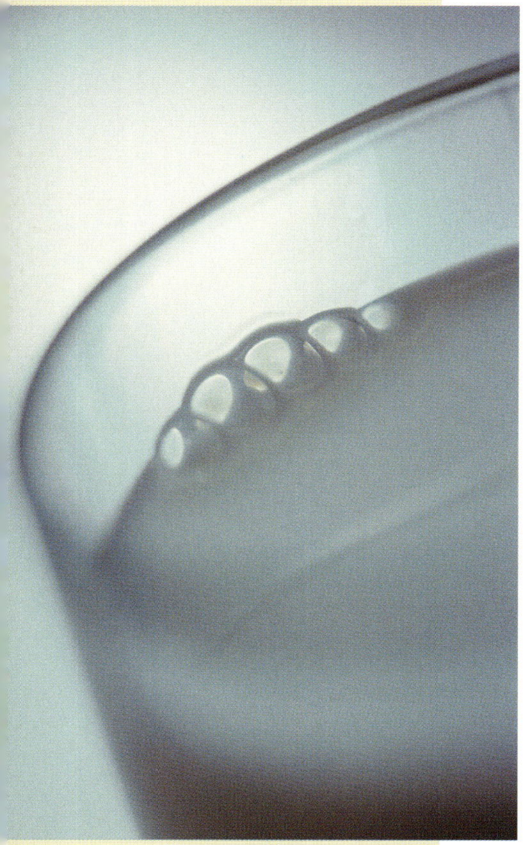

Otra serie de complicaciones que resultan del consumo de la leche de vaca es la nefrosis, una alteración de los riñones que provoca una pérdida permanente de proteínas por la orina. Un grupo de investigadores de la Universidad de Colorado y otro de la Universidad de Miami han identificado esta enfermedad en niños con edades comprendidas entre 10 y 14 años. Cuando la leche era eliminada de la dieta de estos niños, la pérdida de proteínas cesaba y los niños se recuperaban rápidamente.

Son varios los estudios científicos que muestran la relación entre las proteínas de la leche de vaca y la diabetes juvenil. Muchas publicaciones coinciden con la teoría de que las proteínas lácteas están relacionadas con una gran parte de las diabetes juveniles insulinodependientes. En estos estudios se deduce que los niños que no se han expuesto a los lácteos en tempranas edades tienen un riesgo muy bajo de desarrollar diabetes. Si estas teorías son correctas, bastarían pequeñas cantidades de lácteos para desencadenar la fatal respuesta inmune en niños predispuestos genéticamente a ser diabéticos.

Hace unos veinte años, a un profesor de la Universidad alemana de Giessen se le ocurrió estudiar la forma de las moléculas del ácido láctico del yogur normal. Encontró que la mitad era de forma levógira y la otra mitad, dextrógira (la diferencia entre ambas formas es comparable a la diferencia entre nuestras manos izquierda y derecha). La levógira es una forma que no encaja con nuestro sistema enzimático, no puede ser asimilada y su destino es la eliminación renal. Este fenómeno explicaría el aumento de la insuficiencia renal infantil cuando se puso de moda dar cuatro yogures a diario a los bebés.

En cuanto a los quesos curados y fermentados, en realidad no son más que leche muy concentrada, por lo que al ingerir queso se pueden multiplicar por ocho o por diez los efectos negativos atribuidos a la leche.

Además de las hormonas de crecimiento, en cada sorbo de leche encontramos un auténtico cóctel de hormonas: de la pituitaria, hipotalámicas, esteroideas, pancreáticas, tiroideas, paratiroideas, adrenales, sexuales... De estas últimas, la progesterona está implicada en el desarrollo del acné y los estrógenos, en las alteraciones del aparato reproductor femenino. Por otra parte, diferentes estudios muestran una mayor incidencia de cánceres linfáticos en aquellas personas consumidoras de leche.

Cualquier mamífero lactante excreta toxinas a través de su leche. Éstas incluyen pesticidas, antibióticos, productos químicos, hormonas e incluso glóbulos blancos procedentes de las mastitis, lo que vulgarmente llamamos pus (la ley permite que la leche contenga entre un millón y millón y medio de glóbulos blancos por mililitro). También podemos encontrar en la leche de algunas vacas virus y bacterias (o al menos, las toxinas producidas por ellos) de enfermedades frecuentes en el ganado bovino (leucemia, tuberculosis e inmunodeficiencia). Además de estos tóxicos «naturales» están los añadidos por la industria láctea: por ejemplo, la vitamina D sintética, que en sobredosis es tóxica, o los numerosos aditivos autorizados (en España se permiten hasta treinta diferentes para los yogures).

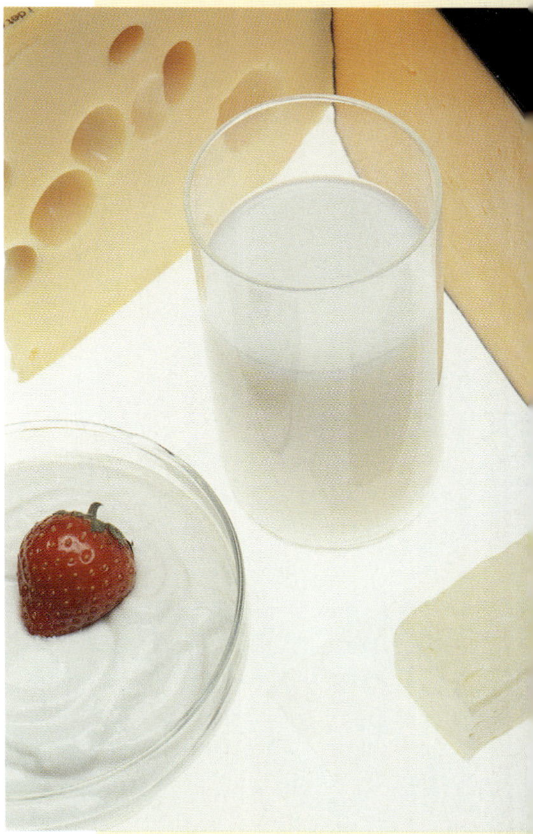

Al ingerir queso se pueden multiplicar por ocho o por diez los efectos negativos atribuidos a la leche

## PROCESOS DE INDUSTRIALIZACIÓN DE LA LECHE

Las cosas empeoran con la industrialización. La pasteurización hace las grasas más saturadas y la homogeneización facilita el paso a través de las paredes intestinales de las finísimas partículas de grasa sin previa digestión, lo que hace que se eleven los niveles de colesterol y de grasas saturadas en la sangre.

Si nos preguntamos si es bueno que los niños de cualquier edad tomen leche de vaca, podríamos decir que esto va en función de la cultura, de la familia y del propio niño. La «Comisión de Médicos para una Medicina Responsable» de Estados Unidos, dirigida por el doctor Neil Barnard, advierte contra los peligros que supone la ingesta por parte de los niños de leche de vaca pasteurizada y homogeneizada, ya que el consumo de este producto se asocia a la diabetes juvenil, alergias y tendencia a la mucosidad.

Además, los procesos a los que se ve sometida la leche de vaca, como la pasteurización, no hacen sino destruir hasta un 50 por ciento de la vitamina C que ésta contiene. Este proceso en concreto rompe los glóbulos grasos de la leche, por lo que esta grasa se extiende por todas partes. Esto se ha asociado a problemas como el endurecimiento de las arterias, hecho que a veces comienza en el momento del nacimiento.

En nuestro país se ha puesto de moda añadir a la leche de vaca todo tipo de vitaminas; esto en Estados Unidos es sistemático. Pues bien, las vitaminas A y D que se le agregan pueden causar problemas relacionados con la hipervitaminosis, ya que estas dos vitaminas solubles en grasa producen reacciones tóxicas cuando se ingieren en exceso. En realidad, la vitamina D favorece la calcificación y, en la leche, puede causar un grave daño a los riñones. También se han publicado centenares de artículos científicos que vienen a demostrar los efectos perjudiciales del hecho de añadir esta vitamina a la leche; entre estos efectos podemos citar las piedras de riñón, los cálculos urinarios, la hipercolesterolemia y el daño ocular.

También se ha producido un auge de los productos con la etiqueta «bajo en grasa», término que pertenece al lenguaje del marketing. Cuando decimos que la leche contiene un 2 por ciento de grasa, nos referimos a que por cada 100 g de leche, 2 g son de grasa, pero no hay que olvidar que un 87 por ciento de la leche es agua y que la leche entera contiene alrededor de un 3,5 por ciento de grasa. Este 2 por ciento supone entre un 22 y un 33 por ciento del total de las kilocalorías. Para que nos hagamos una idea, en un vaso de leche desnatada hay más grasa que en tres lonchas de beicon. Pocos son los beneficios que se obtienen al optar por los desnatados, sobre todo si se tiene en cuenta que la caseína sigue intacta.

En conclusión, el sentido común y los datos científicos sugieren que la leche es para el lactante. En la naturaleza los animales adultos no maman, y menos de hembras de otra especie. Además, la leche es para mamarla, ya que en cuanto se ordeña empieza a estropearse con gran rapidez. El ser humano ha resuelto este problema esterilizándola, pero ¿será tan beneficiosa así y fácil de asimilar como la que se mama? Parece claro que no es lo mismo mamar de la madre que tomar leche de vaca: «Nos nutrimos de lo que asimilamos, no de lo que comemos.»

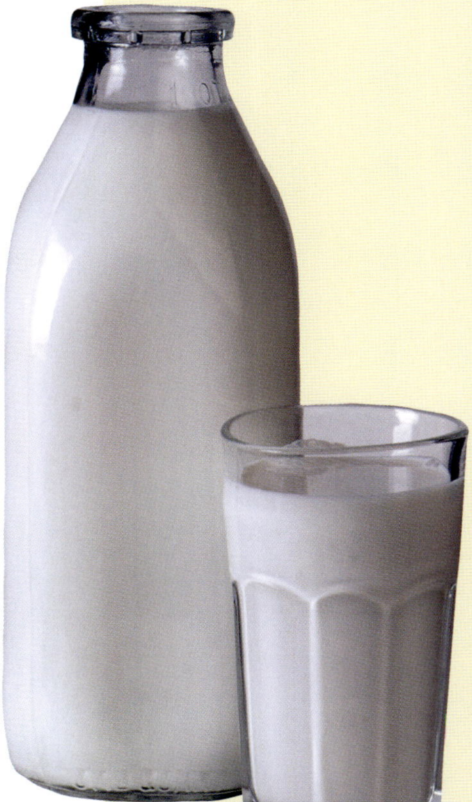

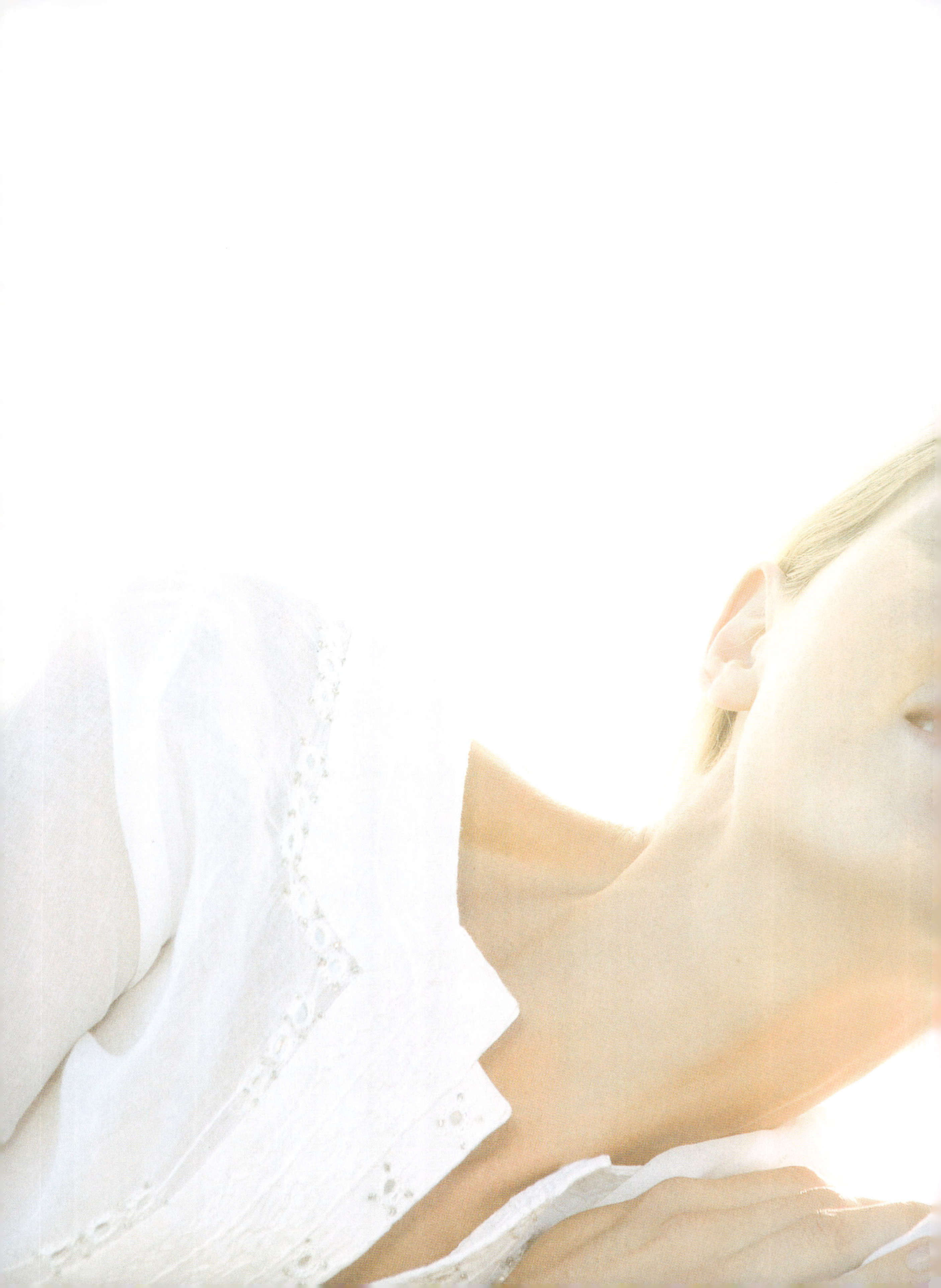

# POR UN ASPECTO SALUDABLE

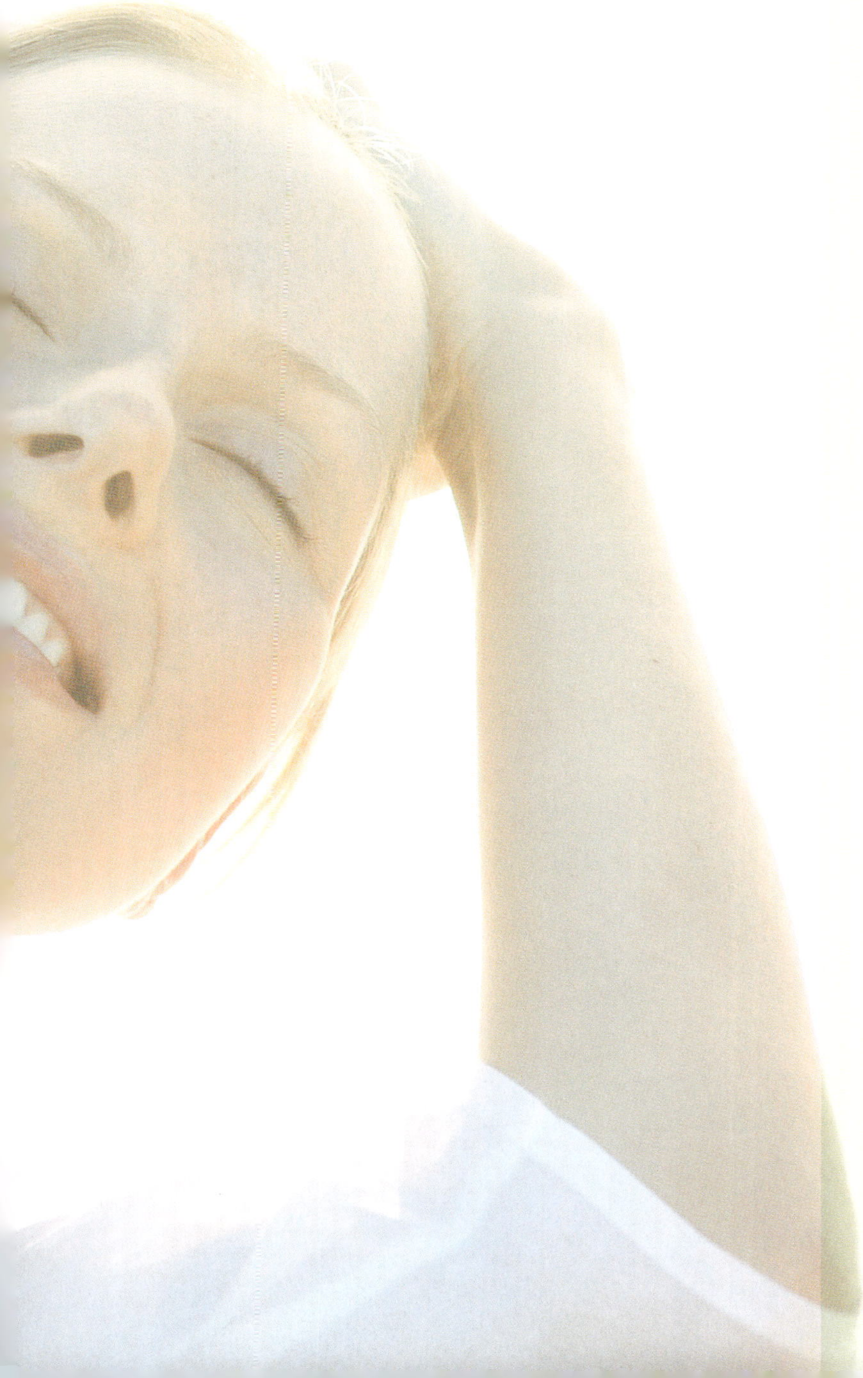

# INTRODUCCIÓN

Cuando hablamos de cuidados del cuerpo, los límites entre belleza y salud no siempre quedan muy bien definidos. La razón es bien simple: quien se preocupa por tener un buen aspecto físico muy a menudo obtiene como consecuencia, por añadidura, un aspecto muy saludable y, viceversa, un aspecto saludable es una manifestación indudable de belleza. Son dos caras, a menudo indisociables, de una misma moneda: la búsqueda del bienestar. Ya nos mueva el anhelo de belleza, ya la inquietud por la prevención de la salud, lo importante es adquirir buenos hábitos que abunden en el cuidado de nuestro cuerpo, siempre desde el convencimiento —nada hay más seguro— de que ha de durarnos toda la vida.

En la siguiente parte de la obra hablaremos de por qué nos ponemos enfermos, y de cómo evitar ese estado de ausencia de bienestar; ahora vamos a tratar de exponer una serie de cuidados especiales para ciertas partes del cuerpo que poseen una especial incidencia en nuestra apariencia física, como la piel —sobre todo la del cutis y el cuello—, el cabello, los dientes, los ojos o las uñas.

Piel y cabello son barreras importantes de nuestro cuerpo con el entorno que nos rodea, pues desarrollan especialmente funciones de protección, al tiempo que son capaces de eliminar residuos del organismo, e incluso participar en el control de la temperatura. Por estas y otras muchas razones la conservación, higiene y cuidado de piel y cabello es de una extrema importancia para nuestra salud y belleza.

Tanto los dientes como los ojos se llevan gran parte del protagonismo de nuestro rostro. Además, y con independencia de la cuestión estética, ojos y dientes cumplen funciones muy importantes para nuestro organismo. Gracias a los ojos recibimos un 80 por ciento de la información del medio que nos rodea. Sin embargo, diariamente se ven afectados por el polvo, los cosméticos, el humo del tabaco y otros elementos agresivos. Los dientes se encargan de la primera degradación de los alimentos para que luego puedan ser atacados por las enzimas de la saliva y los jugos gástricos. Su relevancia es enorme para una correcta alimentación, amén de que una buena dentadura es un elemento clave de una agradable presencia física.

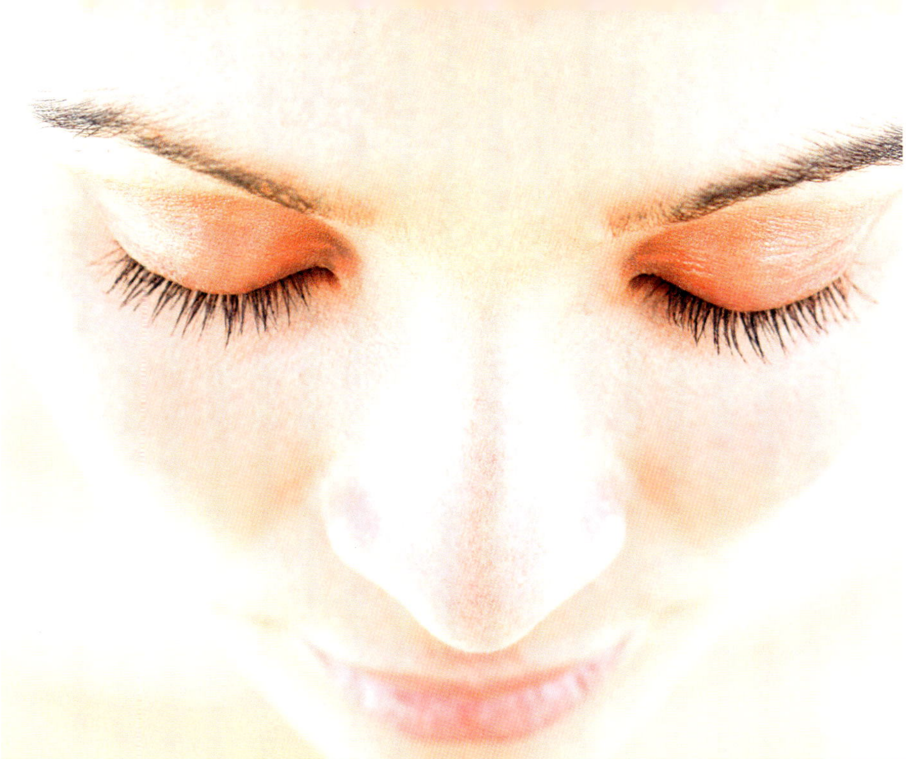

CAPÍTULO 6

# Cuidado de la piel

*La piel representa el tejido más superficial del organismo que, además de protegerlo, sirve para realizar parte de la respiración, mantener la temperatura del cuerpo, colaborar en la eliminación de productos residuales por medio del sudor, además de otras muchas funciones.*

Una persona adulta tiene casi dos metros cuadrados de piel en todo su cuerpo, y su grosor varía mucho según las zonas. En la piel se distinguen tres capas: la hipodermis o profunda donde hay vasos sanguíneos y grasa; la dermis o capa media, que tiene también vasos sanguíneos, terminales nerviosas y glándulas sebáceas y sudoríparas, además de la raíz del vello; y la epidermis o capa superficial constituida por cinco láminas de células superpuestas, de dentro hacia fuera. Las células de la epidermis nacen en la capa profunda, junto a los melanocitos, y lentamente ascienden a la más superficial, donde llegan muertas y posteriormente se desprenden. El ciclo medio de las células de la epidermis es de cuarenta y ocho horas de vida, o menos, en caso de que las agresiones —de los rayos solares, cosméticos o rozaduras— sean numerosas.

Para evitar el deterioro de la piel, como medida de prevención debemos revitalizar nuestra piel dejando que respire a través de prendas de algodón y poco ceñidas; no exponerla sin

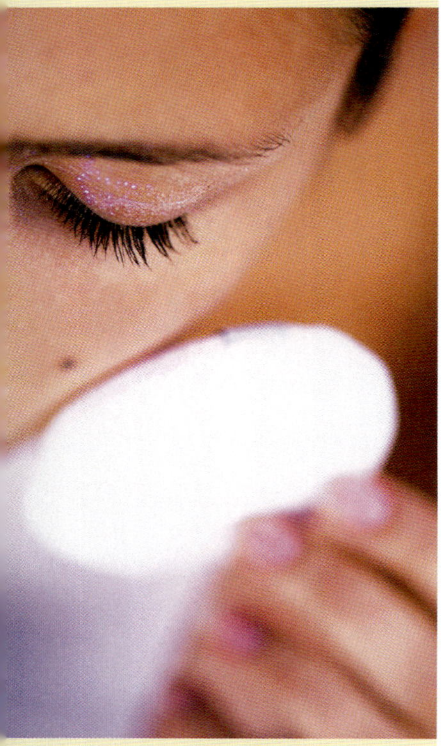

protección a los rayos solares; no abusar del empleo de cosméticos; facilitarle baños de aire de vez en cuando, con paseos prolongados; aplicar cremas nutritivas en zonas sensibles como cara, cuello, hombros y mamas; no abusar de los jabones y geles fuertes.

## CUIDADO DE LA PIEL

*Para el cuidado de la piel es muy recomendable:*

**MANZANA**: el jugo de manzana fresco puede aplicarse durante quince minutos directamente sobre la piel de las zonas más sensibles, para dotarlas de cierta fuerza y resistencia. Luego se retira con agua tibia. Se realiza un par de veces a la semana.

**ZUMO DE NARANJA**: éste es un remedio muy eficaz en el caso de las pieles envejecidas o muy agredidas por el sol y otros factores. Poner en el agua del baño el zumo de entre cuatro y seis naranjas recién exprimidas y sumergirse en ella, no más de quince minutos.

**ACEITE DE OLIVA Y AVENA**: para obtener una piel suave y reluciente, se frota el cuerpo con un poco de aceite de oliva mezclado con un puñado de avena molida. Después nos duchamos y notaremos la piel más suave. También se puede conseguir este efecto con un masaje de almendra molida mezclada con leche.

**ACEITE DE OLIVA Y SAL MARINA**: para evitar o reducir las durezas de la piel en codos, rodillas, espalda o talones podemos recurrir a una pasta formada por una taza de sal marina y la misma cantidad de aceite de oliva virgen. Frotar la zona afectada con la pasta, dejar actuar cinco minutos y luego eliminar con un aclarado. La piel se reblandece y pierde las zonas muertas. Después se frota durante otros cinco minutos con zumo de limón y, una vez que se absorba, se aplica aceite de almendras dulces. Si se repite todos los días la mejoría será notable. Otra forma de eliminar estas durezas es aplicar almendra molida mezclada con un poco de leche hasta formar una pasta fina. Se aplica de la misma forma que la sal.

**CORTEZA DE LIMÓN**: para las durezas de los pies, aplicar directamente sobre la zona afectada una corteza de limón con la parte blanca en contacto con la dureza. Sujetar con una venda y dejarla durante toda la noche. Para acelerar el ablandamiento y desprendimiento del tejido se frota la dureza dos veces al día con un poco de zumo de limón. Si se desea que no vuelva a salir, frotar los pies de vez en cuando con una mezcla de 3 cucharadas de aceite de girasol y 2 de vinagre.

**CREMA NUTRITIVA DE ALOE VERA**: cortar en trocitos muy pequeños un puñado de hojas de aloe vera e introducirlos en una botella. Añadir 1/2 litro de aceite de oliva virgen, cerrar y dejar macerar durante mes y medio. Pasado este tiempo colar el aceite para desechar las hojas y guardarlo de nuevo en la botella para utilizarlo cuando se necesite. Para embellecer la piel basta con extender unas gotas por la zona deseada un par de veces por semana (mejor después del baño). Si se trata de un problema de acné, psoriasis o eccemas, aplicaremos el gel sobre la parte afectada un par de veces al día (mañana y noche).

**LEVADURA DE CERVEZA**: para nutrir la piel recomendamos el uso de levadura de cerveza en forma de polvo seco (obtenido durante la fermentación de la cerveza tras deshidratar millones de levaduras similares a las que fermentan el pan). Se puede añadir o acompañar la levadura a una de las comidas del día (basta con un par de cucharadas), preferiblemente en el desayuno. Para conseguir buenos resultados en poco tiempo es necesario alternar un día sí y otro no durante medio mes.

**REAFIRMANTE FACIAL DE HAMAMELIS**: mezclar 1 cucharadita de vinagre de sidra y 2 de hamamelis en un plato o vaso pequeño. Aplicar firmemente con los dedos sobre la cara y cuello. Mientras actúa este líquido sobre la piel, batir una clara de huevo durante dos minutos y posteriormente extenderla, dejando que actúe durante quince minutos y después aclarar con agua fría.

**TÓNICO MUSCULAR DE UVA**: la piel de la cadera, muslos, piernas, cara y cuello se encuentra estrechamente relacionada con los músculos que, en número importante, se disponen por debajo de ella. Para elaborar este tónico introducir en un recipiente 100 ml de aceite de semillas de uva (7 cucharadas), 2 cucharaditas de esencia de romero y 1 cucharadita de esencia de lavanda. Una vez conseguida una mezcla homogénea, la guardamos en un recipiente pequeño con tapón de rosca y la conservamos a temperatura ambiente en lugar oscuro. Puede utilizarse dos o tres veces por semana sobre las zonas del cuerpo donde la piel está próxima a los músculos más activos (muslos, piernas, cara, brazos). Extender el tónico con las manos sobre la piel siempre en sentido «hacia el corazón». Dejarlo actuar durante treinta minutos antes de ducharse o bañarse para eliminar los restos de aceite.

**UNGÜENTO DE BULBO DE AZUCENA**: para lograr una piel corporal bella y tersa, se cuecen en 100 ml de agua 30 g de bulbo de azucena a fuego lento hasta que se reduzca a la mitad. Se cuela y se le añade al líquido 30 g de miel, otro tanto de cera virgen y la misma cantidad de zumo de cebolla. Se cuece todo al baño María hasta que se derrita la cera y se consiga una crema homogénea. Se puede aplicar en el cuerpo las veces que se desee.

## HIGIENE DE LA PIEL

*Como medidas de higiene generales le recomendamos:*

**JABONES**: los jabones deben incluir poco o nada de grasas de origen animal e incluso sosa cáustica. Elija aquellos que tengan aceites vegetales —aceite de palma, aceite de coco, aceite con avena— e incluso puede utilizar pastillas para la limpieza, que no son jabones pues no contienen detergentes ni grasas. El jabón cumple con sus funciones si lo utilizamos una vez al día; el resto de las veces podemos lavarnos con cremas de limpieza o simplemente con agua, según las necesidades de cada persona. Recuerde que no todos los jabones son inocuos, algunos pueden provocar reacciones alérgicas: cuando utilice alguno de ellos por primera vez, haga una pequeña prueba lavando primero una zona pequeña de la mano.

**MANOS**: la limpieza de las manos, con o sin jabón, debe realizarse siempre antes de comer o después de haber estado en contacto con alguna sustancia contaminante, como cuando vamos al servicio, trabajamos en el jardín o jugamos con un animal. Hoy por hoy, las manos son elementos de gran potencial contaminante, ya sea directa (contacto con la boca, heridas) o indirectamente (alimentos). Igualmente hay que mantener las uñas con pulcritud: cortas (hacerlo siempre en línea recta) y limpias (utilizar cepillo de uñas).

**OREJAS**: con frecuencia olvidamos que ésta es una parte importante del cuerpo. Durante la ducha utilice agua para limpiar el pabellón auricular. Durante el secado, elimine toda humedad, no sólo la del pabellón auricular, sino también la del conducto auditivo externo, con ayuda de la toalla e incluso de bastoncillos de algodón, con cuidado de no introducirlos en exceso.

**AXILAS**: deben recibir el mismo tratamiento que el resto de la piel, con la salvedad de que, al acumular mucha más humedad, los lavados de esta zona deben ser, como mínimo, dos o tres diarios (con jabón sólo uno de ellos). Si utiliza antitranspirantes, con dos veces al día es suficiente. Ayudará a mantener en condiciones higiénicas esta zona del cuerpo si utiliza ropa holgada que transpire y le permita «airearse».

**PIES**: para mantener su integridad, hay que lavarlos como mínimo una vez al día, ya sea con jabón o con cremas limpiadoras. Mucha atención al secado, pues hay que esmerarse en la zona de entre los dedos para evitar humedades. Al final del secado, de vez en cuando, espolvoree un poco de bicarbonato sobre los pies. Las uñas deben cortarse en línea recta para evitar uñeros y otras infecciones. Use calcetines de algodón o de otras fibras naturales que deben cambiarse, como mínimo, diariamente.

**BAÑO**: su mayor beneficio es la relajación que proporciona, aunque para conseguir este efecto basta con quince minutos. Podemos potenciar la eficacia del baño si añadimos infusiones relajantes como las de manzanilla o salvado.

## PIEL GRASA O PIEL SECA

La piel cuenta con numerosas glándulas sebáceas (productoras de grasa) y sudoríparas (productoras de sudor) que vierten sus productos a través de pequeños conductos situados en las proximidades del vello.

Su número y producción dependen mucho de los genes de cada uno (herencia) y, en consecuencia, también del tipo de piel (grasa, normal o seca), si bien es cierto que algunos factores pueden incrementar su «trabajo». Las ropas ceñidas, la temperatura elevada, el empleo de agua muy caliente en la ducha y el uso de geles o jabones muy agresivos, son algunos de los elementos que pueden influir en la aparición de pieles grasas o secas.

El contacto de la piel de las manos con jabones para lavar, detergentes y lavavajillas es la causa más frecuente de piel seca, frágil y quebradiza. Este tipo de pieles no sólo pican y están tirantes, sino que además son más propensas a la aparición de arrugas.

*Para el cuidado de la piel grasa le recomendamos:*

**DIETA Y EJERCICIO**: no comer vísceras o carne roja (sustituirlas por las de pollo o pavo), evitar tomar dulces, chocolate y alcohol, y tomar en abundancia verduras y frutas (sobre todo en los zumos). Realizar una actividad física de forma moderada, dormir bien, lavarse con jabón o gel una vez al día (las demás sólo con agua) y otra vez con agua de limón.

**BAÑO DE LIMÓN**: por su efecto astringente, el baño de limón es de interés en este tipo de pieles. Se prepara un baño de agua caliente con seis limones cortados en rodajas. Se deja reposar los limones quince minutos y luego se exprimen para obtener su zumo. Permaneceremos quince minutos en el interior del agua.

**FRAMBUESA**: la frambuesa es buena para las pieles grasas. Se prepara una loción de frambuesa hirviendo 1 litro de agua con 20 g de hojas de frambuesa durante quince minutos. Con esta loción podemos lavarnos la cara, cuello, e incluso añadirla directamente al baño para que sus efectos sean generalizados. Aplicar una vez por semana.

**TRIGO**: el trigo es también ideal contra la

piel grasa. Se mezcla un puñado de salvado de trigo con una clara de huevo sin batir, se remueve todo bien y se aplica sobre la cara con un suave masaje. Dejamos actuar la mascarilla diez minutos y luego la eliminamos con agua tibia. Aplicar una o dos veces por semana.

**PEPINO**: para cerrar los poros dilatados y cuidar la piel grasa, el pepino con un poco de huevo puede resolver el problema. Para ello debemos pelar un pepino mediano, licuarlo y mezclar el líquido resultante con una clara de huevo batida a punto de nieve. Remover bien la mezcla y añadir el zumo de un limón. Guardar en lugar fresco. Aplicar dos o tres veces por semana hasta eliminar el problema y luego, como mantenimiento, de vez en cuando.

*Para el cuidado de la piel seca le recomendamos:*

**DIETA HIDRATANTE**: beber muchos líquidos a lo largo del día, no emplear cremas grasas, no tomar el sol, lavarse con agua de avena o de germen de trigo, evitar el alcohol y el tabaco, comer muchos alimentos con vitaminas A y E, como vísceras, zanahorias y productos lácteos.

**ALMENDRAS Y LECHE ENTERA**: para elaborar un buen hidratante sólo necesitamos un puñado de almendras (ocho o diez) y un vaso de leche entera. Moler muy bien las almendras, verterlas a una taza y mezclarlas bien con la leche. Se deja reposar durante diez horas en el frigorífico removiendo de vez en cuando. Finalmente, se filtra el líquido y se conserva en un tarro hermético en la nevera. Aplicar el hidratante todos los días, mejor por la noche, sobre las zonas más afectadas y lentamente se notará una gran mejoría.

**ACEITE CORPORAL PARA PIELES SECAS**: calentar al baño María 1/4 de litro de aceite de oliva virgen y, cuando alcance la ebullición, añadir un puñado de pétalos de rosa. Dejar dos o tres minutos en el fuego y luego retirar. Dejamos reposar la mezcla durante veinticuatro horas y filtramos el aceite aplastando los pétalos para obtener todo su «jugo». Con el aceite filtrado repetimos todo el proceso, al menos dos veces más, ya que, cuantas más veces se repita, más concentrado estará. Guardar en un frasco con cierre hermético y en lugar oscuro. Aplicar sobre la piel dos o tres veces por semana, siempre después del baño y con la ayuda de un ligero masaje.

**DESMAQUILLANTE PARA PIELES SECAS**: mezclar en un recipiente 200 g de aceite de oliva virgen de primera presión en frío, 10 g de lecitina de soja y otro tanto de jugo de limón. Remover hasta conseguir una crema homogénea que se guarda en un frasco con tapón de rosca. Antes de usarlo conviene agitar bien para que se mezclen los componentes. Aplicar cada noche, con la ayuda de un algodón humedecido en la crema, por la cara hasta que no quede ninguna impureza o suciedad.

## MANCHAS EN LA PIEL

La piel puede presentar diferentes tipos de manchas o cambios de pigmentación. Por ejemplo, las lesiones de tipo alérgico producen manchas rojizas o rosadas, al igual que las quemaduras. Sin embargo, las manchas que permanecen durante años e incluso nos acompañan a lo largo de toda la vida son de color oscuro, marrón en sus diferentes tonalidades e incluso negro.

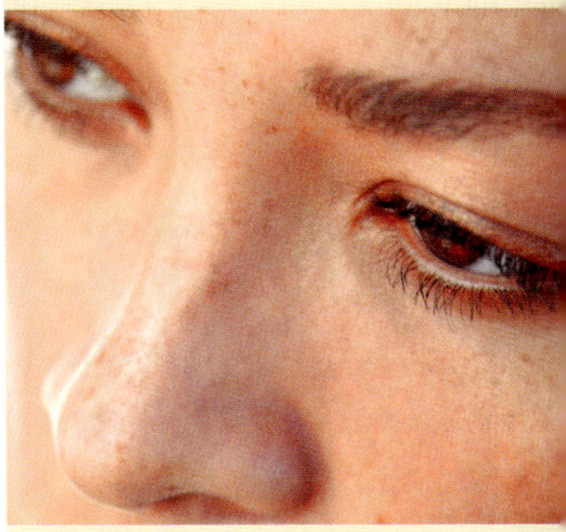

Dentro de este tipo de manchas las más frecuentes son las pecas (en la cara, brazos y piernas), lunares (en cualquier parte del cuerpo y de diferentes tamaños) y las manchas por envejecimiento (zonas marrón claro que aparecen en zonas expuestas de la piel).

Para prevenir su aparición se debe reducir el uso de cosméticos y cremas, sobre todo en la cara. Hay algunas cremas que incluyen como ingredientes betacarotenos (vitamina A), que, si no se sigue la debida protección solar, pueden provocar manchas oscuras en la piel. También es imprescindible disminuir la exposición a las radiaciones solares o rayos UVA, utilizar cremas protectoras solares con factor de protección elevado y evitar los traumatismos y lesiones sobre las zonas pigmentadas. Conviene seguir una alimentación rica en frutas y verduras (tomate, mango, zanahoria, calabaza) para aumentar el aporte de vitaminas C y A, ya que con ello se dota de mayor vitalidad a la piel. También hay que procurar evitar en lo posible las situaciones de estrés, nerviosismo y ansiedad. En su mayoría, estas manchas sólo tienen un inconveniente estético y su eliminación se realiza exclusivamente mediante técnicas sencillas de cirugía. No obstante, podemos proporcionar algunos consejos y remedios para que sean menos visibles.

**CREMA DE AZAHAR, LIMÓN Y HUEVO**: se prepara con medio vaso de agua de azahar, 1 cucharada de aceite de girasol, la clara de un huevo y 1 cucharada de zumo de limón. Todo bien mezclado, se guarda en un frasco de cierre hermético y de color oscuro. Cada día aplique un poco de este líquido sobre las manchas o pecas y comprobará que lentamente desaparecen o disminuyen su intensidad.

**DULCAMARA PARA MANCHAS DE EMBARAZO**: la dulcamara es una planta trepadora que puede ayudarnos a eliminar las manchas aparecidas durante el embarazo, si aplicamos su jugo fresco sobre las partes de la piel afectadas.

**SELLO DE SALOMÓN**: las manchas cutáneas y las pecas tienen en esta planta perenne a un gran enemigo. Podemos utilizar una decocción elaborada con 50 g de rizomas de esta planta y 1 litro de agua fría. Se hierve durante cinco minutos, se filtra y se aplica sobre las manchas dos veces al día con la ayuda de una gasa. En el caso de las pecas, se hierve quince minutos y se sigue el mismo procedimiento.

**ZUMOS FRESCOS** de zanahorias, remolacha o col. Cada día tómese uno de estos zumos para fortalecer la piel y equilibrar su pigmentación.

**DECOLORANTE DE YOGUR Y MIEL**: éste es un remedio especialmente útil para eliminar o reducir las manchas que aparecen a edades avanzadas. Se mezclan en un plato hondo o cazuela pequeña 1 cucharada de yogur natural, 1 yema de huevo y media cucharada de miel. Se remueve todo bien hasta formar una pasta homogénea. Se extiende la crema sobre la piel de la cara, cuello y hombros con la ayuda de una tela limpia, mediante ligeros movimientos circulares. Se deja que la crema actúe durante treinta minutos y después se elimina la mascarilla con abundante agua tibia. Se puede practicar este remedio en días alternos.

**PIEL DE LIMÓN**: para las pecas, lunares pequeños y manchas del embarazo podemos recurrir a la piel de limón. Con la parte externa de la piel fresca del limón, frotamos las zonas de la piel afectada durante un par de minutos. Se repite todos los días, y lentamente se observarán los resultados.

**DECOLORANTE DE PAPAYA**: la papaya contiene sustancias, como la papaína, capaces de eliminar células muertas de la piel, queratina y otros residuos que forman parte de las manchas presentes en la piel. Su aplicación diaria contribuye a reducir la presencia de manchas en cara, cuello, brazos y piernas. Basta con utilizar una papaya madura de tamaño mediano, pelarla formando cortes amplios y usar estas partes de la piel para aplicarlas en las manchas. Se frota suavemente la cara y el cuello con la parte interna de los trozos de piel de papaya, desde la frente hasta la clavícula. Se deja actuar esta «crema» durante diez minutos. Después, se limpia con agua fría. Puede aplicarse dos o tres veces por semana y en particular antes de utilizar fórmulas limpiadoras, hidratantes o tonificantes, pues de este modo desarrolla sus efectos con mayor facilidad.

**INFUSIONES DE GINGKO BILOBA**: como en el caso de la milenrama, las infusiones de esta planta —basta con 1 cucharadita de la planta por cada taza de agua hirviendo—, aplicadas diariamente con la ayuda de un algodón o gasa, ayudan a disminuir la apariencia de manchas, pecas y, en menor medida, lunares.

**DECOLORANTE DE LIMÓN Y HAMAMELIS**: en un recipiente de cierre hermético, se vierten 100 ml de hamamelis, 2 cucharaditas de zumo de limón y 1 gota de aceite de limón. Se cierra el frasco y se agita bien durante varios minutos hasta que la mezcla sea perfecta. Se aplica la mezcla suavemente sobre la piel con la ayuda de un algodón, excluyendo los párpados, pues puede irritar los ojos. Se deja que la mezcla actúe durante diez minutos y después se limpia la cara con agua templada. Podemos utilizar este remedio todos los días, hasta que notemos una clara mejoría.

**CEBOLLA**: en el caso de las manchas que aparecen con la edad, es muy útil la aplicación diaria de un poco de cebolla roja. Basta con cortar una rodaja y frotar sobre la mancha durante unos minutos.

**CREMA DE RÁBANO**: esta crema está especialmente indicada para las pecas. Se elabora mezclando 3 cucharadas de yogur, 2 cucharaditas de zumo de limón y media cucharadita de raíz de rábano picante. Se mezcla todo en un plato con la ayuda de un tenedor y se aplica con un bastoncillo de algodón sólo donde haya pecas. Procure evitar el contacto con zonas sensibles como labios y ojos.

**HAMAMELIS LÍQUIDO**: este remedio está especialmente indicado en el caso de las manchas que aparecen en las zonas con hueso o duras de la cara como la frente, mentón o pómulos. Es suficiente con humedecer un poco de algodón en hamamelis líquido y aplicarlo con ligera presión sobre la zona afectada. Se emplea una vez al día hasta conseguir los efectos deseados.

**DECOLORANTE DE ACETONA**: las manchas de la piel que son poco relevantes pueden mejorar con acetona. Basta con aplicar la acetona con la ayuda de unos bastoncillos de algodón. Eso sí, se debe aplicar sólo sobre la zona afectada por la mancha, evitando el tratamiento sobre la piel sana, y siempre en días alternos.

**AGUA DE CEBADA**: se cuecen 100 g de cebada a fuego lento en 1 litro de agua durante quince o veinte minutos. Después se filtra el líquido a través de un paño de lino o algodón y, con los restos de cebada que quedan en el paño, se frota suavemente sobre las manchas. Hay que aplicar este remedio dos veces al día (el mismo puñado de cebada sirve para varias aplicaciones).

**SEMILLAS DE ONAGRA MACHACADAS**: este tipo de semillas está indicado muy especialmente para tratar las manchas que surgen por erupciones. Hay que machacar

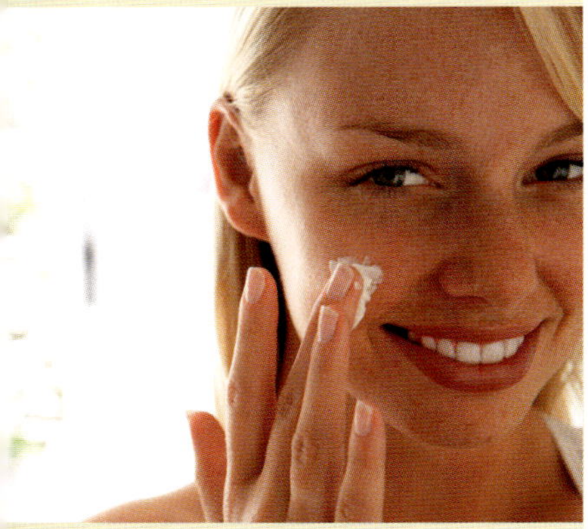

un puñado de semillas de onagra y luego frotarlas sobre la zona afectada (con dos o tres veces las lesiones se reducen de forma importante). Este remedio no debe aplicarse a niños menores de 5 años.

**CREMA PARA MANCHAS Y PECAS**: para elaborar esta crema necesitamos 10 g de raíz de diente de león, 75 g de aceite de almendras amargas o de oliva virgen, 25 g de cera de abejas, 10 gotas de jugo de limón y 1 g de aceite de rosas (6 gotas). Primero se elabora una infusión hirviendo la raíz de diente de león durante quince minutos y después se deja enfriar. Luego se elabora la crema calentando todos los ingredientes al baño María durante quince minutos, sin dejar de remover. Se apaga el fuego, se deja enfriar y se guarda en un frasco con cierre de rosca. Por la mañana y por la noche se lava la cara con la infusión de raíz de diente de león y, una vez que se ha secado la infusión, se aplica la crema y se deja actuar durante veinte minutos. Se elimina con agua templada. Para quitar manchas o pecas por el sol, este remedio se debe aplicar durante veinte días seguidos.

**HOJAS DE LLANTÉN**: se hierve 1/4 de litro de agua, se retira del fuego y se añade un puñado de hojas de llantén. Se deja reposar durante quince minutos, se cuela el líquido y, con la ayuda de unas gasas, se aplica directamente sobre las manchas durante unos minutos. Hay que usarlo todos los días hasta que se produzca la mejoría deseada.

**PÉTALOS DE ROSA Y FLORES DE ROMERO**: se cuecen varios pétalos de rosa y flores de romero en vino blanco. Se filtra y se aplica sobre las manchas. Esta fórmula se conoce desde hace casi cuatro siglos, y sus resultados son espectaculares.

**CREMA DE NIEVE DE PRIMAVERA**: para prevenir las manchas producidas por el sol, se coge un poco de nieve virgen caída en primavera y se deja que se derrita; después se mezcla el agua de la nieve con una cantidad similar de aceite de oliva virgen de primera presión en frío hasta que se forme una especie de crema. Se aplica en las zonas expuestas al sol, para evitar que salgan manchas.

*Para remediar la despigmentación le recomendamos:*

**DIETA HEPÁTICA**: debemos introducir en nuestra dieta los alimentos crudos y semicrudos en una proporción de 3 a 1. Evitaremos los embutidos, la bollería refinada y los alimentos tóxicos. Conviene tomar ensaladas de col con apio, alcachofas, rábanos, berros, espinacas, zanahorias y diente de león. La infusión de alcachofa, diente de león y ortiga da buenos resultados.

**ACEITE EXTERNO**: se pone a freír un vaso de aceite de oliva virgen de primera presión en frío con medio vaso de aceite de ricino. Se le añaden 3 cucharadas de salvia, 1 cucharada de ortiga verde y 1 cucharada de maravilla-caléndula. Se fríe lentamente hasta que se dore la planta, se filtra y, cuando se enfríe el aceite, se aplica sobre la zona afectada, dos veces diarias.

## PECAS

*Las pecas son lesiones de color amarillo pardusco, de tamaño muy variable (de la cabeza de un alfiler hasta las dimensiones de un botón pequeño), que aparecen en la piel y no tienen relieve ni duelen.*

Las pecas no tienen apenas ninguna consideración patológica y surgen generalmente en pieles blancas por concentración de melanocitos o células productoras de melanina. Su presencia está condicionada por factores genéticos o de herencia, si bien su aspecto puede acentuarse por efecto del sol.

Las personas de piel clara tienen más pecas que las demás porque las células productoras de melanina —responsables del buscado tono «moreno» de piel— son pocas y se reúnen en grupos. Debemos evitar la exposición prolongada a los rayos solares y proteger las pecas con cremas de factor protector alto. Nunca deben exponerse los lunares al sol, si previamente no se aplican cremas solares con factores de protección iguales o superiores a 15.

*Para eliminar las pecas o mitigar su apariencia le recomendamos:*

**JUGO DE LIMÓN**: humedecer un algodón con unas gotas de zumo de limón y frotar suavemente sobre las pecas. Repetir la operación dos veces al día hasta apreciar cierto cambio.

**JUGO DE DIENTE DE LEÓN**: licuar un puñado de hojas de esta planta y frotar suavemente las pecas con una gasa. Repetir el proceso dos veces al día hasta que desaparezcan.

**JUGO DE BERROS**: licuar un puñado de berros y mojar en el zumo un trozo de algodón o gasa. Frotar con suavidad las pecas, dos veces al día, hasta que desaparezcan.

**JUGO DE CEBOLLA**: los nórdicos son muy propensos a tener pecas, pues su piel es muy blanca. Desde tiempos inmemoriales utilizan zumo de cebolla para mitigarlas. Lo aplican con un algodón y dejan que se seque al aire. Poco a poco, las pecas van desapareciendo.

**CREMA DE DIENTE DE LEÓN**: preparar una infusión con 100 g de raíz de diente de león en 1/2 litro de agua y dejarla enfriar. Seguidamente, calentar al baño María durante quince minutos el resto de los ingredientes: 75 g de aceite de almendras amargas o de aceite de oliva virgen de primera presión en frío, 25 g de cera de abejas, 10 gotas de jugo de limón y 1 g de aceite de rosas (6 gotas), sin dejar de remover. Apagar el fuego, dejar enfriar y guardar en un tarro con tapón de rosca. Por la mañana y por la noche, lavar ligeramente la zona afectada con la infusión y, una vez que se ha secado, aplicar la crema y dejarla actuar durante veinte minutos. Se elimina con agua templada. Aplicar este remedio durante veinte días seguidos.

**DECOCCIÓN DE SELLO DE SALOMÓN**: hervir 50 g de esta planta en 1 litro de agua durante quince minutos; filtrar el líquido y utilizarlo para lavar la zona pecosa dos veces al día.

**CREMA DE RÁBANOS**: esta crema nos ayudará a disimular las pecas. Para elaborarla, basta con limpiar y rallar un rábano mediano. Colocar la ralladura sobre un paño y dejarla secar un día entero. Seguidamente, mezclarlo en un plato con un yogur natural y un poco de aceite de oliva. Revolver bien y guardar la crema en un tarro. Aplicarla dos veces por semana sobre las pecas, mejor por la noche, dejando que actúe un mínimo de media hora. Otra fórmula que incluye también rábanos consiste en mezclar en un plato hondo 3 cucharadas de yogur, 2 cucharaditas de zumo de limón y media cucharadita de raíz de rábano picante. Remover todo bien con la ayuda de un tenedor hasta conseguir una pasta homogénea y aplicarla directamente sobre las pecas o manchas con un bastoncillo de algodón. Evitar el contacto con zonas sensibles, como los labios y los ojos.

**INFUSIONES DE MILENRAMA**: realizadas con 1 cucharada de la planta por cada taza de agua caliente, pueden aplicarse con la ayuda de una gasa sobre las pecas, para mitigar su apariencia.

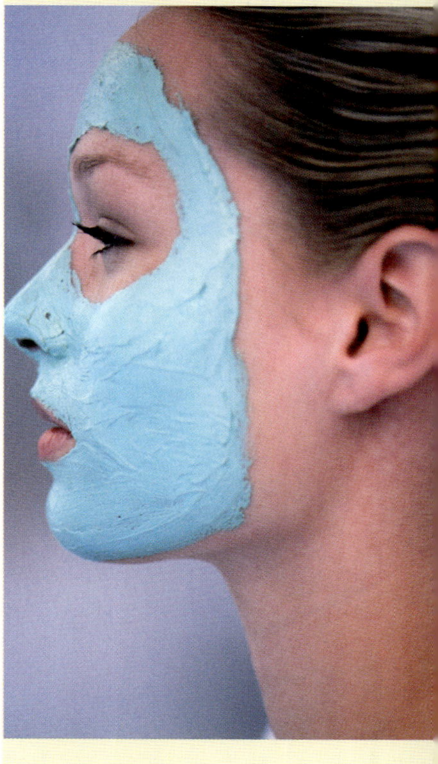

## VERRUGAS

*Las verrugas son pequeños relieves que aparecen en la piel y constituyen el resultado, generalmente, de la proliferación de los elementos cutáneos más superficiales (células muertas).*

Su proliferación se ve impulsada por factores muy diversos entre los que destacan la herencia familiar —los genes— y algunos virus. Aparecen de forma múltiple (varias al mismo tiempo) y se localizan sobre todo en las zonas expuestas de la piel: manos, cuello, cara o pies. Por lo general, las mujeres son más propensas a padecer verrugas que los hombres.

Las verrugas suelen ser redondas, aunque las más frecuentes en la cara son afiladas y en el cuello presentan como un pequeño tallo. En el pie son características las de aspecto plano, que desde la planta se dirigen hacia el interior y producen dolor. En bastantes casos, las verrugas aparecen en los genitales externos.

Otras verrugas muy especiales son los papilomas que aparecen en los dedos de las manos o en los pies, con un aspecto pequeño, hemisférico, en número de tres o cuatro. Estas verrugas están formadas por virus, por eso no deben rascarse, ya que los virus pueden desarrollar nuevas verrugas en zonas cercanas.

*Para hacer desaparecer las verrugas le recomendamos:*

**JUGO FRESCO DE DIENTE DE LEÓN Y CELIDONIA**: ésta es una planta perenne, de flores amarillas y hojas recortadas con aspecto de dientes de león. Si cortamos su tallo, brota un líquido blanco que podemos aplicar directamente sobre las verrugas. Repetirlo dos o tres veces al día. En pocas semanas habrán desaparecido. También se puede aplicar el jugo que desprende el tallo de celidonia al cortar, con cuidado de que no toque la piel, pues podría quemarla.

**JUGO FRESCO DE HIGUERA**: cuando separamos el fruto de la rama de la higuera se desprende un líquido lechoso que podemos utilizar para reducir las verrugas. Al igual que en el caso del jugo de diente de león, se debe aplicar esta leche sobre la verruga todos los días, dos o tres veces, hasta conseguir que desaparezca.

**AJO CORTADO**: existen numerosos remedios con ajo para eliminar las verrugas; uno de ellos consiste en cortar un ajo por la mitad, de extremo a extremo y luego colocar una de las mitades encima de la verruga. Se sujeta con un esparadrapo y después de media hora, se retira el esparadrapo y el ajo. Repetir todos los días hasta que se caiga la verruga o desaparezca. Otro método consiste en cortar un ajo por la mitad y frotarlo durante un par de minutos sobre la verruga. Si se realiza la operación una vez al día en pocos días desaparecerá. También se puede cortar la primera rodajita de la parte de la raíz, apretar y untar ese jugo en la verruga; no falla nunca.

**ASPIRINA Y VASELINA**: este remedio es muy eficaz cuando las verrugas son escasas y de tamaño muy grande. Se coge una aspirina, se tritura con una cuchara y se mezcla con vaselina hasta hacer una pasta. Se unta la verruga bien con un cuarto de la mezcla, se cubre con una tirita y se renueva cada día hasta que la verruga desaparezca.

**ACEITE DE RICINO**: sobre una tirita, se vierten un par de gotas de este aceite y se aplica sobre la verruga durante media hora. Pasado este tiempo se retira, y se repite la operación tres veces al día.

**TINTURA DE TUYA**: puede adquirirse en

herboristerías. Con cuidado, se pinta la verruga con esta tintura dos veces al día, mañana y noche. Lentamente la verruga desaparecerá.

**ROMERO**: se hierve a fuego lento medio plato de romero en 1/2 l tro de aceite de oliva virgen de primera presión en frío; al cabo de cinco minutos, se filtra y se le añaden 75 g de cera virgen. Aplicar cuando esté frío.

## CICATRICES

*Si la piel se lesiona de forma importante, la reparación no se completa con sus células habituales, sino con otros elementos de mayor dureza que forman parte del tejido conjuntivo, el mismo que da lugar a los tendones y ligamentos de las articulaciones.*

En este tipo de tejido abundan las fibras de colágeno y los fibroblastos, que dan a la zona un color de tipo blanquecino, mayor dureza de lo habitual y menor flexibilidad. Quedará cicatriz si una herida es amplia y no se unen bien los bordes, si se infecta o si quedan en su interior cuerpos extraños, como polvo o hilos de gasa. Las zonas de la piel ocupadas por una cicatriz se convierten en áreas más duras de lo normal, menos elásticas y sin apenas sensibilidad.

*Una cicatriz sólo puede ser eliminada con cirugía, aunque podemos evitar su aparición e incluso reducir su tamaño con algunos remedios:*

**LIMPIEZA** y desinfección de cualquier tipo de herida, para que no se contamine o infecte.

**DAR MASAJE** a la zona próxima a la herida, para que la llegada de sangre sea más fluida y generosa. Practicar el masaje a partir del tercer o cuarto día para no afectar a la unión de los bordes de la herida.

**DEJAR LAS COSTRAS**: no hay que intentar desprenderlas, quitarlas o reducirlas. Incluso conviene no rascarlas, para evitar su contaminación.

**ACEITE DE TRIGO Y ESCARAMUJO**: son ricos en vitamina E, el mejor aliado para la regeneración de la piel en caso de cicatrices, estrías y heridas. Se mezcla 1 cucharada de aceite de germen de trigo y 1 de escaramujo. Se agita el frasco hasta conseguir un líquido homogéneo que se aplica cada mañana y cada noche sobre la zona afectada con la ayuda de bastoncillos de algodón.

**UNGÜENTO ANTICICATRIZ**: se mezcla un trozo de jabón verde o «lagarto» con 3 cucharadas de aceite de oliva, 3 de zumo de limón y unas gotas de azufre (del utilizado para el abono de las plantas). Se remueve bien hasta formar un ungüento que se aplica sobre la herida, dejando que actúe durante diez minutos. Se elimina con un poco de agua templada.

**INFUSIÓN DE MANZANILLA**: elaborar una infusión de manzanilla concentrada (con 2 bolsitas o 2 cucharaditas). Cuando esté fría, se cuela y, con una gasa, se aplica sobre la herida. Puede aplicarse dos o tres veces diarias y desde el primer día. La manzanilla posee efectos antiinflamatorios y antisépticos.

**INFUSIÓN DE MILENRAMA**: añadir a un vaso de agua hirviendo 1 cucharada sopera de milenrama y dejar reposar la mezcla durante diez minutos. Colar el líquido y mojar en él una gasa, que luego colocaremos sobre la zona afectada durante diez minutos. Repita este remedio todos los días hasta notar mejoría en la zona afectada. Hay que recordar que la milenrama contiene azuleno y cineol, sustancias con notables propiedades antiinflamatorias y revitalizantes.

**INFUSIONES DE CALÉNDULA**: las propiedades de esta planta facilitan su actividad para corregir cicatrices ya existentes. Se consigue este efecto si se aplica, con la ayuda de una gasa, un poco de infusión de caléndula sobre la cicatriz, de tres a cuatro veces por semana.

**UNGÜENTO DE NUEZ MOSCADA Y MIEL**: mezclar en un cuenco 1 cucharadita de pétalos de caléndula en polvo, 1 cucharadita de nuez moscada en polvo, 1 cucharadita de miel de milflores y 1 cucharadita de aceite de germen de trigo. Remover bien hasta conseguir una pasta totalmente homogénea que guardaremos en un tarro con tapón de rosca. Aplicar sobre las cicatrices un poco de pasta y dejarla actuar durante veinte minutos. Después, limpiar la zona con agua destilada y, por último, aplicar otra vez sobre la zona agua destilada con un nebulizador. Hay que practicar este remedio en días alternos para borrar lentamente las pequeñas cicatrices, sobre todo las derivadas del acné.

**ZUMO DE ZANAHORIA**: si coloca sobre la cicatriz, una vez por semana, una gasa empapada en zumo de zanahoria, podrá recuperar la elasticidad y el color de la piel. Su elevado contenido en vitamina A favorece el efecto del color, y ayuda a la movilidad de la zona afectada.

**BOTÓN DE NÁCAR**: para ir borrando las cicatrices poco a poco, se pone un botón de nácar a remojo en el zumo de un limón durante varios días, hasta que se haya deshecho. Se aplica la mezcla de limón y el nácar sobre la cicatriz.

**PARA QUITAR GASAS O VENDAS PEGADAS** a una herida, o quitar un esparadrapo que se ha dejado demasiado tiempo sobre la piel, se puede frotar con aceite de oliva hasta que se pueda separar la gasa o el esparadrapo.

## GRIETAS

*Las grietas consisten en fisuras o aperturas que aparecen en la piel, sobre todo en las zonas que presentan una capa más gruesa, como las palmas de las manos, parte posterior de los codos, zona anterior de las rodillas o talones de los pies.*

El factor más importante en la formación de las grietas lo constituyen las durezas, aunque también influyen situaciones, como el exceso de sudación, piel seca o deshidratada, alteraciones en la circulación de la sangre, excesiva exposición al sol. Además de la alteración de tipo estético, las grietas pueden facilitar el desarrollo de infecciones, inflamaciones y descamación de la piel. El sol y el calor son los mayores aliados de las grietas, por eso siempre hay que hidratar la piel después de la exposición a cualquiera de ellos (playa, ducha con agua caliente).

Para prevenir las grietas trate las durezas que puedan aparecer en la piel; evite las exposiciones prolongadas al sol; no facilite la sudación excesiva, cuide de forma especial la elección de la ropa; tome con frecuencia zumos de frutas para aportar a la piel vitamina C especialmente indicada para su mantenimiento. Para evitar las grietas son muy útiles los remedios que le proponemos a continuación:

**ACEITE DE AJO**: se aplica sobre la zona agrietada 1 o 2 gotas de aceite de ajo con la ayuda de un pequeño masaje. Para obtener este aceite machaque un ajo sobre una compresa y, cuando esté mojada, colóquela sobre la zona afectada. Repita este remedio hasta que desaparezcan las grietas.

**BAÑOS ALTERNOS DE AGUA**: todos los días practicaremos este tipo de baños para mejorar la piel afectada. Podemos realizarlos en las manos o en los pies. Primero mantenemos la zona tres o cuatro minutos en agua templada, y luego treinta segundos en agua fría. Repita el ciclo una vez más (dos veces en total).

**MASAJES DE MIRRA**: aplicar sobre las zonas agrietadas unas gotas de tintura de mirra y dar masaje ligeramente hasta que se absorba todo el líquido. Puede practicarlo todos los días, hasta que desaparezcan las lesiones.

**GRIETAS EN LAS MAMAS**: se aplica sobre la zona afectada un poco de clara de huevo dos veces al día, hasta que desaparezcan las lesiones. También se puede colocar un poco de pulpa de fresa o fresón, justo antes de dar de mamar.

**ACEITE DE GERMEN DE TRIGO**: el aceite de germen de trigo, por su contenido en vitamina E, es el aceite protector de la piel. Aplíquese este aceite sobre las zonas afectadas por las grietas. Si se tienen grietas con frecuencia, es conveniente tomar levadura de cerveza, al mismo tiempo que se utiliza el aceite de germen de trigo.

**MILENRAMA Y ALOE VERA**: si el caso es muy grave, estas dos plantas son de gran ayuda y fáciles de encontrar en farmacias y herboristerías. A los romanos no les faltaba la milenrama para cicatrizar sus heridas de flecha, y según la tradición a Jesús le curaron las heridas de la crucifixión con aloe vera.

## CELULITIS

*Nuestro cuerpo posee las llamadas células grasas, encargadas de almacenar la grasa dentro del organismo.*

Por lo general, las células grasas o adipocitos se sitúan debajo de la piel, donde forman el llamado panículo adiposo, aunque también se encuentran alrededor de órganos internos como los riñones, el corazón o los intestinos.

En la mujer, y por efecto de las hormonas sexuales femeninas (estrógenos), la capa grasa es más generosa en la región abdominal, caderas y muslos. En el caso de la celulitis, las células grasas son más numerosas, más grandes y además están rodeadas de una especie de red formada por tiras de tejido conjuntivo que las «retienen» en zonas determinadas, como la cadera y los muslos. La conocida «piel de naranja» que cubre la celulitis es la representación externa de las cuerdas de tejido conjuntivo que atraviesan la masa de células grasas y se unen a la piel, tirando de ella y formando pequeñas depresiones.

En su origen, todavía no bien conocido, pueden influir alteraciones del riego sanguíneo local, así como factores de tipo genético. Para prevenir la celulitis debemos evitar el consumo de alimentos grasos, frituras y exceso de aceite. Practicaremos con regularidad una actividad física, sobre todo ejercicios que movilicen la musculatura de la cadera y muslos. Podemos favorecer la sudación de la zona afectada con la ayuda de calentadores, chándal o similar. No conviene consumir alcohol y sí beber al día 2 o más litros de agua. Igualmente deberemos prestar especial atención a la adopción de posturas que impiden la normal circulación de la sangre, como cruzar las piernas una encima de la otra cuando estamos sentados, así como al uso de prendas ajustadas, ya que facilitan la aparición de la celulitis.

Además de estas medidas, le aconsejamos los siguientes remedios naturales:

**HIEDRA**: a una cazuela con 1 litro de agua hirviendo se añade una taza de hojas de hiedra y se deja reposar durante

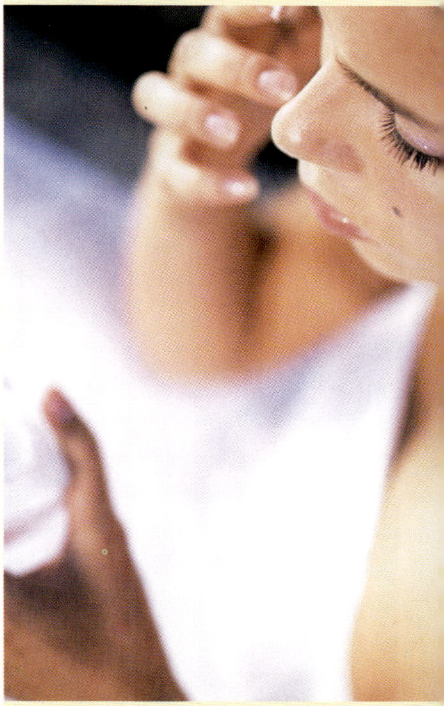

dos o tres horas. Seguidamente se cuela el líquido y se guarda en una botella. Las hojas de hiedra cocidas se aplican sobre la zona con celulitis con la ayuda de una venda, y se deja que actúen durante una o dos horas. Luego se lava esa zona con el líquido de la cocción. Este remedio hay que repetirlo una vez por semana, y el resto de los días de la semana se aplica un ligero masaje sobre la zona, con el líquido de la cocción.

**HIEDRA FRESCA**: se coge un puñado de hojas de hiedra fresca y se pican. Con una gasa, se colocan sobre la zona afectada y se dejan actuar durante una o dos horas. Se repite todos los días.

**QUESO DE BURGOS**: se aplica todos los días, sobre las zonas afectadas, una gasa con una capa muy fina de queso de Burgos y se deja que actúe durante una hora.

**MASAJE CON VINO BLANCO**: se aplica un poco de vino blanco sobre la zona afectada con la ayuda de un guante de crin y de masajes circulares, durante tres minutos. Seguidamente se continúa el masaje con el hueso de un aguacate durante otros tres minutos. Terminaremos con una ducha-masaje de agua fría sobre la zona celulítica. Se practica en días alternos o mejor a diario.

**ACEITES ESENCIALES**: muchos aceites esenciales colaboran en la disolución y eliminación de la grasa y del agua en las zonas celulíticas. Este efecto lo podemos conseguir con el aceite esencial de limón, de romero, de ciprés o de cedro. Basta con aplicar uno de ellos con un suave masaje circular de cinco minutos de duración. Se hace dos veces al día (hay que ser constantes en la aplicación).

**HINOJO**: el bulbo de hinojo fresco tiene efectos contra la grasa y contra las toxinas. Por eso se recomienda tomarlo acompañando a las ensaladas unas dos o tres veces por semana para reducir la obesidad y la celulitis.

**SOPA ANTICELULITIS**: se trocean 3 cebollas medianas, dos puñados de acelgas, vainas u otras verduras y se echa todo en 1 litro de agua hirviendo. Se cuece hasta que todos los ingredientes estén bien blandos. Luego se deja reposar y se cuela el líquido. Para dar un poco más de sabor, podemos añadir el zumo de un limón y unas gotas de aceite de oliva virgen de primera presión en frío. Hay que tomar todos los días una taza de esta sopa en la comida del mediodía y otra en la cena. Posee efectos desintoxicantes y «antigrasa» (favorece su disolución).

**INFUSIÓN DE COLA DE CABALLO**: por sus efectos diuréticos ayuda a eliminar líquidos y a reducir la celulitis. Hay que tomar una infusión cada dos días.

**DIETA DE LA AVENA**: en cada cambio de estación, y para mantener a raya la celulitis, podemos practicar esta dieta, que explicamos en el capítulo dedicado a la alimentación.

**EJERCICIO**: nos ponemos una bolsa grande de plástico entre la ropa interior y el chándal, a modo de pantalón, de manera que nos cubra desde las rodillas hasta la cintura, y nos sentamos en el suelo con las piernas estiradas. Hay que intentar avanzar en esta posición andando con el culo. Tenemos que desplazarnos unos 20 metros, por lo menos, todos los días. Conseguiremos que sude esta zona cubierta con la bolsa de plástico y reduciremos centímetros de grasa.

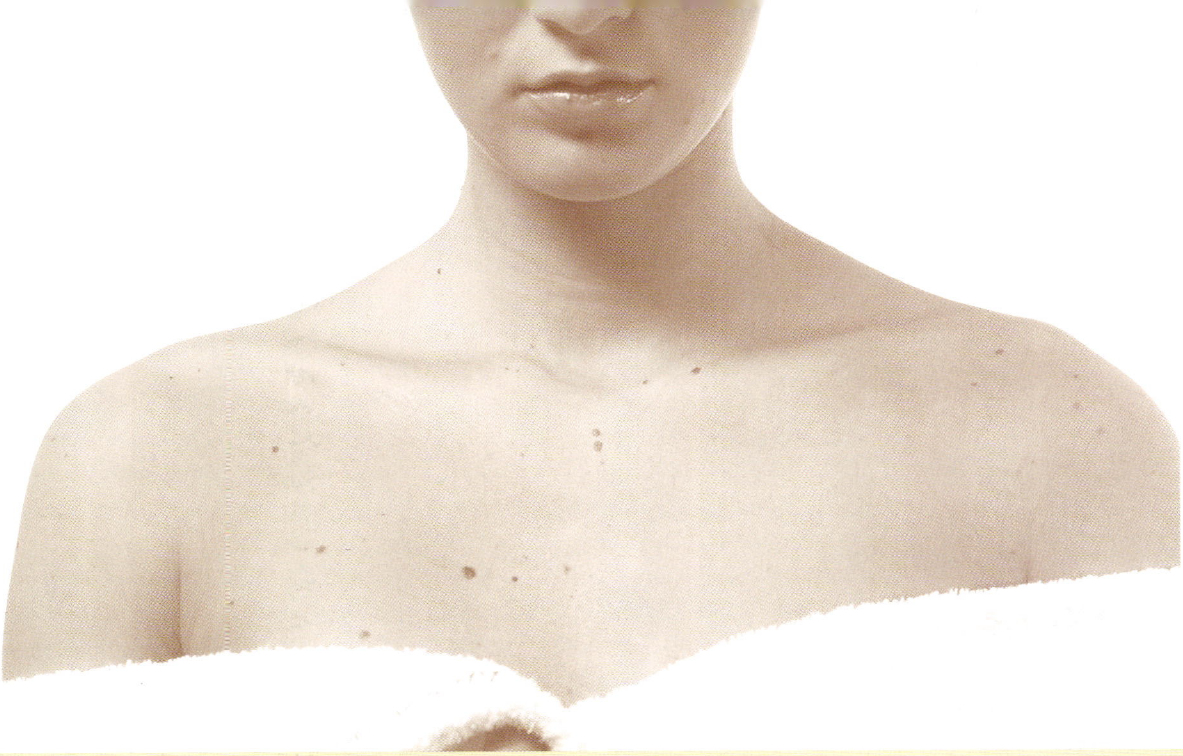

CAPÍTULO 7

# Ciudado del cutis, cuello y escote

La piel de la cara o cutis, al igual que la del resto del organismo, se encuentra en constante renovación. La zona más superficial, o epidermis, consta de cinco capas de células. La capa más profunda incluye los melanocitos que producen la melanina (pigmento que da el color moreno a la piel) y las células madre, de las cuales surgen las capas más superficiales. Lentamente, las células más profundas se dirigen a la superficie y poco a poco pierden vitalidad, hasta que mueren y se desprenden. Este ciclo viene a durar cuarenta y ocho horas. Para permitir que se mantenga en perfectas condiciones, debemos cuidar el cutis.

**TOMATE CRUDO**: para mantener la vitalidad del cutis, aplíquese tomate crudo una vez por semana. Se limpia y se pela un tomate, se corta en rodajas gruesas, se quitan las semillas y se hace una pasta que en primer lugar se colocará en una capa fina sobre la cara y luego deberá cubrirse con un paño mojado en agua caliente y escurrido. Se deja que actúe durante quince minutos y luego se elimina con agua tibia.
**YOGUR NATURAL**: el yogur natural es una de las mascarillas más baratas y eficaces que se conocen. Se extiende una fina capa de yogur por el cutis y se deja actuar durante quince minutos,

luego se elimina con agua tibia. También se puede preparar una mascarilla con 1 cucharada sopera de yogur, 1 cucharadita de miel y 10 gotas de zumo de limón, que ayudarán a suavizar el cutis y a que luzca más resplandeciente. Para mezclar mejor los ingredientes, se calienta un poco la miel, poniendo una cerilla o un mechero debajo de la cuchara. Se aplica durante cuarenta y cinco minutos en la cara limpia y se retira con agua tibia. A los tres días ya se notan sus efectos. Se deberá repetir nueve jornadas seguidas.

**HARINA, LECHE Y MIEL**: para esta mascarilla se mezclan 4 cucharadas de harina con medio vaso de leche entera templada, 1 cucharada de miel y 1 de aceite de oliva virgen. Se aplica una vez por semana, extendiéndola por la cara y cuello, siempre después del baño o la ducha. Pasados treinta minutos se elimina con un poco de agua tibia. Esta mascarilla limpia y equilibra de forma notable la piel.

**MASCARILLA LIMPIADORA**: para obtenerla se mezcla 1 cucharadita de levadura de cerveza, 1 cucharadita de germen de trigo, 1 cucharadita de aceite de almendras y 1 cucharadita de huevo batido. Se bate todo bien y se extiende por la cara y cuello. Se deja que actúe durante veinte minutos y luego se retira con agua tibia. Hay que aplicarla dos o tres veces por semana.

**PARA LA CUPEROSIS** que altera el aspecto del cutis podemos recurrir a una infusión de menta, bardana y primavera. Para elaborarla, añadir a una taza de agua muy caliente 1 cucharadita de menta, 1 cucharadita de bardana y una pizca de primavera. Dejamos reposar la mezcla quince o veinte minutos y luego filtramos el líquido. Se toman dos o tres infusiones durante un par de semanas (no deben seguir este remedio aquellas personas que padezcan de vértigos o mareos con cierta frecuencia).

**MANTECA DE CERDO O TOCINO BLANCO**: cuando tenían el cutis muy estropeado, las abuelas se untaban con un poco de manteca de cerdo o se aplicaban masajes con un trozo de tocino blanco.

**ACEITE DE ONAGRA Y BORRAJA**: aplicar el aceite de las perlas de onagra y borraja por el rostro y el escote, que es donde primero se envejece. Es igualmente bueno tomar estas perlas, pues la belleza también entra por la boca.

**POLVOS DE ARROZ**: es el secreto de las geishas para tener un cutis claro y aterciopelado. Los polvos de arroz tienen propiedades suavizantes y calmantes, pero son más apropiados para la tez clara que para la morena. Se pueden preparar pasando 2 cucharadas de arroz por el molinillo de café. También se pueden usar como líquido limpiador para las pieles más sensibles e intolerantes incluso a los jabones neutros. Para ello, se pone un poco de polvo de arroz en un saquito y se deja en agua tibia durante unos minutos. Después se da masaje a la cara con el saquito mojado.

**CUTIS PIEL DE MELOCOTÓN**: se prepara el zumo de un melocotón y un vaso de leche. Una vez bien batida la mezcla con la batidora, se aplica directamente sobre el rostro. Pasados unos minutos, se aclara con agua tibia.

**PARIETARIA**: se pone a macerar un puñado de hojas frescas de parietaria en una taza de agua durante toda la noche. A la mañana siguiente se utiliza esta agua para lavar la cara. Embellece y aclara la piel del rostro. Se recomienda hacerlo durante varias semanas.

## CUTIS GRASO

*Toda nuestra piel cuenta con un pequeño manto de grasa cuya función es protegerla de las agresiones de la temperatura, la polución ambiental y los agentes extraños.*

Esta capa grasa se produce a partir de las glándulas sebáceas que hay cerca de las raíces del vello, en las zonas más profundas de la piel. En el caso del cutis graso podemos observar un manto excesivamente amplio y rico en grasa, generalmente con poros muy dilatados que facilitan el envejecimiento precoz del cutis y la aparición de arrugas profundas.

Sea el cutis seco o graso, puede verse afectado por la deshidratación, que se manifiesta con aspereza de la superficie facial, escamas en las cejas, en el nacimiento del cabello y sensación de tirantez en la cara.

El cutis graso debe limpiarse a diario, ya sea con agua tibia sola o con la ayuda de geles hidratantes y pobres en grasa. No deben utilizarse productos ricos en aceites, o que incluyan aceites en su composición.

**RODAJAS DE PEPINO:** todos los días, por la noche, coloque unas rodajas de pepino sobre el cutis y déjelas actuar durante quince o veinte minutos. El pepino ejerce un efecto astringente sobre los poros de la piel: equilibra la producción de grasa, al tiempo que cierra los poros. Además revitaliza la piel por sus elevadas concentraciones en vitaminas A, B, C, E y minerales. Este remedio es también muy conocido entre las azafatas de los aviones, artistas de cine y teatro, ya que también ayuda mucho a «animar» los cutis fatigados después de un largo día de trabajo.

**PARA ELIMINAR LA GRASA DEL DÍA** sin necesidad de desprenderse del maquillaje, podemos utilizar un pañuelo de papel con el que, por medio de pequeños toques, eliminaremos la grasa sobrante.

**NARANJA:** otro remedio muy sencillo con el que podemos reducir los poros del cutis y disminuir la secreción de grasa consiste en aplicar todos los días una loción astringente. Se mezcla el jugo de una naranja con un chorrito de agua de rosas, y se extiende por la piel con la ayuda de un algodón o gasa. Se deja que actúe durante quince minutos.

**COCCIÓN DE HOJAS DE ALCACHOFA:** si tenemos el cutis graso es bueno que ayudemos a nuestro hígado a deshacerse de la grasa que él no puede eliminar y que envía hacia nuestra piel. Para ello, en 1 litro de agua se cuecen durante quince minutos las hojas de la alcachofa que normalmente van a la basura. Se toma el caldo resultante a lo largo del día, durante nueve días. Hay que vigilar la dieta y evitar, sobre todo, los quesos curados, el chocolate, la pastelería y la leche.

**DESMAQUILLADOR NATURAL:** para los cutis grasos, un buen desmaquillador puede ser la leche de soja, avena o arroz aplicada con un algodón. Además de regular la hiperactividad sebácea de las glándulas, nutre la piel.

**MASCARILLA DE PERA:** muy recomendada para la piel muy grasa. Se hace un puré con una pera y se aplica como una mascarilla durante cuatro o cinco minutos.

## LAS ARRUGAS

*Las arrugas representan un proceso de envejecimiento de la piel, porque ésta ha perdido parte de los elementos que la integran, y en particular el colágeno y elastina.*

En la desaparición de estos elementos tienen especial importancia los llamados radicales libres, una especie de basura que producen las células durante su actividad que, si no se elimina por completo, altera las células y con ello la formación de colágeno y elastina.

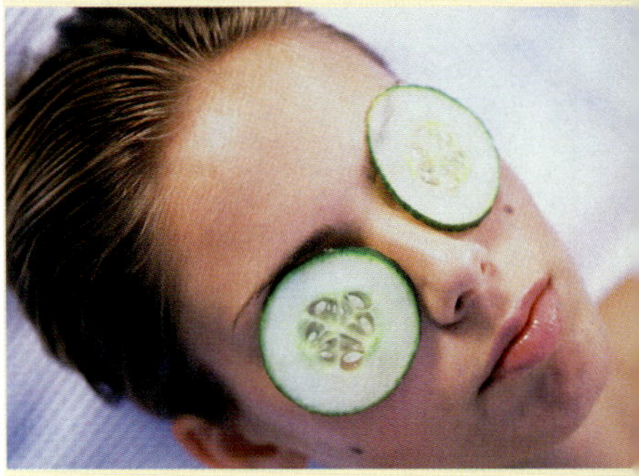

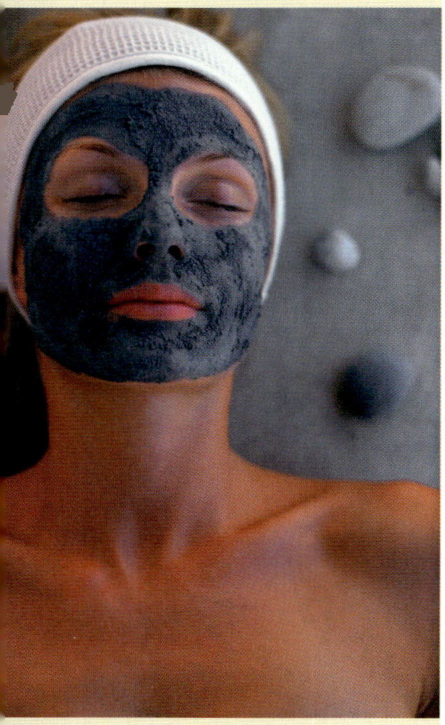

Hay muchas situaciones en las que la formación de radicales libres se incrementa considerablemente, como es el caso de exposiciones prolongadas al sol o a radiaciones, consumo excesivo de alcohol y tabaco, contaminación ambiental o abuso de cosméticos. Estos factores, unidos a otros de tipo genético (herencia), grado de hidratación de la piel y alimentación con abundante grasa animal, hacen que las arrugas aparezcan antes en unas personas que en otras.

**MASAJE FACIAL**: practique todos los días un sencillo pero efectivo masaje facial en la frente, sienes, mejillas y barbilla, con la ayuda de la punta de los dedos o la palma de la mano. Basta con presionar ligeramente cada una de esas zonas durante unos segundos con el fin de estimular la circulación de la sangre (llegarán más nutrientes y se eliminarán mejor los radicales libres).

**MASCARILLA DE YOGUR**: con ella revitalizamos la piel. Se aplica directamente sobre la piel un yogur natural y se deja actuar durante diez minutos. Después se elimina con un poco de agua tibia. Se repite dos veces por semana.

**ZANAHORIA COCIDA**: además de prevenir y mitigar las arrugas, la zanahoria cocida es un valioso protector solar. Para obtenerlo se cuecen dos o tres zanahorias, hasta que estén bien tiernas; luego se hace un puré, que se aplica sobre la cara y cuello con la punta de los dedos. Hay que dejarlo actuar durante quince minutos y retirar la pasta con agua tibia. Puede aplicarlo una vez por semana, o dos veces por semana en verano.

**PERIFOLLO**: se trata de una planta aromática cuyo jugo contiene abundantes vitaminas y minerales imprescindibles para la piel. Para tratar y prevenir las arrugas, coloque sobre la cara y cuello unas compresas impregnadas en jugo fresco de perifollo (basta con un puñado de hojas). Mantenga las compresas quince o veinte minutos. Conviene aplicarlo cada noche.

**MASCARILLA ANTIARRUGAS**: colocar seis fresas maduras en un paño de algodón, envolverlas y machacarlas con la mano hasta que salga su jugo, que iremos vertiendo en un cuenco donde previamente hemos preparado la clara de un huevo a punto de nieve. Se mezclan el jugo y la clara, se añaden 10 gotas de agua de rosas y se revuelve todo. La mascarilla elaborada se aplica sobre las arrugas y se deja actuar durante quince minutos hasta que la zona quede seca y dura. Después, se elimina la mascarilla con agua templada y se seca mediante pequeños golpecitos. Podemos potenciar los efectos si aplicamos sobre la cara, después de la mascarilla, una infusión de manzanilla, que dejaremos secar libremente.

**CUIDADO CON LOS COSMÉTICOS**: hay que eliminar las sombras de ojos (secan los párpados), emplear tonos suaves y claros, disminuir la pintura de labios y cualquier tipo de reflejo metálico.

**MASCARILLA REJUVENECEDORA**: para tener un cutis aterciopelado, se coge 1 cucharada de yogur bio natural bien colmada, se le añade una cucharilla de miel (para que emulsione se puede calentar previamente con una cerilla o un mechero bajo la cucharilla con la miel) y por último 10 gotas de zumo de limón. Se mezcla todo bien y se aplica en el rostro durante cuarenta y cinco minutos, luego se retira con agua tibia. Podemos aprovechar ese tiempo para descansar tumbados en un lugar tranquilo. Al tercer día de aplicación se empiezan a notar los resultados.

**CREMA ANTIENVEJECIMIENTO**: para elaborar esta eficaz crema contra las arrugas se cogen 175 g de aceite de almendras dulces, 125 ml de agua de rosas, 35 g de cera de abejas, 10 gotas de esencia de rosas y 15 g de manteca de cacao. Se funde todo al baño María, poco a poco, y queda lista la crema para aplicar en la cara por la mañana o por la noche. Si la envasamos en pequeños tarros, podremos compartirla con nuestras amigas.

**MASCARILLA DE ZUMO DE NARANJA Y MIEL**: esta mascarilla antiarrugas se obtiene mezclando 2 cucharadas de zumo de naranja con 1 cucharadita de miel, añadiendo un poco de harina de avena y removiendo hasta lograr una pasta cremosa. Se aplica durante quince o veinte minutos y después se aclara con abundante agua tibia. La vitamina C y las propiedades nutritivas de la miel ayudarán a mantener el cutis joven por más tiempo.

**TÓNICO DE COL ANTIENVEJECIMIENTO**: la col o berza es uno de los productos de belleza que más se han utilizado a lo largo de la historia para prevenir las arrugas en el cutis, cuello y escote. Se puede preparar de dos maneras: o bien licuando unas cuantas hojas de col o bien cociendo las hojas. En ambos casos, se aplica con un algodón en el cutis, cuello y escote y se deja secar al aire para que la piel absorba los principios activos.

**CREMA A LA CENTELLA ASIÁTICA**: la centella asiática, como su nombre indica, proviene de Asia. Esta planta es un excelente complejo antiarrugas y renovador de los tejidos. La crema elaborada con la centella asiática se aconseja para las arrugas, incluso para las más acusadas, cicatrices e imperfecciones de la piel debidas al paso del tiempo, ya que controla la formación de las fibras colágenas y elásticas. Su ligereza la hace imperceptible al tacto, pero no por ello sus principios activos pierden efectividad. Es una crema hidratante, para todo tipo de cutis, incluso los que tienen tendencia al acné, por su gran poder cicatrizante. Para elaborarla, se vierten en una cazuela tres pellizcos de la centella asiática (planta) y se cubren con aceite de almendras dulces. Se calienta a fuego lento hasta su ebullición. Se apaga el fuego, se cuela a un recipiente y se añaden 25 g de cera virgen junto con 10 gotas de esencia de lavanda y el contenido de dos perlas de aceite de onagra. Se remueve bien hasta que se homogeneiza y después se pasa a un recipiente para envasarlo. Si se desea, se le pueden añadir 2 ml de colágeno vegetal.

## LA PIEL DEL CUELLO

*La piel que protege el cuello, junto con la que rodea los ojos, es una de las zonas más sensibles, razón por la que también es de las primeras en presentar arrugas, motivo más que suficiente para que los cuidados en esta región sean precisos y constantes.*

La piel del cuello refleja con mayor rapidez los síntomas del envejecimiento porque es más fina y pobre en glándulas sebáceas que el resto. Por eso es necesario hidratarla a diario y aplicar una crema antiarrugas o un tratamiento específico.

La piel del cuello es muy sensible a las exposiciones solares ya que con ellas se favorece la oxidación de esta zona, y con ello la formación de pliegues y arrugas. Las zonas de la piel tan sensibles como la del cuello no deben recibir perfumes, colonias u otros productos con alcohol, ya que este elemento reseca la piel e impulsa la aparición de arrugas.

Las arrugas tienen «un orden de aparición»: hacia los 30 años surgen en el contorno de los ojos, luego en la frente, más tarde entre las cejas y hacia los 50 años en el cuello y los contornos de los labios.

**TÓNICO PARA EL CUELLO**: aplastar o licuar unas hojas de lechuga o col hasta conseguir 3 cucharadas soperas de jugo. Después mezclarlo con 3 cucharadas de miel y el zumo de medio limón. Aplicar el tónico sobre el cuello y particularmente sobre las manchas y arrugas, y dejarlo actuar durante veinte minutos. Después aclarar con agua tibia.

**INFUSIÓN TÓNICA**: poner en un recipiente o frasco 25 g de hojas de perejil secas (50 g si son frescas), 25 g de hojas de romero secas (50 g si son frescas) y echar por encima 1/2 litro de leche entera hirviendo. Tapar y dejar reposar durante media hora, después filtrar, envasar en un botellín y guardar en la nevera. Se aplica dos veces al día, por la mañana y por la noche, con un algodón empapado en la infusión, y poco a poco se van dando golpecitos suaves sobre las zonas con arrugas y pliegues.

**CREMA PARA LAS ARRUGAS**: en un recipiente poner al baño María 40 g de manteca de cacao hasta que se funda. Después de retirar del fuego, agregarle 1 cucharada y media de aceite de oliva virgen de primera presión en frío y revolver bien hasta que se enfríe la mezcla. Se introduce en un frasquito y queda listo para utilizar (conservar en la nevera). Esta crema está indicada para las arrugas y pliegues, sobre todo del cuello. Cuando se administra la crema hay que hacerlo con suaves golpecitos desde el nacimiento del cuello hasta la barbilla. Aplicarla dos veces al día, por la noche y por la mañana. Debemos procurar no estirar la piel ni pellizcarla.

**TÓNICO DE ROSAS**: preparar una infusión de manzanilla con una bolsita y un vaso de agua muy caliente. Dejar reposar quince minutos y colar. Cuando el líquido esté frío, introducirlo en un recipiente hermético, añadir 100 ml de agua de rosas y 2 gotas de aceite o esencia de sándalo. Cerrar el recipiente y agitarlo hasta obtener una buena mezcla. Guardar en la nevera durante una semana. Para utilizar el tónico, humedeceremos un algodón y lo extenderemos suavemente, dibujando círculos, por la piel del cuello y de la cara. Puede utilizarse todos los días ya que, a diferencia de muchos tónicos comerciales, su contenido en alcohol es nulo.

**TÓNICO CUTÁNEO DE CEBADA**: verter en una cazuela 3 vasos de agua y un puñado de cebada. Encender el fuego al mínimo y esperar a que hierva el agua. Seguidamente apagar el fuego y dejar que se enfríe la mezcla. Colar a un recipiente con cierre hermético o botella con tapón de rosca. Añadir 5 gotas de aceite de limón, cerrar y agitar hasta conseguir una buena mezcla. Guardar en el frigorífico.

**BORRAJA:** para prevenir el envejecimiento prematuro en la piel del cuello es bueno que nos apliquemos a menudo en esta zona aceite o infusiones de borraja.

**EJERCICIO DE ESTIRAMIENTO**: además de los cuidados ofrecidos por cremas hidratantes y nutritivas, es de gran ayuda practicar todos o casi todos los días el siguiente ejercicio: acercar la cabeza al hombro derecho, tratando de tocarlo con la oreja, luego al hombro izquierdo, hacia delante pegando la barbilla al pecho y hacia atrás, la nuca a la espalda. Realizar estos ejercicios diez veces cada uno.

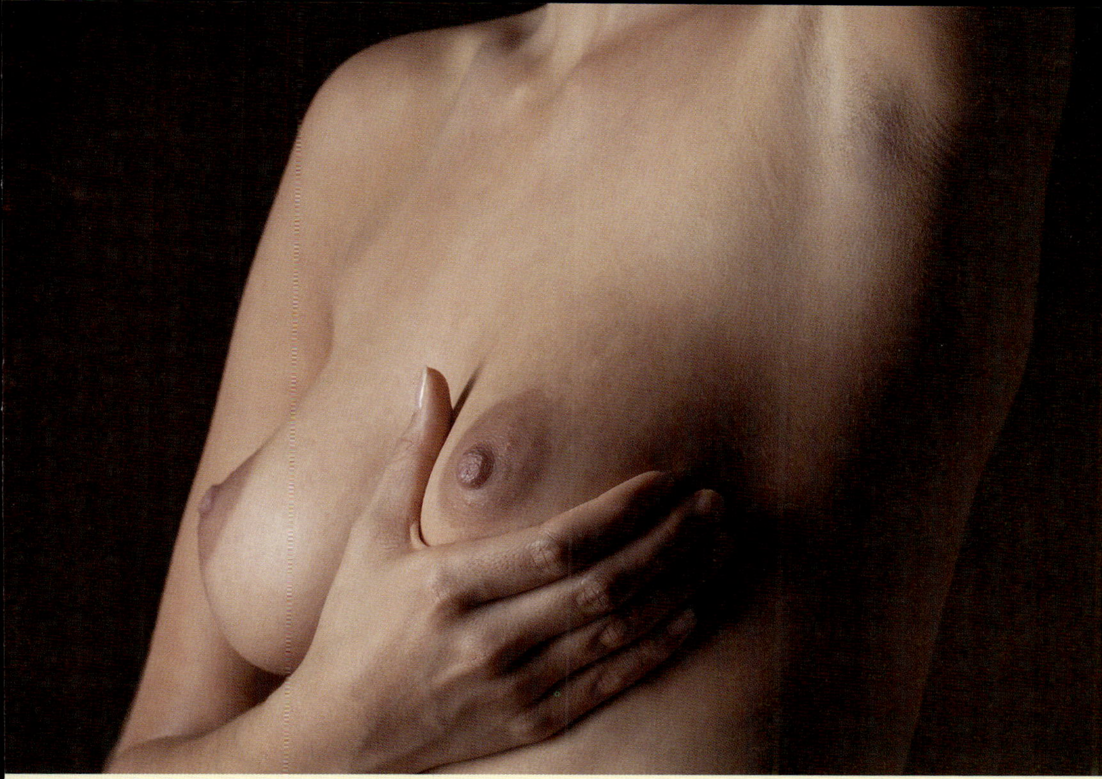

CAPÍTULO 8

# Cuidado de los senos

Las glándulas mamarias se encargan de producir la leche necesaria para asegurar la lactancia, por eso en su interior hay numerosos acinis glandulares, que elaboran la secreción láctea. Estos acinis se unen al pezón por medio de pequeños conductos. Tanto los acinis como los conductos están rodeados de grasa o tejido adiposo y todo ello se encuentra cubierto por la piel. Dentro del tejido adiposo hay pequeñas fibras de colágeno o tejido conectivo que dan la forma a la mama, evitando su desplazamiento inferior. Estas fibras se encuentran unidas a un músculo dispuesto encima de las costillas, el músculo pectoral mayor. Por esta razón, la gimnasia pectoral ayuda considerablemente a mantener la forma de las mamas.

*Para evitar la caída y otras afecciones del pecho le proponemos algunos remedios:*

**EVITAR** situaciones como la obesidad, sobrepeso, sedentarismo o falta de actividad física, exceso de radiación solar o rayos UVA.

**EVITAR LOS SUJETADORES APRETADOS**: al contrario de lo que muchas mujeres creen, los sujetadores apretados o con aros pueden alterar el tono de la piel del pecho y facilitar su caída.

**CARNE DE FRESA**: para evitar grietas en el pezón y piel cercana, la pulpa de fresa es mejor

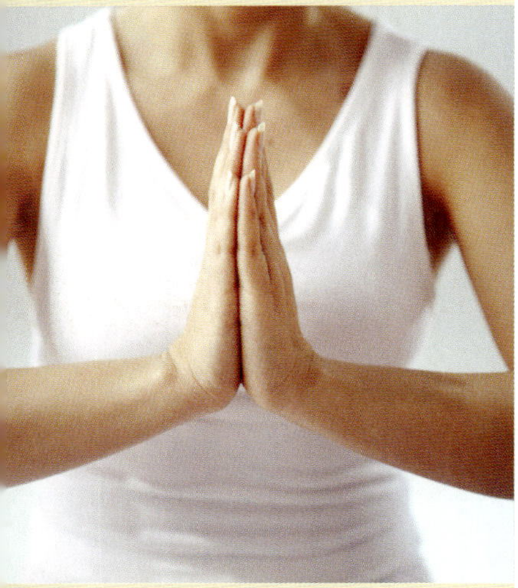

que muchas de las cremas que encontramos en el mercado. Se limpian unas fresas o fresones, se les quita la piel, se extrae parte de su contenido, se machaca y se aplica con suavidad sobre la piel afectada. Se deja actuar durante quince minutos y luego se elimina con agua tibia. Se debe aplicar este remedio dos veces al día, mañana y noche.

**INFUSIÓN DE HAMAMELIS**: para aliviar el dolor de mamas nada mejor que una infusión suave de hamamelis, preparada con 1 cucharadita de la planta. Se filtra el líquido y, con la ayuda de un algodón, se aplica suavemente sobre las mamas. Se repite dos o tres veces al día hasta que desaparezca el dolor.

**TELILLA DE LOS HUEVOS**: para tratar las rozaduras, grietas o heridas en la piel coloque sobre la parte afectada la telilla interna que cubre las cáscaras de los huevos. Déjela actuar durante media hora o una hora y luego retírela. Aplique este remedio, si es posible, dos veces al día.

**HOJAS DE HIEDRA**: se prepara una infusión de hojas de hiedra utilizando para ello un puñado de estas hojas a las que se añade 1/2 litro de agua hirviendo. Se deja reposar quince minutos y luego se cuela el líquido resultante. Con la ayuda de un algodón o gasa, se extiende el líquido sobre las mamas y se deja actuar durante treinta minutos. Pasado ese tiempo, se aclara con agua tibia. Este procedimiento ayuda a mantener el pecho firme y se puede aplicar dos veces por semana.

**EJERCICIOS ESPECÍFICOS**: todos los días practique alguno de los siguientes ejercicios. De pie, y con los brazos semiestirados, procure tocar la parte posterior de un hombro con la mano del otro lado (repita diez veces con cada mano). Otro ejercicio consiste en entrelazar las manos a dos palmos del pecho y realizar contracciones de los músculos pectorales, hasta un total de veinte veces. Cada contracción hay que mantenerla 2 o 3 segundos.

**MALVAVISCO PARA EL DOLOR**: con frecuencia las mamas se sienten doloridas por efecto del síndrome premenstrual, situaciones de tensión, mastitis, etc. Para tratar estas molestias podemos recurrir a una infusión de malvavisco (1 cucharada de la planta por taza de agua caliente) y aplicarla directamente sobre las mamas con la ayuda de una gasa o algodón, dos veces al día.

**NÓDULOS MAMARIOS O DURICIAS**: en ocasiones aparecen en las mamas unos bultitos que pueden ser debidos a un cúmulo de grasa, restos posteriores a la lactancia que se endurecen, a los que los médicos no dan mayor importancia. Entre las abuelas estos bultos eran conocidos como duricias y el tratamiento que empleaban era tomar todos los días en ayunas un ajo troceado, envuelto en miel, sin masticar, hasta que la duricia desaparecía. Este proceso puede llevar unos seis meses hasta su total desaparición.

**PREVENCIÓN DEL CÁNCER DE MAMA**: la lesión cancerosa sigue siendo más frecuente entre las mujeres. Para evitar sus temibles consecuencias hay dos factores que debemos tener en cuenta: obtener un diagnóstico precoz —realizando visitas anuales al ginecólogo cumplidos los 30 años— y evitar una serie de hábitos que impulsan su desarrollo —además de los antecedentes familiares—, como el consumo de tabaco y alcohol, la obesidad, la imprudencia con las exposiciones solares (se debe proteger esta zona con cremas de factores altos). Todo ello acompañado de una alimentación rica en frutas y verduras, al tiempo que se reduce el consumo de grasa animal.

**QUISTES EN LAS MAMAS**: parece ser que

algunos productos de consumo habitual podrían facilitar la aparición de quistes en las mamas, sobre todo cuando se toman en exceso. Éste es el caso del café, el chocolate, el té y en general excitantes y estimulantes. Hay que reducir su consumo.

## CAÍDA DEL PECHO

*Las mamas están constituidas por varias capas desde la superficie de la piel hasta las proximidades de las costillas.*

Debajo de la piel hay abundantes glándulas mamarias con conductos que se dirigen hasta el pezón, tejido adiposo o graso entre las glándulas, y finalmente, los músculos pectorales que los separan de las costillas. Desde estos músculos, y desde una capa de tejido fibroso que los recubre, se envían pequeñas tiras de tejido conjuntivo que forman la mama en su interior. La permanencia de la mama en su posición habitual depende de la piel, las tiras de tejido conjuntivo, el tono de los músculos pectorales y la cantidad de grasa. La piel pierde tono con la edad y permite la caída, que se incrementa si hay una mayor presencia de grasa y por las propias glándulas mamarias.

**ZUMO DE MANZANA**: es un excelente revitalizante para la piel, por eso le aconsejamos que varios días a la semana moje una gasa en zumo fresco de manzana y lo aplique con suaves movimientos circulares sobre las mamas.

**AGUA FRESCA**: siempre que se duche, aplique sobre la mama un chorro de agua fresca mediante movimientos circulares. Con ello mejorará la circulación de la sangre en la piel y, en consecuencia, su vitalidad.

**PASTA DE AVENA Y ALMENDRAS**: esta pasta incrementa el tono de la piel de los senos, además de tener efectos suavizantes y revitalizantes. Para elaborarla mezclaremos 2 cucharadas de harina de avena con 25 g de almendras molidas muy fino y 1 cucharada de aceite de almendras. Luego se aplica sobre el pecho con suaves movimientos circulares y se deja actuar durante veinte minutos. Hay que repetir este remedio una vez por semana.

**RON Y LIMÓN**: se mezcla ron y zumo de limón a partes iguales y con este preparado se dan masajes en la parte superior del pecho. Si se es constante, se podrá presumir de unos senos bien firmes. Este remedio, de procedencia caribeña, es muy popular por aquellas tierras.

**PECHOS DEMASIADO GRANDES**: se mezclan 40 g de crema neutra, 20 g de esencia de espliego y 1 g de cardo santo. Con el resultado se dan dos masajes diarios, de modo que se logre dar firmeza a los pechos y disolver masa de grasa residual.

**PIÑA FRESCA Y HARINA CANDEAL**: para elaborar una fórmula óptima para el embellecimiento de los senos, machacaremos 2 rodajas de piña fresca en un plato y las mezclaremos con 6 cucharadas de harina de trigo candeal, hasta hacer una masa. Se coloca en forma de emplasto sobre los senos y se cubre con una toalla pequeña durante veinticinco o treinta minutos. Después se limpia la zona con agua fresca. Estas aplicaciones se hacen dos o tres veces a la semana durante quince días y después una semanal. Esta fórmula da vigor a los senos flácidos y los tonifica.

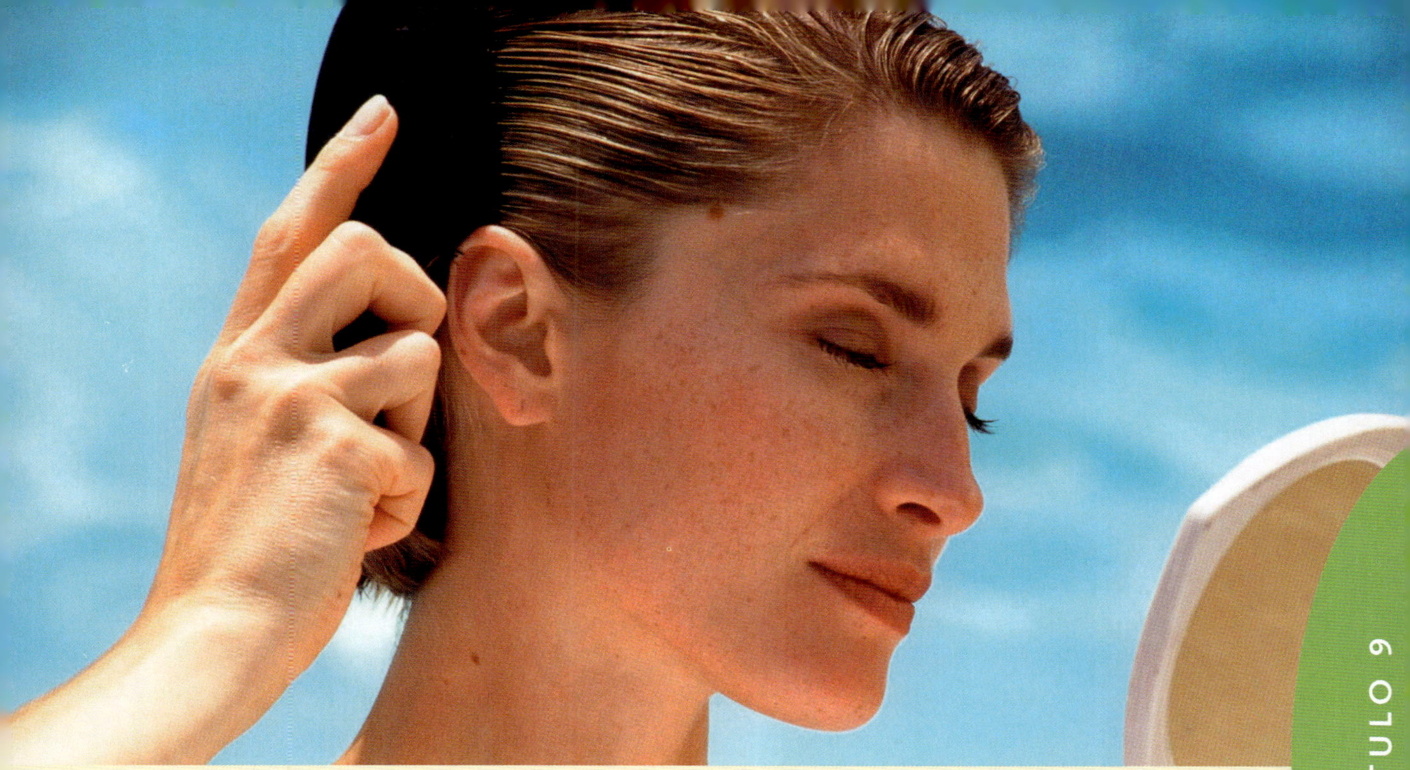

CAPÍTULO 9

# Cuidado del cabello

*El pelo, que en número de más de 150.000 unidades se distribuye por el cuero cabelludo, tiene asignadas numerosas funciones además de la puramente estética. Entre otras cosas, evita la pérdida de calorías por la piel de la cabeza y protege esta zona de las temperaturas extremas, así como del roce.*

Cada pelo tiene su propia raíz, zona desde la que se forma y facilita su crecimiento, además de aportarle el color determinado genéticamente. La raíz se encuentra cerca de la superficie, si bien «sube y baja» a modo de ciclos. Cuanto más largo es el pelo, más cerca de la superficie se encuentra.

Se calcula que el ritmo de crecimiento es de aproximadamente 8 mm al mes. Su composición es muy similar a la de las uñas y, al igual que éstas, carece de terminales nerviosas, por eso no duele cuando se corta. Según reza la leyenda, aquel que desee tener un pelo fuerte y que crezca rápido, deberá cortárselo siempre en luna llena.

Por su importancia, el pelo exige una serie de cuidados especiales para evitar su pérdida, ya sea en número o en calidad y aspecto. Para prevenir su deterioro conviene tomar una serie de medidas:

**ALIMENTACIÓN RICA** en productos que aseguran la vitalidad del cabello, y en particular con abundantes frutas y verduras que le proporcionen vitaminas A, B, C, sílice y otras sustancias imprescindibles.

**PARA CONSEGUIR MÁS BRILLO** en su cabello bata una yema de huevo y añada 2 cucharadas de cerveza, extienda la mezcla por las raíces de su pelo con la ayuda de un ligero masaje y déjelo actuar durante veinte minutos. Después elimínelo con abundante agua tibia. Esta operación debe realizarse una vez por semana. Otra receta con la que también podrá proporcionar más brillo al cabello se elabora con una infusión de romero en 1/2 litro de vino blanco, que luego se añade al agua del último aclarado.

**PROTEGER EL CABELLO DEL SOL**: hay que reducir la exposición del cabello a la acción del sol; además de ello, usaremos mayonesa con limón. El preparado se obtiene mezclando la yema de un huevo entero con el zumo de medio limón y añadiendo un chorrito de aceite; luego se bate con batidora y se echa un poco más de aceite. Se bate de nuevo y se añaden 20 gotas de esencia de romero. La mayonesa se aplica en todo el pelo frotando un poco las raíces. Espere veinte minutos y después aclare con agua templada. En la primera semana se puede aplicar este remedio dos o tres veces, la semana siguiente una sola vez. Con ello se fortalecerá el pelo y éste recuperará su brillo. Podemos utilizar sombreros transpirables.

**MASCARILLA PARA CABELLO SECO Y QUEBRADIZO**: se mezcla una yema de huevo con aceite de oliva virgen de primera presión en frío hasta hacer una especie de mayonesa que se aplica en el cabello y se mantiene así durante media hora. Si se desea, se puede recoger el pelo con una toalla. Esta mascarilla nutre e hidrata hasta los cabellos más secos. Al principio debe hacerse por lo menos una vez por semana. Resulta sorprendente su efectividad. Muchas famosas se aplican este remedio.

**CABELLO FINO O QUEBRADIZO**: después de lavarse el pelo conviene darle masaje con una mezcla de 1 cucharada sopera de vinagre en un vaso de agua. Lo dejamos actuar durante quince minutos y luego nos aclaramos con agua tibia. Tendremos el pelo más fuerte, voluminoso y brillante.

**PELO SUAVE**: dar masaje al cabello, antes de lavarlo, con una mezcla de aceite de oliva (2 o 3 cucharadas) y unas gotas (3 o 4) de esencia de romero. Dejar que actúe la mascarilla durante quince minutos y luego lavarse la cabeza con normalidad.

**PELO SUAVE Y SIN PICOR**: aplicar masajes en la raíz del cabello con la ayuda de unas gotas de aceite de germen de trigo después del lavado. Se deja que actúe veinte minutos y se elimina con un aclarado. Si se hace una vez por semana no aparecerá el picor, y además el pelo estará más suave.

## CAÍDA DEL CABELLO

*A lo largo de la vida vamos perdiendo, por decirlo así, capital capilar: muchos de los 150.000 folículos pilosos o cabellos con que se calcula que cuenta el cuero cabelludo en el momento del nacimiento se pierden por efecto de factores hormonales (andrógenos u hormonas masculinas), consumo de medicamentos (por ejemplo, los anticancerosos y antitumorales), agresiones psicológicas intensas (estrés, malas noticias, depresión) o simplemente por factores genéticos heredados.*

En la mujer, al contrario de lo que sucede en los hombres, lo habitual es que la caída del cabello se produzca de forma difusa, esto es, en todo el cuero cabelludo, razón por la cual su pérdida se nota menos que en los hombres, donde la pérdida se centra en una o varias zonas (coronilla, sienes, parietales).

Cuando el pelo se cae, lo fundamental es evitar que siga este proceso en lugar de centrar nuestro interés en recuperar lo perdido. Sólo los trasplantes de cuero cabelludo (no injertos) o la autotransposición del propio cuero cabelludo pueden facilitar tratamientos definitivos a la pérdida del cabello. Pero sí existen una serie de remedios naturales destinados a prevenir la caída del cabello:

**JUGO DE TOMILLO Y ROMERO**: se ponen en un frasco o una botella de cristal de 1 litro dos puñados de tomillo y otros dos de romero. Añadir alcohol de baja graduación (20 o 30°) hasta cubrir las hierbas, cerrar el frasco y dejar macerar la mezcla en el frigorífico durante una semana. Transcurrido ese tiempo, filtrar el líquido resultante y aplicarlo diariamente sobre el cuero cabelludo con la ayuda de la punta de los dedos y de un pequeño masaje. Debe mantenerse el tratamiento hasta notar los efectos del mismo.

**JUGO DE ALBAHACA**: hierva en 1 litro de agua, durante veinte minutos, 150 g de hojas de albahaca. Luego licúe las hojas y guarde el líquido en un frasco con cierre hermético. Se aplica diariamente sobre la raíz del cabello.

**JUGO DE BOJ Y ROMERO**: en un frasco de cristal grande se mezclan 50 g de hojas de boj, otros tantos de romero y 1 litro de alcohol de 60°. Se deja macerar durante quince días en lugar seco y oscuro, y se agita de vez en cuando. Se cuela y se guarda el líquido en un tarro hermético. Se realizan fricciones del cuero cabelludo con este líquido dos veces diarias durante dos o tres días a la semana.

**BERROS**: este alimento incluye numerosas vitaminas y minerales imprescindibles para el cabello. Conviene incluirlos con frecuencia en la dieta habitual.

**ANEMIA**: aquellas mujeres que sufran caída del cabello por culpa de la anemia, pueden recurrir a la receta de zanahoria, remolacha roja y levadura de cerveza que se explica en el capítulo que trata esta dolencia.

## PELO SECO O PELO GRASO

*Junto a la raíz del pelo se encuentran unas pequeñas glándulas productoras de grasa que se encargan de elaborar una fina capa de materiales grasos para proteger la parte más externa del cabello.*

En función de la producción de grasa podemos encontrar pelo seco, normal o graso. Cuando el pelo es seco, puede resultar más vulnerable a los agentes externos y presentar mayor fragilidad. Si el pelo es graso, pueden surgir muchos problemas estéticos, mayor tendencia a la suciedad e incluso facilitar la formación de caspa y dermatitis que afectan no sólo a la cabeza sino también a la cara (cejas, párpados, pliegues de la nariz, puente nasal).

La causa más frecuente de pelo graso es la genética (herencia), si bien puede agudizarse por el abuso de champús y jabones fuertes y el consumo excesivo de embutidos y grasa animal. De hecho, el lavado frecuente del pelo graso parece que propicia la producción de grasa. Lo mismo sucede con una actividad física intensa, la humedad o el calor.

*Para el cuidado del pelo seco:*

**ACEITE DE OLIVA**: antes de lavar el pelo seco o reseco con un champú específico, utilizaremos un pincel para extender por

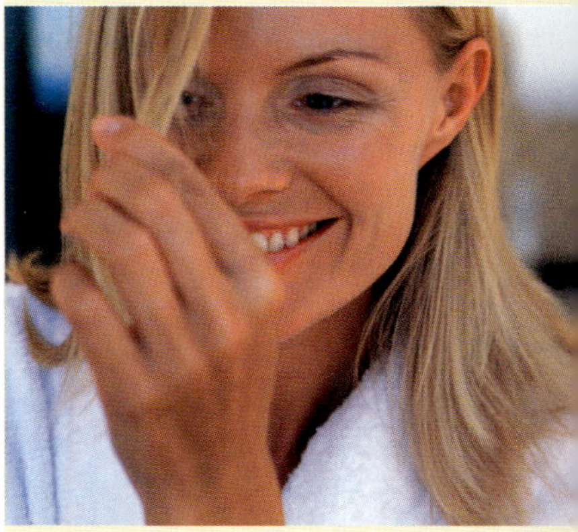

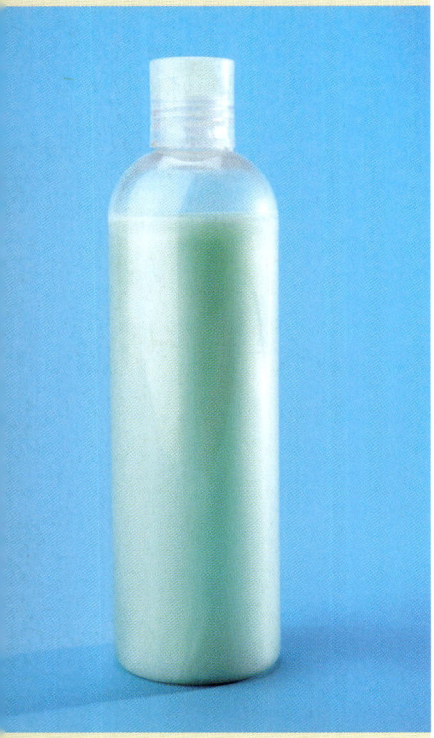

la raíz del cabello un poco de aceite de oliva virgen, luego con un cepillo extenderemos el aceite por el cabello y nos envolveremos la cabeza con una toalla caliente durante quince minutos. Finalmente nos lavaremos normalmente.

**MAYONESA**: si tiene el pelo seco, una vez a la semana extienda un poco de mayonesa casera en la mano y luego aplíquesela en el cabello y sus raíces. Deje que actúe durante quince minutos o más tiempo si es posible (hasta tres cuartos de hora). Luego lávese el cabello con agua tibia.

**CERVEZA**: se introduce un poco de cerveza en un pulverizador y, tras lavarse la cabeza, se aplica en el pelo, si es seco, y raíces. Se deja actuar un cuarto de hora y luego se seca con la ayuda de una toalla, sin necesidad de lavar después.

*Para el pelo graso:*

**ZUMO DE LIMÓN**: si tenemos el pelo graso, una vez por semana, después del lavado normal (con champú normal), debemos dar masaje a las raíces del pelo con un poco de zumo de limón. Con ello se disminuye la producción de grasa.

## LIMPIEZA DEL CABELLO

*El pelo debe lavarse una vez por semana, con mayor frecuencia si está corto y también si es graso. No siempre debe utilizarse champú, es muy importante mojarlo, darle masaje y peinarlo.*

No conviene lavarse el cabello todos los días con champús. El secador debe colocarse siempre, como máximo, a un palmo de la raíz, para no quemarla. Recurra lo menos posible a tintes y otros productos artificiales y evite que sobre el cabello actúe el agua salada o el cloro, empleando gorros protectores.

**CHAMPÚS**: al igual que sucede con los jabones, utilice aquellos suaves y que contengan extractos de productos naturales como romero, ortigas, manzanilla... Es suficiente lavarse el cabello dos veces por semana y, en estos casos, no es necesario aplicar champú dos veces en el mismo lavado. Para mantener suave, brillante y acondicionado el cabello recuerde que es fundamental una dieta equilibrada (con abundante fruta, verdura, hortalizas) y dar masaje a las raíces un par de veces por semana aprovechando el momento de la ducha. Al igual que sucede con la piel debemos dotar al cuero cabelludo de su pH natural y para conseguirlo añadiremos al agua del aclarado unas cucharadas de zumo de limón.

**CHAMPÚ DE URGENCIA**: se puede envolver un cepillo o peine con una gasa limpia, procurando que las púas la atraviesen y después mojar la tela con un poco de colonia. Hay que cepillar enérgicamente el pelo y el cuero cabelludo, varias veces, hasta que la suciedad del pelo se quede en la tela, y luego dejar secar.

**SI QUEREMOS CONSEGUIR MÁS VOLUMEN** sólo hay que mezclar en un vaso un chorrito del champú habitual con la misma cantidad de vodka. Se aplica la mezcla por todo el cabello y luego se aclara con abundante agua. Secar con suavidad.

**ACONDICIONADORES DEL CABELLO** hay muchos y muy sencillos. Si el pelo es graso, después del aclarado, aplicaremos unas gotas de aceite de romero y con un cepillo lo distribuiremos bien. Si el pelo es seco o normal, realizaremos las mismas maniobras pero con unas gotas de aceite de lavanda. Si el cabello es muy fino o frágil mezclaremos 1 cucharada de vinagre con $1/4$ de litro de agua y lo aplicaremos después del lavado como en los casos anteriores.

**LAVADO RÁPIDO Y NATURAL:** si tenemos poco tiempo para lavarnos el cabello basta con espolvorear por la cabeza unos polvos de talco, frotar bien y luego cepillarse hasta que no quede ningún rastro de los polvos. Luego nos peinaremos normalmente con cepillo y secador. Otra forma de conseguir los mismos efectos es mojar un trozo de algodón con alcohol sanitario (del habitual en casa) y aplicarlo en las raíces del pelo. Luego daremos masaje a la cabeza con los dedos y nos cepillaremos.

**SECADO**: éste es uno de los grandes peligros a los que exponemos nuestro cabello con frecuencia. Si utilizamos el secador debemos colocarlo, como mínimo, a un palmo de la cabeza, de lo contrario el calor puede afectar y lesionar las raíces.

**REVITALIZADOR DEL CABELLO**: después de aclarar el champú, dar masaje al cabello con vinagre de manzana (1 cucharadita) mezclado con una infusión de romero. Lo dejamos actuar veinte minutos y lo eliminamos con agua tibia.

## COLOR DEL CABELLO

*El color del pelo depende de los genes que nos han transmitido nuestros padres que marcan, en última instancia, la producción de pigmentos colorantes en la raíz del cabello y que ascenderán a lo largo de todo su recorrido.*

Cuanto más numerosos sean los pigmentos, más oscuro será el color del cabello. Como las células productoras de estos pigmentos son muy similares a los melanocitos que producen melanina en la piel (el color tostado o moreno), existe cierta concordancia entre el color del cabello y el de la piel, en el sentido de que las personas con piel clara suelen tener pelo claro, rubio, y las más morenas, pelo negro.

El empleo constante de tintes químicos para el cabello colabora de forma decisiva en su debilitamiento. Por ello es conveniente conocer una serie de recetas naturales que dan brillo y color al cabello.

**PARA REFORZAR EL COLOR**: en el caso del color oscuro podemos recurrir a infusiones de clavo o de romero que aplicaremos sobre el cabello después de cada lavado. Debemos dejarlas actuar durante quince minutos y luego las eliminaremos con agua. En el caso del pelo rubio utilizaremos infusiones de manzanilla o de caléndula, de la misma forma que en el caso anterior.

**BRILLO PARA EL CABELLO CLARO**: exprimir un limón, colar el zumo y luego, después de lavarse el cabello, aplicarlo sobre la cabeza con la ayuda de un ligero masaje. Dejar actuar quince minutos y luego aclarar. El pelo adquirirá más brillo e incluso un tono más rubio.

**PARA ACLARAR EL CABELLO** nada mejor que la salvia. Basta con añadir un puñado de hojas de esta planta a $1/4$ de litro de agua y cocerlo a fuego lento durante quince minutos. Luego se filtra y se aplica sobre el cabello tras el lavado, cuando aún se encuentra húmedo.

**PELO BRILLANTE Y FUERTE CON ORTIGA Y TILA**: se puede elaborar un líquido muy sencillo que ayudará a fortalecer y dar brillo al cabello. Se mezcla en una cazuela 1 tacita de ortiga, 1 de tila y 1 litro de agua caliente. Se revuelve bien y, cuando el agua esté fría, se añade 1 litro de vinagre de sidra. Se mezcla de nuevo, se pasa a una botella o recipiente con cierre hermético, se deja reposar dos o tres horas y se guarda en lugar oscuro y seco. Se aplica una vez por semana después del lavado del cabello y con el último aclarado. Para ello se cuela el equivalente a un vaso de agua y se masajea el pelo.

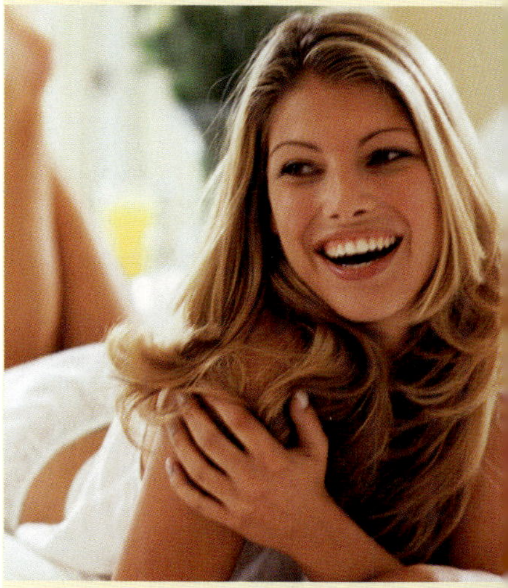

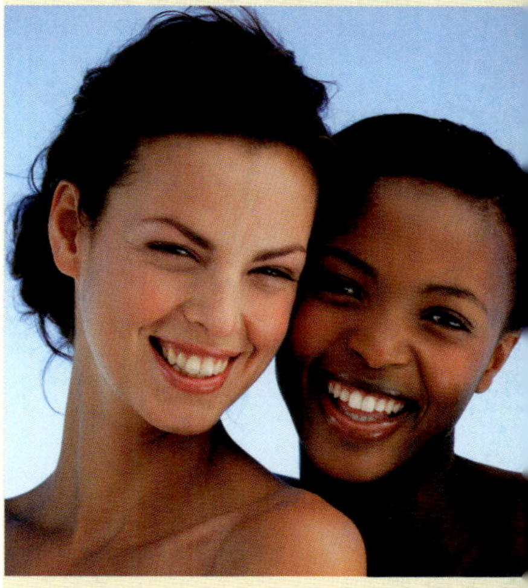

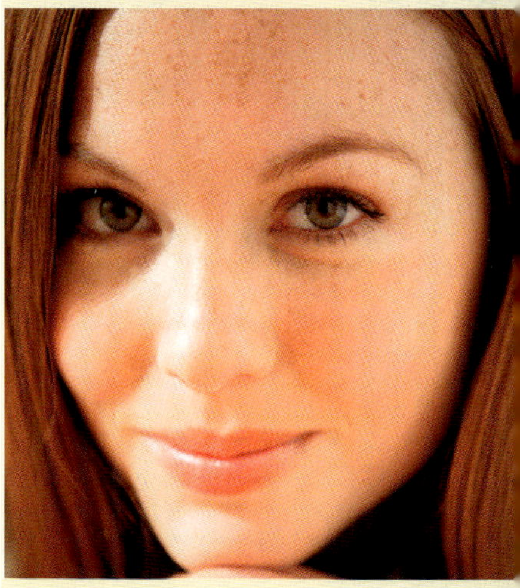

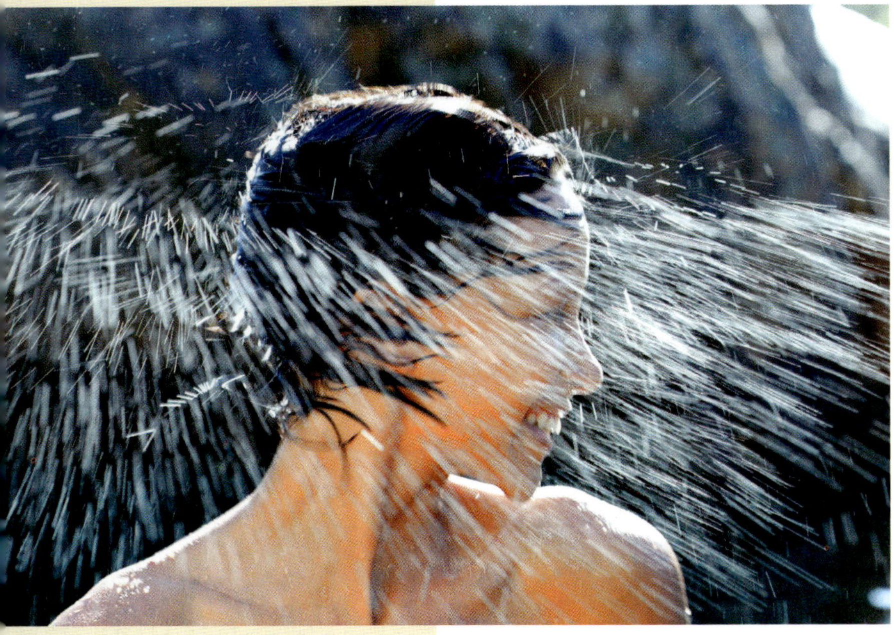

**PARA TENER EL CABELLO MÁS RUBIO**: se hierven 2 cucharadas grandes de manzanilla romana por cada 1/2 litro de agua hasta que se reduzca a la mitad y cuando se enfríe se le agrega el zumo de 1 limón y 2 cucharadas soperas de agua oxigenada. Se cuela todo y se aplica mediante fricciones en el cabello. Si se quiere se le puede añadir agua de rosas para perfumar. Los cabellos rubios o castaños adquieren brillo y belleza.

## LAS CANAS

*Todos los folículos pilosos o pelos del cuero cabelludo poseen en la raíz unas células encargadas de formar un pigmento similar a la melanina de la piel (la que produce el color moreno).*

Según la mayor o menor cantidad de pigmento el cabello será moreno, rubio o claro. Con el paso de los años estas células productoras de pigmento van desapareciendo y eso hace que el pelo pierda su color y adquiera un tono blanquecino: las canas. En su aparición tienen mucho que ver factores genéticos, enfermedades como la hipertensión arterial (y la arteriosclerosis en general) y las situaciones de estrés. Esto hace que unas personas tengan ya canas a los 20 años y otras nunca antes de los 40. Por lo general las primeras aparecen hacia los 35 años.

Una cana no es un pelo muerto ni tampoco un pelo más fuerte, solamente le falta el color. Eso sí, el color natural del cabello no puede ser devuelto salvo con el tinte o pigmentos artificiales que se le proporcionen al cabello.

**JENGIBRE RALLADO**: para reducir la aparición de las canas prepararemos una loción con jengibre: se añade 1 cucharada sopera de jengibre bien rallado a 1/4 de litro de agua hirviendo. Se deja reposar la mezcla veinte minutos, se filtra el líquido resultante y se guarda en un frasco con tapón de rosca o hermético. Se aplica el líquido con los dedos sobre las raíces del cabello dos veces por semana.

**CHAMPÚ DE HOJAS DE HIEDRA**: se añaden dos puñados de hojas de hiedra en 1 litro de agua y se cuecen hasta que estén tiernas. Se apaga el fuego, se deja que se enfríe el líquido y luego se cuela. Hay que guardarlo en un recipiente oscuro y con cierre hermético o de rosca y conservarlo en un lugar seco. Se utiliza como champú una o dos veces por semana. Este remedio colorea las canas, si no hay muchas. Además, es un champú revitalizante.

**ZUMO ANTICANAS**: cada mañana prepare un zumo licuando un trozo de berza o repollo, dos zanahorias y un puñado de espinacas. El contenido de estos productos (vitamina A, betacarotenos, azufre) protege el cabello y las células que se encargan de dotarle de color.

**SALVIA Y TÉ NEGRO**: ambos ingredientes facilitan la coloración del cabello y dan vitalidad a las células pigmentarias retrasando la aparición de las canas. Se mezclan 2 cucharaditas de salvia y 2 de té negro. Se añaden a 1/2 litro de agua y se espera a que hierva. Luego se cuece a fuego lento durante dos horas. Se aparta del fuego y una vez que se enfríe se filtra y se guarda el líquido en un frasco de cierre hermético o tapón de rosca. Se aplica todos los días sobre el cabello mediante un ligero masaje.

## LA CASPA

*La caspa representa el desprendimiento de células muertas que se producen en la piel del cuero cabelludo, con la diferencia de que en los casos de caspa el desprendimiento es muy elevado, muy por encima de lo normal, lo que hace que en lugar de eliminar las células muertas con el lavado del cabello, éstas inunden el pelo y zonas próximas.*

A la hora de valorar su origen hay que tener en cuenta factores tan diversos como el abuso en el empleo de champús y tratamientos del pelo, debilidad en la circulación de la sangre del cuero cabelludo, lavarse la cabeza con agua a temperaturas extremas, situaciones de estrés, conflictos psicológicos... Otras veces las causas son de origen desconocido e incluso pueden estar relacionadas con la polución ambiental. En ocasiones la caspa puede extenderse a las cejas y párpados, e incluso producir picor en las zonas afectadas.

Evitar los lavados de cabeza frecuentes (cada tres días como muy pronto), emplear productos suaves a la hora de tratar el cabello (elegir champús que incluyan en su fórmula ortiga, sauce o fumaria, y mejor si además tienen selenio o cinc), favorecer la circulación de la sangre en el cuero cabelludo realizando pequeños masajes con la punta de los dedos. Utilice las cantidades justas de champús, geles, lacas, espumas y productos similares.

Los champús antigrasa que son utilizados con frecuencia tienen muchas probabilidades de favorecer la aparición de caspa.

**INFUSIÓN DE ORTIGAS**: siempre que utilice su champú habitual, termine el lavado del cabello con un masaje de cinco minutos con una infusión de ortigas.

**FROTAR DIARIAMENTE EL PELO**: en frío, utilice una infusión de ortigas, de sauce o de fumaria. Con ello fortalecerá el cabello y mejorará la circulación de la sangre del cuero cabelludo y de las células situadas en esta zona.

**CEBOLLA Y LIMÓN**: pique un trozo de cebolla y póngalo en un plato con el zumo de un limón. Deje reposar la mezcla cinco minutos y luego aplique el líquido sobre el cuero cabelludo con la ayuda de un pequeño masaje. Repita este remedio dos veces semanales.

**INFUSIONES DE BARDANA**: como en el caso anterior, aplique cada día una infusión de bardana sobre el cuero cabelludo masajeando bien la raíz del cabello. Podrá incrementar la actividad de la bardana si toma cada día una infusión de ésta después de la comida o la cena. Repita este remedio durante varias semanas, hasta notar que el problema desaparece.

**LOCIONES DE TOMILLO, PRÓPOLIS Y LÚPULO**: seleccione cualquiera de estas lociones en su establecimiento habitual y utilícela después de la ducha o del baño.

**MASAJE CAPILAR**: aproveche la aplicación del champú en el lavado de cabeza para dar masaje a la raíz del cuero cabelludo de cinco a diez minutos. Con ello mejoramos de forma notable la eliminación de células muertas y, lo que es más importante, la circulación de la sangre en toda la cabeza.

**ORINA**: para eliminar la caspa podemos aplicarnos ligeros toques de orina propia de primera hora de la mañana. Hágalo por las noches antes de ir a la cama, y si lo desea, recójase el pelo con un gorro que no sea de plástico. A la mañana siguiente lávese la cabeza con un champú suave. Esto mismo se puede hacer, en vez de con orina, con jugo de cebolla fresca.

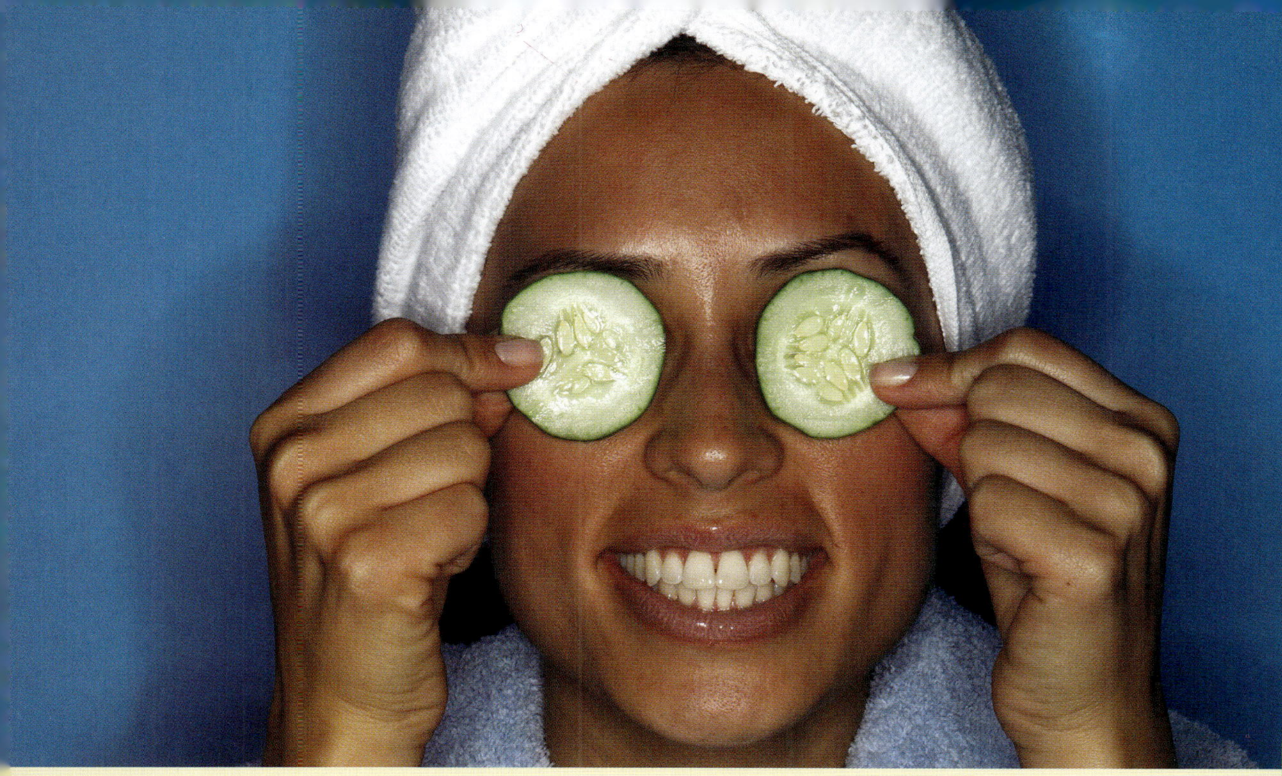

CAPÍTULO 10

# Cuidado de los ojos

*Un 80 por ciento de la información que recibimos de nuestro entorno penetra en el organismo por los ojos, y hay muchas situaciones en las que éstos pueden verse afectados: un exceso de radiación solar, cosméticos, trabajo excesivo, prolongada vida nocturna, contaminación ambiental, trabajo con ordenador, etc. Esto exige que los cuidemos como se merecen, y les dediquemos todos los días un poco de nuestro tiempo. Para aplicar cualquier tipo de crema, el masaje en el contorno de los ojos debe ser circular y hacia dentro, es decir, hacia la zona lagrimal.*

A partir de los 35 o 40 años es frecuente la aparición de manchas rojas en los ojos, generalmente de forma aislada, que además desaparecen a las pocas horas sin ninguna atención particular. En el caso de que pasen unos días y persistan, hay que acudir al especialista.

Una buena prevención, para mantener el mayor número de años posible el brillo de los ojos al nacer, incluye una serie de prácticas: lavarlos dos veces al día (mañana y noche) con abundante agua y, de vez en cuando, añadir una infusión de manzanilla; utilizar lo menos posible cosméticos en las proximidades de los ojos; emplear gafas de sol en días de luz abundante, especialmente si se tiene los ojos claros; si se usan lentillas, hay que lavarlas todos los días, y en el caso de las gafas, mantenerlas en buenas condiciones higiénicas, no sólo de uso; practicar ejercicios oculares, como parpadear quince veces por minuto durante dos o tres minutos, pues fortalecen su vitalidad y además los relajan; colocar las palmas de las manos sobre los ojos cerrados, presionar ligeramente con movimientos laterales de la palma uno o dos minutos; y finalmente, visitar al oculista cada dos o tres años, y a partir de los 35 años, o si hay problemas oculares tipo miopía o astigmatismo, debe hacerse todos los años.

*Para cuidarlos con eficacia, tenga en cuenta, además, los siguientes consejos:*

**BUENA HIGIENE DIARIA**: todos los días hay que lavar los ojos dos veces, mañana y tarde, únicamente con agua templada o fría. Debemos protegerlos de las radiaciones solares con gafas de sol adecuadas. Conviene descansar diez minutos cada hora si se trabaja con pantallas de ordenador o en ambientes con mucha luz (estudios fotográficos y similares). Reducir al mínimo el uso de cosméticos en párpados y pestañas.

**NUNCA TOCARSE LOS OJOS CON LOS DEDOS**: los dedos siempre tienen gérmenes que pueden contaminar los ojos o, como poco, irritarlos con las uñas, desplazamientos de pestañas...

**ENROJECIMIENTO OCULAR**: todos los días, hasta que desaparezcan las lesiones, tomaremos un preparado de arroz integral. Para elaborarlo se deja en remojo, el día anterior, una taza de arroz integral; después de veinticuatro horas se escurre, se machaca y se le añade un poco de agua hasta conseguir una pasta homogénea para tomar. Otro remedio para esta situación consiste en elaborar, antes de acostarse, una infusión de manzanilla con la que lavaremos los ojos una vez que esté bien fría.

**EJERCICIOS OCULARES**: para mantener «en forma» nuestros ojos y otros elementos cercanos realizaremos un par de veces por semana los siguientes ejercicios: se coloca el dedo índice a un palmo de la nariz y luego se mueve lentamente haciendo el signo de la cruz. Se repite el ejercicio tres veces con un descanso de un minuto entre cada ejercicio.

**INFUSIÓN DE EUFRASIA Y TOMILLO**: un par de veces por semana se lavan los ojos con una infusión de eufrasia y tomillo a partes iguales (media cucharadita de cada una de estas plantas por taza de agua). Después nos aclararemos abundantemente con agua tibia.

**ZUMO DE LIMÓN O MANZANILLA PARA DAR BRILLO**: si queremos que nuestros ojos brillen un poquito más de lo normal, los lavaremos con un vaso de agua templada con unas gotas de limón. También es bueno echar unas gotitas de infusión de manzanilla fría en los ojos.

**PÁRPADOS HINCHADOS**: pondremos calabaza fresca sobre los párpados durante un tiempo no inferior a media hora. También se puede mezclar una zanahoria con dos hojas interiores de una cebolla y una vez todo bien machacado se coloca media hora diaria sobre los párpados.

**ARRUGAS**: aceites como el de aguacate, jojoba, almendras dulces y sobre todo el de manzanilla, aplicados mediante ligeros toques alrededor de los ojos tensando un poco la piel con una de las manos sobre la sien, previenen la aparición de arrugas en el contorno de los ojos.

## LAS OJERAS

*Las ojeras se caracterizan por una pequeña hinchazón de los párpados que, en ocasiones, se acompaña de alteraciones del color, adoptando un tono grisáceo, azulado o rojizo.*

Las ojeras se deben a una actividad prolongada o intensa de la musculatura que rodea a los ojos y en particular de los músculos orbiculares de los párpados. El exceso de actividad añadido a la falta de sueño, irritaciones diversas (frotarse los ojos, cosméticos...), facilitan la aparición de un pequeño edema en esta zona que tiende a hinchar los párpados y aumentar su presencia. Otro tipo de ojeras son las permanentes, aquellas que por debilidad de los músculos de los párpados e incluso del tejido conjuntivo que hay en su interior, hace que la piel se deslice en sentido descendente (con la gravedad) y forme pliegues o arrugas. Éstas son más propias de la edad.

No hay que frotarse los ojos y hay que evitar durante tiempo prolongado los trabajos intensos para los ojos y, en su caso, lavarlos de vez en cuando con agua fría para estimular la musculatura y la circulación sanguínea de los párpados; es muy recomendable utilizar gafas de sol en caso de exposición a luz intensa (así los músculos palpebrales trabajan menos). Evitar los excesos, sobre todo los nocturnos.

Cada día los músculos orbiculares de los párpados, encargados de cerrar los ojos, se contraen, aproximadamente, dos mil veces.

**PATATA CRUDA**: limpiar una patata mediana, quitarle la piel y cortar un par de rodajas muy finas del tamaño de los ojos. Colocar una en cada ojo con los párpados cerrados y mantenerlas en esta posición diez minutos.

**PEPINO CRUDO**: el pepino posee propiedades calmantes y refrescantes, por lo que para hacer desaparecer las ojeras resulta muy útil colocar dos rodajas sobre los ojos cerrados durante un tiempo no inferior a los diez minutos.

**INFUSIÓN DE MANZANILLA**: elaborar una infusión concentrada de manzanilla y colocar dos bolsitas en una taza de agua hirviendo. Pasados unos minutos sacar las bolsas, dejar enfriar y aplicarlas sobre los ojos cerrados durante unos minutos.

**ACEITE DE PÉTALOS DE ROSA**: se deja un puñado de pétalos de rosas frescas en un recipiente y se cubren con aceite de almendras. Se cierra el frasco herméticamente y tras veinticuatro horas se filtra el aceite a otro frasco. Cuando aparezcan las ojeras se moja un algodón en este aceite y se extiende por los párpados. Se deja actuar durante treinta minutos y luego se retira con otro algodón. Puede aplicarse dos veces al día.

**MANZANA COCIDA**: cocer una manzana mediana y, cuando esté blanda, se aplasta hasta formar una pasta. Después, cuando se temple, se aplica un poco en cada ojo cerrado durante unos minutos.

**COMPRESAS FRÍAS**: durante cinco o diez minutos se aplican sobre los ojos cerrados unas compresas de agua fría. Este remedio es muy útil en caso de ojeras rojizas, ya que el frío contrae los vasos sanguíneos y con la llegada de menor cantidad de sangre desaparece la coloración rojiza. También podemos aplicar compresas frías empapadas en té negro o manzanilla durante cinco minutos con los ojos cerrados. Conseguiremos aliviar los párpados hinchados.

**CUCHARILLAS FRÍAS**: otro remedio infalible contra las ojeras y los ojos hinchados consiste en introducir en el congelador dos cucharillas, y cuando estén bien frías, se colocan sobre los párpados cerrados al tiempo que movemos los ojos, sin abrir los párpados, hacia arriba, abajo, derecha e izquierda. Con medio minuto es suficiente.

**PEREJIL PARA OJERAS PERMANENTES**: las ojeras que muestran alteraciones o

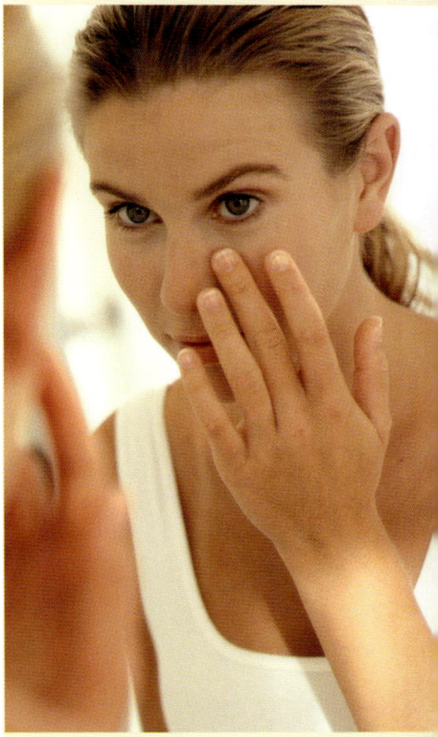

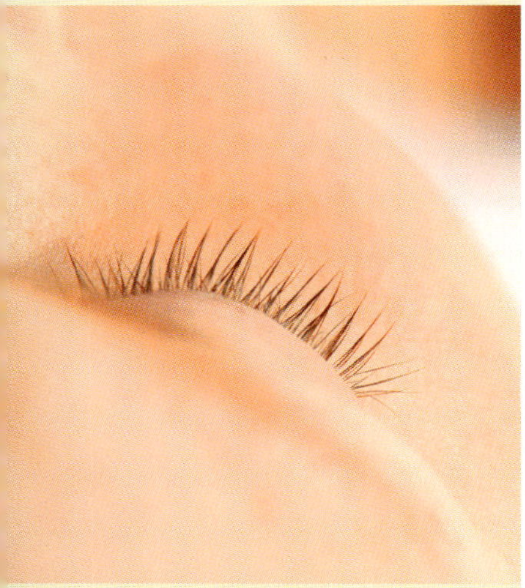

pliegues en la piel de los párpados pueden aliviarse con cualquiera de los remedios anteriores. Ayuda también el comer todos los días, en ayunas, un poco de perejil fresco durante varias semanas (no debe hacerse en caso de problemas gastrointestinales).

## ORZUELOS

*El orzuelo es un proceso inflamatorio que afecta a unas pequeñas glándulas situadas en la base de las pestañas.*

Al tratarse de un proceso inflamatorio, viene acompañado de una ligera hinchazón, enrojecimiento y dolor. Casi siempre lo causa una bacteria denominada estafilococo, que se encuentra en la piel y pasa a estas glándulas si se rascan o se frotan los ojos. Unas veces la inflamación de la glándula se sitúa hacia fuera («lo vemos») y otras hacia el ojo, lo que hace que se irrite cuando parpadeamos. Conviene eliminarlo en cuanto se presenta, ya que de lo contrario puede convertirse en una infección recurrente.

Los orzuelos siempre aparecen en el borde libre del párpado, pero unas veces lo hacen hacia fuera (se ven) y otras hacia dentro, hacia el ojo (no se ven pero irritan mucho). Para prevenirlos es muy importante tener en cuenta que las pestañas no deben rascarse, ni conviene utilizar con frecuencia cosméticos en esta zona. Sí es bueno lavar de vez en cuando los ojos y párpados con una infusión de manzanilla.

**ACELGA CALIENTE**: se limpia una hoja de acelga y luego se calienta durante cinco minutos. Se cuela el líquido y se deja enfriar la acelga. Cuando esté templada se aplica directamente sobre la zona afectada, con los párpados cerrados, durante media hora. Se debe repetir la operación dos o tres veces al día hasta que desaparezcan los orzuelos. El poder antiséptico de la acelga ayuda a eliminar la infección.
**INFUSIÓN DE CALÉNDULA**: preparar una infusión de esta planta con 1 cucharada de pétalos secos por cada 1/2 litro de agua. Colar el líquido y luego mojar en él una gasa que colocaremos sobre el párpado afectado hasta que se enfríe. Repetir la operación dos o tres veces al día.
**LLAVE ANTIGUA**: se coge una llave de estas características, de ojo hembra, y se tiene toda la noche al sereno. A la mañana siguiente la pasaremos suavemente sobre el orzuelo, mediante un ligero masaje.
**SALIVA**: también es un remedio eficaz aplicar saliva propia varias veces al día.

## LAS PESTAÑAS

**PESTAÑAS DÉBILES**: se mezclan 3 cucharaditas de aceite de ricino con 1 cucharadita de ron y, con la ayuda de un bastoncillo de algodón, nos aplicamos el líquido en las pestañas, con cuidado de que no penetre en los ojos.
**FORTALECEDOR DE PESTAÑAS**: resulta muy eficaz frotarlas cada día con un poco de aceite de oliva virgen de primera presión en frío.
**PARA LAS PESTAÑAS Y CEJAS**: el aceite de ricino, aplicado a diario sobre cejas y pestañas, las vuelve fuertes y brillantes.

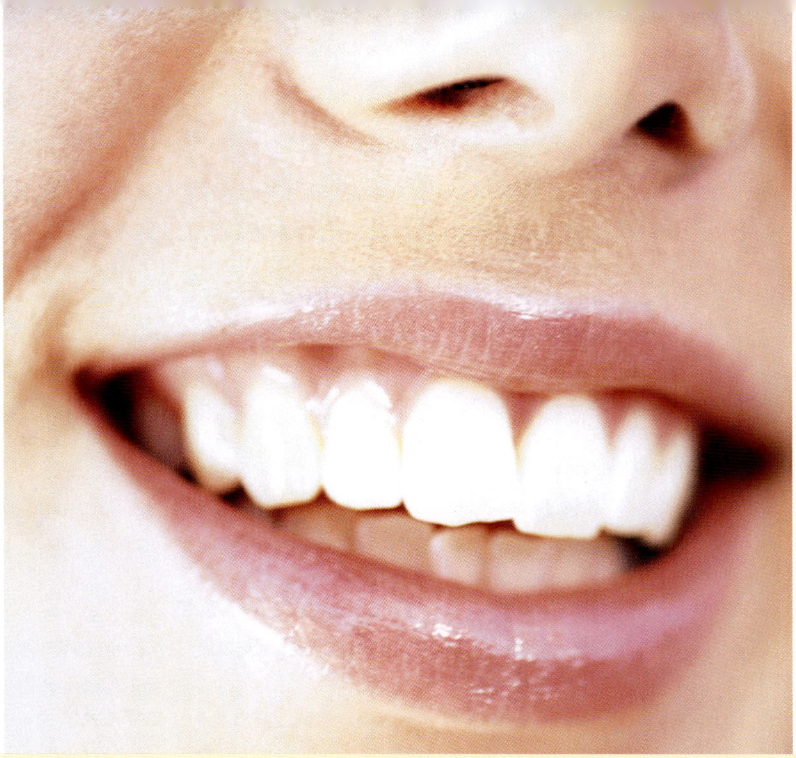

CAPÍTULO 11

# Cuidado de la boca

*La boca es, además de uno de los elementos del rostro que más personalidad imprime a nuestra apariencia física, la apertura por donde acceden al organismo los alimentos que consumimos, de tal modo que será del todo necesario mantenerla en perfecto estado de revista, no sólo porque unos labios y dientes bien cuidados son una manifestación clara de belleza, sino por razones de higiene y de salud: los gérmenes de una boca poco cuidada pueden pasar directamente al interior del organismo, y además, una dentadura sana nos ayudará a mantener una buena alimentación.*

## LOS DIENTES

*La primera pieza dental permanente suele aparecer, por término medio, a los 6 años de vida, y el resto, hasta los 16 años. Esto hace que las piezas dentales permanentes nos deban acompañar durante más de setenta años.*

Las 32 piezas dentales permanentes con las que contamos para toda la vida, se ven diariamente sometidas a multitud de agresiones como una incorrecta higiene bucal, los cambios de color por efecto del tabaco, café, alcohol, e incluso la erosión producida por las caries. Una adecuada higiene bucal es la mejor manera de conservar en perfectas condiciones nuestros dientes (limpieza después de cada comida, no abusar de alimentos y bebidas azucarados), además de visitar anualmente al dentista.

*En algunos casos, los remedios que proponemos pueden aliviar los problemas dentales más frecuentes:*

**FORTALECER LOS DIENTES**: una o dos veces por semana añadiremos cebada a las sopas o guisos. Los ingredientes de este tipo de cereal le reportarán un buen número de minerales y vitaminas que le darán más vitalidad.

**DIENTES BLANCOS**: una vez por semana frotaremos los dientes en todas sus superficies con unas hojas de salvia. Se pueden conseguir los mismos beneficios si además, una vez por semana, cepillamos los dientes con un poco de bicarbonato extendido sobre el cepillo. Una tercera fórmula muy sencilla consiste en mojar un trozo de algodón con un poco de agua oxigenada y frotar los dientes después del cepillado normal. Se practica cada dos días, sobre todo si se toma café, se fuma o se consume alcohol con frecuencia.

**MANZANA CRUDA**: las frutas frescas con abundante fibra como la manzana sirven de masaje para las encías, endurecen los dientes e incrementan la secreción de saliva y con ello se combaten las bacterias que pueden facilitar la aparición de las caries y otros problemas.

**DIENTES AMARILLOS**: son el resultado del consumo de tabaco, café, alcohol o ciertos antibióticos como las tetraciclinas. Para combatir este problema podemos utilizar una pasta de dientes que en su composición incluya papaya (ayudará a blanquear los dientes).

**CORTEZA DE LIMÓN**: una vez por semana podemos frotar los dientes con corteza de limón para mantener, o en su caso recuperar, la blancura dental.

**FRESAS**: de vez en cuando es apropiado frotar los dientes con una fresa partida por la mitad. Blanquea los dientes y fortalece las encías sangrantes, con lo que ayuda y previene la gingivitis o inflamación de las encías.

Para cuidarlos con eficacia, tenga en cuenta los siguientes consejos.

## HIGIENE BUCAL

*Cepillarse después de cada comida, los dientes superiores hacia abajo y los inferiores hacia arriba, siempre desde la encía.*

Hay que llegar con el cepillo hasta las muelas, y limpiar su cara superior mediante pequeños círculos. No olvide la cara posterior de los dientes, la que no se ve.

Una vez al día utilice hilo o seda dental para eliminar pequeños restos de alimento que queden entre los dientes. Conviene acompañar el cepillo de una pasta dental (casi todas tienen flúor, calcio y otros elementos imprescindibles), aunque en su lugar puede usar un poco de bicarbonato sódico y extenderlo con el cepillo. Es importante realizar gárgaras para facilitar la limpieza de la faringe (situada detrás de la boca), para lo cual puede utilizar colutorios comerciales o bien infusiones de manzanilla sin azúcar, salvia o menta. Conviene no picar entre horas, si se beben refrescos hacerlo con pajita para que no queden restos de azúcares en los dientes, seguir una alimentación integral (alimentos duros como las frutas frescas, verduras, hortalizas) para fortalecer las encías y los propios dientes y realizar revisiones dentales cada año.

## LOS LABIOS

*Los labios no sólo representan uno de los elementos más relevantes de la cara, sino también uno de los más sensibles.*

Están constituidos por un músculo de forma circular que rodea la boca, sobre el que se deposita una pequeña capa de grasa y, finalmente, un epitelio o capa externa de características intermedias a la mucosa de la boca y la piel de la cara. Esta capa externa es muy rica en vasos sanguíneos, que le aportan color rojizo, y en terminales nerviosas, que les confieren una gran sensibilidad.

Los labios se encuentran expuestos a multitud de agentes agresivos, como el calor, frío, cosméticos y otros productos químicos, así como los alimentos y sus ingredientes, el tabaco, el alcohol, etc. Todo esto hace que sean muchas las lesiones que pueden sufrir, entre ellas sequedad, grietas, herpes y virus. El frío y el calor son los principales enemigos de los labios, ya que en ambos casos facilitan la aparición de grietas y labios acartonados. Que se encuentren ligeramente humedecidos es su mejor protección, también durante la noche, que es cuando más se resecan. Para dotar de vitalidad a los labios y prevenir su deterioro, hemos de evitar ponerlos en contacto con el alcohol o productos que lo incluyan; en invierno hay que secarlos bien antes de salir a la calle y mientras nos encontremos en ella, y en verano, si se exponen al sol, hay que aplicar protectores solares con factor 15 o superior; tampoco debemos ponerlos en contacto directo con la sal, ni con alimentos salados, y limpiarlos bien después del baño en el mar; y antes de acostarnos, conviene aplicarles todos los días un poco de aceite de girasol o aceite de oliva virgen.

**ACEITE DE OLIVA**: está especialmente indicado en el caso de que aparezcan grietas. Se aplican unas gotas, mejor antes de acostarse, sobre toda la superficie de los labios.

**ACEITE DE JOJOBA**: al igual que el aceite de oliva, es muy útil para tratar las grietas en los labios o cuando se encuentran resecos. No obstante, también es un buen método de conservación si se aplica todos los días por la noche.

**CREMA DE CACAO**: a pesar de su antigüedad, sigue siendo uno de los mejores protectores que podemos utilizar en cualquier momento. Aplicada con suavidad, aporta una fina capa de grasa a los labios que los protege a la vez que los «alimenta».

**MANTECA DE CERDO**: es un remedio muy utilizado para labios agrietados, resecos y sin vida.

**ALOE VERA:** corte un trocito de esta planta y llévelo en una cajita en el bolso, para aplicárselo de tanto en tanto a los labios. Proporciona una sensación muy agradable y les da suavidad.

**BÁLSAMO LABIAL**: para los labios agrietados, se debe preparar un bálsamo labial con 20 g de cera, 60 g de manteca de cerdo y un racimo de uvas negras. Se derrite la cera y la manteca y se añaden los granos de uva. Se le da a la mezcla unos doce hervores y se filtra a un tarro. Era un remedio muy utilizado por los peregrinos del Camino de Santiago. También sirve para las manos.

**CARMÍN INCOLORO**: para proteger los labios, se prepara con 20 g de cera blanca, 20 g de manteca de coco, 100 g de aceite de almendras dulces, 50 g de agua de azahar, 500 mg de carmín incoloro y 10 gotas de esencia de rosas. Se derriten todos los ingredientes al baño María, sin dejar de remover hasta obtener una pomada homogénea. Después se retira del fuego y se deja enfriar un poco, para poder añadir la esencia

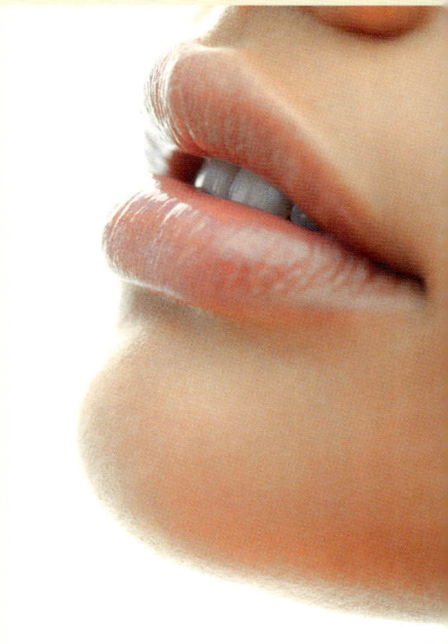

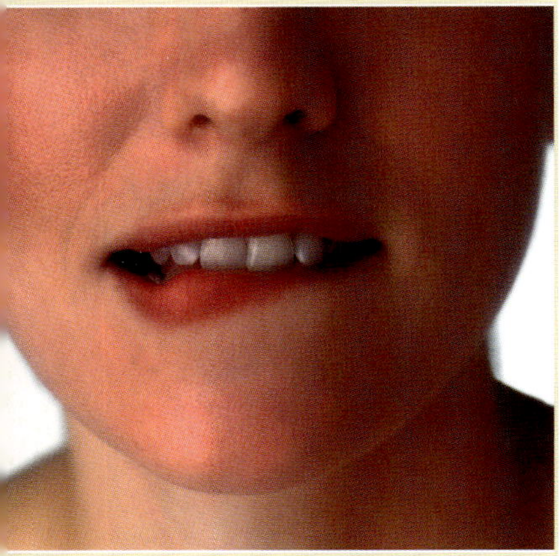

de rosas sin que se evapore. Se remueve de nuevo y se envasa. Ayuda a curar los labios agrietados, pelados, comisuras e incluso suaviza los callos y las durezas de los pies.

**LÁPIZ DE ALMENDRAS**: elaborado a partir del aceite de la almendra contiene todas las vitaminas fundamentales que aportan vitalidad a los labios, además de protección. Su elaboración es muy sencilla: caliente 100 g de cera blanca de abejas al baño María hasta que se encuentre completamente fundida; añada seguidamente 100 g de aceite de almendras removiendo continuamente hasta formar un líquido homogéneo. Vierta luego el líquido en una huevera o cubitera de modo que, cuando se seque, obtenga trocitos de este protector, que puede utilizar a su gusto.

**MIEL**: es otro remedio muy eficaz contra los labios resecos o agrietados. Se aplican unas gotas de miel dos veces al día, mañana y noche, se dejan actuar durante veinte minutos o media hora y luego se elimina la miel con abundante agua tibia.

**PASTA DE AGUACATE**: ya sea para empleo habitual o para tratar grietas, el aguacate aporta a los labios vitaminas A y C, así como minerales y otros elementos nutritivos. Para elaborar esta pasta, se tritura un trozo de aguacate sin piel y se añaden unas gotas de aceite de oliva. Cuando se ha obtenido una masa homogénea, se aplica sobre los labios y se deja actuar quince minutos. Luego se aclara con agua tibia.

**ARRUGAS EN LA COMISURA LABIAL**: ésta es una zona especialmente afectada por las arrugas. Para combatirlas le proponemos una crema muy sencilla: se bate una clara de huevo a punto de nieve y se mezcla con 1 cucharadita de harina integral de trigo para formar una pasta homogénea que se aplica sobre la comisura de los labios y se deja actuar hasta que esté seca y dura. Se elimina con agua tibia. Hay que aplicarla todos los días durante una semana y luego de vez en cuando, como prevención o por necesidad. Este remedio también puede utilizarse para las «patas de gallo».

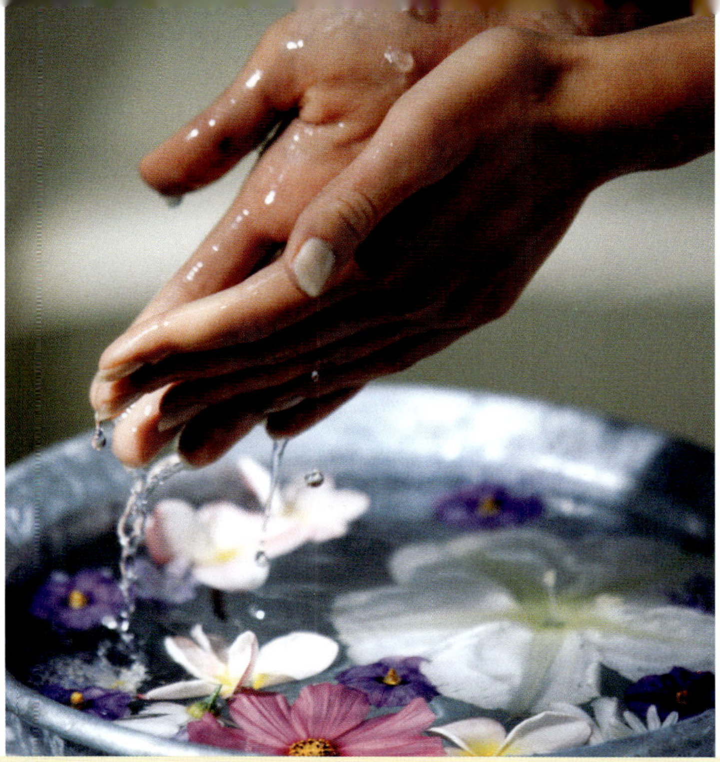

CAPÍTULO 12

# Cuidado de las manos

*Las manos no sólo son importantes para nuestra actividad diaria, sino que también, en función de su estado, definen parte de nuestras características. Junto con los pies, se podría afirmar que son la parte del cuerpo que menos se cuida a pesar de sus diarios esfuerzos. Salvo un periódico corte de las uñas, apenas las protegemos frente a la tortura de los detergentes, los jabones abrasivos, las radiaciones solares, los cambios de temperatura, la contaminación ambiental, la suciedad, influencia de las máquinas, la tierra y los centenares de veces que aprietan, golpean, empujan o aplastan. Las manos necesitan unos mínimos cuidados para impedir la aparición de la artrosis, artritis, callos, durezas, manchas, grietas en la piel, sequedad, etc.*

El lavado continuado es uno de los mayores enemigos de las manos, sobre todo cuando se acompaña de jabones y detergentes. Hay que lavarse las veces que sea necesario pero sólo con agua templada, sin emplear jabón (salvo que sea necesario). El lavado de las manos sucias debe acompañarse del cepillado de las uñas y la aplicación posterior de una crema suavizante con un poco de grasa para que proteja la piel (unas gotas de aceite de oliva o aceite de germen de trigo constituyen uno de los mejores protectores). Hay que proteger las manos siempre que entren en contacto con posibles agentes agresivos, desde los detergentes y lejías, hasta la azada o tijeras de jardinería, pasando por los platos sucios. No exponerlas en exceso al sol para evitar que se acartonen.

El dorso de las manos es una de las zonas de la piel que pierde células con mayor facilidad, hasta el punto de que muchas de estas células ni siquiera viven veinticuatro horas.

**GIMNASIA MANUAL**: para aliviar un buen número de molestias e incluso para mantenerlas en buena forma, conviene practicar todos los días alguno de los siguientes ejercicios: cerrar el puño con fuerza, mantenerlo en esta posición unos segundos y después abrir de nuevo la mano con fuerza (practicar diez veces con cada mano); coger una pelota pequeña, de tenis o similar, y tratar de apretarla y soltarla (diez veces con cada mano); sobre el borde de una mesa simular que se tocan las teclas de un piano (dos o tres minutos con cada mano); con una mano intente, ligeramente, doblar los dedos de la otra mano (un minuto para cada mano).

**MANCHAS SOLARES EN LAS MANOS**: puede eliminarlas con la ayuda de zumo de limón, infusión de manzanilla o un poco de agua oxigenada aplicada diariamente sobre la zona afectada (basta con una vez diaria).

**PARA PROPORCIONAR TERSURA**: aplique todos los días a sus manos un poco de zumo o licuado de pepino, piña o infusiones de salvia.

**MANOS SUDOROSAS**: son muchas las personas que sufren este problema y para ello les proponemos tres remedios. El primero de ellos consiste en efectuar todas las mañanas lavados alternos de manos, medio minuto con agua fría y luego medio minuto con agua caliente, repitiendo el proceso un total de cinco veces. También se pueden tomar infusiones de flor de naranjo y de salvia: se mezclan 5 cucharadas de salvia y 1 de flor de naranjo, se echa 1 cucharada de la mezcla en 1/2 litro de agua hirviendo, se deja reposar diez minutos, se cuela y se toman 2 o 3 tazas al día hasta que se note mejoría. Por último, utilice de vez en cuando ácido bórico: por la noche, antes de acostarse, lávese las manos, séquelas ligeramente y aplique unos pocos polvos de ácido bórico sobre las palmas de las manos y duerma con guantes; a la mañana siguiente aclare las manos con agua tibia.

**APIO PARA MANOS AGRIETADAS**: se sumerge un puñado de apio en agua hirviendo durante tres minutos. Seguidamente, se saca el apio y cuando el agua se encuentre tibia, se bañan las manos durante tres o cuatro minutos. Seguidamente, se aplican 1 o 2 gotas de aceite de oliva virgen para que sus vitaminas y minerales les doten de mayor vitalidad.

**CREMA SUAVIZANTE DE PATATA**: es otro remedio de gran utilidad para dotar a las manos de suavidad y para tratar las grietas. Se cuece una patata mediana, se le quita la piel, se aplasta y se mezcla con 2 cucharadas de leche y otras 2 de miel de milflores o similar. Esta crema se puede guardar en un tarro de cierre hermético con tapón de rosca. Se aplica sobre las manos una vez al día, se deja actuar media hora y luego se elimina con agua tibia.

**CREMA PARA TENER UNAS MANOS SUAVES**: todas las noches, hay que lavarse las manos en un poco de agua a la que se añade un poco de jabón suave y 1 o 2 cucharadas de azúcar. Después del lavado, se secan las manos con suavidad y se aplican unas gotas de aceite de oliva virgen que se retiran a los diez minutos con agua tibia. De esta forma se consigue una especie de *peeling* natural, y además se nutren las manos.

**CREMA SUAVIZANTE Y REVITALIZANTE**: para elaborar la crema se llena una taza con copos de avena, a la que se añade 1 cucharada de miel y 1 de zumo de limón. Se mezcla todo bien hasta formar una pasta homogénea y se guarda en un tarro de cierre hermético. Tres o cuatro veces por semana, se aplica una capa fina de esta pasta sobre la piel de las manos y se deja actuar durante quince minutos. Más tarde, se elimina con agua tibia.

**COPOS DE AVENA**: se hace una pasta con copos de avena y agua mineral o de manantial. También se puede utilizar leche vegetal. Se aplica en toda la mano y se mantiene toda la noche con ayuda de unos guantes. A la mañana siguiente, se aclara con agua tibia. Esta pasta es ideal para manos castigadas: es capaz de convertir las manos quemadas por el cemento de un albañil en manos suaves como la seda.

## EL CUIDADO DE LAS UÑAS

*Las uñas están formadas por queratina, sustancia dura y carente de sensibilidad, muy similar a la que existe en el cabello.*

Con las uñas protegemos parte de las puntas de los dedos y podemos realizar una mayor cantidad de funciones. Son pues un elemento de protección que debemos cuidar. Por esta razón, las uñas, que crecen aproximadamente 1 mm a la semana, no deben ser muy largas, lo aconsejable es 2 mm por delante del dedo. Su extremo puede terminar en una discreta punta, aunque lo ideal es la forma plana. Si queremos que nuestras uñas crezcan fuertes y vigorosas, las cortaremos siempre que haya luna llena o creciente y no lo haremos cuando sea menguante o decreciente.

**LAS UÑAS NO SE PUEDEN PINTAR TODOS LOS DÍAS**, ya que están formadas por células que necesitan respirar, y si se pintan diariamente, se corre el riesgo de asfixiarlas y producir debilidad y otras lesiones.

**HAY QUE DARLES REPOSO DE VEZ EN CUANDO** sin someterlas al pintado constante, que además de no permitir una buena respiración, las inunda de productos químicos, algunos de ellos tóxicos.

**PARA FORTALECERLAS** podemos sumergirlas, una vez por semana, en un poco de aceite de oliva o de ricino durante diez minutos. Efectos muy similares se pueden conseguir si clavamos las uñas en una cebolla cortada durante un mínimo de cinco minutos. Si tomamos ensalada de pepino y perejil todos los días dejarán de quebrarse y abrirse en capas.

**CORTAR LAS UÑAS** de forma recta, tratando de dar la menor forma curva que sea posible. De esta manera evitamos, sobre todo, el riesgo de uña incarnata, uñeros y otras lesiones. Es mejor utilizar la lima que las tijeras para reducir el tamaño de las uñas.

**UÑAS FUERTES**: para tener las uñas fuertes y bellas podemos aplicarnos cada noche un poco de infusión de rosas con limón. Para elaborarla basta con añadir a 1 litro de agua hirviendo 40 g de pétalos de rosas y el jugo de un limón. Dejar reposar de quince a veinte minutos y luego embotellar y guardar en lugar seco y oscuro. Otro sistema para conseguir uñas fuertes y duras es tomar a diario 1 cucharadita de semillas de sésamo con la comida.

**SI SE USA ESMALTE DE UÑAS** hay que dejar de aplicarlo durante unos días, de vez en cuando, ya que el esmalte deshidrata las uñas y las vuelve quebradizas.

**PARA QUE EL COLOR NO DAÑE LAS UÑAS** conviene dar primero una fina capa

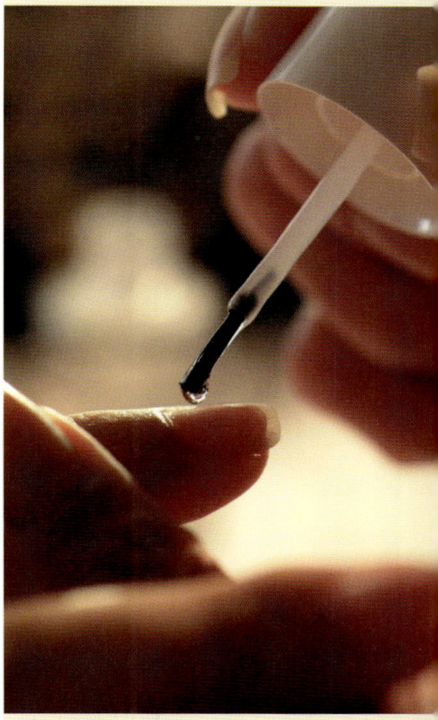

incolora o base de esmalte sobre ellas y, una vez seca, aplicar el color.

**CUIDADO CON LA MANICURA**, y sobre todo cuando se trabaja sobre las cutículas dispuestas encima de la matriz o raíz de la uña (la zona blanca situada al inicio de la uña). Si la manicura es agresiva puede lesionar la matriz y dar lugar a estrías en las uñas que ya nunca desaparecerán, aunque sí es posible disimularlas con una capa de esmalte específico antes de pintarse las uñas. El esmalte homogeneiza la superficie.

**SI NOS MORDEMOS LAS UÑAS**: podemos utilizar una sustancia que rápidamente nos quitará esta costumbre. Se llama acíbar y puede adquirirse en polvo. Basta con frotar los dedos con un algodón impregnado en el acíbar. Su sabor es tan amargo que no tardaremos en cambiar de hábitos.

## UÑAS MANCHADAS Y QUEBRADIZAS

*La actividad diaria facilita que un buen número de agresiones afecten a las uñas como el uso de detergentes, lejías, fumar, abrir una botella o una cerradura, colorantes para las uñas, la propia manicura o una alimentación inadecuada.*

Son muchos los factores que facilitan la aparición de manchas en las uñas, o bien propician su deshidratación y en consecuencia las vuelven frágiles. Veamos algunos remedios para tratar con eficacia estas situaciones.

El esmalte deshidrata las uñas con facilidad y las vuelve quebradizas. Por esta razón hay que evitar utilizarlo de forma continuada, y descansar un par de días todas las semanas.

**PARA ELIMINAR LAS MANCHAS AMARILLAS DE LA NICOTINA**: debemos introducirlas durante unos minutos en un vaso de agua con 3 cucharadas de vinagre. Seguidamente se frotan con suavidad con un algodón. Se puede repetir este remedio una vez por semana.

**PARA ELIMINAR CUALQUIER MANCHA O SUCIEDAD**: se moja una gasa o algodón en agua oxigenada y luego se pasa por la superficie de las uñas durante unos segundos.

**PEPINO PARA LAS UÑAS QUEBRADIZAS**: para las uñas rotas o quebradizas tenemos a nuestra disposición un remedio sencillo, barato y muy eficaz. Durante varias semanas tomaremos medio vaso diario de zumo de pepino con 1 cucharada de harina de avena. Otra fórmula consiste en beber todos los días un vaso de zumo de pepino, zanahoria y lechuga. Con ello aportamos minerales imprescindibles para las uñas e incluso para la piel (que también mejorará con este remedio).

**AZÚCAR Y LIMÓN PARA UÑAS MANCHADAS O RUGOSAS**: se elabora una pasta con 1 cucharada de azúcar blanca y unas gotas de zumo de limón. Luego se frotan las uñas con esa pasta durante cinco minutos y se limpian con agua caliente. Hay que repetir este remedio durante varios días seguidos, hasta notar mejoría en las uñas.

**UÑAS QUEBRADIZAS**: es imprescindible tenerlas un poco cortas para que no se rompan con tanta facilidad. Además, todos los días hay que tomar alguno de estos alimentos: cacahuetes, lentejas y coliflor, pues contienen minerales imprescindibles para dar cuerpo y dureza a las uñas. Las uñas frágiles suelen delatar falta de calcio y magnesio, elementos imprescindibles para su integridad. Por eso hay que consumir también alimentos ricos en estos minerales como los citados anteriormente o bien espinacas, pescado y cereales integrales.

**ACEITE DE OLIVA**: un pequeño masaje con aceite de oliva ayuda a devolver el grado de hidratación ideal para las uñas y con ello se vuelven más resistentes ante los traumatismos. Para realizar el masaje sólo hay que poner una gota en un extremo de la uña y otra en el otro lado. Luego se frota de arriba hacia abajo y de abajo hacia arriba hasta que el aceite se absorba por completo.

**COLA DE CABALLO PARA CONSEGUIR DUREZA**: una vez por semana se elabora una infusión con cola de caballo (1 cucharada de la planta seca por cada taza de agua hirviendo) y, cuando no queme, se sumergen las uñas en la infusión durante dos o tres minutos.

**UÑAS ABIERTAS O QUEBRADIZAS**: esta situación suele ser sinónimo de deshidratación de las uñas. Para resolver el problema no hay que pintárselas durante tres semanas, se cortan con unas tijeras curvas y se dejan sin limar. Luego, todas las noches, se aplica un poco de aceite de oliva y se extiende de arriba abajo hasta que se absorba. Pasadas las tres semanas observará una notable mejoría.

## UÑA INCARNATA Y PANADIZOS

*Los uñeros son inflamaciones de los tejidos que rodean a la uña o se encuentran cercanos a ella. Al tratarse de un proceso inflamatorio suele acompañarse de enrojecimiento de los tejidos afectados, ligera tumefacción, dolor y, en ocasiones, acumulación de pus.*

Los factores que con mayor frecuencia facilitan la aparición de uñeros son una manicura o corte de uñas agresivo, la existencia de pellejos cerca de la uña, el crecimiento de la uña hacia el interior del borde hasta incrustarse en los tejidos subyacentes (uña incarnata, proceso más frecuente en las uñas de los pies, sobre todo en el dedo gordo), uñas largas que «raspan» y hieren los tejidos cercanos, la falta de limpieza permitiendo el crecimiento de piel próxima deshidratada y descamada y, por supuesto, pequeños traumatismos y cortes de piel en las proximidades de las uñas. Cuando la inflamación se extiende a los tejidos cercanos a la uña y aparecen con un color rojizo, ligeramente elevados y dolorosos, hablamos de panadizo. Cortar las uñas siempre de forma recta o con una discreta curva; utilizar con más frecuencia la lima en lugar de las tijeras; eliminar con cuidado los pellejos de piel; en el caso de los pies utilizar calzado ancho, transpirable y con poco tacón (para que los dedos no se encuentren «a presión»). Y no olvide que los calcetines deben ser de algodón u otro tejido natural. Ante una uña incarnata nunca hay que intentar cortar la parte de uña incrustada en la piel. Ayudaremos a que crezca hacia delante, ya que, una vez que salga del borde, no molestará.

**PARA EVITAR LOS UÑEROS Y LAS UÑAS INCARNATAS**: una vez cada dos días aproximadamente limaremos la cara superior o externa de las uñas para que sean más finas y «maleables». De esta forma pueden crecer de una manera plana y guiarse más fácilmente por el canal de los bordes, y salir hacia delante en lugar de «clavarse». A la hora de limar hay que hacerlo de arriba hacia abajo y no transversalmente. Un consejo: minutos antes de limar aplicaremos sobre la uña unas gotas de limón (con ello se ablandará y los resultados serán mejores).

**PARA ELIMINAR LOS PELLEJOS DE PIEL**: aplicaremos sobre ellos, cada noche, un poco de vaselina y luego un pequeño masaje de arriba hacia abajo. En pocos días todos ellos habrán desaparecido.

**SELLO DE SALOMÓN CONTRA LOS UÑEROS**: ante la aparición de un uñero colocaremos sobre la uña, dos veces al día, un rizoma cocido y hecho puré de sello de Salomón. En un par de días el problema estará casi resuelto.

**INFUSIÓN DE TOMILLO**: es una forma sencilla de facilitar la curación del uñero y eliminar el pus que provoca la mayor parte de los síntomas. Se elabora una infusión de tomillo (1 cucharada de la planta por taza de agua hirviendo) y se sumerge el dedo afectado en ella durante cinco minutos. Con la misma infusión se repite el proceso cada hora, durante cuatro o cinco horas.

**PASTA DE PAN, LECHE Y YEMA DE HUEVO**: éste es otro remedio muy útil para tratar las molestias propias de los uñeros, uña incarnata o panadizos. En un plato se mezcla un poco de leche caliente, migas de pan y la yema de un huevo. Se remueve hasta formar una pasta homogénea y luego se aplica un poco sobre la zona afectada. Hay que renovar la pasta cada media hora hasta un total de cuatro veces. Se puede repetir el remedio dos veces al día si es necesario.

**CATAPLASMA DE ZANAHORIA**: además de ser útil para eliminar los uñeros, revitaliza la piel afectada. Pelar y limpiar una zanahoria mediana, rallarla y machacarla hasta formar una pasta que aplicaremos sobre la zona afectada dos o tres veces por la mañana (quince minutos cada vez) y otro tanto por la noche.

**UNA RODAJA DE LIMÓN**: para eliminar las molestias de los uñeros, antes de acostarnos cortaremos un trocito de limón que colocaremos sobre la zona afectada sujeto con una gasa o venda hasta la mañana siguiente. Repetir el proceso los días necesarios hasta que desaparezcan las molestias.

## LOS PADRASTROS

*Pequeñas tiras de piel seca que suelen aparecer en los dedos, cerca de las uñas.*

Su origen suele deberse a la sequedad de la piel de esa zona, aunque a veces se acelera su aparición si raspamos los bordes de las uñas. Los padrastros pueden facilitar pequeñas infecciones que a veces resultan dolorosas: piel roja, ligeramente tumefacta e hinchada.

Mantener las uñas bien hidratadas para que la piel no se reseque ni se desprenda. No hay que comerse las uñas y nunca «tirar» de los padrastros, ya que además del dolor facilitamos una mayor infección local.

Cuídese las manos después del baño en el mar o de realizar tareas domésticas, ya que son las situaciones más propicias para la aparición de los padrastros (por la sequedad intensa de la piel de esta zona).

**ELIMINARLOS CON TIJERAS DE MANICURA** que previamente hemos sumergido en alcohol. Basta con recortar sólo la parte libre de piel, sin tratar de ir más allá, porque de lo contrario existe un gran riesgo de infección.

**ACEITE DE OLIVA**: aplicar sobre el padrastro unas gotas de aceite de oliva para que evolucionen más rápidamente y sin problemas. Completar este remedio con el anterior pasadas unas horas.

**PARA ABLANDAR LOS PADRASTROS** antes de cortarlos, basta con introducir los dedos en un poco de agua salada templada (1 cucharadita de sal por cada litro de agua).

**CORTAR LAS UÑAS** los días de la semana que no contengan la letra erre: lunes, jueves, sábado y domingo. Con este remedio tradicional evitaremos la aparición de padrastros.

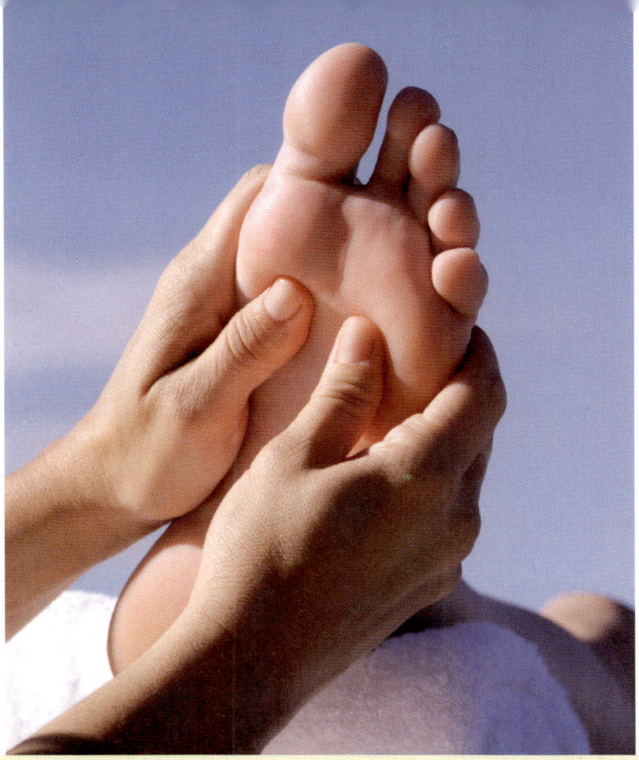

CAPÍTULO 13

# Cuidado de los pies

*Al igual que las piernas, los pies son con frecuencia maltratados, ya que deben soportar todo el peso del organismo. Cada pie está constituido por un conjunto de huesos reforzados por pequeños músculos y tendones que le dan el aspecto de un puente, en el que una de sus «aceras» o bordes se encuentra en contacto con el suelo. Es una «obra de ingeniería natural» especialmente dispuesta para transmitir nuestro peso al suelo con el menor esfuerzo. Sin embargo, el uso de tacones, calzado estrecho, suelas planas no adaptadas a su forma, suelos irregulares, zapatillas sin transpiración o exceso de peso corporal, son algunos de los muchos factores que los debilitan y posibilitan la aparición de molestias como el dolor, la hinchazón, el exceso de sudor, callos y durezas, juanetes y otros males.*

Le aconsejamos que vigile el peso corporal para no aumentar la presión sobre los pies; no emplee tacones de más de 5 cm; utilice calzado ancho y de fácil transpiración: las plantillas del calzado deben estar adaptadas a la forma del pie.

**CALZADO FLEXIBLE:** el calzado debe ser flexible, de modo que al doblar un zapato o zapatilla lo haga en el tercio anterior, justo debajo de la base de los dedos, no en la mitad de la suela, puesto que al caminar no doblamos el pie por la mitad, «por el puente».

**PARA RELAJAR LOS PIES**: aprovecharemos cualquier momento del día para hacer rodar una botella de cristal vacía con la planta del pie. Se practica con cada uno de ellos durante varios minutos. Si tenemos las plantas calientes, hinchadas o con picor, practicaremos el mismo ejercicio, pero con la botella llena de agua fría.

**PIES SECOS, RESECOS O ÁSPEROS**: todas las noches, antes de acostarnos, aplicaremos sobre la piel de los pies un poco de aceite de almendras y luego los cubriremos con un calcetín que retiraremos por la mañana.

**DUREZAS**: aparte de otros remedios que se comentan en el apartado de durezas en la piel, una forma muy natural de eliminar las de los pies es caminar sobre la arena de la playa, en particular donde está seca, no húmeda.

**PIES SUDOROSOS**: procure lavarse los pies, una vez por semana, con una infusión de salvia concentrada (2 cucharaditas por cada 1/2 litro de agua).

**OLOR DE PIES**: el método más sencillo y eficaz consiste en utilizar ácido bórico en polvo. Antes de acostarnos nos lavaremos los pies, les daremos masaje con abundante ácido bórico y los cubriremos con un calcetín toda la noche (practicar este remedio una vez al mes). Otro método eficaz consiste en dar masaje a los pies con aceite de romero una vez por semana, también antes de acostarse. Cualquiera de estos remedios puede complementarse añadiendo bicarbonato al calzado o bien una mezcla, a partes iguales, de talco, ácido bórico y óxido de cinc.

**PIES DOLOROSOS**: dese un baño de agua fría en ducha o bidé durante un máximo de tres minutos. También es muy aconsejable mantener los pies elevados (sobre un taburete) mientras estemos sentados.

**CALLOS**: todas las noches, antes de acostarse, colocar sobre la zona afectada una rodajita de limón sujeta con un esparadrapo durante toda la noche. Se hace todos los días hasta que desaparezca el problema. Otro remedio consiste en aplicar cada día un poco de aceite de ajo o rodajas de ajo.

**PIE DE ATLETA**: ésta es una alteración desarrollada por un hongo que produce pequeñas placas blancas entre los dedos, picor y ligero enrojecimiento. Es muy contagioso si se comparten toallas, zapatillas... Para tratarlo hay que recurrir a la miel, ya que facilita la curación de las heridas: empapar con miel una gasa o algodón y colocarla sobre la zona durante toda la noche; repetir hasta que desaparezca el problema. Los mismos efectos podemos conseguir con el vinagre de manzana utilizado de igual forma.

**PAPILOMA PLANTAR**: ésta es una pequeña lesión que aparece en la planta de los pies, cerca de los dedos, provocada por virus y parecida a una pequeña verruga que crece hacia dentro, hacia el hueso. Produce dolor al caminar o al estar de pie, no de forma constante, sino «a rachas». Un remedio eficaz para este tipo de problema consiste en colocar sobre la lesión un trozo de cáscara de plátano maduro, con la parte blanca en contacto con la piel, sujeta con un esparadrapo. Se cambia cada doce horas hasta que desaparezca la lesión (suele desprenderse como un «tapón»).

## LOS CALLOS

*Los callos son endurecimientos de la capa más superficial de la piel o epidermis, que aparecen en las zonas de roce de las manos, dedos o pies, y presentan un color blanco-amarillento.*

El origen de los callos se debe a la presión continuada de un objeto sobre las zonas indicadas. La piel, para protegerse, aumenta de grosor la capa de células más superficiales, la capa córnea (que son células muertas), para evitar de esta manera la formación de ampollas y lesiones similares. En general no duelen, aunque a veces pueden dar lugar a ligeras molestias.

Lo mejor es proteger las zonas que sufren mayor roce con guantes, plantillas o algo similar. Cuando note que comienza a formarse algún tipo de dureza, aplique sobre esa zona un poco de zumo de limón. En el caso de los pies, para evitar la aparición de durezas, aplicaremos sobre las zonas más expuestas un poco de vaselina.

La capa más superficial de la piel, en cualquier parte del cuerpo, está formada por células muertas. En condiciones normales esta capa tiene una sola hilera de células, salvo en el caso de los callos, que pueden tener varias decenas de células de grosor. Como las células están muertas y no entran en contacto con los nervios, podemos pinchar el callo o atravesarlo con una aguja pues no duele. El dolor surge cuando el callo presiona sobre las capas profundas de la piel.

**PUERROS EN REMOJO**: se coge un puerro crudo, se limpia bien, se corta la parte blanca central, se deja en remojo durante veinticuatro horas, se corta por la mitad y se colocan ambas partes sobre el callo (ocultándolo por completo) con la ayuda de una venda, un trozo de esparadrapo o similar. Hay que renovar el trozo de puerro cada doce horas. Notaremos cómo el callo se ablanda y podremos eliminarlo fácilmente (nunca hay que forzar el desprendimiento para no propiciar irritaciones e infecciones).

**HOJAS DE HIEDRA Y VINAGRE**: se colocan cuatro o cinco hojas de hiedra en vinagre y se mantienen en remojo durante cuatro días. Después, se trocean con la ayuda de unas tijeras y se colocan los trozos sobre el callo. Se tapa con una venda o esparadrapo y se mantiene así tres días. Al cabo de este tiempo el callo suele desprenderse. Si no es así, repetir el proceso.

**APÓSITO CON LIMÓN**: cada noche, antes de acostarnos, colocaremos un trocito de limón sobre el callo y lo cubriremos con un esparadrapo. A la mañana siguiente se retira el limón. Hay que repetir el proceso hasta que el callo se ablande y pueda desprenderse con facilidad.

## LOS JUANETES

*Los juanetes constituyen una deformación de la articulación que se establece entre la base del dedo gordo del pie y el hueso más próximo (el primer metatarsiano).*

La articulación se «angula» en lugar de ser recta, apareciendo una tumoración en el borde interno del dedo. Tres de cada cuatro personas adultas sufren algún tipo de alteración en los pies, siendo el origen, en la mayoría de los casos, el uso de calzado inadecuado. La deformación de la articulación suele verse favorecida por factores mecánicos como es el caso del empleo de tacones, uso de calzado estrecho, sobrepeso u obesidad. También hay que incluir cierto componente hereditario. La aparición de juanetes puede observarse a partir de los treinta años y casi siempre en ambos pies. Sus síntomas más característicos son: tumoración y enrojecimiento de la zona, dolor a la presión, formación de durezas en la piel cercana, etc. El tratamiento final de los juanetes es quirúrgico, si bien podemos aliviar sus molestias o impedir su aparición con algunos remedios naturales.

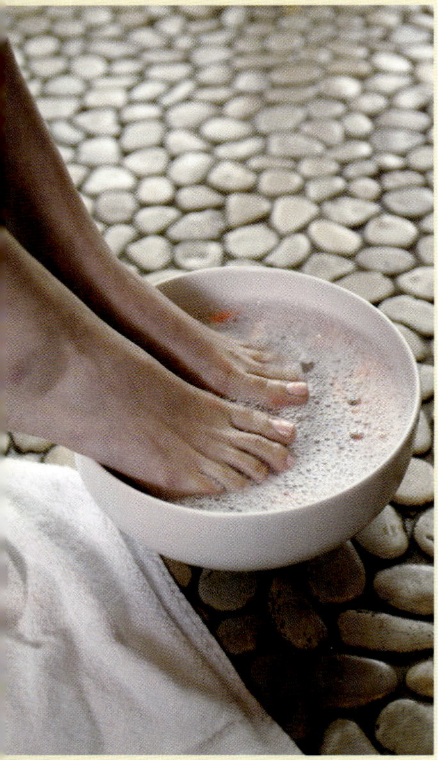

**CUIDAR ALGUNOS HÁBITOS**: vigilar el peso, nunca emplear calzado de punta estrecha o tacones con una altura superior a los 5 cm. Procurar que el calzado sea flexible y que se doble en el tercio anterior de la suela, justo debajo de la base de los pies (que es la zona que más «doblamos» y donde se concentra el peso en los pies).

**MASAJE CON LAVANDA**: se calientan al baño María durante dos horas, a fuego lento, 100 g de flores de lavanda junto con 3/4 de litro de aceite de girasol. Pasadas las dos horas, se filtra el aceite a una cazuela, se le añaden otros 100 g de flores de lavanda y se calienta de nuevo al baño María durante dos horas. Se filtra el aceite y se guarda en un tarro en lugar fresco. Para prevenir o tratar el dolor de juanetes aplicar todos los días sobre la zona afectada un pequeño masaje con unas gotas de este aceite.

**CALZADO DEPORTIVO**: siempre que pueda utilice calzado deportivo, ya que con él asegura una mayor comodidad a sus pies gracias al espacio y a la elasticidad de los materiales con los que se fabrican.

**CALOR LOCAL**: con la ayuda de una manta eléctrica, un baño de agua caliente en el bidé o un paño mojado con agua caliente, dar calor a la zona afectada durante quince minutos con el fin de reducir la inflamación siempre que la hubiese. Puede conseguir los mismos efectos, e incluso mejorados, añadiendo al agua caliente del bidé un poco de sal.

**ESPACIADORES O ALGODONES**: para reducir la presión que los otros dedos e incluso el calzado puedan ejercer sobre el juanete, utilice unas pequeñas almohadillas denominadas espaciadores (de venta en farmacias). También puede fabricarlos con un puñado de algodón (colocarlos entre el juanete y la pared del calzado y entre el dedo gordo y el siguiente).

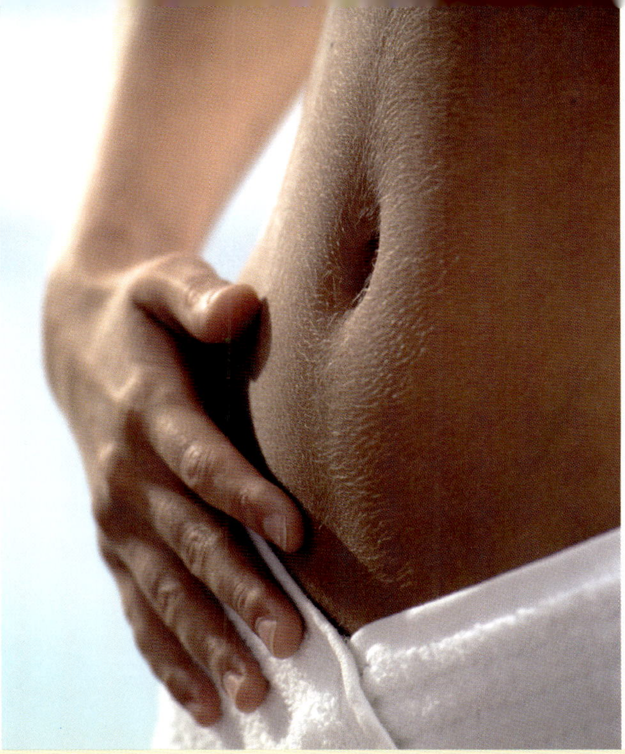

CAPÍTULO 14

# Higiene genital

*La región genital femenina está delimitada por los labios mayores y por dentro de ellos se encuentra, de delante hacia atrás, el clítoris, el orificio externo de la uretra (aparato urinario) y el orificio externo de la vagina (aparato genital). Detrás de la vagina está el ano. En esta zona hay dos orificios ampliamente contaminados por las sustancias que evacuan: la uretra y el ano. Si a ello sumamos que es una región con abundantes pliegues, sudor y humedad, nos encontramos con los mejores aliados de la infección. A la vez que las posibilidades de contaminación son muy elevadas, la piel de esta zona es muy fina y sensible, razón por la que no es conveniente utilizar jabones fuertes y perfumes, sobre todo si contienen alcohol.*

Una serie de signos o síntomas pueden avisarnos de una posible infección: la sensación de quemazón al orinar, hacer o con mayor frecuencia de lo normal, dolor durante la relación sexual, irritación en la vagina, heridas o ampollas cerca de la vagina o del ano, flujo abundante o inusual procedente de la vagina. En cualquiera de estos casos se debe consultar con el especialista.

Hay que extremar el cuidado de la región genital, ya que de lo contrario podemos desarrollar alguna de las más de cien enfermedades que afectan esta zona. Para evitar la infección, el

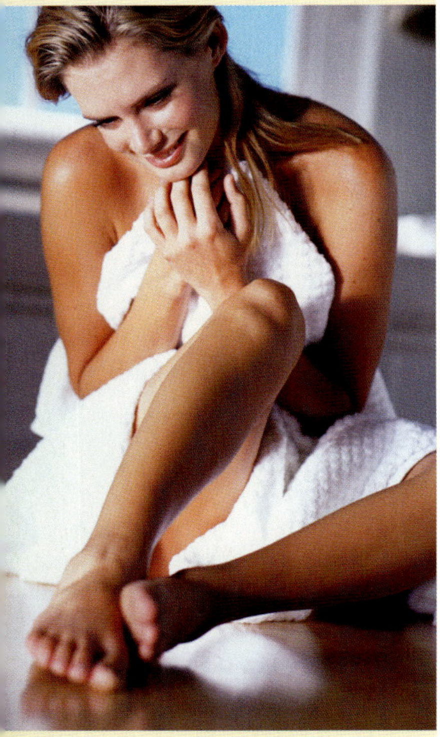

organismo cuenta, sobre todo en la vagina, con una serie de gérmenes (flora de Doderleing) que nos ayudan a destruir otros gérmenes que penetran en ella. Sin embargo, esto no es suficiente y hay que extremar la higiene en esta zona para evitar dolencias tales como la uretritis, la vaginitis, la cistitis o el herpes genital.

**ROPA HOLGADA Y PRENDAS INTERIORES DE ALGODÓN**: para tratar con suavidad esta zona, facilitar la transpiración y eliminar la humedad. Las ropas ajustadas aumentan la producción de sudor y facilitan el roce.

**LIMPIEZA DIARIA** de las manos y de la región genital empleando para ello abundante agua tibia. También se puede recurrir de vez en cuando al agua salina (1 litro de agua templada con 1 cucharadita de sal). La limpieza de la zona genital debe realizarse una vez al día, con jabón neutro y suave (para no destruir el manto protector de esta delicada mucosa) y siempre de adelante hacia atrás, para evitar que los gérmenes procedentes del ano puedan contaminar la vagina. En herboristerías hay multitud de geles destinados a la higiene íntima femenina que contienen ingredientes como aloe vera, árbol del té, caléndula, avena o tomillo. También conviene dormir sin braguita, a fin de que la zona se oxigene y se fortalezca el manto protector, y vigilar las uñas de la pareja, para evitar un posible foco infeccioso, a la hora de los juegos amorosos.

**CUANDO EXISTAN PEQUEÑAS HERIDAS** es mejor evitar la ropa interior, siempre que se pueda (con ello hay menos rozaduras, sudor, etc.).

**NO COMPARTIR LAS TOALLAS** destinadas a la limpieza de esta zona. En caso de menstruación, se recomienda cambiar con frecuencia las compresas (es preferible anteponer su uso al de los tampones).

**LAVAR LOS GENITALES EXTERNOS** después de cada relación sexual, con esmero e independientemente del tipo de práctica sexual y de su duración.

**EL USO DE PRESERVATIVOS ES MUY RECOMENDABLE** para reducir el riesgo de infecciones, y no es conveniente prodigar en exceso los compañeros sexuales.

**EVITAR FACTORES DEBILITANTES**, tales como una alimentación pobre y desequilibrada, el cansancio, la falta de sueño o el estrés mantenido. Todos estos factores debilitan el sistema inmunitario y permiten la proliferación de gérmenes procedentes de zonas próximas (piel, región anal, orina).

**PRIMEROS SÍNTOMAS DE INFECCIÓN GENITAL**: flujo vaginal constante, ampollas cerca de la vagina, irritación o escozor en la región genital, dolor al orinar, dolor durante las relaciones sexuales, orinar con más frecuencia de lo normal.

**FORTALECER LA REGION GENITAL**: podemos conseguirlo si una vez por semana tomamos una infusión de hojas de frambuesa. También debemos utilizar este tipo de infusión para practicar lavados genitales: semanalmente es bueno lavar esta zona mezclando en el agua del bidé una infusión de manzanilla o de hojas de frambuesa.

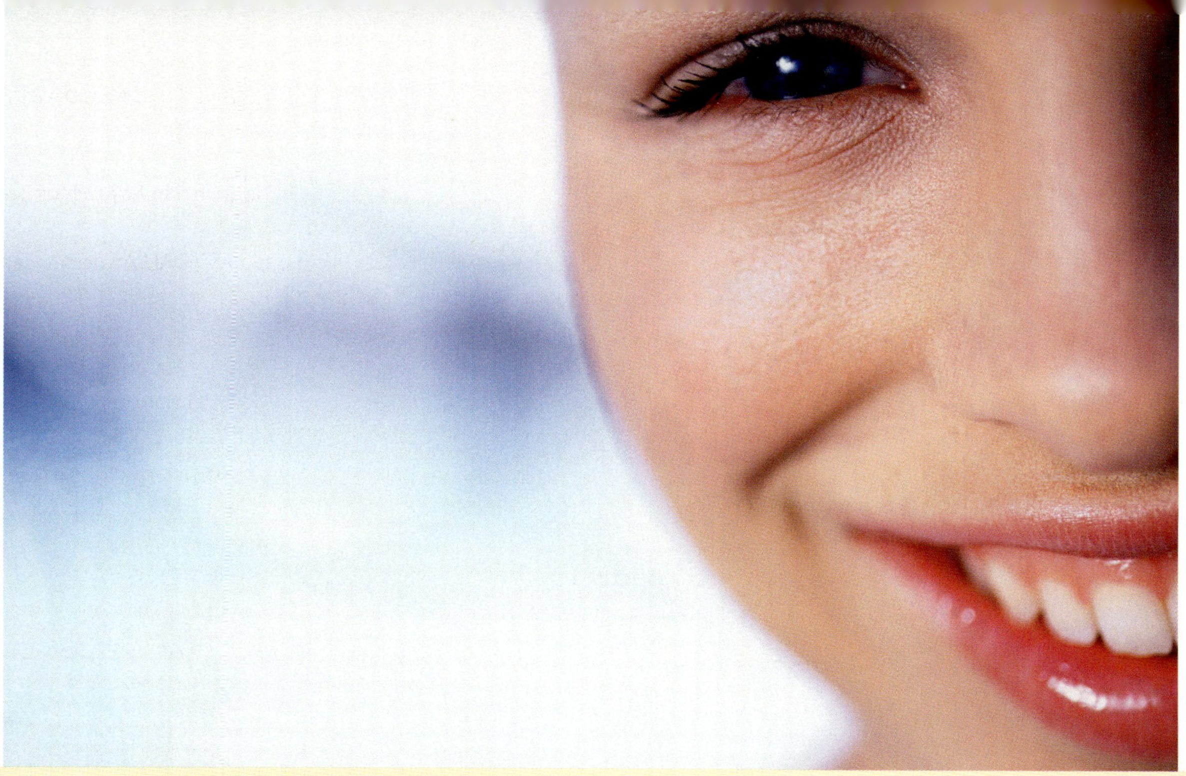

CAPÍTULO 15

# Prácticas de belleza y de higiene

## LOS BAÑOS

*Existen muchos tipos de baños: de agua, de aire, de sol... Cada uno de ellos representa diferentes formas de estimular y limpiar diversas funciones del organismo.*

La piel es la primera de las zonas beneficiadas por cualquier tipo de baño y, a partir de ella, favorecemos el funcionamiento de otros elementos más internos como el sistema circulatorio, los huesos y articulaciones, el aparato respiratorio, el sistema digestivo e incluso el nervioso.

La piel de una persona adulta abarca una superficie de unos 2 metros cuadrados, gracias a la cual se eliminan muchos residuos (urea, ácidos grasos, sal), pero también podemos estimular otros órganos e incluso formar vitaminas. Por lo tanto no se trata sólo de una especie de barrera protectora.

**BAÑOS DE SOL**: están especialmente indicados para favorecer el sistema muscular, articular y los huesos. Su principal virtud es la de facilitar la formación de provitamina D en la piel, que más tarde se transformará en vitamina D, imprescindible para la adecuada fijación del calcio en los huesos. Deben tomarse con moderación, no solamente en verano y mejor si lo hacemos de forma dinámica (caminando, jugando), y no de manera estática. En verano no debemos permanecer expuestos al sol más de quince minutos y recuerde que las exposiciones al sol se suman año tras año.

**BAÑOS DE AIRE**: representan un notable estímulo para la piel y en particular para los vasos sanguíneos situados debajo de ella. Podemos aprovechar los días con una ligera brisa y algo de sol para practicarlos en lugares amplios y bien ventilados durante unos cinco minutos (con ello es suficiente).

**BAÑOS DE AGUA**: pueden ser con aguas saladas, dulces o minerales. En cualquier caso resultan apropiados para realizar diferentes ejercicios que de otra manera no podríamos practicar, al tiempo que suponen una buena «alimentación» para la piel, en función de las sustancias minerales que incluyan. Los beneficios de los baños de agua se verán incrementados si aprovechamos para cepillar o friccionar la piel, estimulando con ello la limpieza y nutrición, al tiempo que favorecemos el sistema circulatorio.

**BAÑOS DE LECHE**: este tipo de baño tiene notables efectos relajantes, así como suavizantes e hidratantes para la piel. Llene la bañera hasta la mitad con agua templada o caliente y añada 2 litros de leche entera. Luego sumérjase y permanezca así durante diez o quince minutos.

**BAÑOS DE SAL**: al igual que en el caso anterior, este baño posee efectos relajantes y muy saludables para la piel. Basta con añadir 1 o 2 kg de sal gruesa a la bañera y permanecer en su interior veinte minutos. Con este tipo de práctica se propicia cierto efecto exfoliante sobre la piel, además de proporcionarle un buen número de minerales que son imprescindibles para su buena función.

**DUCHA**: si la practicamos de forma eficaz es un gran estimulante para la mayor parte de los sistemas y aparatos del organismo. Lo ideal es realizar la denominada ducha de agua alterna (primero agua templada-caliente durante unos minutos y acabar los últimos segundos con agua fría), junto con el cepillado o friccionado de la piel con un guante de crin. Con ello se mejora el funcionamiento de la piel, se equilibra la sudación, se incrementan las resistencias, se facilita la actividad de las vías aéreas (incluso se desprenden secreciones bronquiales) y, por supuesto, se estimula la circulación de la sangre.

**BAÑOS DE ARENA**: vienen bien a la hora de relajar, tonificar y estimular la circulación. Por eso están indicados en caso de artrosis, artritis, reuma, contracturas musculares, celulitis, relajación de músculos tensos por culpa del estrés e insomnio. Esta terapia de arena, sal y sol consiste en bañarse en el mar y, sin secarse, enterrar en la arena de la playa todo el cuerpo excepto la cabeza. Para ello necesitaremos a alguien que nos ayude. Se debe hacer en días cálidos y soleados. Si hace mucho calor se puede buscar una sombra donde practicarlo; los rayos solares también llegan pero lo mejor es hacerlo al sol, antes de las 11 de la mañana o después de las 5 de la tarde, si es verano, y en las horas más cálidas el resto del año. El agujero no debe ser muy profundo para que la arena no esté húmeda. Nos tumbaremos relajadamente con las piernas extendidas y los brazos estirados a lo largo del cuerpo. La arena debe cubrir el cuerpo por completo, pero no debemos poner una capa demasiado gruesa para que los rayos del sol penetren adecuadamente. No debemos olvidar aplicarnos crema solar en la cara y colocarnos un sombrero adecuado para proteger estas zonas de los rayos del sol. Después de unos quince o veinte minutos de baño de arena podemos limpiarnos con el agua del mar si está tibia. Posteriormente podemos aplicarnos un preparado con 10 o 15 gotas de aceite de almendras dulces, 4 gotas de aceite esencial de albahaca o de bergamota o aceite esencial de lemongrás o de incienso y aloe vera directo de la planta (la cantidad que quepa en una nuez). Para terminar, nada mejor que realizar unos suaves ejercicios de estiramiento, respiración y relajación. Habremos conseguido proporcionar un bienestar general a nuestro organismo.

## EL BRONCEADO

*La piel es muy sensible a los efectos de las radiaciones solares, por lo que para protegerse de ellas cuenta con unas células denominadas melanocitos, encargadas de producir un pigmento oscuro que las cubre y protege: la melanina (por eso en verano la piel se oscurece).*

Sin embargo con frecuencia exponemos la piel a los efectos del sol durante tiempos prolongados. En estos casos hay que ayudarla con los bronceadores que, además de facilitar la adquisición del color oscuro o moreno, también la protegen para que no se «queme».

Para facilitar el bronceado se consiguen los mismos efectos, e incluso superiores, si nos exponemos al sol en movimiento (paseando, jugando), en lugar de permanecer sentados e inmóviles. Además resulta menos agresivo y más saludable para el resto de los órganos del cuerpo.

**JUGO DE ZANAHORIA**: para estimular de forma natural la producción de melanina le recomendamos que beba, después de tomar el sol, medio vaso de jugo de zanahoria recién exprimido.

**ACEITE DE GIRASOL**: antes de exponerse al sol aplique sobre su piel (particularmente en las zonas más sensibles) un poco de aceite de girasol y frote con suavidad hasta que se absorba por completo. Luego puede seguir con su protector o bronceador habitual, pero de esta manera conseguirá mejores efectos para la piel.

**BRONCEADOR NATURAL**: tomando poco sol puede conseguir mayores efectos con un bronceador de zanahoria. Se trocean y machacan muy finamente 2 zanahorias medianas sin piel y bien lavadas. Luego se pasan por un colador fino para conseguir su jugo. Finalmente se añade un poco de aceite de oliva virgen de primera presión en frío o de germen de trigo (la punta de una cuchara), 2 cucharadas de zumo de limón y se mezcla bien. Se guarda en el frigorífico, dentro de un frasco de color oscuro con tapón de rosca hermético. Se aplica diariamente sobre el cuerpo, primero en las manos, extendiéndolo bien hasta que se absorba. Antes de usar debe agitarse bien.

**ACEITE BRONCEADOR PARA EL INVIERNO**: este aceite nos lo podemos aplicar cuando demos paseos por la calle en invierno. Consiste en introducir en una botella 50 ml de aceite de sésamo, se le añaden 15 gotas de aceite esencial de jazmín y a continuación otros 50 ml de aceite de sésamo. Se agita bien para que se mezclen todos los ingredientes y queda listo para extenderlo sobre la piel.

**PARA MANTENER EL BRONCEADO**: mezclaremos nieve de primavera derretida con la misma cantidad de aceite de oliva virgen de primera presión en frío hasta que quede bien homogeneizado. El resultado nos lo aplicaremos en la piel cuando vayamos a to-

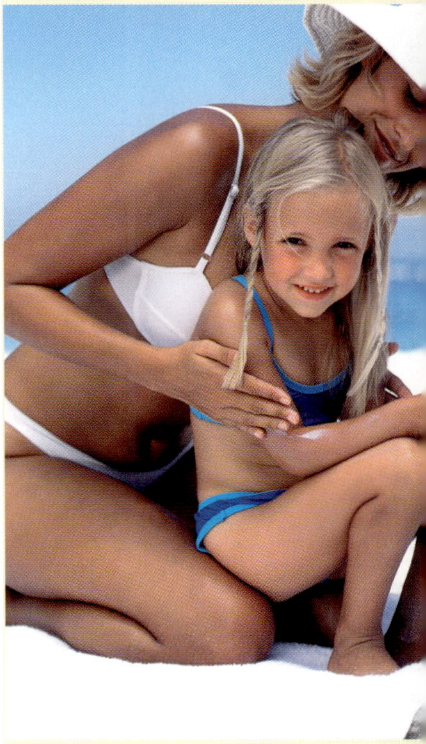

mar el sol. Además, este remedio ayuda a que no nos salgan manchas solares. Sirve también para aquellas personas alérgicas a los rayos solares.

**AUTOBRONCEADO NATURAL**: si lo que queremos es conseguir un bonito tono moreno sin necesidad de tomar el sol podemos seguir el siguiente remedio turco: diluimos 1 cucharada de henna en la bañera y permanecemos dentro unos minutos. La piel adquirirá un bello color dorado que durará algunos días aunque nos duchemos. Cuanto más tiempo permanezcamos dentro de la bañera y cuanta más cantidad de henna añadamos, más intenso será el color en la piel.

**CREMA PROTECTORA DEL SOL Y CICATRIZADORA DE HERIDAS**: se corta una rama de saúco de unos 8 o 9 cm de circunferencia y se secciona en trozos de 10 cm que a su vez se dividen en cuatro por su eje central. Se introducen en un recipiente con 1 litro de aceite de oliva de primera presión en frío y se calienta a fuego muy lento, sin que deje de hervir, durante una hora. A continuación se cuela el aceite y se le añaden 100 g de cera virgen. Una vez que se derrita la cera se guarda en tarritos de cristal y se cierran bien.

**DESPUÉS DEL SOL**: después de tomar sol el cuerpo y el cabello necesitan depurarse y nutrirse. Para ello conviene limpiar el cutis con baños de vapor y exfoliar la piel del cuerpo una vez por semana.

**BRONCEADOR PARA TOMAR EL SOL**: se mezclan 3 cucharadas de aceite de oliva de primera presión en frío, 4 de aceite de coco o de sésamo, 2 de vinagre de sidra, 5 g de esencia de rosas y otros 5 g de esencia de lavanda. Una vez bien mezclado todo, queda listo para aplicarlo antes de tomar el sol.

**PARA CONSERVAR LA PIEL MORENA:** nos aplicaremos diariamente leche fresca de vaca con zumo de zanahoria recién hecho, a partes iguales.

## CREMAS LIMPIADORAS

*El uso de cosméticos, los contaminantes externos y otros productos agreden nuestra piel día a día.*

La piel debe ser tratada diariamente con productos que nos ayuden a eliminar estas sustancias en su totalidad, sin dejar ningún resto en la piel además de proporcionarle cierta protección y vitalidad. En el fondo, el hecho de utilizar cremas limpiadoras no debe convertirse en un «esfuerzo» por nuestra piel, sino en un tratamiento rehabilitador. Por eso le proponemos una serie de cremas limpiadoras que, además de baratas y sencillas en su elaboración, le aseguran vitalidad y equilibrio. Para preparar estas fórmulas se utilizarán recipientes no metálicos (cristal, loza, porcelana o plástico) y para remover, se usarán utensilios de madera, plástico y, en algunos casos, brochas o pinceles. Hay que evitar las cucharas de metal, excepto las de acero inoxidable, ya que, por ejemplo, el cinc y el aluminio, en contacto con los zumos u otras sustancias, pueden contaminar las mezclas y provocar alergias. Estas cremas limpiadoras deben aplicarse extendiéndolas en sentido ascendente (partiendo del cuello, hacia el nacimiento del cabello) y con suaves movimientos circulares, para emulsionar la suciedad y el maquillaje, y que se arrastren todas las impurezas. Después, se procede al aclarado con unas esponjitas o algodones empapados en agua tibia y escurridos. Si se tiene la piel muy sensible se pueden utilizar también gasas.

Las cremas que incluyen manzanilla son ideales para todo tipo de pieles y en particular para las de tipo seco y para las sensibles. Si se utilizan de forma regular limpian los poros, eliminan grasa y ejercen un efecto antiséptico, lo que impide la formación de granitos.

**CREMA LIMPIADORA DE MANZANILLA**: se coloca un recipiente pequeño a fuego lento y se derriten en él 40 g de manteca de cacao. Luego se apaga el fuego y se añaden 7 cucharadas de aceite de almendras. Se mezcla bien durante un par de minutos y se añaden 8 gotas de aceite de manzanilla. Se mezcla de nuevo hasta formar un líquido homogéneo y se conserva en un pequeño recipiente de cierre hermético en lugar seco. Para utilizarlo, se mojan dos dedos en el líquido y se aplica sobre la cara y cuello, mediante suaves movimientos circulares. Dejar que actúe durante diez minutos y retirar la crema con un trozo de algodón o paño facial humedecido en agua caliente. Finalmente, mojar la cara con agua fría y secar a golpecitos.

**CREMA LIMPIADORA DE AVENA**: en un plato hondo se mezclan 1 cucharada de harina de avena y 2 cucharadas de agua caliente. Se revuelve bien hasta conseguir una pasta homogénea que se aplicará sobre la piel de la cara y del cuello, formando círculos. Una vez extendida, se deja actuar durante diez minutos y, finalmente, se elimina con agua tibia.

**CREMA LIMPIADORA DE MIEL**: se coloca en un recipiente pequeño un poco de miel líquida y, aparte, un vaso de agua caliente. Se mojan los dedos en la miel y se extiende por la cara y cuello con suaves movimientos circulares. Seguidamente, se mojan los dedos en el agua caliente y se repite la misma operación. Se deja actuar diez minutos, se limpia la cara con el resto del agua caliente y se da un último repaso con agua fría.

**ACEITE DE ALMENDRAS DULCES**: aplicado sobre el rostro con un algodón es un desmaquillador natural que además fortalece la piel.

**LIMPIADORA PARA PIEL NORMAL Y GRASA**: se mezcla 1 cucharada sopera de zumo de limón, 1 cucharada sopera de aceite de almendras dulces, 1 cucharada de agua de rosas y 1 cucharada de alcohol de 60°. Una vez batida la mezcla, se envasa evitando el calor. Cuando se vaya a usar se agitará bien. Esta fórmula se conserva bien durante mucho tiempo. El limón es astringente, purifica, blanquea, tonifica y desinfecta la piel. El aceite de almendras limpia, suaviza y nutre. El agua de rosas hidrata, regula la grasa de la piel ya que es ligeramente astringente y combate las arrugas. El alcohol es antiséptico.

**CREMA NUTRITIVA PARA PIELES NORMALES**: calentar al baño María 60 g de aguacate, 60 g de rosas, 20 g de cera virgen y 2 cucharadas de aceite de germen de trigo. Remover ligeramente y, cuando tengamos una pasta homogénea, apagar el fuego y guardar la crema en un frasco cerrado. El aceite de germen de trigo actúa a modo de conservante por lo menos durante diez días en la nevera. Aplicar una vez al día sobre las zonas más sensibles de la piel.

**CREMA PARA REJUVENECER LA PIEL**: cocer a fuego lento durante cuarenta y cinco minutos 1 litro de aceite de oliva virgen de primera presión en frío, 200 g de cera virgen, un vaso de vino tinto y 25 hojas frescas de «lengua de gato». Remover de vez en cuando con una cuchara de palo. Retirar del fuego, dejar enfriar el líquido y, cuando esté templado, guardarlo en tarros en un sitio fresco y seco (sirve el frigorífico).

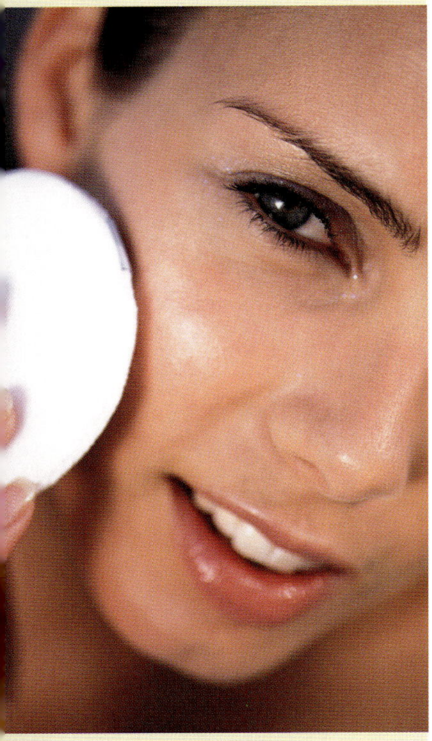

## LIMPIEZA DE CUTIS

*La piel es una de las partes más activas de nuestro cuerpo. A través de ella se efectúa gran parte de la respiración y eliminación de toxinas.*

En la piel, el recambio de células es constante. Se suda, se produce grasa que nos protege, recibe contaminantes externos... Bajo estas condiciones resulta imprescindible mantenerla a punto y limpiarla con cierta frecuencia. Para realizar una buena limpieza de cutis no resulta imprescindible acudir a un instituto de belleza. Hay que seleccionar aquellos productos que limpian, desinfectan (eliminan gérmenes) y nutren.

El tomillo es uno de los productos que más se emplean para la limpieza de cutis, desde la antigüedad hasta nuestros días, ya que posee notables efectos desinfectantes y tonificantes. Las células de la piel, de forma natural, se renuevan con una gran rapidez. En algunos casos cada 2 o 3 días. Esto hace que constantemente encontremos en su superficie células muertas y descamadas que deben ser eliminadas para no producir brillos, facilitar infecciones, etc. Hay que tener en cuenta que muchos productos cosméticos facilitan la muerte y pérdida de células de la piel expuesta (cara, cuello, brazos, manos, piernas), a lo que se debe unir la contaminación atmosférica, las radiaciones solares, etc.

Todas las personas deberían realizar una pequeña limpieza de cutis al día, antes de acostarse, y con mayor profundidad o frecuencia si se emplean cosméticos o el «ambiente» laboral es más agresivo, a causa del polvo, humos o líquidos.

**AGUA DE SALVADO**: una vez a la semana prepare un baño con agua de salvado para limpiar todo tipo de impurezas de la piel (células muertas, restos de cosméticos...). Añadimos a una cazuela con 4 litros de agua 1 kg de salvado y lo calentamos a fuego lento hasta llevarlo a ebullición, manteniéndolo en este punto diez minutos. Seguidamente filtramos el líquido y lo añadimos a un baño con agua caliente, en el que estaremos durante unos veinte minutos frotando la piel de todo el cuerpo con suavidad.

**PEPINO**: para la limpieza de pieles grasas podemos utilizar una decocción de pepino. Se corta en rodajas un pepino mediano sin pelar y se pone dentro de 1 litro de agua fría. Se coloca en el fuego y se hierve durante quince minutos. Se cuela el líquido resultante mientras tamizamos el pepino y se aplica este líquido sobre la piel (cara, cuello, brazos...) con la ayuda de un algodón.

**PARA INCREMENTAR LA VITALIDAD DE LA PIEL**: se recomienda beber una vez al día el zumo de un pepino mediano y una zanahoria.

**MASCARILLA DE ARCILLA**: se prepara una pasta mezclando la arcilla con un poco de agua de manantial, agua de lluvia o mineral, incluso si nos atrevemos, con la propia orina de primera hora de la mañana. La arcilla absorbe todas las impurezas de la piel y la deja tersa y fresca.

**CREMA DE MAÍZ**: batir un poco los granos tiernos de dos mazorcas de maíz junto con la clara de un huevo y el zumo de un limón. Sin batirlo del todo añadir 1 cucharadita de aceite de oliva y seguir batiendo durante dos minutos más. Colar la mezcla a través de una gasa e introducir el líquido en un frasco de cristal. Aplicar tres veces diarias sobre el cutis, limpiando primero la cara con un poco de agua tibia para abrir los poros. Dejar actuar la crema diez minutos y luego retirarla con agua templada. Guardar el frasco con la crema en la nevera.

**VAPORES DE TOMILLO**: cocer a fuego lento en un cazo con agua 1 cucharada de tomillo y, sin apartarlo del fuego, exponer el rostro a los vapores durante cinco minutos con una toalla cubriendo la cabeza. Para potenciar sus efectos podemos aplicar este remedio después de la crema de maíz anterior.

**LECHE DE LIMÓN**: cortar un limón por la mitad y exprimirlo ligeramente para que vacíe parte de su contenido. Rellenar el limón con 1 cucharadita de aceite de oliva virgen y colocarlo sobre la llama de una vela. Cuando el limón empieza a exhudar una especie de leche, se recoge ésta en un paño que luego se aplica sobre la cara. Se deja actuar de cinco a diez minutos y se aclara con agua templada.

**UNGÜENTO DE JABÓN**: preparar el ungüento mezclando un trozo de jabón verde o «lagarto», 1 cucharadita de aceite de oliva virgen, el zumo de medio limón y unas gotas de azufre (el mismo que se utiliza como abono para las plantas). Se mezcla bien todo a fuego lento hasta formar una especie de pomada y, después, se guarda en un frasco. Se aplica sobre el cutis, bien estirado, y se deja actuar cinco minutos. Se limpia con agua tibia. Se repite este remedio una vez por semana.

**MASCARILLA NUTRITIVA PARA PIELES SECAS**: se mezclan 2 cucharadas de miel con una de aceite de oliva virgen de primera presión en frío y 1 cucharada de harina de avena, hasta hacer una pasta cremosa que se aplica en el rostro durante unos quince o veinte minutos. Acto seguido, se aclara con abundante agua tibia.

**MASCARILLA PARA PIELES SENSIBLES**: se mezclan 3 cucharadas de harina de avena con 2 de miel, 1 de zumo de zanahoria y 3 cucharadas de infusión de manzanilla o agua de azahar. Se mezcla bien hasta hacer una pasta cremosa y se aplica, al igual que la anterior, durante unos quince o veinte minutos. Después se aclara con agua tibia.

## MASAJE DE CUTIS

*El cutis se encuentra expuesto a multitud de agentes externos agresores como los productos cosméticos, las radiaciones solares, el aire, los humos o las temperaturas extremas.*

Debajo de la piel de la cara encontramos una serie de pequeños músculos que la soportan y movilizan cuando realizamos algún tipo de gesto o mueca.

El cutis pierde elasticidad con el paso del tiempo, ya que la cantidad de elastina y de colágeno que tiene se reduce por efecto de factores externos, porque los pequeños músculos de debajo se «atrofian», por el sol... Para dotar de mayor movilidad a nuestro cutis, a los músculos que hay debajo de él y retrasar la aparición de arrugas, debemos realizar algún tipo de «gimnasia» o masaje facial todos los días.

Los masajes siempre hay que realizarlos de dentro hacia fuera (por ejemplo, de la nariz a los pómulos) y en sentido ascendente, sin apretar demasiado. Si se utilizan cremas, siempre en dosis muy pequeñas, y con la yema de los dedos, hacer desaparecer las arrugas si las hubiere, estirando la piel con una de las manos mientras que con la otra se da masaje.

**MASAJE CON DESLIZAMIENTO**: consiste en deslizar los dedos encima de los músculos de la cara, desde la frente hasta el cuello. El frontal, desde el centro de la frente hacia las sienes; el temporal, desde el oído hasta la parte superior del cráneo; el de los párpados, mediante un círculo suave sobre los párpados, con los ojos cerrados; los de la nariz, deslizando el dedo desde su origen entre los ojos hacia abajo por el lateral y luego, desde la entrada de las fosas nasales hacia los pómulos (así estamos estimulando también el músculo cigomático); el músculo risorio o de la risa, si deslizamos el dedo desde la comisura labial, en horizontal, hasta la rama ascendente de la mandíbula; el orbicular de los labios, si cerramos los labios y dibujamos un círculo alrededor de la boca.

**MASAJE CON CARICIAS**: es un masaje muy superficial que practicamos con la ayuda de una crema hidratante. Aunque sea superficial, se mejora la circulación de la sangre en el cutis y se relaja la musculatura facial.

**MASAJE CON AMASAMIENTO**: es un masaje destinado a relajar la musculatura de la cara y facilitar la penetración en la piel de cremas y lociones. Sólo debemos realizarlo en zonas «acolchadas», donde hay músculos y en particular en las mejillas y en el cuello.

**MASAJE CON PINZAMIENTO**: se destina a las zonas de la cara que no tienen casi músculo o se encuentran en contacto con el hueso como la frente, la región de los pómulos, la nariz... Basta con realizar pequeños movimientos similares a los pellizcos, siempre de dentro hacia fuera.

**MASAJE VIBRATORIO**: realizado con aparatos, contribuye a vigorizar la piel y los músculos de la cara. Debe aplicarse en zonas desvitalizadas, acartonadas y sobre todo donde hay músculos e incluso cicatrices.

## LA DEPILACIÓN

*Por razones de carácter estético, la depilación del vello de las piernas, ingles, axilas, cejas y otras zonas del cuerpo se ha convertido en una necesidad para la mujer.*

El vello corporal tiene un ritmo de crecimiento muy inferior al del cabello y se sitúa en torno a 4 mm por cada mes, aunque varía de unas zonas a otras. A la hora de realizar la depilación debemos tener en cuenta diversos aspectos que pueden incrementar sus efectos o por el contrario reducirlos.

En general se considera que los métodos depilatorios más eficaces y permanentes son la fotodepilación y la depilación con láser, siempre que sean practicados por expertos en esas técnicas.

**CUBITOS DE HIELO**: después de la depilación con cera o maquinilla, la piel se encuentra muy irritada y debemos estimularla pasando sobre ella un cubito de hielo. En las horas posteriores se aconseja no tomar el sol.

**CREMA DEPILATORIA DE EMERGENCIA**: si no tiene cera puede elaborar una de urgencia si mezcla una taza de azúcar, otra de zumo de limón y una más de agua. Caliéntelo todo, mézclelo bien durante diez minutos hasta que espese y, una vez templado, aplíquelo sobre la piel de la misma forma que la cera habitual.

**DEPILACIÓN DE CEJAS**: resultará más sencilla si antes de hacerlo moja las cejas con alcohol para tratar las heridas y luego las deja secar. Otro sistema que le ayudará a reconocer los pelos «de más» en estas zonas es untar las cejas con un poco de vaselina y luego peinarlas. Así tenemos cada pelo en su sitio y eliminamos únicamente los que están «fuera de la ceja».

**PARA ELIMINAR LOS RESTOS DE CERA**: en las manos, los dedos, las uñas u otras zonas, la mejor solución es mezclar un poco de pasta de dientes y jabón extendiéndola sobre la zona que tiene cera. Unos minutos más tarde se elimina la mezcla con un poco de agua.

**DEPILACIÓN DE AXILAS**: después de hacerlo nunca aplique desodorante ya que resultaría muy irritante. En su lugar utilize durante un día un poco de polvos de talco.

**DEPILACIÓN EN LUNA DECRECIENTE**: como sucede con todo aquello que desee que crezca lentamente (pelo, uñas, vello, rosas o cualquier otra cosa), debe cortarlo en luna decreciente. A la hora de la depilación hágalo siempre el día con este tipo de luna. La depilación dura mucho más tiempo.

**DEPILACIÓN CON LÁSER**: es un sistema de depilación definitiva, apropiado para las mujeres con piel clara y vello oscuro (se nota mucho más). Aunque es cara resulta definitiva ya que se quema la raíz del folículo piloso. Es preferible realizarla en invierno y siempre por personal especializado.

**DEPILACIÓN DE INGLES**: con carácter preventivo y para evitar irritaciones e incluso infecciones, conviene aplicar antes de la depilación un poco de agua y jabón. Después, al concluir la depilación, extienda un poco de agua oxigenada y polvos de talco.

**PARA DISMINUIR EL VELLO POCO A POCO**: se ponen a hervir 2 puñados de muérdago fresco de encina en ½ litro de agua. Cuando hierve, se coloca un trapo de algodón limpio sobre el recipiente para que se empape del vapor de agua. Se aplica el trapo en la zona donde se quiere que disminuya el vello y se mantiene toda la noche, cubierto con otro paño seco. Esta operación debe realizarse hasta que se consiga el efecto deseado.

## LOS EXFOLIANTES

*Las células de la piel tienen un ciclo vital muy corto, apenas de varios días en el mejor de los casos.*

Todos los días la superficie de la piel acumula células muertas y con ellas se pierde el brillo, la suavidad y se facilitan lesiones e infecciones. Le proponemos unos remedios que «pulen» la piel al eliminar las células muertas (productos exfoliantes), además de conseguir efectos suavizantes y nutritivos para el resto de células vivas. De otra parte, la mayoría de estos remedios puede aplicarse a todo tipo de pieles y en particular, a las de tipo seco.

La papaya madura es uno de los elementos naturales que poseen una mayor capacidad exfoliante gracias a su elevado contenido en papaína y una serie de enzimas que disuelven, eliminan y finalmente desprenden las células muertas y otras sustancias residuales acumuladas en la piel. Este tipo de enzimas se encuentran sobre todo debajo de la cáscara de la papaya.

**EXFOLIANTE PARA PIELES SECAS**: mezclar en un plato hondo o cazuela pequeña 1 cucharadita de miel, 1 cucharadita de azúcar y 1 cucharada de harina de avena no muy fina, hasta conseguir que se forme una pasta granulada o arenosa. Extenderla sobre la piel con la ayuda de los dedos formando círculos y desde la frente hacia el cuello. Insistir un poco más en las zonas de «roce» o regiones «ocultas» como la nariz, alas de la nariz, frente, pómulos y mentón. Una vez aplicada la pasta, limpiar la cara con agua tibia. Es suficiente con hacerlo una vez a la semana.

**EXFOLIANTE DE ACCIÓN RÁPIDA**: pelar una papaya madura formando amplios cortes en la piel. Frotar suavemente la cara y el cuello con la parte interna de los trozos de piel, desde la frente hasta la clavícula. Dejar actuar esta «crema» durante diez minutos y después limpiar la cara con agua fría. Puede practicarse dos o tres veces por semana y en particular antes de utilizar fórmulas limpiadoras, hidratantes

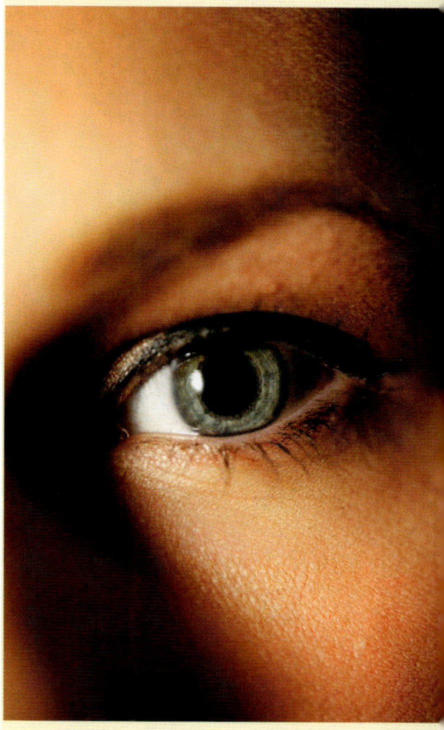

o tonificantes, para que desarrollen sus efectos con mayor facilidad.

**EXFOLIANTE DE AZÚCAR BLANCO**: mezclar en un plato 1 cucharada de azúcar blanco no muy fino y un poco de agua caliente, hasta espesar. Aplicar la pasta sobre la piel formando círculos (desde la frente hasta el cuello) y dejar que actúe durante cinco minutos. Pasado este tiempo aclarar con agua templada.

**EXFOLIANTE DE SAL Y ACEITE**: preparar 2 cucharadas de aceite de oliva y un puñado de sal fina, sin mezclar. Con los dedos extender por la piel (en la zona del cuerpo que se desee, incluso en todo él) el aceite de oliva. Dejar que actúe durante diez minutos y seguidamente aplicar con suavidad la sal realizando círculos. Transcurridos unos minutos limpiar la piel en la ducha o baño.

**EXFOLIANTE DE COCINA INTEGRAL**: este preparado recibe tal denominación porque reúne tres elementos presentes en la cocina: azúcar fino, sal fina y harina de avena no muy molida. En una cazuela mezclamos un puñado de azúcar fino, otro de sal, dos puñados de harina de avena y un vaso de agua tibia, hasta formar una pasta homogénea que se conservará en un tarro con cierre hermético. Se puede conservar durante meses en un lugar seco. Para emplear la mezcla primero debemos humedecer la piel con agua tibia, después aplicarla con la mano sobre la piel y dejar que actúe durante diez minutos. Eliminar con agua tibia. Puede utilizarse con la frecuencia que se desee.

**EXFOLIANTE PARA LOS SENOS**: en un plato hondo mezclar medio puñado de harina de avena no muy fina, 1 cucharada de aceite de almendras y un poco de agua, hasta formar una pasta homogénea. Para aplicarla sobre la piel humedecer primero los senos con agua tibia y luego extender la pasta con los dedos comenzando en la parte inferior y haciendo círculos hacia arriba, hasta el cuello, siempre en sentido ascendente (si no, el pecho puede perder tersura). Dejar que la mezcla actúe durante quince minutos y eliminar con la ayuda de una ducha templada.

**EXFOLIANTE PARA LA CELULITIS**: esta crema es útil para limpiar y mejorar la piel de las zonas afectadas por la celulitis, además de proporcionarle mayor firmeza, suavidad y equilibrio. En un plato se mezclan 2 cucharadas de aceite de semillas de uva y 2 gotas de aceite de limón y se vierte esta combinación sobre otro plato donde tendremos un puñado de harina de maíz y un poco de agua tibia. Mezclar bien hasta conseguir una pasta homogénea. Antes de aplicarla sobre la piel, hay que humedecerla con un poco de agua. Se extiende la pasta con los dedos ejerciendo una ligera presión, siempre de abajo hacia arriba, con movimientos circulares (así ayudaremos al sistema linfático a eliminar líquidos). También puede aplicarse con una gasa para «pulir» mejor la piel tratada. Finalmente se enjuaga la zona con abundante agua tibia. Se aconseja aplicar este remedio una vez a la semana.

**EXFOLIANTE DE MANZANA**: la manzana contiene elevadas cantidades de vitaminas C y A, betacarotenos y minerales como el potasio, calcio, magnesio, ácido málico y tartárico. En su conjunto estos elementos son muy útiles para nutrir la piel y eliminar las células muertas. Para conseguir estos efectos es suficiente con utilizar el zumo de manzana puro: aplicar directamente sobre la cara dos o tres veces por semana. Una vez aplicado el zumo, dejar actuar durante veinte minutos y aclarar el cutis con agua tibia.

## EL *LIFTING*

*El* lifting *trata de «estirar» o reafirmar la piel, ya sea en una zona concreta (cara, frente, papada, cuello, abdomen) o en todo el organismo en general. Para conseguirlo de forma eficaz hay que actuar sobre los músculos devolviéndoles su tono, reafirmándolos, de tal manera que «estiren» de la piel haciendo retrasar o desaparecer la formación de pliegues y arrugas.*

Existen algunos tipos de *lifting* totalmente naturales que pueden ser de mucha utilidad. El sedentarismo y la falta de actividad física son los peores aliados de la piel, sobre todo porque debilitan los músculos y permiten la aparición de arrugas y pliegues con mayor facilidad. Si además hay una exposición prolongada al sol, el problema se agrava.

**GIMNASIA FACIAL**: todos los días, antes de acostarse, dedique unos minutos para realizar unos sencillos ejercicios faciales. Sucesivamente, sólo tiene que arrugar la frente, respirar profundamente abriendo la nariz, sonreír, poner cara triste y hacer «pucheros». Cada gesto se debe mantener tres o cuatro segundos y repetirlo tres veces. De esta manera los músculos de la cara presentarán un mejor tono muscular y «estirarán» la piel.

## EL MASAJE FACIAL

*En la cara hay más de una treintena de músculos que activamos diariamente dando origen a los gestos, y que participan en la alimentación y articulación de la palabra, así como en la respiración.*

Los músculos faciales deben ser tratados como el resto de los músculos de nuestro cuerpo, de tal forma que si no los ayudamos a mantenerse «en forma» pueden aparecer arrugas y otras lesiones con mayor rapidez. Por esta razón los músculos de la cara tienen «derecho» también a su masaje, el cual, si se realiza de la forma adecuada, resulta de gran utilidad. Lo ideal es practicarlo, si es posible, todos los días, para asegurar de este modo su equilibrio y vitalidad.

La práctica del masaje facial es la mejor forma de revitalizar la piel, tejido conectivo y músculos de la cara, dotándoles de una mayor vitalidad y equilibrio, al tiempo que colabora en la eliminación o, como mínimo, la atenuación de las arrugas.

**MASAJE DE AMASAMIENTO**: es como amasar harina. Resulta útil para que los productos que situamos en la piel penetren en su interior y para relajar aquellas zonas que se encuentren más tensas o agarrotadas.

**MASAJE POR DESLIZAMIENTO**: ayuda a facilitar el deslizamiento de las diferentes capas de la piel y tejidos subyacentes. También colabora a que los productos dispuestos sobre la piel penetren en su interior. Se practica sobre todo en zonas cercanas a los huesos como las sienes, la frente, el maxilar inferior o mandíbula y los pómulos.

**MASAJE POR PINZAMIENTO**: es particularmente interesante en las zonas de la cara y cuello donde la piel se encuentra casi pegada al hueso (sienes, pómulos, ángulos de la mandíbula, laringe o «nuez»). Con este tipo de masaje se mejora la circulación de la sangre en esas zonas.

**DIRECCIÓN DEL MASAJE**: a la hora de estimular los músculos y piel de la cara hay que seguir la dirección más apropiada para cada músculo. En la frente y sienes se hace de abajo arriba; en los ojos se practicará en círculos; en la nariz, hacia abajo por las alas de la nariz y luego hacia fuera

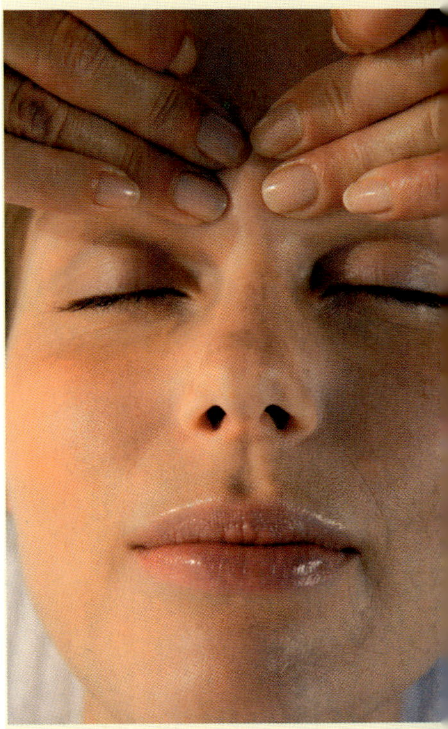

transversalmente, hasta alcanzar los pómulos; en la boca el masaje debe ser circular alrededor de los labios y luego, desde las comisuras labiales seguir transversalmente hacia fuera, casi hasta la porción ascendente de la mandíbula; en el mentón seguiremos un trayecto descendente.

**NORMAS GENERALES DEL BUEN MASAJE FACIAL**: nunca hay que apretar demasiado, sólo hay que ejercer una ligera presión que movilice la zona y permita una mejor circulación de la sangre; hay que emplear únicamente las yemas de los dedos (una o dos de acuerdo con la extensión de la zona); al ir por zonas, en algunos casos la yema de un dedo sujeta el inicio de la zona que trataremos y la otra practica el masaje; es bueno ayudarse de alguna crema, aceite de oliva virgen, aceite de germen de trigo o similar, pero sólo unas gotas, que además de ayudarnos a practicar el masaje, también nutrirán las zonas masajeadas. En zonas con arrugas hay que insistir mucho en maniobras de estiramiento de la piel, sobre todo en el sentido en el que desaparece la arruga, generalmente tirando con las yemas de los dedos hacia arriba y abajo; al finalizar el masaje eliminar la crema sobrante con un algodón.

**EVITE EL EXCESO DE COSMÉTICOS** en la piel de la cara y cuello ya que con ello la transpiración de esta zona se ve reducida y la piel se resiente. En este mismo sentido un buen masaje debe acompañarse de una buena limpieza de la cara.

## MASCARILLA FACIAL

*Las mascarillas faciales suponen el mejor aliado de la piel de la cara y el cuello, ya que gracias a ellas podemos eliminar todos los residuos de cosméticos, contaminantes atmosféricos y pequeñas lesiones que se hayan depositado o formado en la cara, además de asegurarles una buena alimentación y equilibrio.*

Su aplicación debería ser casi diaria ya que la contaminación de esta zona también lo es. Puesto que requieren tiempo, lo mejor es utilizarlas durante la noche.

Las mascarillas más útiles son aquellas que están elaboradas con productos naturales y en particular con sustancias apropiadas para cada tipo de piel y en función de los objetivos perseguidos en cada momento. Las mascarillas realizadas con productos naturales son las más eficaces, prácticas y baratas. Le proponemos diferentes tipos para que elija la que considere más apropiada a sus características y necesidades.

**MASCARILLAS LIMPIADORAS DE ARCILLA**: es una de las sustancias con mayor capacidad limpiadora. Puede emplearse la de color blanco, rojo o verde. Sus efectos son de dos tipos: de una parte extrae sustancias residuales y restos orgánicos y de otro lado aporta minerales muy útiles para la piel, además de poseer un notable efecto antiséptico. Por sus efectos suele aplicarse en pieles grasas o con problemas como el acné, seborrea y granos diversos. Su elaboración es muy sencilla: se mezclan varias cucharadas de arcilla con media de aceite de oliva virgen y zumo o infusión de un producto natural, según el tipo de piel, removiendo hasta formar una especie de puré. Para pieles secas, se utiliza el aguacate, melocotón, melón o pera. En caso de pieles grasas lo ideal es la levadura de cerveza, pepino, limón o yogur. Si la piel es normal son adecuados la zanahoria, miel, yogur o pepino. Una vez elaborada la pasta se aplica sobre la cara una capa muy fina y se permite que actúe durante veinte minutos. Luego se limpia con agua tibia.

**MASCARILLAS REAFIRMANTES**: son muy útiles para dar firmeza y tersura a la piel colgante. Suelen utilizarse para ello la decocción de hojas de arándano, encina o avellano, o bien cataplasmas de tomate y naranja.

**MASCARILLAS EMOLIENTES**: ayudan a cicatrizar la piel y restaurar los tejidos lesionados por el sol, el frío, la contaminación... Para ello suele utilizarse una mezcla de miel con una infusión de malva o avena bien mezcladas. Como siempre se aplica una capa fina sobre la piel de la cara y cuello, se deja reposar durante media hora y se aclara con agua tibia.

**MASCARILLAS ESTIMULANTES**: son apropiadas sobre todo en caso de piel pálida o débil. Se basan en el empleo de infusiones de romero, salvia o zumo de arándano.

**MASCARILLA DE YOGUR**: es muy útil para todo tipo de piel y basta con mezclar, a partes iguales, un yogur natural con agua caliente.

**MASCARILLA DE AGUACATE**: el aguacate es uno de los mejores aliados de la piel por contener muchos elementos nutritivos para las células. Se corta un aguacate, se quita la pulpa, se aplasta hasta conseguir una pasta cremosa y se añaden unas gotas de aceite de oliva virgen. Se aplica sobre la cara y cuello directamente con los dedos o utilizando una pequeña espátula. Se deja actuar durante treinta minutos y se elimina con agua tibia. Es suficiente con hacerlo dos veces por semana.

**MASCARILLA DE AVENA**: esta mascarilla también es apta para todo tipo de piel y una de las más utilizadas por los beneficiosos efectos de la avena, sobre todo para rejuvenecer la piel. En su composición se emplea harina integral de avena o bien el caldo de cocción de copos de avena. En ambos casos, tras la cocción y filtrado del líquido resultante, se coloca sobre la cara y se espera media hora antes de eliminar con agua tibia.

**MASCARILLA DE LEVADURA DE CERVEZA**: este producto es muy rico en vitaminas, proteínas y minerales, razón por la cual basta con mezclar levadura en polvo con un poco de agua caliente para elaborar una pasta ideal para pieles secas (añadiéndole un poco de aguacate aplastado) y pieles grasas (junto con un poco de huevo entero también batido).

**MASCARILLA DE PLÁTANO Y AVENA**: esta mascarilla está especialmente indicada para cutis deshidratados, envejecidos e incluso con pequeñas manchas. Se pela un plátano pequeño muy maduro y se machaca hasta formar una pasta. Se vierte sobre ésta 1 cucharadita de miel y medio puñado de harina de avena. Se mezcla con un tenedor hasta formar una pasta homogénea. Se aplica la pasta sobre la piel formando círculos, se deja actuar durante quince minutos y se elimina con agua tibia.

**MASCARILLA DE MIEL**: también muy nutritiva, aporta un notable vigor y fortaleza a la piel. Hay que prepararla al baño María añadiendo antes de aplicarla un poco de agua caliente. Al extenderla sobre la cara debemos realizar un masaje facial al objeto de conseguir mejores efectos.

**MASCARILLA DE LIMÓN Y AGUACATE**: ideal para las pieles mixtas, aquellas que son grasas en nariz, frente y barbilla, y secas en el resto de la cara. Para elaborarla basta con aplastar la pulpa de un aguacate, mezclarla con la clara de un huevo a punto de nieve y, una vez formada una pasta homogénea, añadir 1 cucharada de

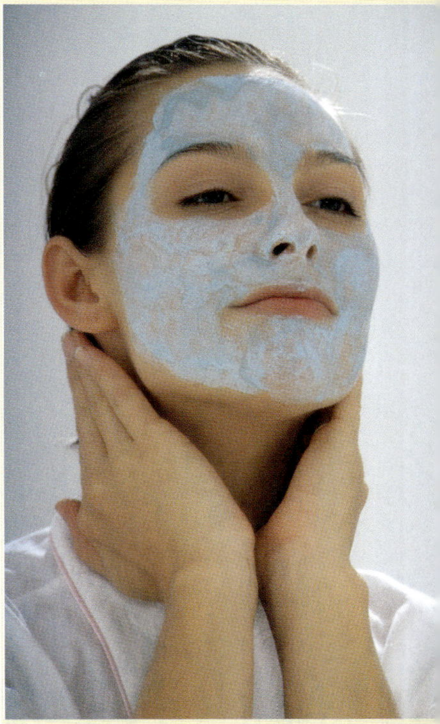

zumo de limón. Con ella se eliminarán la grasa y los brillos que inundan la piel.

**MASCARILLA DE YOGUR Y MIEL**: los componentes de esta mascarilla forman una pequeña película sobre la piel evitando su deshidratación. Se mezcla en un plato hondo o cazuela pequeña un yogur natural, una yema de huevo y media cucharadita de miel. Cuando se forme una pasta homogénea, se extiende sobre la piel de la cara, cuello y hombros. Se deja que actúe durante treinta minutos y después se elimina con abundante agua tibia. Esta crema puede utilizarse en días alternos.

**MASCARILLA HIDRATANTE DE HUEVO Y MIEL**: esta crema posee notables y rápidos efectos hidratantes. Se mezcla media cucharadita de miel y la yema de un huevo, con un tenedor, sin batir, hasta formar una crema. Se aplica ésta sobre la piel de la cara, cuello y hombros y se deja actuar durante unos veinte minutos. Luego se elimina la crema con abundante agua tibia. Puede utilizarse en días alternos, aunque una vez a la semana ya proporciona algunos beneficios.

**MASCARILLA DE PLÁTANO**: esta fruta tiene numerosas aplicaciones para la salud, no en vano contiene elementos tan preciados como vitaminas, sobre todo C, betacarotenos, ácido fólico, potasio, magnesio y fósforo. Para la piel de la cara y el cuello resulta muy útil por sus efectos revitalizantes y relajantes: se pela un plátano, se aplasta hasta convertirlo en una masa cremosa y se aplica con los dedos sobre la piel. Puede hacerse una vez por semana.

## EL *PEELING*

*El término* peeling *significa exactamente «pelando», razón por la cual se utiliza para referirnos a todos aquellos procedimientos que tratan de eliminar la capa más superficial de la epidermis, la que contiene células muertas e impurezas.*

La finalidad del *peeling* es dejar la piel suave, nueva, reducir las arrugas, facilitar su respiración y mejorar la coloración. Ayuda a eliminar ciertas manchas y pequeñas cicatrices. Con el *peeling* los poros no se obstruyen, las células respiran mejor, no se forman puntitos negros y las cremas de belleza penetran mejor.

Las cremas cosméticas destinadas a los *peelings* deben aplicarse con mucho cuidado ya que, si bien proporcionan una piel suave y fina, en su fondo es mucho más fina y frágil. Por eso hay que aplicar abundantes mascarillas revitalizantes.

***PEELING* CON PAPAYA**: esta fruta contiene sustancias como la papaína y otras enzimas capaces de eliminar células muertas, queratina y otros residuos. Se utiliza una papaya madura de tamaño mediano, se pela con cortes amplios y luego, con la parte interna de la piel, se procede a frotar la cara y el cuello. Dejar que la sustancia actúe diez minutos y luego eliminar con agua fría. Se repite dos veces por semana, sobre todo antes de aplicar fórmulas limpiadoras, hidratantes o similares, para que se aprovechen mejor sus efectos.

***PEELING* PARA LOS PIES**: la arena de playa es el mejor «limpiador» para los pies. Basta con caminar sobre la arena de la playa o bien simular pasos, en casa, sobre un recipiente con arena. Esto ayudará a combatir las durezas y los callos.

***PEELING* CON AZÚCAR**: lavar la cara y el cuello con agua tibia. Seguidamente extender por la misma zona un poco de azúcar muy fino mediante un suave masaje, sin presionar, durante cinco minutos. Finalmente, eliminar el azúcar con abundante agua fría.

***PEELING* DE SAL**: se mezcla 1 cucharada de sal marina gorda bien colmada con agua destilada hasta conseguir una especie de pasta que se aplica en la cara con suaves masajes. Este remedio es ideal para las pieles con granos pues los desinfecta y además retrasa el envejecimiento. No debemos olvidar que antiguamente todas las carnes y alimentos perecederos se conservaban en sal para que no se deterioraran.

## CONTRA EL OLOR CORPORAL

*La piel no sólo es un elemento de protección, sino que además ejerce otras funciones como la respiración y sobre todo la eliminación de productos, por medio del sudor, que sobran en el organismo.*

El sudor lo componen sustancias como el ácido úrico, la urea, el agua, el cloruro sódico y otros elementos que, al entrar en contacto con las bacterias que se encuentran en la piel, se degradan y fermentan, lo que causa los olores corporales. Aunque la sudación sea mínima, la degradación sigue produciéndose y, como consecuencia, el mal olor corporal. La primera medida que debemos adoptar para evitarlo es eliminar las secreciones de la piel mediante un lavado, tan frecuente como lo sea la producción de sudor. Es necesario efectuar como mínimo un lavado completo de todo el cuerpo mañana y noche.

Para prevenir el olor corporal, debemos intentar evitar en lo posible la sudación, y para ello, nada mejor que utilizar prendas de algodón (los tejidos sintéticos facilitan la producción de sudor y el mal olor), no consumir sal en exceso y no calzar zapatos que dificulten la transpiración.

Los desodorantes y colonias no eliminan el mal olor; como mucho tratan de ocultarlo y otras veces evitan su formación. Es más, el mejor reclamo para los insectos en verano es el exceso de colonia y perfumes.

**BAÑO CON BICARBONATO**: nos daremos un baño de agua caliente con 1 o 2 cucharadas de bicarbonato sódico durante treinta minutos. De esta forma se reduce la formación de sudor y el mal olor en todo el cuerpo. Puede practicarse una vez por semana.

**ACEITE DE CIPRÉS**: está especialmente indicado para el olor de pies. Después de lavarlos se da un suave masaje con un par de gotas de este aceite. Protegerá durante varios días.

**PARA LAS AXILAS**: uno de los remedios más sencillos y eficaces consiste en aplicar directamente, sobre la piel de las axilas, una pizca de bicarbonato sódico y frotar. Con ello reducimos la formación de sudor y, en consecuencia, el mal olor.

**ELABORE SU PROPIO DESODORANTE**: en un pequeño frasco con tapón de rosca o cuentagotas, añada alcohol de 70° hasta la mitad, 10 gotas de aceite de menta y otro tanto de eucalipto. Cierre el frasco, agítelo bien para que se mezclen los ingredientes y guárdelo en lugar seco y oscuro. Se aplica en las axilas cada mañana, para evitar problemas de mal olor.

**INFUSIÓN DE TÉ**: añadir al agua del baño o al agua para lavar los pies una infusión concentrada de té, elaborada con 2 o 3 bolsitas y 1/2 litro de agua. El té contiene sustancias, como los taninos, que limpian la piel y reducen la formación de sudor. Se repite este remedio una o dos veces por semana.

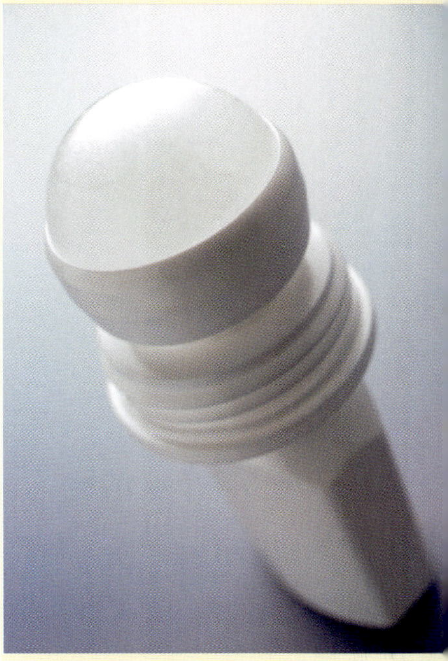

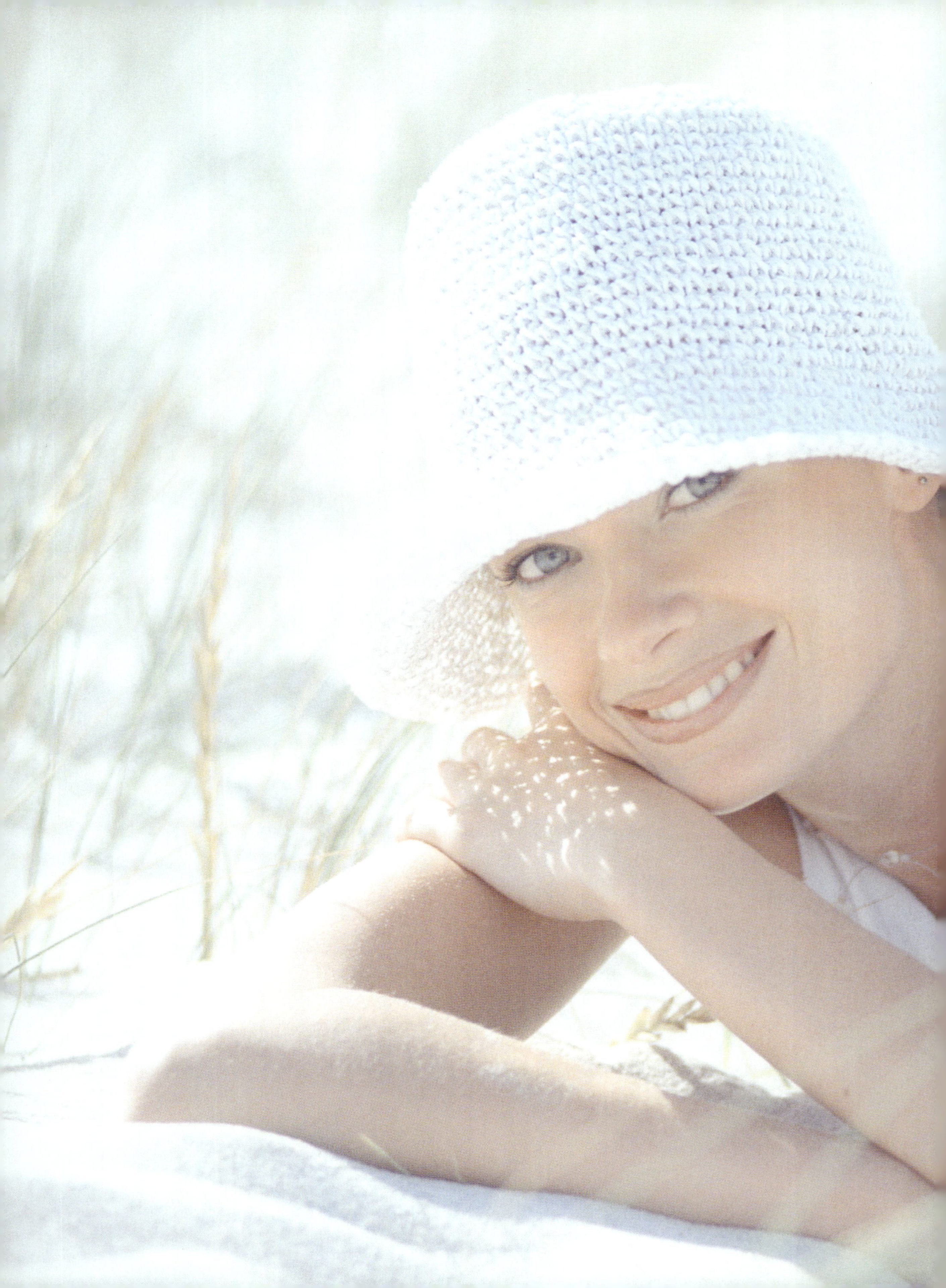

# PARA PREVENIR
# Y PARA CURAR

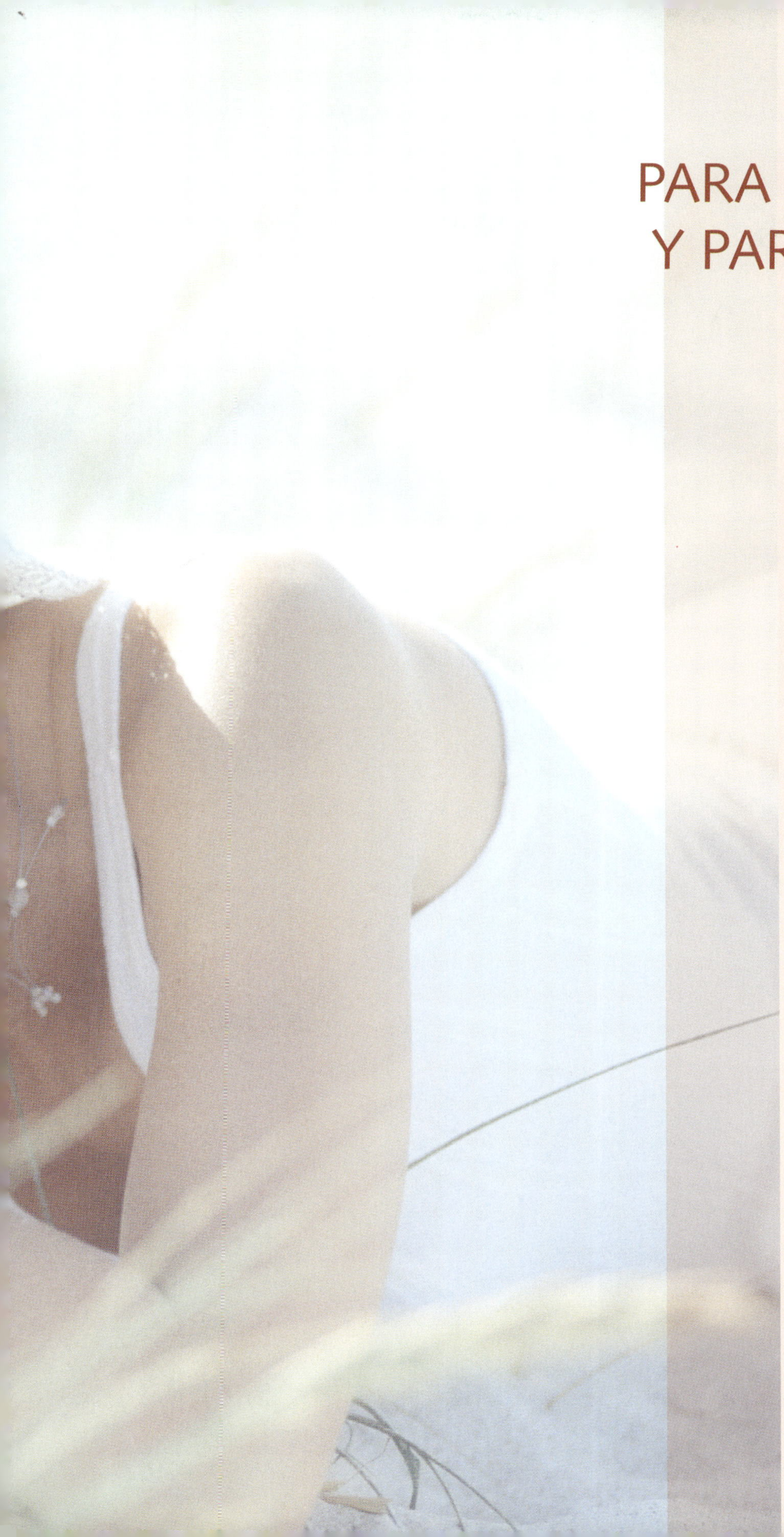

# INTRODUCCIÓN

¿Por qué enfermamos? En nuestra opinión existen dos motivos principalmente: por carencias físicas y afectivas o por polución psíquica y física. En el año 1900 la incidencia del cáncer en la población europea era de 5 casos por cada mil habitantes. La comunidad científica viene advirtiendo desde hace años de que en el año 2000 una de cada tres personas iba a padecer cáncer, y así ha sido en realidad. A simple vista parece extraño semejante incremento, dado que los avances en medicina nos auguran mayor esperanza de vida y los medios con los que contamos en la actualidad nada tienen que ver con los de principios de siglo. Sin embargo, nuestra salud no parece mejorar al mismo ritmo que la ciencia; de hecho, en ciertos aspectos, como el citado, ha empeorado notablemente: podríamos decir que estamos añadiendo años a la vida y no vida a los años, que es lo que realmente importa.

También es verdad, siguiendo con el ejemplo anterior, que hoy en día se diagnostican más cánceres que antes porque los medios son mejores: ahora los médicos descubren cosas que, aunque antes ya existían, no podían averiguarse. Y a esto hay que añadir que la esperanza de vida es mayor, de modo que también es mayor el riesgo de que la persona padezca una enfermedad cancerosa. Hoy la supervivencia al cáncer es mucho más elevada. Hace cien años era impensable superarlo. En la actualidad un 60 por ciento de los pacientes cancerosos lo superan.

Sin embargo, y pese a todo, somos testigos de muchos factores de riesgo que desconocemos. Observamos con preocupación el aumento de mujeres de nuestro entorno que padecen cáncer de mama, una enfermedad que no entiende de edad. Alarma comprobar que enfermedades como la leucemia o los tumores —sobre todo cerebrales— en niños se cobran cada vez más víctimas. ¿Qué ocurre? ¿Hasta qué punto puede agravarse esta situación?

Dicen las estadísticas que los niños están cada vez mejor alimentados, ya que cuentan con una dieta muy variada, que incluye leche, carne, pan, huevos, pescados, legumbres, frutas y verduras. No obstante, los más pequeños también consumen una excesiva cantidad de azúcar a lo largo del día, pues el «ladrón del calcio», como también se denomina al azúcar, se les suministra de manera incontrolada. Es curioso comprobar cómo, a mayor poder adquisitivo, el ser humano tiende a endulzar cada vez más los alimentos, lo cual no es nada saludable. Y tampoco deja de ser sorprendente cómo los animales de compañía son alimentados de igual forma que los humanos, con el resultado de que enfermedades que eran casi exclusivas de la raza humana empiezan a padecerlas también los animales que conviven con seres humanos.

En nuestra opinión, la polución tanto psíquica como física tiene mucho que ver con que caigamos enfermos.

## POLUCIÓN PSÍQUICA O AFECTIVA

La vida que llevamos, la «vida moderna» en expresión trivial, nos empuja a llevar un ritmo muy acelerado, en general, que no suele permitirnos disponer de tiempo para nosotros ni para los nuestros. Los niños, por ejemplo, se levantan y ya tienen el día organizado minuto a minuto. Desayunan y al colegio, comida y al colegio, clases de idiomas, gimnasio, guitarra, piano o ballet. Y al volver, cenan y a dormir rápidamente porque al día siguiente hay que repetir el mismo programa.

Un ritmo de vida agitado favorece un deterioro en las defensas del niño, en su sistema inmunitario. Son cada vez más frecuentes las infecciones respiratorias, preferentemente asmáticas.

Nuestra sexualidad es otro de los aspectos más perjudicados por esta forma de vida despersonalizada que lleva a hacer el amor de una manera rutinaria y sin pasión, exenta de ternura. En la mujer esto podría ser causa de muchos cánceres de ovario o mama, que ella misma se encarga de localizar en esas partes. A este fenómeno se le denomina «conflicto del nido», porque la mama es el órgano del amor, lo que se da al niño y, por tanto, es el órgano más receptivo a la enfermedad en los casos en que existe una pérdida de amor o un conflicto sentimental. Para evitar esto tenemos que impedir por todos los medios que un conflicto quede en el interior porque esto va a producir un descenso de las defensas. En la vida todo tiene una jerarquía, tanto en las relaciones de trabajo, como de pareja, siempre hay uno que cede, que va «tragando» y no exterioriza su descontento o infelicidad. Debe procurarse que estos sentimientos no queden dentro y provoquen alguna dolencia. También es bueno llorar, porque de otro modo corremos el riesgo de crear una enfermedad. No llorar ante una situación de conflicto es como callar. En el caso de la pareja la mujer generalmente es la que acepta someterse, por no discutir, porque no lo oigan los niños, porque no se enteren los vecinos, etc. Pero llega un día que, de tanto aguantar, sin que la escuchen, el cúmulo de decepciones, humillaciones y resentimientos se hace insostenible. Y estas obsesiones, si se guardan en secreto en lo más íntimo, es posible que deriven en una inmunodepresión, que a su vez, si dura mucho tiempo, algún día puede materializarse en forma de tumor. No debemos olvidar que el cuerpo es la envoltura del alma y como tal hay que respetarlo.

Todo esto debe ir acompañado por una armonía psicoafectiva, es decir, buscar las motivaciones para aceptar una prevención activa y para gozar de una mejor calidad de vida. Por ejemplo, hay que intentar trabajar una hora menos todos los días, aprender a jugar, descansar, tomar tiempos de recreo, sobre todo las mujeres que tienen que atender la casa, al marido, los niños. Estas mujeres tienen que buscar una hora para ellas que les permita eliminar el estrés del día. Estas pasiones son las que la madre debe transmitir a los hijos. Pasiones que no son sino motivaciones de vida.

## POLUCIÓN FÍSICA

El tabaco es causa de un tercio de todos los cánceres. Una persona que fuma alrededor de veinte cigarros diarios resta quince años de su vida: cada cigarrillo son siete minutos menos de vida. La pregunta que surge de tal dato es obvia: si genéticamente estamos programados para vivir setenta años, ¿por qué hemos de reducir nuestra vida a cincuenta y cinco por fumar una cajetilla de cigarros diarios?

Si además de fumar esa cantidad, la persona fumadora tiene un modo de vida sedentario y no realiza ejercicio físico alguno, el índice de vida queda reducido a treinta años menos. Andar reduce de quince a veinte años este riesgo. Los fumadores deberían caminar unos seis kilómetros o una hora diaria y los no fumadores, tres kilómetros o treinta minutos al día.

Asusta pensar, por otro lado, que se gasta más dinero en la fabricación de tabaco que en favorecer la agricultura biológica, por ejemplo. El aumento de casos de cáncer también se explica por la alcalinización de los alimentos, por el uso, cada vez mayor, de abonos químicos, herbicidas y pesticidas. Los estudios más recientes confirman, de hecho, que los alimentos que consumimos tienen relación directa con la aparición de un 70 por ciento de los cánceres. Hay que recordar que la enfermedad es multifactorial y que no depende de una única causa.

Así pues, debemos disminuir el consumo de tabaco, de alcohol, de café, de grasas animales y de azúcares. Tenemos que suprimir los azúcares refinados, ya que a las células cancerosas «les gusta» la glucosa porque es fácil de digerir. De la misma manera, hay que consumir alimentos crudos con productos aromáticos como el ajo, perejil, cebolla o pepinillos. El yogur diario, los frutos secos, los huevos pasados por agua y la fruta fresca, son alimentos que desarrollan una notable acción preventiva activa, al igual que la calabaza, el brécol, la col, la zanahoria, el melón, la sandía, el pomelo, la uva, el limón, los cereales y las legumbres.

La asociación tabaco-alcohol también es altamente peligrosa. Debemos ser conscientes, por ejemplo, de que cuando fumamos y a la vez bebemos whisky agravamos y aumentamos la penetración de los productos cancerígenos del tabaco en la pleura. Siempre oímos hablar de la nicotina; sin embargo, un cigarro contiene más de doce productos cancerígenos diferentes.

Debemos huir de la exposición o contacto repetido con sustancias ambientales de tipo industrial, amianto, metales pesados, bromo, mercurio, níquel o plomo.

La costumbre de comer carne todos los días provoca un envejecimiento prematuro de las arterias (arteriosclerosis) y un aumento de cánceres, debido a las grasas saturadas que contiene.

Otro trastorno que deberíamos evitar es el estreñimiento. En los estreñimientos crónicos se fabrican venenos internos que secretan toxinas; esto se denomina intoxicación. Un prestigioso naturópata, Vidaurrazaga, solía decir que se muere de viejo, se muere de accidente o se muere de estreñimiento. Advertimos especialmente a quienes cocinan en casa para que preparen los alimentos de manera más natural y sin hacer demasiadas salsas. Además, deben evitar que humee el aceite al freír un alimento, porque resulta muy tóxico para el hígado. De la misma manera, no deberían reutilizar el aceite, ya que supone un factor de riesgo en el aumento de colesterol en la sangre. A la hora de comprar el aceite, es aconsejable hacerlo en envase de cristal y no de PVC, y preferentemente aceite de oliva virgen de primera presión en frío.

Protéjase asimismo de las radiaciones por campos electromagnéticos y eléctricos: el radiodespertador, el reloj de pulsera con pilas de botón, los microondas, los teléfonos móviles y los ordenadores deben usarse con moderación y con menor frecuencia. Recuerde que en el dormitorio no tiene que haber instalados equipos de música ni televisión. Le recomendamos que vea la televisión en postura diagonal y nunca de frente, ya que la pantalla emite radiaciones perpendicularmente. Este consejo está dirigido especialmente a quienes padecen crisis epilépticas. Está comprobado que estas personas son más receptivas a tener ataques si han permanecido varias horas frente al televisor encendido.

También debería evitarse vivir cerca de tendidos y transformadores eléctricos, pues existen estudios que confirman que las radiaciones, incluidas las solares, alteran el ADN —el «carnet de identidad» de nuestras células— y producen tumores cerebrales.

Quienes vivan en grandes ciudades, deben evitar la contaminación atmosférica de plomo producida por los tubos de escape de los coches. Hay que salir al campo, respirar oxígeno puro, pero eso sí, evitando siempre la exposición excesiva a los rayos solares. En países como Australia, existe una preocupación creciente por el aumento de cánceres de piel o melanomas malignos.

Y una advertencia sobre la automedicación: tenemos la costumbre de tomar medicamentos que un vecino, amigo o familiar nos ha recomendado porque a ellos les fue bien. Sólo el médico sabe cuándo, cómo y durante cuánto tiempo se debe tomar un antibiótico, tranquilizante, vacuna u hormona.

Por último, amiga lectora, como tradicionalmente se dice: «Es mejor prevenir que curar.» En efecto, está demostrado que el tratamiento más eficaz es la prevención activa. Además, no hemos de olvidar que en realidad la enfermedad no existe: lo que existen son enfermos.

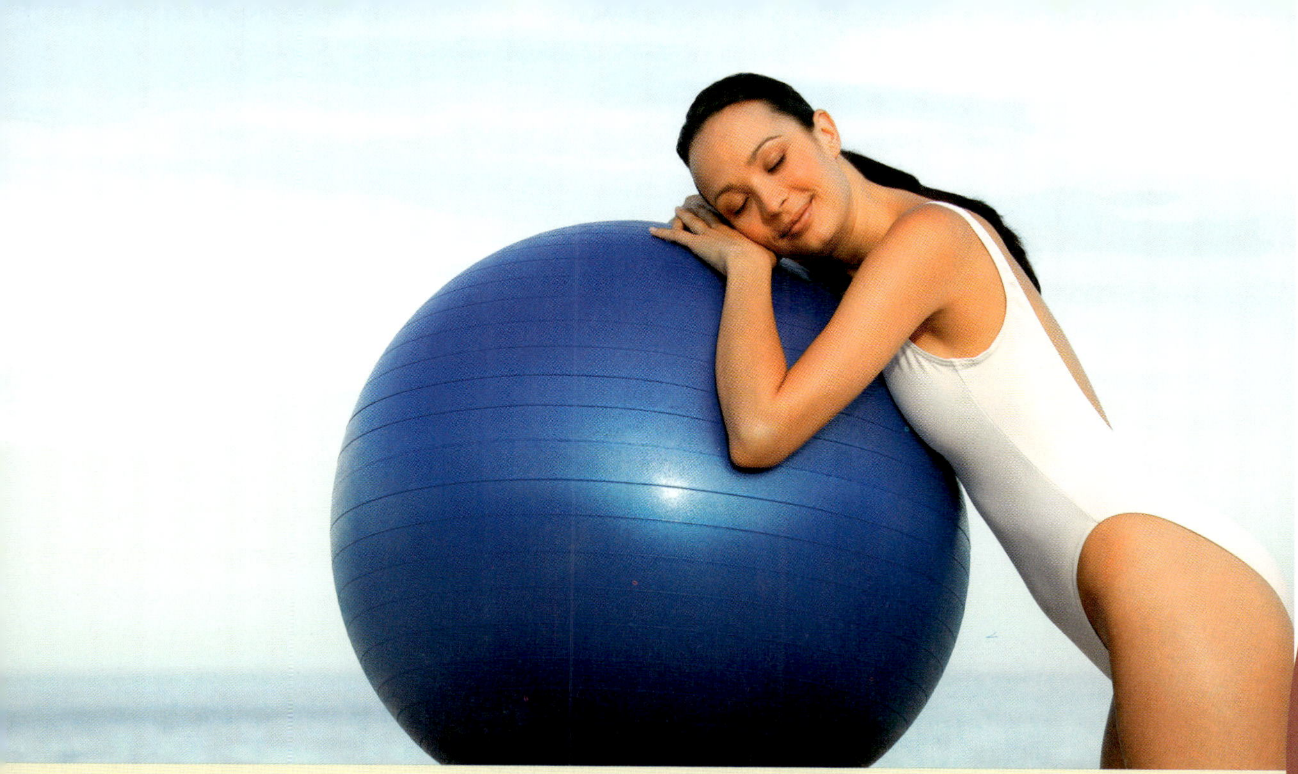

CAPÍTULO 16

# Fichas de salud

# Ácido úrico

El ácido úrico es un producto residual que se elabora en nuestro cuerpo después de utilizar las proteínas que acompañan a los alimentos (carnes, algunas verduras, ciertos pescados).

## ORIGEN

Cuando las células forman ácido úrico lo eliminan enviándolo a la sangre y, más tarde, cuando la sangre se depura en los riñones, es desechado con la orina (una parte de su color amarillo característico se debe a la presencia de ácido úrico en ella). Si la cantidad de ácido úrico presente en la sangre aumenta en exceso, se trata de hiperuricemia, que hace que el ácido úrico se acumule en las articulaciones de mayor movimiento (dedos, codos, muñecas, hombros) y forme pequeños cristales que irritan diversas zonas, como los cartílagos articulares, la membrana sinovial de las articulaciones, etc.

## TRATAMIENTO

**PUERROS, PEREJIL Y APIO**: cocimiento hecho con 6 puerros, 1 apio mediano, 1 ramillete de perejil y 1 litro de agua. Para su elaboración cortaremos las raíces de los puerros y junto con el apio y el perejil las introduciremos en 1 litro de agua caliente, que herviremos durante cinco minutos. Después colamos el líquido y lo tomamos a sorbos durante el día, a lo largo de nueve jornadas. Los puerros, el perejil y el apio poseen un notable efecto diurético y ayudan en la formación de grandes cantidades de orina, con la que se elimina el ácido úrico sobrante. Además, el apio es un excelente colaborador en la reducción del colesterol en la sangre.

**PARA ELIMINAR EL EXCESO DE ÁCIDO ÚRICO** es conveniente beber mucho líquido, cerca de 2 litros al día, y tomar bebidas ricas en vitamina C (zumos de frutas en general, sobre todo de manzana), así como tisanas o infusiones de escaramujo (estimula la función renal). Incluir en la comida verduras (salvo las indicadas), así como cereales y huevos.

## PREVENCIÓN

La mejor prevención del exceso de ácido úrico se basa en una buena alimentación, en la que debemos limitar el consumo de ciertas verduras (las que tienen oxalatos como las espinacas, acelgas, ruibarbos, berza, col), de la mayor parte de las carnes (vísceras, salchichas, caldos de carne), mariscos, alcohol, setas, algunos pescados azules y legumbres (soja). La carne, mariscos, levadura de cerveza y setas son ricos en purinas, un tipo de proteína que da lugar al ácido úrico. Por otro lado, debemos potenciar el consumo de alimentos ricos en litio (aguas minerales ricas en litio, plátano, etc.) y potasio (melaza negra, germen de trigo, almendras, dátiles, aguacates), ya que el litio disuelve las purinas y el potasio las expulsa fuera del organismo. La sandía y el plátano son alimentos buenos para reducir el ácido úrico, ya que ambos contienen litio y potasio; además, la sandía es la fruta más indicada para limpiar la sangre y que más nos ayuda a la hora de eliminar líquidos.

***Sabía que...*** La cantidad normal de ácido úrico en sangre oscila entre 3 y 7 mg por cada 100 ml de sangre. Por encima de esa cifra pueden empezar a aparecer ya molestias, incluida la gota.

16

# Acné

El acné se caracteriza por la presencia de pequeños bultitos enrojecidos, acompañados o no de pus, que se aprecian en las zonas de la piel expuestas al aire, como la cara y el cuello. También puede aparecer en la espalda y el pecho.

## ORIGEN

Su origen hay que buscarlo en la obstrucción de las glándulas sebáceas de la piel, ya que, cuando su producción es elevada (elaboran una sustancia similar a la grasa o sebo), parte del material producido puede obstruir los canales de salida de la glándula y con ello facilitar la hinchazón (inflamación) e incluso la contaminación de esta zona con bacterias habituales de la piel *(Estaphilococus aureus)* y la aparición de pus. A partir de los diez años, y durante la adolescencia, la actividad de las glándulas sebáceas es muy elevada (por efecto de las hormonas sexuales, sobre todo de los andrógenos), por lo que las posibilidades de padecer acné son mayores.

## TRATAMIENTO

**BUENA HIGIENE DE LA PIEL:** es importante evitar la obstrucción de las glándulas y eliminar los pequeños tapones que se hayan producido, lavando la cara, cuello y nuca, por la mañana y por la noche, con abundante agua tibia y jabones suaves. A la hora del secado nunca debemos restregar la toalla sobre la cara, sino mediante pequeños «toques», para evitar las irritaciones de la piel.

***PEELING* DE SAL MARINA Y MASCARILLA DE ARCILLA:** se mezcla en un cuenco pequeño un puñado de sal marina y un poco de agua templada. Cuando se haya formado una pasta, se aplica sobre la cara dando un suave masaje. Dejaremos que actúe un par de minutos y luego eliminaremos la pasta con la ayuda de una esponja. Seguidamente prepararemos una mascarilla de arcilla mezclando el zumo de 1 limón con 1 cucharada sopera de arcilla verde hasta formar una papilla. Ésta se aplica sobre la cara y se deja que actúe de quince a veinte minutos. Pasado este tiempo se retira con la ayuda del agua de cocción de las capas externas de una cebolla. Dejaremos que se nos seque al aire. Se aplica este remedio una vez por semana. Aunque resulta un poco laborioso, es muy eficaz.

**ORTIGA:** se realiza una infusión de ortiga con 1 litro de agua caliente (recién hervida) y 2 puñados de ortiga fresca o seca. Para ello basta con mezclar los ingredientes, dejar reposar la mezcla quince minutos, colar y guardar el líquido en una botella. Hay que beberlo a lo largo del día, un par de veces por semana, hasta notar cierta mejoría.

**CEBOLLA Y MANTECA DE CERDO:** se asa una cebolla mediana y cuando esté lista se trocea y se coloca sobre cada pedazo un poco de manteca de cerdo. Una vez que la manteca se ha deshecho se aplica sobre el grano o zona afectada. Se tapa y se sujeta con una venda durante unos minutos. Se puede repetir varios días si es necesario. La cebolla, por sus efectos antisépticos, limpia considerablemente la piel.

**SALVADO DE TRIGO Y CLARA DE HUEVO:** para eliminar el exceso de grasa, e incluso para prevenir su formación en el caso de pieles muy grasas, podemos utilizar un puñado de salvado de trigo y la clara de 1 huevo. Mezclaremos los ingredientes en un plato hondo y luego aplicaremos el resultado en la cara y otras zonas de piel afectadas. Se deja que actúe durante diez minutos y luego se retira con agua tibia. Se aconseja repetir el proceso una o dos veces por semana. Con ello se previene también la formación de puntos negros.

**HIPÉRICO Y ACEITE DE OLIVA:** si se prepara esta crema una vez al año servirá para evitar todo tipo de acné. Se introducen ramas de hipérico en flor (presentes sobre todo en junio y julio) en el interior de un frasco de cristal transparente junto con 1 litro de aceite de oliva virgen de primera presión en frío. Se expone la botella al sol durante

# Acné (continuación)

## TRATAMIENTO

unos días, hasta que el contenido adquiera un tono rojo cobrizo, similar al del coñac. Cuando existan granos aplicaremos el líquido directamente sobre los mismos y éstos desaparecerán sin dejar marcas. Este remedio también resulta muy útil en caso de herpes.

**INFUSIONES DE PENSAMIENTO:** se elabora cada día una infusión con 1 cucharada de flores y hojas secas o frescas de esta planta. Se toma la infusión siempre a la misma hora (mediodía, con la merienda, cena). Esta planta incluye entre sus componentes una sustancia, similar al principio activo de la aspirina, con marcados efectos antiinflamatorios y equilibrantes de las glándulas sebáceas.

**LAVADOS CON HIEDRA:** una vez al día nos lavaremos la cara con un líquido previamente elaborado hirviendo 2 cucharadas de hojas secas de hiedra en 1 taza de agua. Se cuela el agua y luego, con la ayuda de un algodón o gasa, se aplica sobre la zona de piel afectada. En pocos días se notará la mejoría, ya que la hiedra reduce la producción de grasa en la piel.

**INFUSIÓN DE ACEDERA Y SALVIA:** resulta muy útil en aquellos tipos de acné relacionados con la menstruación. Basta con calentar 1 litro de agua durante diez minutos, al que previamente hemos añadido 1 cucharada de cada una de las plantas secas. Filtramos el líquido y tomamos 3 tazas al día (desayuno, comida y cena). El momento ideal para utilizar este remedio es durante los diez días previos a la menstruación, salvo para aquellas mujeres que padezcan litiasis renal, en cuyo caso no deben tomarlo.

**BOTÓN DE NÁCAR:** se introduce un botón de nácar en un vaso con zumo de limón hasta que se disuelva. El líquido resultante se aplica en los granos, que se tapan con una tirita. Se debe repetir el proceso todos los días hasta que los granos desaparezcan.

**CREMA DE TOMATE PARA ESPINILLAS Y PUNTOS NEGROS:** después de tomar unos vapores con manzanilla, cola de caballo y saúco (un puñado de estas plantas en 2 litros de agua), realizar un *peeling* de sal marina mezclada con aceite de germen de trigo. Luego, se aplica la siguiente mascarilla: se coge el jugo de un tomate maduro y se mezcla con arcilla. Se extiende por todo el rostro y se mantiene durante una hora antes de acostarse. Después, se retira con abundante agua tibia.

## PREVENCIÓN

Hay que procurar llevar una alimentación equilibrada que incluya todo tipo de alimentos, sobre todo frutas y verduras, reducir las grasas (particularmente las de origen animal: embutidos, mantequilla, etc.). Dosificar la utilización de maquillajes, ya que con ello podemos facilitar el cierre de los poros de la piel. Una o dos veces por semana es conveniente limpiar los poros de la piel con agua templada y un poco de jabón ácido. No se debe emplear nunca agua muy caliente o jabones con pH extremo (ácidos bases). Conviene aprovechar el sol y facilitar su incidencia sobre las zonas de piel afectadas (en lugar de mantenerse expuestos al sol, realizar paseos o actividades similares). Nunca deben tocarse las zonas en cuestión, y menos aún tratar de eliminarlas con los dedos (lo único que se conseguirá es aumentar su tamaño y facilitar la infección, amén de crear cicatrices futuras por un mayor daño en la piel). Conviene también seguir una dieta depurativa en cada cambio de estación para que la piel se limpie de toxinas.

***Sabía que...*** Recientes estudios certifican que, en contra de lo que se pensaba hasta ahora, alimentos como el chocolate y otros dulces apenas tienen influencia alguna sobre el acné.

16

# Agotamiento

El agotamiento refleja una situación de falta de energía, cansancio manifiesto e incapacidad para realizar la mayor parte de las tareas que habitualmente realizamos.

## ORIGEN

La situación de agotamiento suele prolongarse durante varios días, incluso semanas, y su origen debemos buscarlo en causas externas o internas. Externas cuando nos encontramos ante un exceso de actividad (tareas domésticas, trabajo fuera de casa) e internas cuando hay enfermedades que facilitan la «falta de oxígeno», pérdida de fuerza o alimentación deficiente (enfermedades pulmonares, anemia, síndrome premenstrual, enfermedades del aparato digestivo que alteran una correcta alimentación por presencia de náuseas, vómitos, etc.).

## TRATAMIENTO

**INFUSIÓN DE FLORES:** para prevenir este tipo de estados, e incluso para tratarlos, le aconsejamos tomar todos los días con el desayuno 1 taza de infusión de flores. Para elaborarla basta con añadir en un vaso 1 cucharada de manzanilla, otra de tila, otra de menta y otra de valeriana. Se mezcla todo bien y, cada mañana, se añade 1 cucharada del resultado a 1 taza de agua hirviendo para preparar la infusión. Puede agregar un poco de miel para dotarle de mejor sabor y para que le dé más energía.

**DIETA VERDE:** para facilitar la distribución del oxígeno en nuestro cuerpo, incrementar el aporte de vitaminas y también de minerales, conviene incluir en nuestra dieta durante estos días de agotamiento muchos alimentos de color verde (ricos en clorofila y minerales) como las lechugas, espinacas, acelgas, etc.

**BAÑO DE LAUREL:** se maceran durante dos días 350 g de hojas de laurel en 5 litros de agua. Pasado este tiempo se exprimen las hojas y se retiran. Se vierte el agua en un baño caliente y se permanece en él veinte minutos. Los efectos son extraordinarios.

**HIGOS:** el elevado contenido de los higos en vitaminas A, B y C lo convierten en uno de los mejores remedios contra la fatiga. Es preferible que los higos sean frescos para que sus efectos sean aún mayores.

**INFUSIONES DE ROMERO:** cuando se toman con una frecuencia de dos a tres al día, resultan de gran ayuda para recuperar la energía perdida y el «tono vital».

**SOJA CON JENGIBRE:** la soja contiene una importante cantidad de proteínas, cualidad que se ve incrementada con las vitaminas y minerales que aporta el jengibre. Para elaborar la receta basta con cocer la soja hasta que esté tierna. Luego se coloca en un plato y se le añade el jengibre fresco bien rallado. Se mezcla todo y ya se puede comer. Se debe seguir este remedio un día sí y otro no, hasta superar los síntomas. Esta práctica también es muy útil en caso de anemia.

**POLEN O JALEA REAL:** todas las mañanas, como un elemento más del desayuno, tomaremos 1 cucharada de polen o de jalea real. Se repite la práctica hasta que se note cierta mejoría, pues se trata de un remedio muy recomendable y efectivo.

**BAÑO FLORAL:** añada a su baño una infusión concentrada de lavanda, menta, salvia o tomillo (de 2 a 3 cucharadas de la planta por cada 1/2 litro de agua hirviendo). Este tipo de baño relaja considerablemente y reduce la fatiga gracias a los beneficios del agua, del calor y de los componentes de cada una de las plantas citadas anteriormente (efectos inducidos por el propio aroma, la base de la aromaterapia).

**ELEUTEROCOCO:** también conocido como ginseng siberiano, es muy recomendable, sobre todo para los estados de agotamiento en la mujer. La mejor manera de tomarlo es en forma de comprimidos.

# Agotamiento (continuación)

## PREVENCIÓN

Lo primero que debemos hacer es conocer la enfermedad, si la hubiere, que produce el agotamiento para poder tratarla (anemia, problemas gastrointestinales, exceso de trabajo, etc.). Hay que distribuir de forma equilibrada las tareas del día, procurando siempre dejar un tiempo para nuestras aficiones. La pérdida de apetito, dificultades a la hora de conciliar el sueño o cambios repentinos en el estado de ánimo son los primeros síntomas del agotamiento.

***Sabía que...*** El agotamiento y la fatiga son una de las «enfermedades» más frecuentes en nuestros días, especialmente entre las parejas en que ambos miembros trabajan fuera de casa. Hoy en día conocemos el llamado «síndrome de fatiga crónica», situación patológica en la que el agotamiento se manifiesta durante varias semanas y requiere un tratamiento específico. Por otro lado, las estaciones del año también influyen, como es el caso de la primavera, ya que durante el invierno es normal sufrir muchas infecciones y otros procesos que lentamente «agotan» al cuerpo.

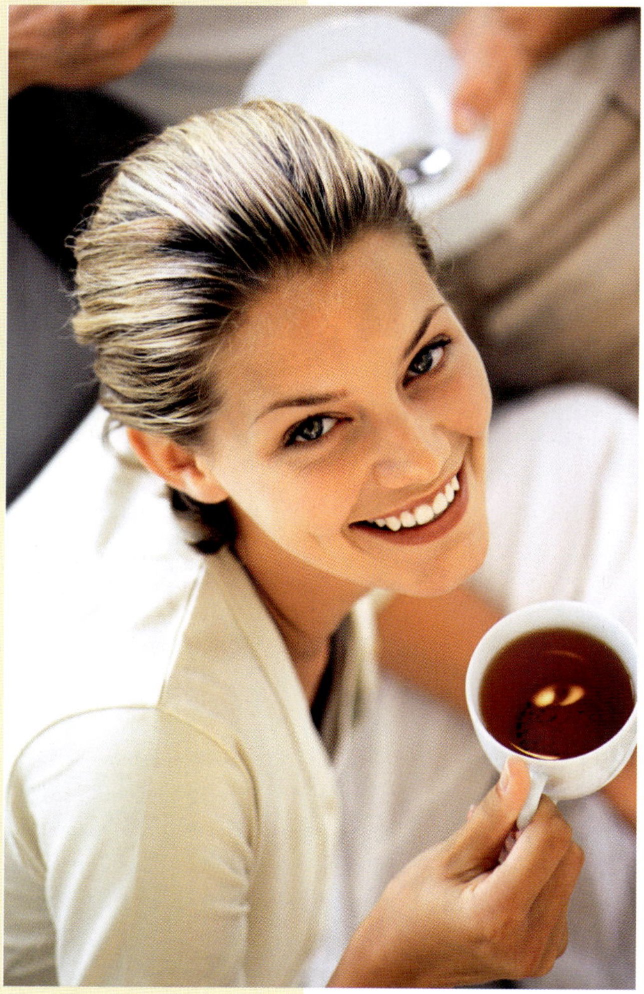

16

# Alergias

Existen más de veinte tipos de alergias. Muchas de ellas no tienen cura definitiva y segura, pero sí medios y tratamientos para combatirlas y prevenirlas.

## ORIGEN

Cuando se acerca la primavera los pólenes comienzan a florecer y, en consecuencia, también lo hacen los procesos alérgicos, que se manifiestan especialmente en las vías respiratorias y en la piel. Contrariamente a una idea generalizada, la alergia no se manifiesta sólo en la piel. Todos los órganos pueden sufrir reacciones alérgicas: los pulmones (asma), los senos craneales (rinitis alérgica o fiebre del heno), el intestino (algunas diarreas), los ojos (conjuntivitis) e incluso las orejas, los riñones, el hígado, el cerebro, el corazón, los músculos y las articulaciones o el sistema circulatorio.

Se pueden distinguir entre dos tipos de alergias: las exógenas y las endógenas. Las alergias exógenas están causadas por un agente externo como el polen, los alimentos, los venenos, el polvo, el pelo de los animales, la contaminación, las sustancias químicas, los medicamentos, etc. Estas alergias guardan una relación directa con el sistema inmunológico, cosa que tiene que ver con un factor externo que afecta al organismo. El otro tipo de alergias son las endógenas, que están generadas por el organismo cuando no expulsa las toxinas generadas a través de las vías de eliminación de que dispone: hígado, riñón, intestino, pulmón, piel, etc.

Entre las alergias más comunes podemos señalar la fiebre del heno o rinitis alérgica, el asma alérgica o los eccemas en la piel. Éstas suelen producirse por la acción del polen, de la hierba o de distintos árboles y flores típicas de determinadas estaciones (primavera); pela de animales, siega de cereales o el polvo doméstico (en este caso pueden provocar el asma durante todo el año). La fiebre del heno afecta sobre todo a la nariz: suele congestionarse y se acompaña de secreción acuosa nasal (rinorrea) y de estornudos. Los ojos y la garganta también pueden estar inflamados: es típico el picor de nariz y de ojos, además del lagrimeo. Generalmente es estacional (primavera sobre todo) aunque puede hacerse permanente y en este caso se suele asociar a la sinusitis alérgica.

Este proceso a menudo dura varias semanas y luego desaparece, hasta reaparecer al año siguiente. Existen algunas recomendaciones higiénicas que, junto con el tratamiento propuesto, ayudan a reducir o eliminar los síntomas de esta sinusitis. Como medida general para evitar las alergias convendría alejar de la casa los animales domésticos: a veces son el desencadenante de la rinitis. Tampoco es recomendable usar prendas de lana.

## TRATAMIENTO

**ALIMENTACIÓN:** hay que eliminar de la alimentación el chocolate, los azúcares, los lácteos, los huevos (no más de uno a la semana) y las harinas refinadas. Los azúcares roban el calcio y siempre que se produce una alergia hay implícito un déficit de calcio. Tampoco se recomienda el consumo de habas, aguacates, plátanos, fresas, almendras, avellanas, cacahuetes, nueces, cerdo, jabalí, panceta, embutidos, manteca de cerdo, mantequilla, margarina, tocino, jamones curados, anchoas, anguilas, arenques, atún, bonito, chicharros, sardinas, salmón, verdeles, conservas en aceite o en vinagre de pescados como los anteriores, pato, oca, ganso, *foie gras* de cerdo o de oca, aceites vegetales de aguacate, de almendras amargas, de nueces, de germen de trigo, de cacahuetes, de cacao, de coco-palma, de sésamo, de cáñamo, de avellana o de palma. Los mariscos están totalmente prohibidos para los alérgicos, así como los colorantes como la tartracina (de color amarillo) y el polen de la miel.

# Alergias (continuación)

## TRATAMIENTO

**HUEVOS DE CODORNIZ:** la proteína contenida en el huevo de codorniz es uno de los mejores antialérgicos conocidos. La receta para prevenir o curar con estos diminutos huevos es la siguiente: se bate cada mañana la yema de un huevo de codorniz y se toma en ayunas. El primer día utilizaremos 1 huevo, el segundo día, 2 huevos, el tercero 3, y así hasta el noveno día, en que tomaremos 9 huevos. A partir de entonces, la décima jornada, iremos invirtiendo el proceso y tomaremos 8 huevos, 7 al día siguiente, 6 y así hasta acabar tomando sólo 1. Este remedio carece de reacciones adversas y resulta delicioso. Los niños lo pueden endulzar un poco y los adultos también, o añadirle sal de hierbas. No sólo ejerce un efecto inmunoestimulante, sino también nutritivo.

**VACUNA NATURAL DE POLEN:** si somos alérgicos a este producto, existe un truco muy sencillo para inmunizarnos. Tomaremos diariamente granos de polen de la siguiente manera: 1 grano los tres primeros días, 2 granos los tres siguientes días, 3 granos los tres días después, así hasta llegar al contenido de 1 cucharilla (vacuna natural). Esto se considera una vacuna porque los jugos gástricos sólo son capaces de absorber un 30 por ciento del grano de polen ingerido; así, si produce reacción, ésta será tan insignificante que se podrá tolerar fácilmente. Si se es alérgico al polen, hay que tomar jalea real y aceite de germen de trigo que tiene vitamina E, pues interviene en muchos procesos inmunológicos del organismo.

**ALFALFA:** se ha demostrado que antiguamente, en tiempos de nuestros abuelos, las personas que trabajaban segando o recolectando la alfalfa sufrían bastante menos o no sufrían apenas la alergia al polen, conocida como «fiebre del heno». De este modo, sabemos hoy que es conveniente tomar alfalfa como método preventivo contra este tipo de alergia. Actualmente, la alfalfa se puede adquirir en comprimidos para facilitar su ingestión.

**INFUSIÓN DE MANZANILLA Y ESPLIEGO:** en caso de sufrir fiebre del heno se recomienda tomar una infusión de manzanilla y espliego antes de levantarse de la cama (por lo que necesitaremos que alguien nos la prepare). Se pone una cucharadita de cada planta por vaso de agua; cuando rompe a hervir se tapa y se retira del fuego. Se deja reposar durante diez minutos. Es conveniente tomarla antes de levantarse de la cama, es decir, beberla dentro de la cama bien tapado. Esto tiene una explicación. Los que nada más levantarse empiezan a estornudar y a sentir picor de ojos es porque tienen alterado el termostato regulador de la temperatura corporal. Esta infusión, aparte de ejercer efectos antihistamínicos, ayuda a regular dicho termostato.

**ALERGIA AL SOL:** se mezcla nieve virgen de primavera licuada con la misma cantidad de aceite de oliva virgen de primera presión en frío. El resultado se guarda en un frasco de cristal y nos lo aplicamos, agitándolo previamente, cuando vayamos a exponernos a los rayos solares. Este remedio, además, evitará que nos salgan manchas solares y hará que el moreno nos dure más tiempo.

**RINITIS ALÉRGICA:** vahos nasales de tomillo, eucalipto y menta, y toques en las fosas nasales con aceite anticatarral que se prepara de la siguiente manera: se coge un fruto y una hoja de eucalipto, gordolobo y salvia. Se mezcla 1 cucharada de cada planta en una cazuelita de barro cubierta de aceite de oliva de primera presión en frío, se lleva a ebullición y se deja así un minuto. Una vez que se enfríe se pasa a un frasco. Con este líquido nos daremos «toques» en las fosas nasales con la ayuda de un palito de algodón, tres veces al día. Antes de acostarnos tomaremos una infusión de flor de borraja, tila, salvia y gordolobo. Otro remedio para tratar este tipo de alergia consiste en poner un dedo de azúcar en un bote, otro dedo de rábano rojo picado y otro dedo más de azúcar, se rocía todo con 6 cucharadas de ron o de aguardiente. La mezcla se deja al sol y sombra durante catorce días. Tomaremos 3 cucharadas al día del jarabe resultante.

# Alergias (continuación)

## TRATAMIENTO

**TOS FERINA:** se cuecen en 1/2 litro de agua dos puñados de rábanos rojos laminados junto con 10 cucharadas de azúcar moreno o miel. Se cuece todo a fuego lento durante cinco minutos, se filtra y se guarda en un recipiente de vidrio. Se toman 2 cucharadas de la mezcla antes de las tres comidas diarias.

**CATARRO ALÉRGICO:** si se padece un catarro persistente y el médico dice que es alérgico, hay que eliminar los azúcares refinados y las harinas, lo mismo que la leche de vaca. Los azúcares roban el calcio y siempre que hay una alergia existe un déficit de calcio.

**ECCEMAS:** a la col blanca se le atribuye la virtud de aliviar incluso los casos más graves de eccemas. Una vez lavadas perfectamente las hojas, hay que calentarlas en agua hervida y aplicarlas en varias capas sobre la parte afectada, cubriéndolas luego con un vendaje flojo para mantenerlas en su lugar. Este tratamiento debe practicarse por la mañana y por la noche.

**SINUSITIS:** se recomienda realizar inhalaciones de vapor con aceites, que pueden ser de eucalipto, espliego, menta, pino o tomillo. Se coge un cuenco grande en el que quepa algo más de 1/2 litro de agua, se llena con agua hirviendo y se le añaden 3 gotas de aceite esencial. Hay que inhalar el vapor lo más profundamente posible. Se puede cubrir la cabeza con una toalla para que resulte más efectivo. En fase de sinusitis se puede hacer cuatro veces al día, para luego ir reduciendo hasta una diaria.

**ALERGIA AL POLVO, ÁCAROS Y OTRAS BACTERIAS:** se coge 1 pera grande madura (de las de agua) de unos 150 g y un trozo grande de piña fresca (200 g) sin piel. Se licúa la pera pelada y sin troncho con la pulpa de piña troceada y una vez extraído el zumo queda listo. Este zumo alivia mucho las dolencias de los que padecen este tipo de alergia y se debe tomar inmediatamente después de su elaboración, tres veces al día, una en ayunas, otra a media mañana y la última por la noche, con el estómago vacío. Se sigue con el remedio durante una semana y después se toma sólo dos veces al día, una en ayunas y la otra por la noche durante un mes. Se recomienda comenzar el remedio en cuanto aparezca la alergia. Se aconseja eliminar de la alimentación los productos lácteos. Otro remedio para las alergias producidas

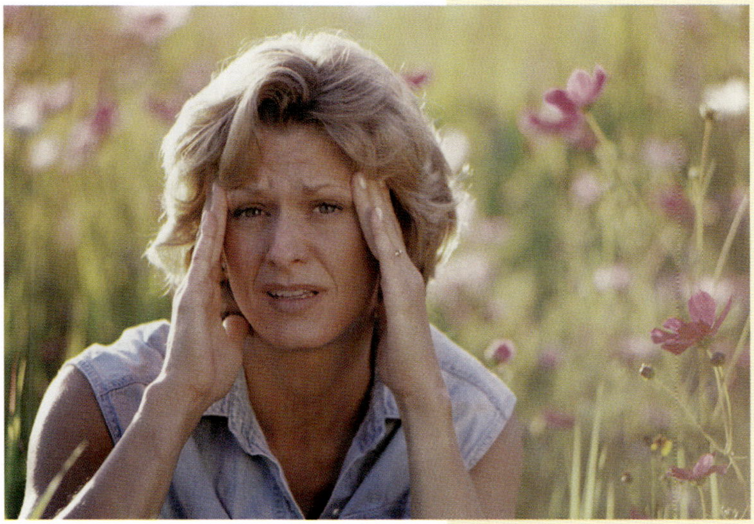

# Alergias (continuación)

## TRATAMIENTO

por polvo (ácaros): 35 g de flores secas de trébol rojo o 70 g de las frescas, 1 litro de agua hirviendo, 100 g de miel de azahar. Se ponen las flores en un frasco, se agrega el agua hirviendo y se deja reposar, tapado, cinco minutos. Luego se cuela, se agrega la miel y queda listo para tomar. Esta tisana se emplea desde hace muchos años para tratar las diversas clases de alergias que existen, pero cuando se trata de otras alergias no producidas por los ácaros, es aconsejable no usar la miel. El remedio consiste en tomar 3 vasos (150 ml), uno en ayunas, otro antes de la comida y el último antes de la cena, hasta curarse.

**PRODUCTOS QUÍMICOS:** remedio para el tratamiento auxiliar de la alergia fisiológica producida por productos químicos, detergentes, etc. Se coge 1 naranja mediana (100 g), 2 mandarinas (100 g) y 1 pomelo. Se pela la mandarina, se licúa y se mezcla en un vaso con el zumo de la naranja y del pomelo. Este zumo está contraindicado en casos de úlcera gastroduodenal y gastritis. El tratamiento consiste en tomar dos o tres zumos al día durante el proceso alérgico, como auxiliar de la medicina alopática.

**ALERGIAS DE CONTACTO:** esta receta está indicada en caso de alergia de la piel a plantas, animales, productos químicos, jabones, disolventes, cremas de belleza, urticaria por el pescado, marisco, etc. Se ponen en un frasco 250 g de yogur natural desnatado y se le agregan 50 g de miel, se revuelve y queda listo. Se guarda en la nevera. Hay dos formas de aplicarlo: una consiste en tomar la mitad del yogur en ayunas y la otra mitad por la noche al acostarse. La otra es en forma de cataplasma, aplicando el yogur sobre la piel afectada, tres o cuatro veces al día. Durante el tratamiento se debe procurar no lavar la piel con jabón que no sea neutro, y si se lava sólo con agua mejor. Seguir hasta que desaparezca.

**ALERGIAS TARDÍAS:** se ponen en la licuadora, por separado, primero 4 mandarinas (unos 200 g) y después 100 g de piña pelada y troceada. Se pasa el líquido de ambas a un vaso, se revuelve y queda listo para tomar. Además de ser un zumo muy delicioso, es el que mejor resultado da para las alergias. Se puede tomar como desintoxicante para otras enfermedades. Se bebe dos veces al día, una en ayunas y otra por la noche hasta mejorar. Puede estar contraindicado en caso de gastritis hiperclorhídrica y úlcera gastroduodenal.

**DESCONGESTIÓN DE LOS CONDUCTOS NASALES EN CASO DE ALERGIA:** se comienza masticando un trozo de panal de miel (celdillas con miel), durante unos quince minutos y se repite cada dos horas durante el día. Este remedio proporcionará un pequeño alivio porque hace que los conductos nasales se destapen y descongestionen a la vez. Otro remedio para descongestionar los conductos nasales consiste en disolver media cucharada de sal marina en 250 ml de agua caliente: se aspira el agua caliente por un orificio de la nariz, mientras se tapa el otro orificio. Se mantiene el agua unos segundos y, respirando por la boca, se expulsa el agua con las mucosidades nasales. Se repite durante varias veces con los dos orificios de la nariz, hasta descongestionar totalmente los conductos nasales.

**TRATAMIENTO AUXILIAR PARA DESCONGESTIONAR LAS VÍAS NASALES:** se mezclan bien 15 ml de esencia de menta (se vende en frasquitos) y 15 ml de alcohol etílico de 96° y se guarda en un frasco. Cuando se note que las vías nasales se empiezan a irritar y a congestionar, se vierten unas gotas de la esencia sobre un pañuelo y se aspira fuertemente para que se introduzca bien por las vías nasales. Seguir con el remedio, aspirando varias veces durante el día. También suele ser apropiado echar unas gotas de la tintura sobre la almohada para dormir mejor. No se debe prolongar el tratamiento durante mucho tiempo; por cada diez días, descansar dos. Muy bueno para descongestionar las vías respiratorias y fosas nasales debido a las alergias que producen rinitis, así como para estimular la mente.

**TRATAMIENTO PARA DIVERSAS ALERGIAS:** se necesitan 35 g de hojas y tallos secos o 70 g de las frescas troceadas de

# Alergias (continuación)

## TRATAMIENTO

ortiga mayor y 1 litro de agua hirviendo. La planta se pone en un frasco y se le agrega el agua hirviendo. Se tapa y se deja reposar treinta minutos. Después se cuela por expresión y queda listo. Se toman 2 o 3 vasos diarios de la tisana (de 200 a 150 ml de líquido por vaso) mientras dure el proceso alérgico. Algunos prefieren endulzar la tisana con azúcar.

**ZUMO DE NARANJA Y POMELO PARA DIVERSAS ALERGIAS:** se necesitan 2 naranjas de zumo (300 g), 1 pomelo mediano rojo de unos 150 g y 50 ml de agua, si se desea. Se extrae el zumo por separado, se vierte en un vaso y se le agrega el agua, se revuelve bien y queda listo. Se bebe dos veces al día, una en ayunas y otra por la tarde hasta que remita e proceso alérgico. Este zumo puede estar contraindicado en casos de gastritis hiperclorhídrica y úlcera gastroduodenal.

**ZUMO DE MANDARINAS PARA DIVERSAS ALERGIAS:** se licúa y se pasa el zumo de 3 mandarinas grandes peladas y troceadas (300 g) a un vaso, se añaden 50 ml de agua, se remueve bien y queda listo. Se toma dos veces al día, uno en ayunas y otro por la tarde hasta que desaparezcan las molestias. Este zumo puede estar contraindicado en caso de gastritis hiperclorhídrica y úlcera gastroduodenal.

**ALERGIA AL POLEN Y ZUMOS AUXILIARES:** este preparado se emplea como auxiliar de las alergias fuertes producidas por el polen de las flores, de los pinos, acacias, mimosas, gramíneas, etc. Ingredientes: 200 g de tomate (2 tomates pequeños) bien limpios y troceados, 200 g de zanahorias frescas bien limpias y troceadas o ralladas. Preparación: se licúa el tomate y se guarda el zumo. Después, se extrae el zumo de 1 zanahoria en una licuadora. Se mezclan los dos zumos y queda listo para tomarlo en ayunas o por la mañana. Si la alergia es fuerte, dos veces durante el día, en ayunas y por la noche. No deben tomarlo aquellos que sufran cálculos en las vías urinarias. Seguir durante una semana y luego tomar otro zumo de kiwis y manzana. Ingredientes: 2 kiwis maduros (200 g) pelados y troceados, 1 manzana (200 g) bien limpia, sin rabo y troceada. No se debe quitar la piel ni el corazón de la manzana. Se licúa el kiwi y se pasa el zumo a una taza, después se hace lo mismo con la manzana y se mezcla su zumo con el del kiwi. Después de tomar la primera semana el zumo de tomate, se toma este otro durante una semana más, una vez al día en ayunas o a mediodía. Si la alergia es muy fuerte, se bebe dos veces diarias, una en ayunas y otra por la noche. Seguir con el remedio durante tres o cuatro semanas. Los zumos deben tomarse siempre fuera de las comidas, cuando el estómago esté vacío, para que se activen mejor sus propiedades.

**ECCEMA, LIQUEN, ALERGIAS Y PRURIGO:** contra estas dolencias se recomienda la preparación de una mixtura alcalina con los siguientes ingredientes: 125 g de *Fumaria officinalis* seca o 300 g de la fresca (planta entera), 550 ml de agua, 12 g de bicarbonato sódico y 1 kg de azúcar moreno o miel. Preparación: poner el agua a hervir y en otro recipiente reservar la planta. Una vez hervida el agua se vierte sobre la fumaria, se tapa y se deja reposar durante treinta minutos, después se filtra por expresión a un frasco. Por cada 100 ml de la infusión se agregan 200 g de azúcar. Se remueve bien y se deja que se vaya diluyendo todo (tarda unas horas). Filtrar a una botella o frasco y queda listo para añadirle bicarbonato sódico; una vez bien revuelto se puede tomar. Este remedio se emplea contra los eccemas, liquen (enfermedades cutáneas papulosas), el prurigo (enfermedades cutáneas pruriginosas) y las alergias debidas a diversas causas. Es un buen depurativo. Se toma 1 cucharada, sola o diluida en un poco de agua, por la mañana en ayunas y otra por la noche. Se sigue con el remedio durante un mes, se descansa tres días y se repite otro mes. Mientras dure el tratamiento no se deben comer embutidos, pescados azules, conservas de pescado, quesos curados, carnes grasas, tocino, licores y vino, y no abusar de la sal. Puede ser un gran limpiador de las toxinas presentes en nuestra sangre.

# Alopecia

La alopecia se caracteriza por la desaparición de los folículos pilosos o raíz del cabello. Los aspectos genéticos y hormonales son los que, con mayor frecuencia determinan la caída del cabello.

## ORIGEN

Esta pérdida puede presentarse de forma parcial (sólo en una zona de la cabeza), o difusa (en toda ella). Se da tanto en edades jóvenes como durante el periodo adulto, en función de la causa. Su origen puede ser genético (heredado de los padres), infecciones del cuero cabelludo, factores hormonales (frecuente en mujeres), alteraciones de tipo emocional, ciertos tratamientos médicos (quimioterapia), etc. Si se ha perdido la raíz, nada será capaz de restablecerla. Esto hace que la prevención de la alopecia sea también su mejor tratamiento.

## PREVENCIÓN

**ZUMO DE BERROS:** se licúan 25 hojas de berros y se mezcla el jugo con 50 ml de alcohol sanitario (el usado para las heridas). Se remueve todo bien y se guarda en un envase con tapón de rosca. Hay que aplicarlo todos los días sobre las raíces del pelo dando un suave masaje.

**LEVADURA DE CERVEZA:** todos los días tome 1 cucharada de este producto o un par de píldoras. Aporta al cabello vitaminas $B_3$, $B_5$, $B_6$ y hierro.

**CÁPSULAS DE POLEN:** el polen aporta al cabello numerosos nutrientes que le son imprescindibles.

**RALLADURA DE JENGIBRE:** se calienta 1 cucharada sopera de jengibre rallado y otra de agua. Cuando adquiera un aspecto pastoso se aplica directamente sobre la zona con menos pelo dos veces diarias. La aplicación debe hacerse con un suave masaje circular de unos tres minutos. Media hora después se lava la zona. Se repite el proceso todos los días hasta que la zona esté más poblada de cabello. El jengibre mejora la circulación de la sangre y revitaliza la raíz del cabello.

**ACEITE DE RICINO:** una vez por semana, se aplica en las raíces del cabello un poco de aceite de ricino con los dedos, mediante un suave masaje. Es preferible hacerlo antes de acostarse y eliminar los restos de aceite a la mañana siguiente con un champú suave.

**CACAHUETES Y NUECES:** un puñado de estos frutos secos cada día aportan vitaminas y minerales suficientes a las raíces del cabello.

**ALOPECIA AREATA:** existe un curioso remedio efectivo en el cien por cien de los casos. Se coge un excremento de perro y se fríe suavemente en aceite de oliva virgen de primera presión en frío en una sartén vieja durante cinco minutos. Se filtra y se aplica en las zonas afectadas dando un ligero masaje. Los excrementos de pollo también son válidos. Curiosamente, se sabe que los empleados de las granjas de pollos son los que más cantidad de cabello tienen, a los que más deprisa les crece y menos incidencia de calvicie padecen.

**RON Y QUINA:** se maceran en 1 litro de buen ron 4 o 6 ramas de quina durante veintiún días. Pasado este tiempo se fricciona la cabeza con el líquido.

**PEPINO:** conviene consumir mucho pepino en ensalada, ya que el cinc que contiene fortalece el folículo piloso.

***Sabía que...*** Cuanto más calor se acumula en la raíz del cabello, más probabilidades tiene de «quemarse» y desaparecer. Ésta es la razón por la cual no se debe exponer el cabello al sol durante mucho tiempo y no situar el secador de pelo cerca de la raíz (nunca a menos de un palmo de distancia). Estas y otras razones hacen que las mujeres presenten alopecia en raíces de todo el cuero cabelludo, no en una zona concreta, por lo que su aspecto es menos visible que en los varones.

16

# Anemia

La anemia es una disminución importante del número total de glóbulos rojos que hay en la sangre, o de la cantidad de hemoglobina que contiene cada uno de ellos.

## ORIGEN

Cuando se produce esta situación, el cansancio se erige en uno de los primeros síntomas, así como cierta palidez que se aprecia en la piel. En el caso de la mujer las causas más frecuentes de anemia son las menstruaciones abundantes, la existencia de hemorroides (ya que facilitan la pérdida de sangre con las heces y éstas adquieren una tonalidad muy oscura o negra), el embarazo y enfermedades sangrantes del aparato digestivo (úlcera).

## TRATAMIENTO

**FRUTOS SECOS:** algunos de estos frutos, como los pistachos o los piñones, son auténticos depósitos de hierro, con lo cual facilitan la producción de hematíes y de hemoglobina. Es muy recomendable tomar cada día un puñado de estos frutos.

**ALGA DULCE:** se puede elaborar una ensalada rica en hierro con 2 o 3 cucharadas de alga dulce (remojada en agua durante diez minutos), unas cuantas nueces troceadas y un cuarto de diente de ajo bien picado. Si consume esta ensalada dos o tres veces por semana sus glóbulos rojos se lo agradecerán.

**ALCACHOFAS Y NARANJA AMARGA:** a 1 litro de agua le añadimos 1 cucharada de hojas de alcachofa y 1 de piel de naranja. Se deja hervir la mezcla durante cinco minutos y luego se cuela. Al líquido resultante se le añaden 2 cucharaditas de miel y se toman 2 tazas al día hasta que aprecie cierta mejoría (no se debe seguir este remedio en caso de lactancia o de problemas biliares).

**REMOLACHAS ROJAS:** acostúmbrese a tomar durante varios días seguidos (incluso hasta un par de semanas), trozos de remolacha roja cocida, que puede distribuir acompañando a las ensaladas, solas, junto con las verduras, etc. Así favorecerá la formación de nuevos hematíes.

**HIGOS:** consuma este tipo de fruta (ya sean frescos o secos) como postre de algunas de sus comidas. Contienen hierro abundante y ayudan a formar hemoglobina.

**ZUMO:** de 2 zanahorias grandes, 1 remolacha roja y 1 cucharada sopera bien colmada de levadura de cerveza. Se mezclan bien los ingredientes y se toma en el desayuno en días alternos. Se trata de una receta muy eficaz que nunca falla.

## PREVENCIÓN

Lo fundamental a la hora de prevenir la anemia es seguir una dieta equilibrada donde predominen las legumbres, frutas y verduras, sin olvidar la importancia de los frutos secos en cualquiera de sus variedades. Igualmente no olvide que, en caso de padecer enfermedades como hemorroides, menstruaciones abundantes, úlcera gástrica, etc., el control de las mismas evitará la aparición de anemia. Además, si no quiere padecer nunca anemia, añada con frecuencia a sus platos un poco de perejil (o beba zumo de perejil de vez en cuando licuando un puñado de hojas).

***Sabía que...*** En nuestros días una de las causas más frecuentes de anemia son las dietas de adelgazamiento, que se realizan con «cierta alegría», pues desequilibran las necesidades nutritivas del organismo.

# Anorexia

Situación en la que se observa cierta disminución del apetito, más o menos marcada, que se prolonga durante varios días como mínimo.

## ORIGEN

Las causas más frecuentes son las de tipo nervioso o emocional, como agotamiento, estrés o cansancio. Otras veces se relaciona con enfermedades como la anemia, problemas de tipo digestivo e incluso tumorales. En menos ocasiones hay que relacionarla con situaciones graves como la anorexia nerviosa.

## TRATAMIENTO

**INFUSIÓN DE AGRIMONIA:** una infusión de esta planta tomada una vez al día estimula de forma considerable el apetito (no se debe utilizar este remedio si se padece estreñimiento, ya que la agrimonia es astringente).

**TÉ DE MENTA:** se toman dos o tres infusiones al día de esta infusión (sustituyendo al café y similares), ya que actúa como un potente estimulante del centro del apetito situado en el cerebro.

**ZUMO DE FRESAS:** se licúa un puñado de fresas durante el desayuno y se toma antes que el resto de los alimentos en ese momento del día. Repetirlo, como mínimo, durante una semana.

**ESTRAGÓN:** añadir a varias comidas del día (especialmente pescados, carnes u hortalizas) un poco de estragón bien picado o molido.

**LECHUGA:** acompañar una de las comidas del día (o ambas, comida y cena) con una pequeña ensalada de lechuga que deberá tomarse como primer plato, antes que cualquier otro. La lechuga, por sí sola, ayuda de forma importante a incrementar las ganas de comer, aunque su primer efecto es saciante.

**POLEN:** conviene mucho que las personas con anorexia consuman este producto. Está demostrado que el polen es de gran ayuda para este tipo de personas e interviene activamente en la recuperación de su salud.

## PREVENCIÓN

Si se distribuyen las comidas del día en un mayor número de tomas, aunque en menores cantidades, se evita que el estómago se «empache».

***Sabía que...*** Si un número suficiente de personas le llaman la atención sobre su delgadez, no dude de que dicen la verdad ni de que, posiblemente, su alimentación no sea la adecuada. Recuerde que la falta de apetito supone, en el fondo, el reflejo de una enfermedad (anemia, síndrome de fatiga crónica, etc.).

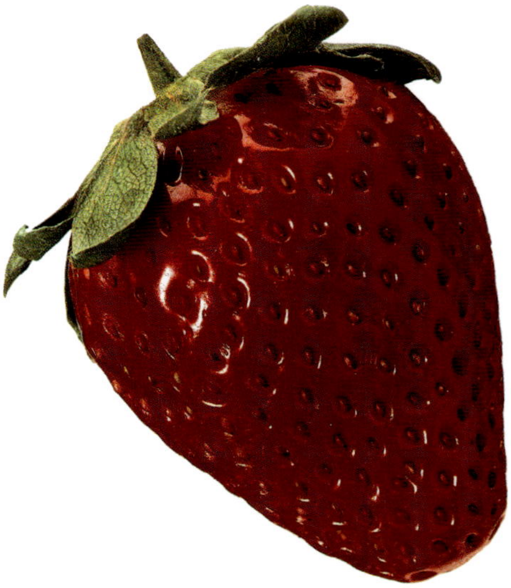

16

# Ansiedad

La ansiedad es un estado de alteración psíquica muy similar a la angustia, que se manifiesta como un temor o miedo exagerado a algo desconocido y no real.

## ORIGEN

Según parece, no existe una causa evidente que produzca la ansiedad. Estas situaciones a veces se relacionan con diversas enfermedades orgánicas como es el caso del asma o de la angina de pecho. En otras circunstancias se ven favorecidas con aspectos vitales como estrés, exceso de trabajo, etc. Por último, las situaciones de ansiedad pueden relacionarse con alteraciones de tipo psicológico como neurosis obsesiva, neurosis de angustia o neurosis fóbica.

## TRATAMIENTO

**INFUSIONES DE MELISA:** tomar dos veces al día una infusión de esta planta, elaborada con 1 cucharada de melisa seca vertida en 1 taza de agua hirviendo. Sus componentes ayudan a templar los nervios y reducir los estados de ansiedad. Puede utilizarla durante varios días.

**ESTIRAMIENTOS:** practique todos los días algunos ejercicios de estiramientos como los que encontrará explicados en el capítulo dedicado a la actividad física.

**HIPÉRICO O HIERBA DE SAN JUAN:** si toma infusiones de esta planta conseguirá estar más calmada y se sentirá mejor. Actualmente se vende su extracto en gotas y resulta muy cómodo de tomar. Únicamente deben abstenerse aquellas personas que estén siguiendo un tratamiento con sustancias antidepresivas.

**MANZANA:** si la ansiedad no le deja descansar adecuadamente por la noche, puede comer una manzana media hora antes de acostarse; conseguirá relajarle. Lo mismo ocurre con las mandarinas. Por fin logrará dormir como un angelito. Resulta muy efectivo también para los niños.

## PREVENCIÓN

Debe evitar las situaciones de estrés, el exceso de trabajo, etc. Practique una actividad física «relajante» con cierta regularidad (natación, *footing*, paseos, etc.), siga un horario regular de comidas, procure mantenerse ocupado en lugar de «encerrarse» en sus pensamientos, sea tolerante consigo mismo y «anímese».

***Sabía que...*** Como consecuencia del ritmo de vida actual y de las metas que nos autoimponemos, más de un 70 por ciento de los españoles sufre de ansiedad en algún momento de su vida.

# Arteriosclerosis

Arteriosclerosis significa «arterias duras» y delata una situación en la que las arterias grandes y medianas de nuestro cuerpo presentan paredes gruesas y duras.

## ORIGEN

La razón de que las arterias grandes y medianas de nuestro cuerpo presenten paredes gruesas y duras es que, con el paso del tiempo, se han depositado en ellas grasa (colesterol), calcio, colágeno y otras sustancias que forman «piedras» y obstruyen el paso de la sangre. Cuando esta sangre falta en el corazón, en las arterias coronarias, llega el infarto de miocardio o la angina de pecho. Una de las causas importantes de la arteriosclerosis es tener un alto nivel de colesterol en la sangre. El colesterol se pega en las paredes de las arterias y las va endureciendo. Asimismo la arteriosclerosis puede dar lugar a una falta de riego cerebral, falta de riego en las piernas, etc. Los hábitos propios de nuestros días hacen que, a partir de los veinte años, todas las personas padezcan, en mayor o menor medida, algo de arteriosclerosis. La calabaza puede ayudar a prevenir y a tratar este problema.

## TRATAMIENTO PREVENCIÓN

CALABAZA: tanto el fruto como sus semillas contienen mucha fibra natural que disminuye la absorción de grasa en las arterias y con ello, la posibilidad de que se pegue a las arterias. Contiene también vitamina C y betacarotenos, que impiden la degeneración de muchas células de nuestro organismo y en particular de las paredes de las arterias. Incluya en su dieta el consumo de calabaza con cierta frecuencia, por lo menos dos o tres veces por semana. También puede recurrir al consumo de pipas de calabaza a razón de un puñado por la mañana, dos o tres veces por semana. Las personas que comen con frecuencia calabaza tienen menos problemas en los ojos, sobre todo de cataratas, glaucoma y falta de agudeza visual, ya que la calabaza es rica en vitamina A y potasio, elementos muy útiles para los ojos.

FIBRA: la fibra es uno de los mejores aliados contra la arteriosclerosis, ya que gracias a ella se reduce la absorción de las grasas en el intestino y con ello evitamos que inunden la sangre. En su dieta debe existir abundante fibra en forma de frutas, verduras, legumbres, cereales, etc.

ACTIVIDAD FÍSICA: es una de las pocas formas por medio de las cuales podemos incrementar en la sangre el llamado colesterol «bueno» o HDL, proteína encargada de «sacar» el colesterol de la sangre. Debemos practicar una actividad física prolongada y «con oxígeno» como paseos diarios de treinta minutos o más a paso ligero, carrera continua de media hora o natación durante veinte minutos.

CONTROLAR LOS ALIMENTOS e impedir una presencia importante de comidas grasas como embutidos, frituras, carne animal, comida rápida, abundancia de salsas, leche y quesos grasos curados (se debe tomar queso fresco o requesón), azúcar refinado o blanco (sustituirlo por azúcar moreno), harinas blancas o refinadas (sustituirlas por harinas integrales), evitar la sal. Consuma arroz integral. En los países orientales como Corea, Japón, Filipinas o Indonesia, apenas hay arteriosclerosis, por las pocas grasas que ingieren y porque el arroz que toman es integral, un cereal que posee la virtud de conservar las arterias jóvenes.

EVITAR HÁBITOS que puedan debilitar las arterias o favorecer factores negativos para ellas como el consumo de alcohol, tabaco, café en exceso, té, etc.

GERMEN DE TRIGO: el aceite de germen de trigo o el germen de trigo tomado en copos es un producto que

16

# Arteriosclerosis

TRATAMIENTO PREVENCIÓN

proporciona elasticidad a las arterias, gracias a su contenido en vitamina E.

**PREPARADO ENZIMÁTICO CONTRA LA ARTERIOSCLEROSIS:** este preparado tiene un gran valor medicinal y preventivo. En un recipiente de cristal se ponen 3 puñados de cebada descascarillada biológica, 2 rodajas de piña picada o un vaso de zumo de piña y un higo seco picado. Se vierte agua para cubrir la mezcla y se deja macerar durante catorce horas. En este tiempo las enzimas comienzan a trabajar y, al ingerir la mezcla, sus propiedades comenzarán el proceso regenerador de nuestro organismo. Esta mezcla se toma en el desayuno y sirve para unas dos o tres veces. La piel aparece limpia y firme, los ojos brillan y las arterias, venas y capilares se tornan saludables.

***Sabía que...*** La arteriosclerosis, con manifestaciones como el infarto de miocardio, angina de pecho, infarto cerebral, etc., es la enfermedad que más limita nuestra salud, en una proporción muy superior a los accidentes de tráfico y a las enfermedades infecciosas juntas. La diferencia estriba en que la arteriosclerosis es «silenciosa» y no nos damos cuenta del peligro que representa hasta que ya es demasiado tarde.

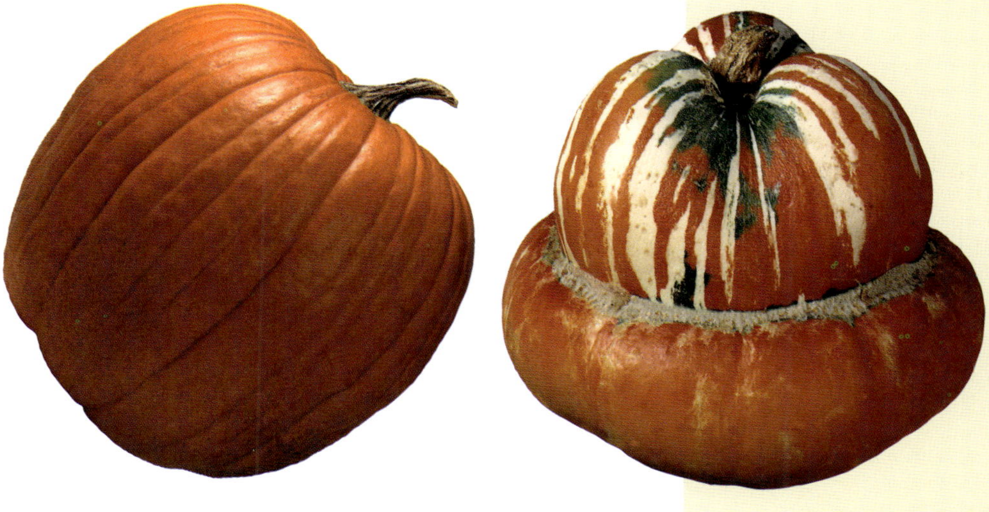

# Artrosis

La artrosis se caracteriza por el «aplastamiento de las articulaciones» que provoca la pérdida de una especie de almohadilla que hay entre hueso y hueso, denominada cartílago articular.

## ORIGEN

Al desaparecer este elemento, los huesos se «tocan» y aplastan, y causan dolor y deformidad permanente en la articulación. Además, pueden pinchar zonas próximas en las que se encuentran nervios, músculos, ligamentos, etc., y con ello incrementar el dolor durante el movimiento. La artrosis afecta sobre todo a las articulaciones de mayor movilidad, como la del hombro, columna vertebral cervical, columna vertebral lumbar, cadera, rodillas y tobillos, sin olvidar las manos.

## TRATAMIENTO PREVENCIÓN

**INFUSIÓN DE ULMARIA:** 3 tazas al día de la infusión de esta planta son un eficaz remedio contra las molestias de la artrosis.

**COMPRIMIDOS DE HARPAGOFITO:** la raíz de harpagofito incluye una serie de sustancias que poseen efectos analgésicos y antiinflamatorios y reducen el dolor de la articulación artrósica. Tome uno o dos comprimidos al día durante un mes y tendrá asegurado el bienestar durante mucho tiempo. Se puede mezclar con corteza de sauce para que sea más eficaz.

**HOJA DE COL:** se coloca sobre la zona dolorida una hoja de col previamente calentada con una plancha. Se aplica este remedio sobre todo en los días que se aprecian molestias.

**BAÑOS DE AGUA ALTERNA:** especialmente indicados para la artrosis de codos, muñecas y dedos. Sumerja la parte afectada en el lavabo con agua caliente (a 36 °C) y manténgala cinco o diez minutos. Luego pase al bidé, donde previamente habrá puesto agua fría (allí estará cinco o diez segundos). Repita el ciclo un total de 3 veces.

**COLA DE CABALLO:** tome una infusión de cola de caballo al día durante los periodos en los que sienta molestias.

**CONTROLAR EL PESO:** cuanto más nos alejemos de nuestro peso ideal, más carga hay sobre las articulaciones y más se deforman. Por ello debemos cuidar la alimentación y seguir una dieta rica en frutas, verduras, hortalizas, etc.

**ACTIVIDAD FÍSICA:** para prevenir y tratar la artrosis debemos «alimentar» mejor los huesos, y en esta faceta colabora de forma decisiva la actividad física, en particular la gimnasia de mantenimiento, los estiramientos y la natación (tal como muestran algunos ejercicios en el capítulo de actividad física).

**HUEVO Y LIMÓN:** se coge un huevo de gallina limpio con cáscara y se introduce en un vaso con zumo de limón. Se deja en maceración toda la noche, unas veinticuatro horas, en la oscuridad para que el calcio de la cáscara se desprenda. Pasado este tiempo se retira el huevo, se agita bien el líquido del vaso y se toma a sorbos. Este remedio se debe repetir por lo menos 2 o 3 veces por semana. De esta manera está consumiendo calcio que ayudará en caso de artrosis.

**PATATA:** llevar una patata pequeña en el bolsillo nos ayudará a aliviar los dolores de la artrosis. Este remedio es tradición de nuestros abuelos, lo mismo que tomar el caldo resultante de hervir las patatas.

**CALCIO:** asimismo, se recomienda el consumo de todos aquellos alimentos que contienen calcio y magnesio citados en este libro.

**HARPAGOFITO:** las infusiones de esta planta, así como las de corteza de sauce llorón, son uno de los mejores analgésicos y antiinflamatorios que ayudan a calmar los dolores.

***Sabía que...*** Con frecuencia, los nervios que se ven afectados por una artrosis, transmiten su dolor o molestias a todo lo largo de su trayecto. Por ejemplo: en la artrosis cervical el dolor se dirige al hombro y brazo; si se pincha el nervio ciático en la región lumbar, las molestias aparecen en la parte posterior del muslo y pierna.

16

# Asma

El asma es un estado de insuficiencia respiratoria que produce alteraciones periódicas de la respiración.

## ORIGEN

Es una de las reacciones alérgicas más desarrolladas, a causa de diversos tipos de polen, hierbas y otros factores alérgenos. La mayor parte de los casos se presentan antes de los treinta años y es frecuente que se acompañen de cuadros de rinitis alérgica o cuadros cutáneos. En el mundo hay aproximadamente 150 millones de personas que padecen asma, en España casi tres millones. Afecta sobre todo a los más jóvenes. Un 10 por ciento de niños y adolescentes es asmático. Produce unas cien mil muertes al año en el mundo. Un 80 por ciento de las causas de asma se relaciona con procesos alérgicos a sustancias como los ácaros del polvo, el polen y hongos diversos.

## TRATAMIENTO

**BREBAJE Y CATAPLASMA** para el asma alérgica, una dolencia que existe desde siempre y que la abuela Villar nos enseñó a combatir con brebajes naturales: se cuecen dos zanahorias tiernas y seis dientes de ajo en 1/2 litro de leche vegetal durante diez minutos a fuego muy lento (al mínimo). Transcurrido este tiempo, se sacan los ajos y las zanahorias y se añade 1/2 kg de miel de espliego o de tomillo. Se mezcla todo bien y se pasa a un tarro de cristal opaco, y si no, se forra con un paño, papel o similar. Se guarda en un sitio muy fresco y seco. Se toma 1 cucharada en el desayuno, comida y cena y se añade una más al acostarse. En caso de crisis, se da 1 cucharada sopera cada dos horas. También se aplica una cataplasma de cebolla picada mezclada con 3 cucharadas de miel (de la utilizada en el jarabe) en el pecho y se cubre con un paño de algodón y una toalla. Encima se pone el pijama para que todo quede bien envuelto. Estos dos remedios son especialmente recomendados cuando las crisis aparecen durante la noche. Le sorprenderá el resultado en niños y personas mayores.

**MANZANAS:** este remedio nos lo contó un pastor que padecía de asma alérgica. Cuando el pastor se aprovisionaba de todo lo que necesitaba para pasar el duro invierno en las Bardenas, paraje natural de Navarra situado en el término de Arguedas, mi pueblo natal, nunca le faltaban las manzanas para hacer caso al dicho inglés: «Si una manzana comieras al día, del médico te librarías.» El pastor observaba que cuantas más manzanas se pudrían, menos crisis de asma padecía por las noches. Y es que, en la corraliza donde vivía junto a sus ovejas, tan sólo disponía de un pequeño espacio rectangular donde alumbraba la chimenea, tenía la cama y una pequeña mesita donde reparar el hambre producida por las arduas tareas de pastor. En el mismo habitáculo se encontraba un cubo donde iba poniendo las manzanas podridas y éstas desarrollaban un hongo llamado *Penicilium notatum*, que es curiosamente de donde se extrae la penicilina. No es de extrañar que cuantas más manzanas se pudrieran menos crisis de asma padeciera el pastor, pues este hongo era dispersado por el propio ambiente y al respirarlo el pastor su asma mejoraba. Los que padezcan asma alérgica no deben tirar las manzanas podridas, sino ponerlas en un plato y colocar éste en la mesilla de noche cerca de la cabecera de la cama. Se nota pronto una mejoría, no sólo en el asma alérgica, sino también en bronquitis, catarros crónicos o infecciosos, etc.

# Asma (continuación)

## TRATAMIENTO

**AJO, ZANAHORIA, LECHE Y MIEL DE ABEJAS:** se cuece media cabeza de ajos y 2 zanahorias en 1/2 litro de leche vegetal hasta que las zanahorias queden tiernas. Se endulza al gusto de cada uno con la miel y se toma a la hora de ir a la cama.

**CATAPLASMA DE CEBOLLA Y MIEL:** se pela una cebolla y se calienta en la sartén con un poco de aceite de oliva virgen de primera presión en frío. Después se coloca sobre el pecho y los hombros, en forma de cataplasma, con cuidado de no quemarse. Ponerse encima una camiseta de algodón.

**TOS IRRITATIVA:** el remedio es para tratar los casos de tos irritativa con un componente alérgico que sobreviene al ir a la cama. Se diluye lentamente en la boca 1 cucharada de aceite de oliva virgen de primera presión en frío para que nuestra laringe y faringe se lubriquen y se calme la tos.

**EXCREMENTOS DE PALOMA:** los asmáticos deben tener cuidado con los excrementos de paloma, pues tras el contacto pueden aparecer crisis y otras consecuencias negativas como criptococosis, abortos, meningitis, dolores de cabeza o alergias.

**UNA BOLSITA DE ESPLIEGO** debajo de la almohada facilita la respiración de los asmáticos durante la noche.

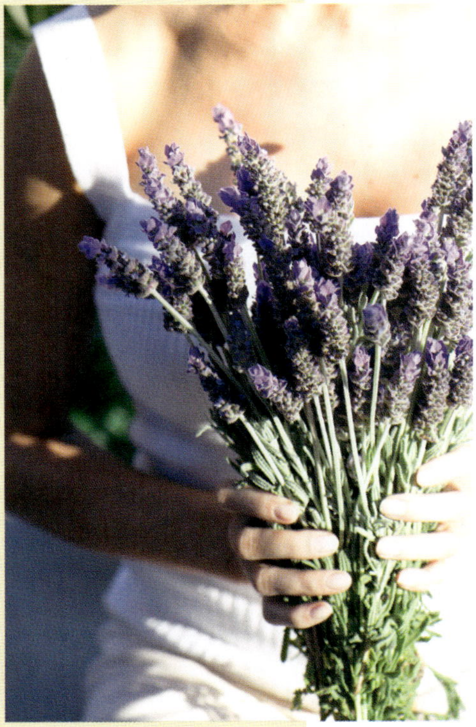

***Sabía que...*** Cualquiera de los remedios contra el asma no nos servirán de nada si no sustituimos la leche de vaca y derivados por leches vegetales, el azúcar blanco por miel o melaza y las harinas blancas por harinas integrales.

16

# Bronquitis

Las bronquitis se asocian a inflamaciones de los bronquios cuyo origen suele ser de tipo infeccioso (bacterias y virus) o irritativo (aire seco, frío, contaminantes ambientales).

## ORIGEN

Cada vez son más las mujeres que se ven afectadas por enfermedades de las vías respiratorias y en particular por bronquitis agudas y crónicas, por efecto del tabaco y otros motivos. En general, se producen factores irritativos que favorecen el desarrollo de agentes infecciosos (por ejemplo: exceso de humo que irrita la mucosa de los bronquios y permite el desarrollo de los gérmenes). Las bronquitis presentan tos, ligera expectoración, ligera dificultad respiratoria y, a veces, fiebre.

## TRATAMIENTO

JARABE DE COL: se licúan las hojas de una col roja y luego se mezcla el líquido con 1/2 litro de miel que se añadirá lentamente al jugo de col. Se calienta la mezcla a fuego lento durante media hora sin dejar de remover y se guarda dentro de un frasco hermético y en lugar seco. Cuando se tiene bronquitis, se toman 2 o 3 cucharadas antes de cada comida.

CATAPLASMA DE JARABE Y MIEL: se pica una cebolla en trozos no muy pequeños y se mezcla bien con 4 o 6 cucharadas de miel. El resultado se coloca directamente sobre el pecho y se sujeta con un paño durante toda la noche. Se trata de un remedio muy efectivo, incluso en caso de bronquitis asmáticas.

JARABE DE CEBOLLA: se trocea 1 cebolla grande y se mezcla con 6 cucharadas bien colmadas de miel de tomillo o azúcar moreno y el zumo de un limón grande. Se deja macerar todos los ingredientes durante una noche y al día siguiente se toman 2 cucharadas del jarabe cada dos o tres horas, a lo largo de toda la jornada. En veinticuatro horas se nota una gran mejoría. Este remedio también es adecuado en caso de catarros, gripes y demás afecciones respiratorias.

## PREVENCIÓN

Evitar todos aquellos agentes nocivos que puedan irritar las vías aéreas (frío, tabaco, ambientes contaminados) y en particular respirar por la boca durante el invierno (el aire se calienta al pasar por la nariz).

***Sabía que...*** Las células de la pared interna de los bronquios o capa mucosa tienen una especie de cilios con minúsculas cantidades de moco que tratan de capturar los agentes extraños que entran en el bronquio. El frío, el tabaco y otros contaminantes inmovilizan los cilios, los destruyen y facilitan el almacenamiento de las secreciones mucosas.

# Bulimia

Se entiende por bulimia un consumo anormal de alimentos que muchas veces no va acompañado de aumento de peso porque se vomita lo consumido, generalmente «a escondidas».

## ORIGEN

La bulimia se conoce desde antiguo como una situación en la que prevalecen las ganas exageradas de comer, y se come casi a todas horas. En general la bulimia suele asociarse a problemas de tipo psicológico que pueden coexistir con falta de autoestima, carácter depresivo, e incluso a veces, puede cohabitar con una anorexia nerviosa. Ante esta situación hay que tener en cuenta los aspectos citados.

## TRATAMIENTO PREVENCIÓN

**ACTIVIDADES ALTERNATIVAS:** siempre que se vea afectado por el mal humor, irritabilidad, ansiedad o cierta depresión, no busque alivio en el consumo exagerado de alimentos que luego pueda producirle cierto grado de culpabilidad. En su lugar busque actividades alternativas como hacer deporte, charlar con otras personas, etc.

**LOS PRIMEROS SÍNTOMAS:** si se da cuenta de que con frecuencia el consumo exagerado de alimentos le reconforta y luego le produce una sensación de culpa, si le apetece comer «a escondidas» para que nadie le vea, piense que hay un problema psicológico que debe descubrir y tratar. Si además, después de comer tiene que vomitar lo consumido, su situación necesita asesoramiento psicológico.

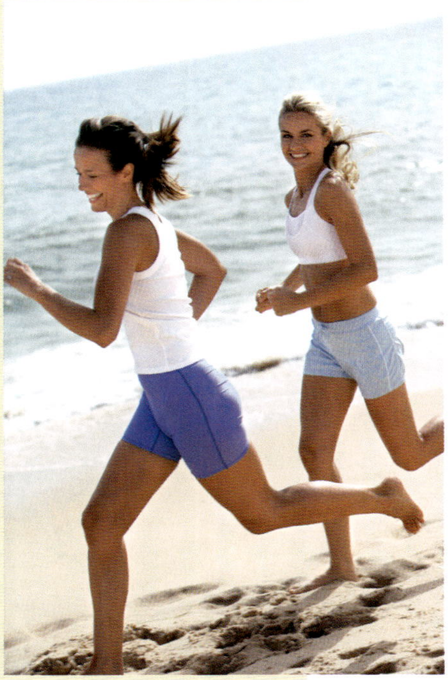

***Sabía que...*** En general bulimia significa «comer más de lo normal», por eso en ocasiones se atribuye esta condición a otras situaciones en las que las personas comen de forma exagerada, como es el caso de muchas mujeres antes de la menstruación (bulimia premenstrual), algunos enfermos con degeneración senil (bulimia senil) e incluso enfermas con histeria.

16

# Cálculos

Los cálculos son piedras de diferentes tamaños que se forman con restos de minerales (calcio), restos de células e incluso grasa, y que obstruyen diferentes conductos de nuestro organismo.

## ORIGEN

Destacan los cálculos que tienen una mayor actividad o movimiento de líquidos en su interior como es el caso del riñón (pelvis renal), los uréteres que se dirigen a la vejiga urinaria, la vesícula biliar y sus conductos (cístico, colédoco), etc. La formación de los cálculos es un proceso lento que pasa inadvertido hasta que éstos son tan grandes que obstruyen el conducto donde se encuentran y dan lugar al cólico, que se caracteriza por un dolor intenso, tipo «puñalada», que recorre la zona afectada e incluso el trayecto del conducto donde se aloja el cálculo. El dolor sube y baja y puede acompañarse de náuseas y vómitos (sobre todo si es de tipo biliar). Las personas con tendencia al sobrepeso y exceso de comida grasa son más propensas a este tipo de problemas.

## TRATAMIENTO

**INFUSIÓN DE LLANTÉN MAYOR:** con 1 cucharada de esta planta seca y 1 taza de agua hirviendo se prepara una infusión. Se toman 2 o 3 infusiones al día mientras sigan las molestias. Los ingredientes de esta planta ayudan a disolver las piedras y evitan la formación de arenilla.

**MANZANA:** tomar todos los días, a media mañana, una manzana limpia y con piel, ya que con su ayuda se evita la formación de arenilla.

**TÉ DE ESCARAMUJO:** todas las noches, antes de acostarnos, tomaremos un té de escaramujo para facilitar la eliminación de arenilla (no se debe practicar este remedio si existen problemas de estreñimiento).

**ZUMO DE LIMÓN Y ACEITE DE OLIVA:** si la piedra se encuentra en la vesícula biliar y es pequeña, podemos expulsarla si tomamos cada mañana, media hora antes de levantarnos de la cama, el zumo de un limón y luego nos volvemos a acostar. El cuarto día de esta práctica se añade al zumo 1 cucharadita de aceite de oliva virgen de primera presión en frío (este remedio sólo debe tomarse si la piedra es pequeña).

**SAVIA DE ABEDUL O RAÍZ DE PRIMAVERA:** en las herboristerías existen preparados de estas plantas que también ayudan, como el llantén mayor, a disolver las piedras e incluso a impedir su formación. Hay que tomarlos con cierta regularidad, aunque en dosis pequeñas.

**CÁLCULOS DE RIÑÓN:** tomaremos en ayunas, durante nueve días seguidos, el resultado de hervir en 1/2 litro de agua las raíces de 7 puerros. Con este remedio conseguiremos eliminar las arenillas del riñón. Es muy efectivo.

**CÁLCULOS EN LA VESÍCULA BILIAR:** no comeremos nada después de las seis de la tarde, excepto un vaso con un tercio de aceite de oliva virgen de primera presión en frío, la misma cantidad de zumo de limón y lo mismo de infusión de casia o sen, para completar un vaso, media hora antes de meternos en la cama.

## PREVENCIÓN

***Sabía que...*** Si sigue una dieta rica en fibra (fruta, hortalizas, legumbres) y pobre en sal, disminuirá el riesgo de piedras en el riñón.

Controlar el peso, beber mucha agua para «movilizar» la orina y los conductos por los que discurre para que no se forme arenilla, no abusar de alimentos con calcio (leche y derivados), comidas grasas, fritos, mantequilla, margarina, sal, carne y embutidos. Evitar el sedentarismo y practicar un poco de actividad física para movilizar los conductos de nuestro organismo y facilitar la actividad de la vesícula biliar.

# Cálculos biliares

Se denominan cálculos biliares a las piedras o arenilla de la vesícula biliar, una pequeña bolsa de color amarillo-verdoso que se encuentra debajo del hígado.

## ORIGEN

La vesícula biliar se encarga de almacenar los jugos biliares que se producen en el hígado. Cuando la grasa de los alimentos llega al intestino se liberan jugos para facilitar su absorción. Para almacenar la mayor cantidad de jugos biliares, la vesícula biliar les quita el agua, de tal forma que quedan concentrados. Esta concentración facilita la formación de arenilla y piedras. Los cálculos o piedras de la vesícula son la enfermedad más frecuente y suele producirse en obesos, mujeres que han tenido varias gestaciones, ancianos, diabéticos y los que abusan de las comidas grasas.

## TRATAMIENTO

**INFUSIÓN DE DIENTE DE LEÓN:** utilizaremos 1 cucharada sopera de diente de león. Cuando tengamos molestias producidas por la vesícula biliar tomaremos 2 o 3 veces al día infusiones de diente de león. Ejerce cierto efecto diurético y además estimula levemente la actividad de la vesícula y evita el estancamiento de la bilis y la formación de cálculos.

**PURGA CON ACEITE:** basta con tener a mano 1/2 vaso de aceite de oliva virgen de primera presión en frío, 1/2 vaso de zumo de limón y una infusión de casia (un vaso de agua por cada 30 g de esta planta). Para preparar la purga se añade a la infusión de casia el aceite de oliva y el zumo de limón. Se toma la mezcla antes de ir a la cama. Esa misma noche hay que cenar pronto y ligero. Con este remedio se purga la vesícula y se evita la acumulación de jugos y la formación de arenilla.

**ENEMA DE CAFÉ:** se hace 1 infusión de café con 1 taza de agua y 1 cucharada de café. Se deja enfriar un poco y luego la introducimos en una pera de goma. Nos ayudaremos de un poco de aceite de oliva o de vaselina a la hora de aplicárnosla en el ano. Esto lo haremos recostados sobre el lado izquierdo del cuerpo, en posición horizontal. Hay que retenerlo al menos quince minutos y luego expulsarlo. Puede hacerlo dos veces semanales durante seis semanas y repetirlo cada vez que lo crea conveniente. Conseguiremos expulsar todos los residuos que se almacenan en el hígado y en la vesícula biliar.

**RECETA PARA LOS OPERADOS DE VESÍCULA BILIAR:** macerar durante diez días 1 litro de aceite de oliva virgen de primera presión en frío, 25 g de boldo, otros 25 de alcachofa y lo mismo de tomillo. A los diez días se filtra y se toma en ayunas 1 cucharada sopera con el zumo de 1 limón. Este remedio se debe seguir toda la vida.

**INSUFICIENCIA BILIAR:** se cogen dos pizcas de las siguientes plantas: fumaria, genciana, centaura y boldo y se dejan en infusión siete minutos con 1 taza de agua. Se toma 1 taza diaria hasta mejorar.

**INFUSIÓN DE FUMARIA:** se puede hacer una infusión con una pizca de fumaria, otra de anís y otra de boldo. Se deja reposar siete minutos y se toma 1 taza diaria hasta mejorar.

## PREVENCIÓN

Para evitar problemas biliares coma menos grasa, evite las comidas copiosas, reduzca el consumo de alcohol, distribuya las comidas en cuatro o cinco al día y controle el peso. La actividad física regular es uno de los mejores factores preventivos de los cálculos biliares. Media hora al día de ejercicio moderado puede evitar los cálculos.

***Sabía que...*** A pesar de que la vesícula biliar tiene un volumen muy pequeño (150 ml) puede almacenar cada día más de 1 litro de jugos biliares elaborados en el hígado. Para conseguirlo concentra los jugos eliminando el agua que circula con ellos.

16

# Cálculos renales

Son las piedras de los riñones, órganos encargados de eliminar las sustancias sobrantes e incluso tóxicas que la sangre ha recogido de cualquier parte del organismo.

## ORIGEN

Cada día los riñones «estudian» miles de litros de sangre, sacan de ella 180 litros de filtrado para analizarlo al máximo y forman entre 1 y 2 litros de orina que acumula sustancias sobrantes del cuerpo (porque se encuentran en exceso, como puede ser el caso del agua, azúcar o sal) y otras de carácter tóxico o inútiles para el organismo (urea).

La cantidad de orina formada en el riñón depende mucho de las necesidades del cuerpo. Si se suda mucho, la orina es poca y concentrada; si se bebe mucho, es abundante y similar al agua. En cualquier caso siempre hay que orinar un mínimo de 1 litro al día.

## TRATAMIENTO

**INFUSIÓN DE ASTILLERO Y MAZORCA:** basta con utilizar 1 cucharadita de hojas de astillero y unos pelos de mazorca. El remedio es muy sencillo: se realiza una infusión con todos los ingredientes citados y 1/4 de litro de agua. Se deja reposar diez minutos, se cuela y se toma en ayunas todos los días. Esta infusión ayuda al correcto funcionamiento del riñón.

**INFUSIÓN DE PARIETARIA Y COLA DE CABALLO:** utilizar unas hojas de parietaria o «rompepiedras», unos pelos de mazorca y una pizca de cola de caballo. Basta con preparar una infusión con los ingredientes citados y tomarla todos los días en ayunas.

**INFUSIÓN DE ALCACHOFAS:** utilizar 3 o 4 alcachofas de cardo. El procedimiento es muy sencillo: cocer las alcachofas de cardo en 1 litro de agua hasta que estén muy blandas. Colar el caldo de la cocción y guardarlo en un tarro con cierre hermético. Tomar todos los días un vaso de la infusión, en ayunas.

**INFUSIÓN DE HIERBA GAYUBA:** 1 cucharadita (si es seca) o dos de hierba gayuba (si es fresca). Para prepararla hay que cocer la hierba durante quince minutos y colarla. Si queremos tratar el dolor de riñones, se toma como infusión, con un poco de azúcar y a lo largo del día, en lugar de agua, para tratar la sed.

**COCIMIENTO DE RABOS DE CEREZAS:** para limpiar los riñones y hacer que éstos funcionen mejor, hervir en un cazo agua y añadir 3 pizcas de rabos de cerezas. Se tiene así un minuto, se retira del fuego y se deja reposar diez minutos tapado. Se toma en ayunas durante veintiún días.

## PREVENCIÓN

***Sabía que...*** La pérdida de un riñón puede compensarse con el otro, ya que este último incrementará su trabajo hasta conseguir casi los niveles de actividad de los dos riñones juntos.

La mayor parte de las verduras y hortalizas (espárrago, alcachofas) contienen productos con efecto diurético, esto es, ayudan al riñón a formar la orina e incrementan la cantidad de orina eliminada, lo que evita, entre otras cosas, la formación de piedras o arenilla en el riñón.

# Cáncer de mama

Tumor maligno de evolución espontánea localizado en los senos o mamas.

## ORIGEN

En primer lugar diremos que en cualquier enfermedad, incluido el cáncer, la causa es multifactorial, y no única. Además, todos somos portadores del oncogen, sólo que unos lo desarrollan y otros no. Los remedios naturales pueden ayudar mucho a prevenir los casos de cáncer de mama, pues existen una serie de factores de riesgo de cáncer de mama bien delimitados, que conviene controlar.

## TRATAMIENTO

**LECHE MATERNA:** una de las cosas importantes que todas las madres deben saber es que el tiempo que han empleado en amamantar a sus hijos se les acumula de forma positiva. Al final de una vida, una mujer que ha dado de mamar veinticinco meses a sus hijos tiene un 33 por ciento menos de riesgo de padecer cáncer de mama respecto a otras mujeres que nunca han dado el pecho. Por todo esto, se da por sentado que la supresión de la leche materna por medio de fármacos también ejerce efectos no deseados en las mamas. De todos es sabido, puesto que los médicos, científicos y revistas especializadas hablan de ello continuamente, que la lactancia materna previene el cáncer de mama. La función que tienen los pechos de los mamíferos es la de amamantar a las crías recién nacidas. Pero si por causa de un aborto, o porque hemos decidido dar biberón al niño, este mecanismo se interrumpe, el cuerpo tiene que adaptarse a una nueva situación. En ocasiones los galactóforos, conductos que llevan la leche al pezón, se obstruyen y pueden formarse bultos que en principio son siempre benignos, pero que por culpa de otros factores de riesgo podrían no serlo. Estos factores negativos son, por ejemplo, el abuso del tabaco, del café y del alcohol, el sedentarismo y otros muchos.

**DIETA INCORRECTA:** nadie desconoce la relación, que todos los medios de comunicación vienen divulgando desde hace mucho tiempo, entre el consumo de grasas saturadas y el exceso de colesterol, la hipertensión arterial, la obesidad, la diabetes y el cáncer, por ejemplo. También hay algunos estudios que afirman que el aumento del consumo de azúcares refinados, la carne de cerdo y las harinas refinadas incrementan el riesgo de padecer esta enfermedad. El cáncer de mama se da más en los países industrializados donde el consumo de leche de vaca está muy extendido, mientras que en aquellos también industrializados pero no consumidores de leche de vaca, como Japón, este índice es mínimo. Esto se debe también al tipo de dieta que siguen, con mucha soja en todas sus variedades, grasas de tipo omega 3 procedentes del pescado, té verde, etc. Sin embargo, cuando estas personas, por cambio de residencia, se adaptan a la dieta occidental, también pueden verse expuestas al cáncer.

**NÚMERO DE HIJOS:** también se ha relacionado con esta enfermedad. Aquellas mujeres que han tenido siete o más hijos reducen el riesgo en casi un 47 por ciento, frente a las que han tenido un único alumbramiento. Se cree que esto puede ser debido a que no hay tanta fluctuación en los estrógenos cuando una madre está embarazada, y además tiene menos reglas.

**CAUSAS MEDIOAMBIENTALES:** vivir cerca de una central nuclear conlleva un riesgo, así como la cantidad de plaguicidas, pesticidas y demás aditivos que se vierten sobre los alimentos que luego ingerimos. Tanto es así que, cuando se prohibieron algunas de estas sustancias organocloradas en Israel, entre los años 1976 y 1986, el índice

# Cáncer de mama (continuación)

## TRATAMIENTO

de cáncer de mama descendió en un 20 por ciento. En los países industrializados que no tienen funcionando centrales nucleares ni dentro ni cerca de sus fronteras, descendió esta enfermedad, mientras que en aquellos que sí las tenían fue incrementándose.

**TRATAMIENTOS HORMONALES:** cada vez hay una mayor certeza de la relación que existe entre los tratamientos de base hormonal y el aumento del cáncer de mama. Hoy se sabe, y así lo confirman rigurosos estudios, que las mujeres que toman la píldora tienen un riesgo mayor de padecer problemas en sus mamas, incluso un tiempo después de dejar de tomarla. Además, el riesgo aumenta cuanto más temprana es la edad en que una mujer empieza este tratamiento; o sea, tendrá más riesgos una mujer que ha empezado antes de los veinte años. Tanto los anticonceptivos orales como las terapias hormonales que se administran en la menopausia conllevan algunos riesgos.

**INDUMENTARIA:** nuestra manera de vestir actual tambien influye en el riesgo de cáncer. Por ejemplo, los andrólogos han detectado que desde que el hombre usa pantalones ajustados, las impotencias e infertilidades han crecido. Sucede lo mismo en el caso de las mujeres, sobre todo con los sujetadores que suben y realzan los senos. ¿A qué precio? Algunos estudios aseguran que los grupos de mujeres que usan este tipo de prendas las veinticuatro horas del día sufren una mayor incidencia de cáncer de mama que aquellas de otras culturas donde el sujetador no es «obligatorio». El sujetador excesivamente ajustado deja unas marcas rojas en los hombros y debajo de los senos. Los aros que llevan, en ocasiones metálicos, producen unas microlesiones que con el tiempo se convierten en lesiones más graves, amén de cortar el flujo de energía de los meridianos (postulados por la medicina china), bloqueándolos y, a la vez, dificultando la llegada de oxígeno a los pulmones, ya que el sujetador oprime y obliga a realizar una respiración clavicular muy alta, utilizando solamente los vértices superiores de los pulmones, lo que produce una menor llegada de oxígeno a las células. En un libro escrito por Sydney Ross Singer y Soma Grismayjer, *Dressed to kill* [Vestida para matar], se explica que la incidencia de cáncer de mama es cuatro veces más elevada en culturas que utilizan sujetador, como en algunas partes de Europa y Norteamérica, en comparación con lugares donde no se usa, como Polonia, entre los indios nativos de América, Singapur, Malasia o Bombay. Otro estudio un tanto curioso afirma que un 50 por ciento de los casos de cáncer de mama aparece en el cuadrante superior externo, el más cercano a la axila. El triclosán y las sales de aluminio, componentes habituales de algunos desodorantes, pueden ayudar a ello. Los antitranspirantes impiden la eliminación de toxinas a través de la piel, pero algunas de las sustancias que llevan en su composición pueden penetrar en nuestro organismo, llegar a las glándulas mamarias y justificar así ese 50 por ciento de los casos de cáncer de mama localizados en el cuadrante superior externo.

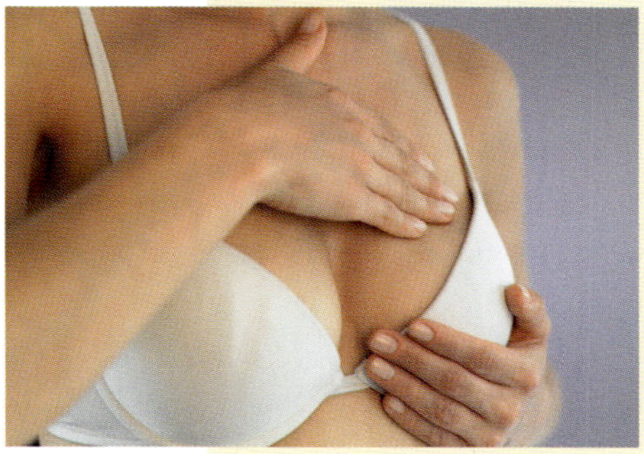

# Candidiasis

Dentro del grupo de los hongos capaces de producir enfermedades en el ser humano se encuentra la denominada *Candida albicans*, cuya capacidad para desarrollar patologías se extiende a los aparatos respiratorio, digestivo y genitourinario.

## ORIGEN

Las mujeres se ven más afectadas por este último tipo de infecciones, y desarrollan vaginitis, uretritis y cistitis de larga evolución, que facilitan la llegada y desarrollo de otros gérmenes. La *Candida albicans* prolifera en la región genitourinaria porque prefiere ambientes cálidos y húmedos, por eso debemos seguir una especial higiene en esa zona. El crecimiento de la cándida es más frecuente en personas cuyo sistema inmunitario está deprimido o débil por sufrir otras enfermedades, como consecuencia de tratamientos médicos, etc. Los síntomas de la candidiasis vaginal son pequeñas úlceras acompañadas de picor y secreciones blanquecinas. El contagio a otras personas es muy fácil. Otra zona donde con frecuencia puede desarrollarse la cándida es la cavidad bucal, sobre todo cuando bajan las defensas, cuando hemos seguido un tratamiento con antibióticos de amplio espectro o a causa de la quimioterapia, radiaciones, etc.

## TRATAMIENTO

**YOGUR:** se aplica sobre la zona afectada todos los días (mejor por la mañana), el equivalente a 3 cucharadas de yogur natural con lactobacilos y bífidus. Se deja que la pasta actúe durante toda la noche y a la mañana siguiente se elimina con agua tibia. También hay que consumir un yogur de este tipo o bien de los naturales diariamente, pues resultan muy efectivos para combatir las candidiasis de tipo bucal (con ellos se equilibra la flora habitual y se reduce la actividad patógena de la cándida).

**TAMPÓN DE LAUREL Y ROMERO:** el laurel y el romero tienen efectos antisépticos y antiinflamatorios, por eso pueden ser útiles para tratar la candidiasis vaginal. Elabore una infusión de laurel bien concentrada y moje en su interior un tampón limpio. Luego aplique sobre el tampón un poco de miel de romero y colóquelo sobre la zona afectada. Puede practicar este remedio una vez al día, mientras duerme, hasta que desaparezcan las molestias. Es muy efectivo también, para todo tipo de hongos en la zona genital, lavarse todas los días con infusiones de laurel, como han hecho nuestras abuelas durante toda la vida.

**ENJUAGUES DE VINAGRE:** éste es un remedio muy útil en el caso de candidiasis bucal. Para ello basta con mezclar 1 cucharada de vinagre (a ser posible de sidra) con un vaso de agua tibia, y realizar enjuagues bucales y gárgaras al menos durante cinco o diez minutos dos o tres veces al día.

**INFUSIÓN DE FLOR DE SAÚCO:** también para la candidiasis bucal y vaginal, resulta de gran alivio tomar dos infusiones al día (media mañana y cena) realizadas con 1 cucharada de la flor del saúco y 1 taza de agua hirviendo. Hay que seguir el tratamiento hasta que desaparezca el problema.

## PREVENCIÓN

Higiene extrema de la región genital con jabones neutros. En el caso de la candidiasis vaginal, el contagio en las relaciones sexuales es muy probable. Para evitar la humedad en estas zonas no deben utilizarse prendas de vestir ajustadas ni los protectores tipo salvaeslip, que no dejan transpirar.

***Sabía que...*** En caso de candidiasis genital la zona afectada se encuentra revestida por mucosidades blanquecinas muy características, además de presentar un picor muy intenso.

16

# Caries

Perforación de las piezas dentales.

## ORIGEN

La cavidad bucal se encuentra llena de gérmenes, muchos de los cuales se acantonan entre las piezas dentarias y en los diferentes relieves de la corona de las piezas premolares y molares. Cuando estos gérmenes encuentran restos de alimentos (en especial hidratos de carbono o azúcares) pueden crecer y reproducirse, al tiempo que elaboran sustancias ácidas que lentamente perforan las piezas dentales y surge la caries.

## TRATAMIENTO

**ALIMENTACIÓN:** reducir el consumo de azúcares refinados (blanco), ya que se ha demostrado que su propia descomposición puede dar lugar a sustancias ácidas. Otros edulcorantes como el azúcar moreno, melaza o miel no ejercen este tipo de actividad, por lo que los peligros son menores.

**HIGIENE BUCAL:** asegurar un buen cepillado bucal después de cada comida. Hay que cambiar el cepillo de dientes cada tres meses. En el cepillado bucal no olvide limpiar la lengua, ya que suele comportarse como un «colchón» para los gérmenes.

**PARA COMBATIR EL DOLOR:** cuando le moleste la caries, y como medida de urgencia, podrá reducir el dolor mediante gárgaras y enjuagues bucales con medio vaso de agua templada a la que añadirá un chorrito de agua oxigenada. Lo mismo se puede hacer con agua con sal o bicarbonato.

**YOGUR:** cada vez que comamos yogur, debemos lavarnos los dientes a conciencia, ya que el ácido del yogur facilita la alteración del esmalte y por consiguiente también la aparición de caries.

***Sabía que...*** La cavidad que representa la caries ya nunca más volverá a tener tejido dental sano. Hay que limpiar bien la zona afectada para eliminar los gérmenes que pueda contener e impedir con ello que las bacterias afecten a otras piezas dentales e incluso a órganos situados a distancia, como los grandes vasos sanguíneos, corazón, pulmones, etc.

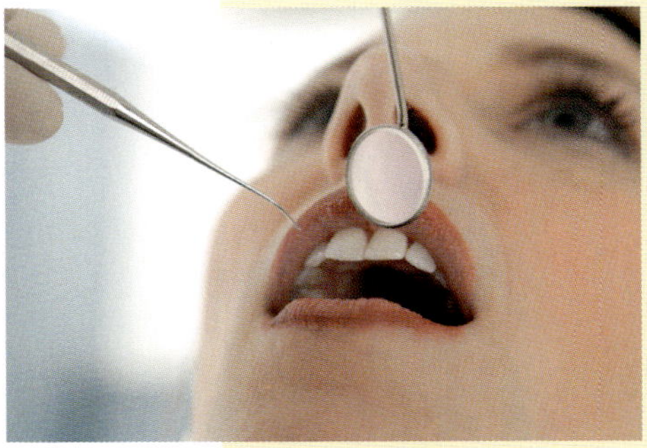

# Ciática

Lesión que afecta al nervio ciático, que se extiende desde las vértebras lumbares hasta el talón del pie pasando por toda la cara posterior del muslo y de la pierna.

## ORIGEN

Las mujeres se ven afectadas con enorme frecuencia por esta enfermedad. Cuando hay ciática, las molestias aparecen en cualquiera de las zonas por donde pasa el nervio ciático o en todas ellas. Su origen más frecuente se relaciona con lesiones de las vértebras lumbares, inflamaciones del nervio (neuritis), contracturas de los músculos cercanos y, en definitiva, todo aquello que por proximidad lesione el nervio.

Para evitar las molestias de la ciática debe cuidar mucho las posturas de la columna vertebral sin forzarla, duerma sobre un colchón duro, no utilice ropa ceñida o apretada y siéntese con la espalda recta.

## TRATAMIENTO

**EMPLASTO DE PATATAS:** se cuecen 4 patatas y se machacan hasta conseguir un fino puré que se extiende sobre un paño amplio y limpio y se coloca sobre la región lumbar, en la espalda, fijado con la ayuda de una camiseta. Se mantiene la cataplasma así hasta que pierda el calor. Puede repetir el remedio un par de veces al día hasta que remitan las molestias.

**MASAJE DE CEBOLLA:** se corta 1 cebolla mediana por la mitad y, con la parte interna de una de las mitades, se da masaje a la zona afectada formando círculos, durante diez minutos. Repetir la operación, si es necesario, a la hora y media o dos horas.

**HARPAGOFITO Y CORTEZA DE SAUCE LLORÓN:** estas plantas, tomadas en infusión, consiguen calmar los dolores producidos por la ciática.

## PREVENCIÓN

Nunca debemos doblar la columna para coger algo, sino que hay que flexionar las rodillas. Cuando doblamos la columna para coger algo, la presión que se ejerce sobre las vértebras equivale a diez veces su peso. Para evitar los ataques, crisis de ciática o lumbago, llevar una castaña pilonga (castaña de Indias) en el bolsillo.

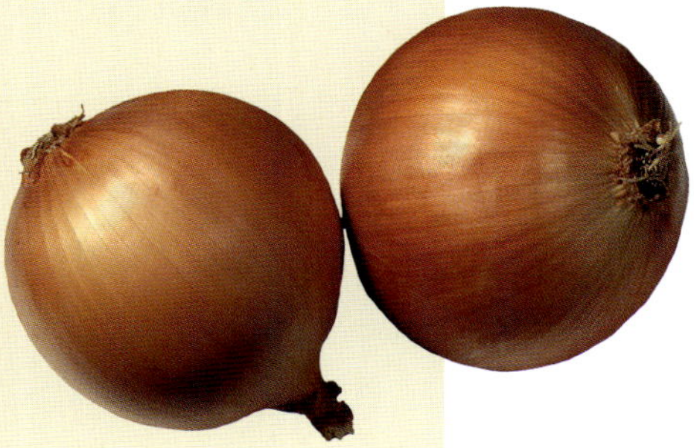

***Sabía que...*** El nervio ciático es quizás el más largo de nuestro cuerpo, y alcanza con frecuencia una longitud superior a un metro.

16

# Cistitis

La cistitis es una inflamación aguda de la vejiga urinaria que afecta sobre todo a las mujeres, ya que su vejiga está más cerca del exterior que en el caso de los hombres.

## ORIGEN

En la mayor parte de los casos el origen de la cistitis es de tipo infeccioso, y en particular se produce a partir de bacterias localizadas en las regiones anal y genital externas. Otras veces se relaciona con agentes físicos como el frío, e incluso factores mecánicos o pequeños traumatismos, como es el caso de las primeras relaciones sexuales. Cuando aparecen, los síntomas más comunes son ganas frecuentes de orinar, hacerlo en poca cantidad cada vez, acompañado de escozor y dolor en la región genital. La orina puede aparecer turbia o de un color intenso y el olor puede ser fuerte. Lo fundamental en las cistitis es tratarlas por completo, por un periodo superior a la ausencia de síntomas, ya que de lo contrario pueden cronificarse y aparecer en brotes sucesivos.

## TRATAMIENTO

**ZUMO DE ARÁNDANOS:** tomar medio vaso al día de este tipo de zumo colabora de forma notable a la hora de reducir los síntomas. No se debe endulzar. El arándano contiene sustancias que impiden a las bacterias adherirse a las paredes de la vejiga urinaria. También podemos tomar cápsulas del extracto concentrado de arándanos en vez del zumo.

**EMPLASTO Y ZUMO DE PATATAS:** cocer 2 o 3 patatas de tamaño mediano y luego pelarlas, machacarlas y con una gasa colocar un emplasto sobre el bajo vientre para calmar los síntomas. El líquido de la cocción puede aplicarlo y tomarlo a lo largo del día para limpiar las vías urinarias (2 vasos al día).

**BAÑOS DE CONTRASTE:** todos los días, por la mañana, tome un baño de contraste en el bidé. Primero llene el bidé con agua templada-caliente (36 °C), y permanezca en él durante tres o cuatro minutos. Después cambie el agua por otra ligeramente fría y permanezca en ella menos de un minuto. Repita el ciclo una vez más.

**BAÑOS DE TEMPERATURA ASCENDENTE:** en la bañera o en el bidé se introducen los pies en agua templada (35 o 36 °C) y dejamos el grifo abierto para que siga saliendo agua caliente que permita elevar la temperatura del recipiente a un grado por minuto. Notaremos una agradable sensación de incremento de la temperatura y permaneceremos así durante cinco minutos. Cuando alcancemos los 39 o 40 °C cerramos el grifo y permanecemos otros cinco o diez minutos más. Con ello conseguimos mejorar la circulación de la sangre en la región genital y acelerar la curación.

**BAÑOS DE ASIENTO ASCENDENTES:** consisten en que el agua del bidé o recipiente similar nos cubra desde medio muslo hasta justo debajo del ombligo. Nos los aplicaremos con el agua caliente y cuando ésta se enfríe la sustituiremos por otra nuevamente caliente. La duración de esta práctica es de quince a veinte minutos, no más.

**CALOR SECO LOCAL:** con la ayuda de una bolsa de agua caliente aplicaremos calor seco sobre el bajo vientre dos o tres veces al día. Mejora la circulación de la sangre, produce cierto efecto analgésico sobre los nervios de esa zona y reduce las molestias.

**COBRE:** se puede tomar cobre (oligoterapia) como antibiótico. Solidago en gotas. También viene bien la equinácea y el própolis, que funcionan como antibióticos naturales.

**AGUA DE COCCIÓN DE CEBOLLA:** cocer una cebolla troceada en cuatro partes en 1/2 litro de agua, a fuego len-

# Cistitis (continuación)

## TRATAMIENTO

to. Cuando se reduzca a la mitad, se retira del fuego y se deja enfriar. Se filtra y se toma en ayunas. Se repite durante nueve días.

**PAÑOS DE AGUA FRÍA EN EL BAJO VIENTRE:** a la hora de ir a la cama, aplique en la zona del bajo vientre, a la altura del vello, un paño empapado en agua fría, bien escurrido. Se cubre con una toallita de higiene íntima y se sujeta con la braguita y el pijama. Al día siguiente se sorprenderá de sus efectos.

**INFUSIONES DE GAYUBA, FLOR DE BREZO Y COLA DE CABALLO:** tome estas infusiones, pues son muy efectivas para el tratamiento de la cistitis. Practique además los baños de genitales con agua caliente, que calman rápidamente el escozor y dolor que se produce en la uretra al orinar.

## PREVENCIÓN

Evitar el frío en la región genital, extremar la higiene en la zona genitoanal y en particular después de cada micción. La higiene habitual de los genitales debe realizarse de delante hacia atrás, nunca al revés, y si se utiliza jabón, hacerlo una sola vez al día, para no destruir el manto protector de la piel. Se puede lavar más veces, si se desea, con agua clara o con agua y unas gotas de limón o bicarbonato. Evitar el uso de prendas ajustadas y salvaeslips que incrementen la sudación de esta zona (pantalones ajustados, *panties*). Usar prendas interiores de algodón y dormir sin ropa interior para facilitar que los genitales «respiren». Cada vez son más frecuentes los casos de cistitis por el uso continuado de ropas ajustadas, tejidos poco flexibles y sintéticos. Estas modas de prendas ajustadas afectan a los ovarios y pueden ser motivo de esterilidad. Para limpiar periódicamente las vías genitourinarias tomaremos con frecuencia cerezas enteras o en zumo, a primera hora del día, con el estómago vacío.

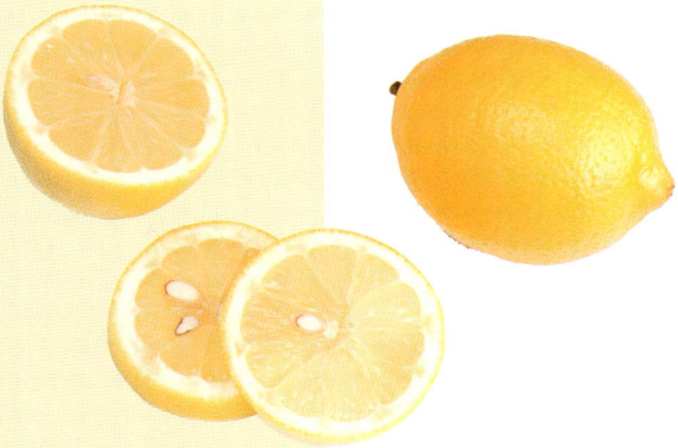

***Sabía que...*** La mayor parte de las cistitis en el caso de la mujer se producen por «irritaciones» o contaminación durante el coito, razón por la cual hay que extremar la higiene en estos casos.

16

# Colesterol

Exceso de grasa en la sangre, que puede pegarse a las paredes de las arterias y formar «costras» que poco a poco dan lugar al estrechamiento de las arterias, proceso que conocemos como arteriosclerosis.

## ORIGEN

El colesterol es una de las grasas más abundantes e importantes en nuestro cuerpo, ya que con su ayuda se forman las membranas o barrera externa de los miles de millones de células que tenemos en el cuerpo. Del colesterol derivan muchas de las hormonas que controlan las funciones de nuestro organismo. Además, sirve de sustrato energético para la actividad de los músculos y es una forma de almacenar las grasas, ya que gracias a él se sintetizan los ácidos biliares. Para circular por la sangre, y como la mayor parte de la sangre es agua, el colesterol necesita unirse a una serie de proteínas que actúan a modo de «taxis»: la VLDL, LDL y HDL. El colesterol se introduce en nuestro organismo a través de la alimentación, ya que forma parte de los alimentos grasos, en particular de los de origen animal. Las dolencias por exceso de colesterol son más probables cuando en la sangre abunda la VLDL y LDL en lugar de la HDL. También el exceso de colesterol puede favorecer la formación de piedras en la vesícula biliar.

## TRATAMIENTO

**ZUMO DE LIMÓN:** una vez a la semana licuar 3 o 4 limones y mezclar el zumo resultante con 1 litro de agua. Beber dos o tres vasos al día hasta que se agote la mezcla. Debe conservarse en la nevera o en lugar oscuro.

**COCIMIENTO DE MANZANA:** pelar 1 o 2 manzanas y luego cocer la piel en 1/2 litro de agua durante diez minutos. Seguidamente colar el líquido y beberlo a lo largo de uno o dos días. Repetir este remedio todas las semanas.

**MANZANA Y ZANAHORIA CRUDAS:** ambos alimentos contienen grandes cantidades de pectina, un tipo de fibra que «secuestra» el colesterol que acompaña a los alimentos en el intestino e impide su absorción y su entrada en la sangre. Si tomamos todos los días una manzana o una zanahoria cruda, no tendremos problemas con el colesterol. La manzana es la fruta que más ayuda a regular el nivel de colesterol, lo mismo que los pescados azules, especialmente el salmón.

**COCIMIENTO DE DIENTE DE LEÓN:** cocer 100 g de la raíz de esta planta en 1 litro de agua, procurando que hierva durante diez minutos. Pasado este tiempo dejamos enfriar la cocción y luego filtramos el líquido. El resultado se consume a razón de 3 tazas al día (desayuno, comida y cena). Practicarlo una vez al mes.

**BERENJENAS:** comer con frecuencia berenjenas en cualquiera de sus formas (nunca fritas o rebozadas). Sus componentes ayudan a reducir las tasas de colesterol en sangre, así como la entrada del mismo desde el intestino a la sangre.

**SALVADO DE AVENA:** tomar todos los días 3 cucharadas de salvado de avena. Actúa como mano de santo para regular el colesterol. Si además come todos los días una manzana, el colesterol se mantendrá a raya, ya que es la fruta que más reduce el colesterol.

**LECITINA DE SOJA:** una vez reducidas las cifras del colesterol, la lecitina ayuda a que no vuelvan a subir. También permite bajarlo cuando no es muy alto.

# Colesterol (continuación)

## PREVENCIÓN

Vigilar la alimentación y aumentar el consumo de frutas, verduras, hortalizas y evitar el exceso de grasa de origen animal y las vísceras (riñones, hígados); mantenerse dentro del peso ideal o cerca de él; practicar con regularidad una actividad física que permita «quemar» la grasa sobrante (por ejemplo, el colesterol). Anualmente es aconsejable realizar un análisis de sangre para valorar el colesterol. Un buen remedio preventivo es la utilización de cebolla o ajo crudos como acompañantes de alguno de los alimentos del día (ensaladas, carne a la plancha). Reducir el consumo de café descafeinado, alcohol y tabaco.

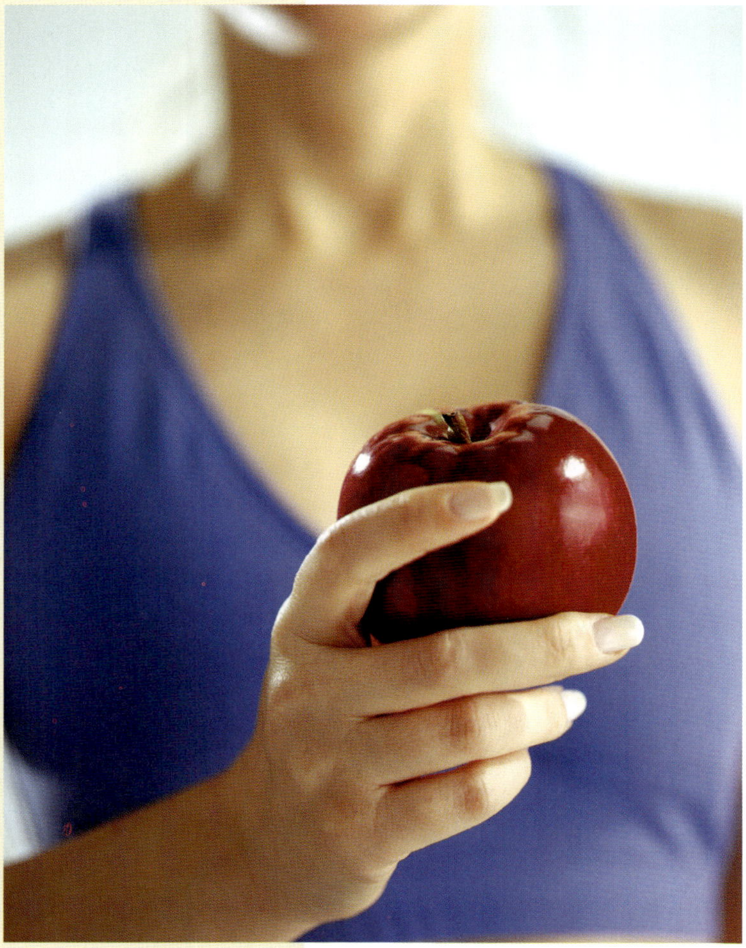

***Sabía que...*** Los alimentos que contienen mayor cantidad de colesterol son los de origen animal y en particular, los que presentan grasa de aspecto sólido a temperatura ambiente como el tocino, los embutidos, la mantequilla, la yema del huevo o la bollería industrial. En general, toda la grasa que es sólida a temperatura ambiente (tocino, embutidos, etc.) contiene enormes cantidades de grasa saturada («la mala») y colesterol.

16

# Colon irritable

Irritación del intestino grueso (en el colon), que se manifiesta por episodios más o menos prolongados en los que hay estreñimiento o diarrea, dolor abdominal, abundancia de gases y dificultades para realizar la digestión.

## ORIGEN

El colon irritable es una enfermedad que afecta más a las mujeres que a los hombres. Sus distintos síntomas evolucionan a modo de crisis. Es una enfermedad de las llamadas psicosomáticas, es decir, su origen suele relacionarse con el estado emocional de la mujer, y en particular con las crisis que pueden aparecer por estados de estrés, irritabilidad, ansiedad, depresión, etc. El control emocional mejora de forma notable la evolución de la enfermedad.

## TRATAMIENTO

**EVITAR ALIMENTOS CRUDOS:** el primer mandamiento en una persona con este problema es no tomar ningún alimento crudo, la fruta en compota, y las ensaladas después de hervirlas; el tomate y la cebolla se pueden asar, pero nunca crudos en caso de colon irritable.

**INFUSIONES DE MANZANILLA O HINOJO:** al igual que en el caso anterior, tienen la finalidad de reducir o prevenir la irritación intestinal. Lo ideal sería tomar una infusión de manzanilla después de alguna de las comidas del día, o bien una infusión de hinojo de vez en cuando.

**COMINO:** para reducir la irritación del intestino grueso y sobre todo para disminuir la formación de gases, conviene que una vez por semana, aproximadamente, añada 1 cucharadita de comino a una de las comidas del día, en particular a las legumbres.

**MANZANA PELADA COCIDA:** tomarla un par de veces por semana con el fin de mantener el intestino en perfectas condiciones. Sus ingredientes equilibran las células de la pared intestinal, con lo que se evita la irritación.

**COMPRESA ABDOMINAL:** en caso de tener molestias en el vientre podemos coger un paño amplio de algodón o lino y doblarlo varias veces. Luego lo mojamos en agua caliente y lo colocamos, sin que gotee, sobre el vientre mientras estamos tumbados. Se deja que actúe relajando la musculatura intestinal mientras mantenga algo de calor.

**INFUSIÓN DE RABOS DE CEREZA:** esta infusión es de gran ayuda. Además, se debe evitar tomar alimentos crudos y, por ello, deberemos hervir las verduras y ensaladas, si es que vamos a tomarlas. Si el problema de colon irritable es muy agudo, añadir a los rabos de cereza unos escaramujos y tomar 3 tazas al día.

## PREVENCIÓN

La mejor prevención de esta enfermedad es el control del estado emocional, evitar las situaciones que dan lugar a las crisis como la irritabilidad, el estrés, la ansiedad o el nerviosismo. Para liberar tensiones conviene «dedicar» todos los días unas horas para realizar las actividades preferidas y en particular, la de relacionarse con los demás, o practicar una actividad física.

***Sabía que...*** Las pacientes con colon irritable necesitan cierta ayuda psicológica para mejorar el control de su estado de ánimo y con ello la evolución de la enfermedad.

# Cuperosis

Alteración de la piel, sobre todo en la cara, en la que aparecen pequeños hilillos venosos o venillas rotas en zonas como pómulos, nariz, mejillas y lóbulos de las orejas.

## ORIGEN

El origen de la cuperosis o couperosis suele estar relacionado con un debilitamiento de la piel al que se une cierta dificultad en el retorno de la sangre por los capilares, ya sea por usar gafas apretadas, por presentar una presión arterial elevada, etc.

## TRATAMIENTO

**LECHUGA Y UVAS:** tanto la lechuga como las uvas contienen grandes cantidades de vitamina C que pueden transferir a la piel y mejorar así su vitalidad. Hervir dos hojas de lechuga y colocarlas sobre las zonas afectadas por la cuperosis para reducir la inflamación y aportar vitamina C. Después de colocar la lechuga, frotar la piel con el hollejo de una uva (la piel de la uva por dentro). Practicar este remedio una vez al día hasta notar mejoría. También puede hacerse un par de veces por semana si se quiere prevenir esta situación.

**INFUSIÓN DE HOJAS DE LLANTÉN:** añadir 1 cucharada de hojas secas de llantén a 1/2 litro de agua hirviendo. Dejar reposar diez minutos la mezcla, hasta que se enfríe ligeramente. Después colar y, con la ayuda de una gasa, aplicar el líquido directamente sobre las zonas afectadas por la cuperosis. Repetirlo todos los días hasta que se note mejoría.

**AGUA DE ROSAS Y AZAHAR:** este preparado está indicado para la nariz roja, pómulos rojos, cuperosis no muy marcada o de reciente aparición. Se mezclan 100 g de agua de rosas, 100 g de agua de azahar y 2 g de borato de sosa (de venta en droguerías) y se aplica mañana y noche en las zonas afectadas.

**INFUSIÓN DE MENTA, BARDANA Y PRIMAVERA:** se añade a 1 taza de agua hirviendo 1 cucharadita de menta, otra de bardana y una pizca de primavera. Lo dejamos reposar quince o veinte minutos y lo filtramos. Se toman 2 o 3 infusiones diarias durante un par de semanas. No deben seguir este remedio los que padezcan de vértigos o mareos con cierta frecuencia.

## PREVENCIÓN

Debemos evitar que haya obstáculos al retorno de la sangre en la piel con el uso de gafas apretadas, joyas, etc. Conviene reducir el consumo de café, té y alcohol, ya que estos hábitos contribuyen a dilatar las venas de la cara.

***Sabía que...*** La cuperosis tiene un gran componente de tipo genético, de tal forma que los antecedentes familiares determinan mucho la existencia futura de esta alteración. En el caso de haberlos, hay que prevenir la situación tomando sobre todo alimentos con mucha vitamina C.

16

# Depresión y tristeza

Estado de ánimo decaído, sin ganas por hacer cosa alguna, con escasa autoestima, sentimiento de que todo lo hacemos mal y con la impresión (a veces seguridad) de un futuro «incierto y negro».

## ORIGEN

Con frecuencia la depresión responde a factores externos que suponen una pérdida, ya sea en el orden material (desempleo, ausencia de objetivos o estímulos profesionales, la hipoteca de la casa) o incluso en el aspecto humano (fallecimiento de un ser querido, el final del embarazo, la jubilación, una separación o divorcio). Otras veces no encontramos ninguna de estas situaciones y hablamos de depresión endógena, situación en la que pueden estar alterados uno o varios de los sistemas químicos que actúan en el cerebro, sobre todo la serotonina.
En cualquier caso la depresión y la tristeza suelen acompañarse de pérdida de actividad, falta de apetito, alteraciones a la hora de dormir (sueño escaso), lentitud en los movimientos, disminución de la comunicación con los demás, tendencia al aislamiento, etc. En general se requiere tratamiento por parte del especialista, a menudo durante algunos meses, pero podemos ayudar con algunos remedios y hábitos.

## TRATAMIENTO

**INFUSIÓN DE HIPÉRICO O HIERBA DE SAN JUAN:** tomar 2 infusiones diarias elaboradas con 1 cucharada de esta planta por cada taza de agua caliente. También puede utilizarse en forma de cápsulas, así resulta más fácil el tratamiento, e incluso más eficaz, ya que la cantidad administrada es más precisa. También en gotas, es más efectivo. Se pueden encontrar en herbodietéticas y dan muy buen resultado. Se debe consultar con el especialista antes de tomar hipérico, sobre todo si se está en tratamiento con fármacos antidepresivos.
**BAÑOS RELAJANTES DE SÁNDALO:** tomar dos o tres baños a la semana de agua templada-caliente a la que se añaden 5 gotas de aceite de sándalo (de efecto relajante).
**TÉ DE SEMILLAS DE CARDAMOMO:** tomar un té al día con las semillas de esta planta. Es una de las formas naturales más eficaces de alimentar el espíritu y elevar nuestro estado de ánimo, ya que sus ingredientes facilitan la actividad emocional de nuestro cerebro.
**PLÁTANOS BATIDOS CON YOGUR:** cada día tomaremos dos plátanos batidos y mezclados con yogur natural. Se pueden comer durante el desayuno o en la merienda. Seguiremos este remedio sólo en los casos en los que notemos tristeza, o de vez en cuando, si hay tendencia a la depresión o a la melancolía.
**INFUSIÓN DE VERBENA:** el consumo de 2 o 3 infusiones al día de esta planta (1 cucharada por taza de agua caliente) ayuda a reducir los síntomas de los estados de ánimo «apagados» como la tristeza, la depresión o el insomnio. Seguiremos este remedio hasta notar cierto alivio de los síntomas, en cuyo caso tomaremos sólo una infusión diaria durante algunas semanas.
**SIMPATICOTERAPIA. PROVOCAR ESTORNUDOS:** los chinos, cuando les sobreviene una tristeza súbita, se suelen provocar unos cuantos estornudos haciéndose cosquillas en la nariz con una pluma de gallina.
**REFLEXOTERAPIA PODAL CON AYUDA DE UNA BOLA:** los egipcios cogían una bola hecha de madera o piedra y la hacían rodar con la planta de los pies descalzos. La bola les producía un masaje en esa zona que transmitía un reflejo en el bienestar de todo el organismo.
**EJERCICIOS DE RESPIRACIÓN:** tapar un «caño» de la nariz e inspirar por el otro. Luego se tapa el otro y se espira por el que antes estaba tapado. Repetir varias veces. Por increíble que parezca, con este ejercicio notaremos una mejoría inmediata.
**ELEUTEROCOCO:** es muy efectivo en mujeres con tristeza. Lo encontraréis en las herboristerías, solo o mezclado con jalea real o polen.
**POLEN:** su consumo es muy recomendable para las personas con tendencia a

# Depresión y tristeza (continuación)

## TRATAMIENTO

la depresión estacional (otoño, primavera). El polen posee importantes propiedades energizantes.

**BAÑOS DE ARENA:** en verano, cuando vaya a la playa, practique baños de arena. Después de un baño en el mar y sin secarse, entiérrese en la arena como suelen hacer los niños. Debe cubrirse el cuerpo pero sin extender una capa muy gruesa para que la acción del sol penetre. Ponerse crema solar y sombrero para proteger la cabeza y la cara del sol y permanecer así durante quince o veinte minutos. Bañarse de nuevo en el mar y al salir, hacer ejercicios de estiramiento, respiración y relajación en la orilla. Estos baños de arena tienen resultados extraordinarios para conseguir una relajación general en estados de estrés e insomnio y ayudan a relajar las contracturas musculares. Es sorprendente lo efectivo que es este remedio tan sencillo.

**FLORES DE BACH:** las flores de Bach son sustancias extraídas del rocío de las flores, en su mayoría silvestres. Son originarias de Gran Bretaña y su descubridor fue el doctor Edward Bach. Descubrió que el rocío de ciertas flores actuaba sobre las emociones y sentimientos, pero sin reemplazar a la medicina tradicional o alopática, y dedicó muchos años de su vida a investigar con sus pacientes, obteniendo resultados excelentes. Los remedios fueron desarrollados para el tratamiento de los problemas emocionales, actuando únicamente sobre ese campo. Ayudan a enfrentarse con ánimo positivo, a cualquier situación que se presente, a cualquier enfermedad, y a conseguir mejorar la calidad de vida. Trata los problemas de incertidumbre, falta de confianza en uno mismo, de personas que siempre buscan la aprobación en los demás. También pueden recurrir a las flores de Bach aquéllos con falta de interés en general, soñadores, nostálgicos, distraídos, los que se resignan fácilmente, las personas que se sienten tristes sin motivo aparente, los que se sienten solos, los orgullosos reservados, los impacientes irritables, los obsesionados con sus preocupaciones, los sensibles a quienes todo les influye y sufren por ello, personas que se reservan todas sus preocupaciones y no pueden mostrarse alegres, los obsesionados en servir a los demás, los que se sienten explotados, los envidiosos que sienten odio y les reconcomen los celos; remedios para el desaliento o la desesperación, para los que se preocupan demasiado por los demás, para los que tienen sentimientos de culpa, etc. Todos estos sentimientos que influyen negativamente se tratan con alguna de las 38 esencias florales existentes, y cada una actúa sobre un tipo de emoción concreta o varias. Esta terapia natural de Bach está aprobada por el Departamento de Salud Pública del Reino Unido y por la Food and Drug Administration de Estados Unidos, que controla los productos relacionados con la salud. Este tratamiento requiere consejo y seguimiento de un especialista.

## PREVENCIÓN

Mayor dedicación a nosotros mismos reservando 1 o 2 horas diarias a nuestra relación con los demás, practicar una actividad física que nos relaje, o simplemente hacer las cosas que más nos gusten (leer, pintar, escribir). Hay alimentos como los plátanos y las nueces que suministran al «cerebro emocional», el sistema límbico, las sustancias que necesita para funcionar correctamente y poder controlar nuestras emociones. Existen medicamentos que facilitan el fallo del cerebro emocional y propician la depresión o la tristeza, como los antihipertensivos, antiarrítmicos, anticonceptivos, sedantes y algunos tranquilizantes.

***Sabía que...*** Más de un 50 por ciento de los médicos alemanes tratan la depresión o estados similares administrando en primera instancia hipérico o hierba de San Juan. Sólo en un 2 por ciento de casos se utiliza fármacos antidepresivos como primera medida dentro del tratamiento.

16

# Diabetes

La diabetes se caracteriza por la presencia en la sangre de cantidades elevadas de glucosa o azúcar, que pueden dañar las arterias, el cerebro y otros órganos.

## ORIGEN

Debemos mantener a raya a la diabetes. Los diabéticos deben excluir de su dieta la bollería, la miel, el chocolate, bebidas alcohólicas, etc. Para no cargar la sangre con digestiones pesadas deben comer de cinco a seis veces al día e incluir en la dieta legumbres, verduras (coliflor, coles, endibias, escarola, lechuga, guisantes, pepino), frutas y cereales.

En las personas adultas la diabetes se debe casi siempre a una producción reducida de insulina que se ocasiona por diversos motivos, pero en general lo que sucede es que el páncreas, poco a poco, se agota. Los factores que más influyen son la obesidad, el sobrepeso, el sedentarismo, los embarazos previos, los traumatismos graves, el consumo de fármacos como los corticoides, etc. En el caso del adulto podemos corregir la diabetes si controlamos la alimentación, con ayuda de fármacos que eliminan la glucosa sobrante de la sangre o con inyecciones de insulina. También podemos colaborar con algunos remedios naturales.

## TRATAMIENTO

**EUCALIPTO:** las hojas del eucalipto contienen grandes cantidades de eucaliptol o cineol, elemento que cuenta con diversas propiedades farmacéuticas, como las de ayudar a regular los niveles de glucosa en la sangre. Además, las infusiones que se elaboran con esta planta tienen un sabor muy agradable. Proponemos un remedio en el que sólo se necesita 1 cucharada sopera de hojas de eucalipto y 1 taza de agua: se hierve el agua y se añaden las hojas de eucalipto, se deja reposar el preparado hasta que el agua esté templada y luego se cuela el líquido resultante y se bebe. Si se toma todos los días esta infusion y una cucharada de germen de trigo, veremos qué sorpresa nos llevamos en los próximos análisis. Este remedio es muy efectivo y ha dado muchas alegrías.

**ENSALADA PARA LA DIABETES:** sólo se necesitan unas hojas de diente de león, un par de rodajas de cebolla y un puñado de picatostes. Se prepara como una ensalada normal: lavar las hojas de diente de león, picar la cebolla y freír los picatostes. Se mezclan los ingredientes y se toma. Puede comerse las veces que se quiera. Tanto el diente de león como la cebolla colaboran a mantener la glucosa (el azúcar) dentro de valores normales.

**APIO Y ALCACHOFAS:** estos productos tienen en su composición una sustancia muy similar a la insulina, razón por la que si los tomamos con frecuencia (en cualquiera de sus formas), estaremos colaborando a reducir los niveles de glucosa en sangre.

**INFUSIÓN DE AGRIMONIA:** se toman 3 tazas al día de infusión de agrimonia elaboradas con las flores y hojas de esta planta (30 g de planta por cada litro de agua hirviendo). Se sigue este remedio durante cinco días y se descansa otros cinco. Se debe mantener este ritmo hasta tener los niveles de glucosa cerca de lo normal, momento en el cual se puede dejar el remedio.

**INFUSIÓN DE VINCAPERVINCA:** se elabora de la misma forma que la receta anterior, con la diferencia de que se toman 2 tazas diarias durante diez días.

**HIDROTERAPIA:** para evitar las alteraciones de las arterias que producen la diabetes hay que realizar, tres veces por semana, cepillados de la piel con agua, duchas de temperatura alterna (primero templada-caliente y luego fría unos segundos), o bien chorros de agua fría.

# Diabetes (continuación)

## TRATAMIENTO

**LECHUGA Y CEBOLLA COCIDAS:** al igual que sucede con la alcachofa, estos alimentos incluyen sustancias similares a la insulina y favorecen su actividad.

**VAINAS DE JUDÍAS O HABAS, HOJAS DE NOGAL:** las infusiones realizadas con cualquiera de estos productos ayudan a controlar los niveles de glucosa en la sangre. Basta con tomar una infusión al día hasta conseguir los efectos deseados.

**MIRTILO:** tomar mirtilo protege de las retinopatías diabéticas e incluso, si se tratan a tiempo, ayuda a recuperarse. También hay extracto de mirtilo en cápsulas, del que se ha eliminado la fructosa (azúcar de la fruta) de tal manera que las personas diabéticas pueden tomarlo sin problemas.

**RETINOPATÍAS:** los diabéticos, para prevenir la pérdida de visión, pueden cocer 2 o 3 brotes tiernos de zarzamora en medio vaso de agua. Se hierve cinco minutos y se toma a diario en ayunas.

## PREVENCIÓN

Aunque las frutas tengan azúcares, los diabéticos deben comerlas (sobre todo mangos y plátanos) y también cereales integrales (pan integral), ya que contienen grandes cantidades de vitaminas con carácter antioxidante que protegen las paredes de las arterias. Hay que controlar el peso para que se encuentre cerca de su valor ideal y evitar la bollería industrial, dulces, grasa animal y comidas abundantes. Conviene repartir la comida del día en cinco o seis tomas; practicar con regularidad una actividad física para ayudar a producir un poco más de insulina y eliminar el azúcar sobrante de la sangre. Se aconseja realizar periódicamente análisis de sangre para comprobar que la glucosa se encuentra por debajo o cerca de 120 mg por cada 100 ml de sangre.

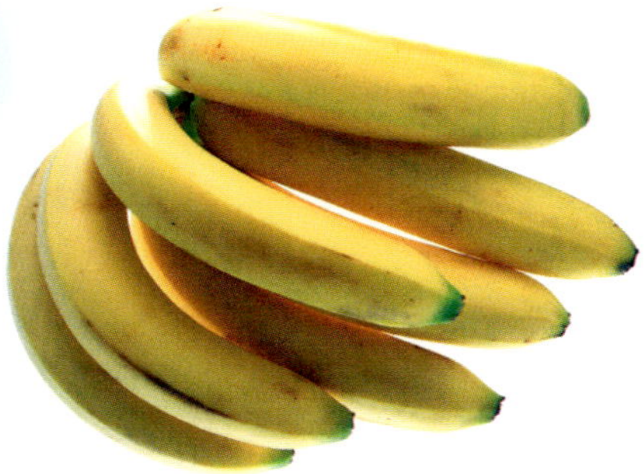

***Sabía que...*** La diabetes es una enfermedad cada vez más frecuente. De hecho, cinco personas de cada cien padecen esta patología. Aparece sobre todo en edades adultas, es más, cada año que cumplimos tenemos más probabilidades de sufrirla.

16

# Diarrea

Las deposiciones son blancas, con frecuencia líquidas, y en número superior a tres veces al día. Suelen acompañarse de dolor abdominal, flatulencia y debilidad general.

## ORIGEN

La diarrea es un síntoma que acompaña a muchas enfermedades del intestino como por ejemplo irritaciones o inflamaciones del mismo, desarrolladas por gérmenes (gastroenteritis), alimentos en malas condiciones, comidas abundantes, exceso de alcohol, etc. Otras veces se relaciona con alteraciones de tipo psíquico o situaciones de estrés (la conocida diarrea preexamen de los estudiantes). El mayor problema de las diarreas es que eliminan gran parte del agua que hay en el organismo, agua que debe ser repuesta de inmediato para evitar la deshidratación.

## TRATAMIENTO

**DIETA LÍQUIDA:** para evitar la pérdida de líquidos (agua) y permitir que el intestino trabaje lo menos posible hay que mantener una dieta líquida durante uno o dos días. En ese tiempo hay que beber mucha agua, zumos, alimentos licuados, etc.

**JARABE DE ARROZ Y MEMBRILLO:** se hierve un vaso de arroz en 1 litro de agua y luego se filtra el líquido. Cuando esté frío, se añaden 100 g de membrillo y tres claras de huevo. Se bate todo y se guarda en lugar seco y oscuro. Se toma medio vaso cada hora, hasta que desaparezcan las molestias.

**AGUA Y LIMÓN:** se licúa un limón grande y se mezcla con 1 litro de agua tibia. Tomar la cantidad que se desee y cuando se desee. El efecto astringente del limón evitará la pérdida de líquidos desde el intestino.

**AGUA DE CEBADA:** se hierve 1 cucharada de cebada en 1/2 litro de agua durante veinte minutos. Después se filtra el líquido resultante y se bebe las veces que se desee. Este remedio también es muy útil, tomado de vez en cuando, para evitar las diarreas de carácter crónico.

**YOGUR NATURAL:** es uno de los métodos conocidos mejores y más efectivos. Tomar dos o tres yogures naturales al día para regenerar la flora intestinal que se pierde en caso de diarrea. Además resulta muy nutritivo porque se absorbe fácilmente.

**ZUMO DE GROSELLA:** tomar tres veces al día el zumo obtenido al exprimir bayas frescas de grosella. En menos de cuarenta y ocho horas se habrá resuelto el problema.

**SAL EN EL OMBLIGO:** cuando la diarrea sea muy fuerte, se coloca un poco de sal en el ombligo y se sujeta con una tirita. Este remedio es muy recomendable también para los niños.

**MANZANA RALLADA:** la manzana ayuda a regular el intestino.

**COPOS DE AVENA:** la avena en copos actúa como modulador del tránsito intestinal. En caso de diarrea, los copos de avena ayudarán a que el intestino trabaje a un ritmo normal.

**ARCILLA:** fija y arrastra los residuos en los intestinos. Se toma 1 cucharadita disuelta en un vaso de agua.

**GRANADA:** la granada es muy astringente y ayuda mucho en caso de diarrea, colitis y gastroenteritis. En la época en que madura el fruto de la granada, secar las cáscaras al sol, evitando el rocío para que no se forme moho. Una vez secas, se trocean en pedacitos de unos 2 cm y se guardan en un frasco de cristal hermético. Se conservan de una temporada a otra. Se prepara un té concentrado y se le agregan dos o tres trozos de cáscara. Se deja reposar unos minutos con la taza cubierta. Se bebe 1 taza dos o tres veces al día.

**ESCARAMUJO:** preparar infusiones de escaramujo (*Rosa canina* L.). El escara-

# Diarrea (continuación)

## TRATAMIENTO

mujo es una planta con propiedades astringentes que ayuda a combatir las molestias de la diarrea. Se vierte un puñado de semillas de escaramujo en 1 taza de agua, se da un hervor y se tapa, dejándolo reposar unos cinco o diez minutos. Se toman 3 tazas al día.

**RABOS DE CEREZA:** infusión de rabos de cereza en caso de cólicos y flatulencia. Relaja mucho el vientre. Se toma en todos los procesos intestinales (colitis, rectocolitis). Es un poderoso cicatrizante del intestino en los casos de colitis ulcerosas con pérdida de sangre en las heces.

## PREVENCIÓN

Hay que vigilar los alimentos que se consumen y su estado, sobre todo en verano. Evite las comidas copiosas. Cuando note los primeros síntomas, cambie la alimentación a una dieta blanda.

***Sabía que...*** Las diarreas causadas por impacto psicológico o situaciones de estrés no suelen repetirse como sucede con las de carácter infeccioso. Esto es, se presentan una sola vez a lo largo del día.

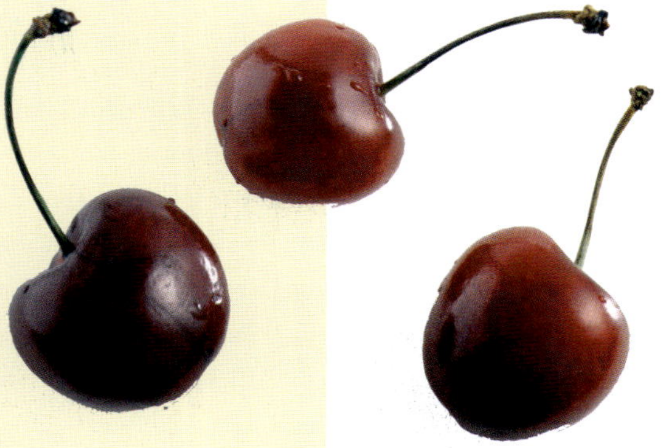

16

# Digestiones pesadas

Dificultad para hacer la digestión, que produce acidez, hinchazón, sensación de fatiga, o dura más de las dos o tres horas habituales.

## ORIGEN

El estómago es una cavidad del aparato digestivo que se encarga de recibir los alimentos que proceden de la cavidad bucal. En su interior se degradan para transformarse en una especie de semilíquido que al intestino le resulta más fácil absorber. Su labor es realizada por medio de movimientos peristálticos y a partir de las secreciones gástricas (jugos gástricos). La labor del estómago se prolonga durante dos o tres horas después de comer, siempre en función de la cantidad de alimento que se ingiera.

## TRATAMIENTO PREVENCIÓN

**EVITAR LAS COMIDAS EXCESIVAS,** ya que con ello se «hincha» mucho el estómago y su actividad, además de prolongada, no resulta tan eficaz. Lo ideal es comer cuatro o cinco veces al día y en cantidades similares cada vez, distribuyendo mejor el trabajo del estómago a lo largo del tiempo.

**NO CONCENTRAR LA COMIDA** en una sola toma durante el día tal y como suele suceder con la comida del mediodía. Es preferible habituarse a que ésta sea menos abundante e incrementar los alimentos en el desayuno. El estómago se sentirá mejor y dará menos molestias.

**EN CASO DE DOLOR DE ESTÓMAGO** puede ayudarnos tomar una ducha de agua caliente sobre la región abdominal, sobre el estómago, durante diez minutos.

**EN CASO DE ACIDEZ** es de gran ayuda tomar, a sorbos, un vaso de agua templada.

**PEREJIL:** masticar una ramita de perejil es uno de los remedios más eficaces y naturales contra la acidez de estómago. Además puede hacerse siempre que se quiera.

**INFUSIONES:** las infusiones colaboran en la actividad del estómago haciéndola más fácil y eficaz. Le recomendamos las de manzanilla, menta, menta poleo o salvia, entre otras.

**DOLOR O ACIDEZ DE ESTÓMAGO:** un método infalible consiste en hervir una cebolla pequeña y limpia en un poco de leche. Luego se cuela el líquido y se toma caliente. Los efectos son inmediatos. En cualquier caso siempre que hay dolores en el estómago que se repiten hay que acudir al especialista para conocer su origen (úlcera, gastritis, etc.).

**LIMÓN Y BICARBONATO:** para aliviar la acidez del estómago, se prepara medio vaso de agua templada y se le añade 1 cucharilla de bicarbonato y el zumo de medio limón. Se toma en ayunas.

***Sabía que...*** Una siesta excesiva, superior a los treinta o cuarenta y cinco minutos, dificulta la actividad del estómago prolongándola durante más tiempo del necesario. Por esta razón muchas veces después de una siesta superior a una hora se tiene pesadez gástrica e incluso acidez.

# Dispareunia

Penetración vaginal con dolor o molestias diversas.

## ORIGEN

La dispareunia puede considerarse un hecho frecuente en el caso de las primeras relaciones sexuales, sobre todo hasta que se produce la completa desaparición del himen. En situaciones posteriores puede ser debida a la existencia de contusiones en la región genital, pequeñas laceraciones, e incluso ulceraciones de la zona vaginal o uretral, ya sean relacionadas con procesos infecciosos o inflamatorios. Es muy frecuente la dispareunia por falta de lubricación adecuada de la vagina durante la penetración, e incluso por la adopción de posturas incómodas. Otras veces, no pocas, existen conflictos psicológicos que tensan la musculatura vaginal y convierten la penetración en un problema. Estos casos casi siempre requieren la ayuda del psicólogo.

## TRATAMIENTO PREVENCIÓN

**CONSEGUIR LA MEJOR LUBRICACIÓN** de la región vaginal para que la penetración resulte sencilla y cómoda. En este sentido, las prisas son las peores consejeras.

**COLOCACIÓN DEL PRESERVATIVO** de manera correcta, ya que la presencia de arrugas, pliegues o deformaciones similares, facilita la irritación vaginal.

**RELAJACIÓN** a la hora de la penetración, no sólo desde un punto de vista orgánico sino también mental. Cuando la practicamos de forma no deseada, la lubricación vaginal es menor, la musculatura de la vagina se tensa y la penetración resulta dolorosa.

**AYUDA PSICOLÓGICA:** cuando no hay ninguna causa orgánica o externa que justifique la dispareunia, debemos pensar en algún conflicto de tipo psicológico que, con la ayuda de personal especializado, podremos superar.

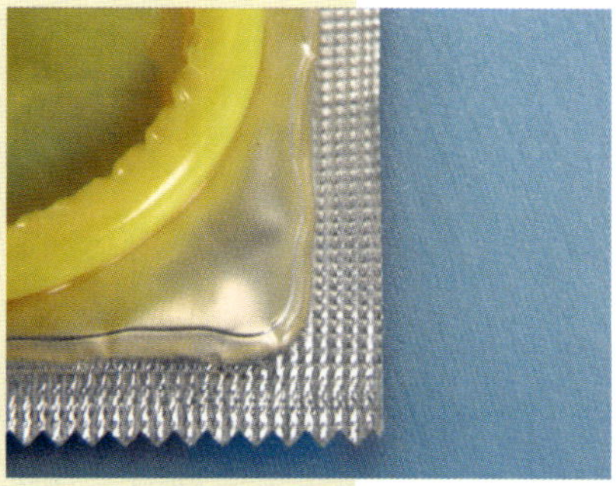

***Sabía que...*** La lubricación de la vagina se reduce considerablemente a medida que nos acercamos a la menopausia y después de ella, así como en el caso de recibir radiaciones, cirugía importante o tratamiento con corticoides.

16

# Dolor cervical

Contracturas en el cuello que se manifiestan con dolor que puede extenderse hasta la cabeza.

## ORIGEN

El cuello está constituido por 7 pequeñas vértebras cervicales rodeadas de más de una veintena de músculos que protegen la laringe y el esófago. Pero no es recto, sino ligeramente curvo, apuntando hacia delante. Esto hace que si no respetamos su curvatura ni adoptamos las posiciones más adecuadas, los músculos trabajan más de lo debido y aparecen las temidas contracturas. Las causas más frecuentes de dolor en el cuello son posiciones anómalas a la hora de leer, escribir, ver la televisión o dormir. La cabeza pesa casi 6 kg, y si no la mantenemos erguida cuando estamos de pie o en horizontal, cuando estamos en la cama, puede «vencer» al cuello y alterarlo. Por ejemplo, si estamos leyendo o cosiendo nunca debemos tener la cabeza hacia delante, inclinada, ya que pesa más.

## TRATAMIENTO

**JABÓN:** todas las noches, antes de acostarse, coloque una pieza de jabón debajo de la almohada, justo ocupando la zona que entra en contacto con el cuello. De esta manera se asegura una buena disposición de las vértebras cervicales y con ello evita la tensión de los músculos y posibles molestias.

**ESTIRAMIENTOS:** cuando tenga dolor en el cuello realice estos sencillos ejercicios: intente tocar con la cabeza el hombro derecho sin elevarlo, mantenga esa posición cuatro o cinco segundos y luego vuelva la cabeza a su posición normal. Repita el ejercicio diez veces con el hombro derecho, otras diez con el izquierdo, hacia delante (para tocar con la barbilla el pecho) y hacia atrás (pegando la nuca a la espalda).

**ALMOHADA DE TRIGO SARRACENO:** el trigo sarraceno es una variedad de cereal rico en hidratos de carbono, proteínas, minerales y vitaminas del grupo B. Las almohadas elaboradas con este trigo se adaptan perfectamente a cada milímetro del cuello y además mantienen la forma durante mucho tiempo. Por eso se utiliza como almohada en muchas clínicas y hospitales (dentro de los departamentos de traumatología). Medidas de la almohada: ancho equivalente a la distancia que hay entre los dedos pulgar e índice si se estiran con la mano abierta.

**PAÑUELO DE SEDA:** para prevenir e incluso tratar el dolor de cuello o de las vértebras cervicales puede servir de ayuda colocarse un pañuelo de seda alrededor del cuello, ya que así se conserva el calor y se estimula la circulación de la sangre en esta zona.

**BÁLSAMO PARA LOS DOLORES DE CUELLO:** para combatir los dolores de cuello y contracturas musculares se puede preparar un bálsamo que aplicaremos con masajes. Se ponen 100 g de aceite de almendras dulces y 25 g de cera blanca al fuego hasta que se derritan y se mezclen bien. Seguidamente, se retiran del fuego y se espera a que se enfríe un poco. Después se añaden 10 gotas de esencia de romero, 10 gotas de esencia de tomillo y otras 10 gotas de esencia de eucalipto y se mezcla bien. Se envasa y se guarda. Se aplica con suaves masajes cuando hay dolor.

***Sabía que...*** Se calcula que diariamente movemos el cuello más de diez mil veces, aunque quienes trabajan con ordenador, cajas registradoras o atendiendo como dependientes superan con creces esta cantidad.

## PREVENCIÓN

La tensión nerviosa es una causa frecuente de dolor en el cuello porque los músculos de la parte superior de la espalda se encuentran «tensos», duros, y generan una gran presión.

# Dolor de cabeza

## ORIGEN

Los dolores de cabeza tienen orígenes muy diferentes en cada persona, pero los más frecuentes son: tensión nerviosa, músculos del cuello o de la espalda agarrotados, problemas visuales, alteraciones dentales, artrosis de las vértebras cervicales, hipertensión arterial, estreñimiento, etc. Si las molestias aparecen con frecuencia conviene distribuir las comidas en horarios regulares, evitar pasar largos espacios de tiempo sin comer y reducir el consumo de alimentos como el alcohol, el queso maduro, los embutidos, el azúcar blanco o los helados, ya que propician la formación de una serie de sustancias que favorecen la aparición del dolor de cabeza.

## TRATAMIENTO

**HIELO:** un remedio muy efectivo e intenso para el dolor de cabeza es el empleo de una bolsa de tela o plástico con varios cubitos de hielo en su interior. Con ella damos masaje a las zonas doloridas durante unos pocos minutos. En estas condiciones las terminales nerviosas quedan en cierto modo «anestesiadas» y las molestias son menores.

**PEPINOS O PATATAS:** las molestias pueden aliviarse con pepinos o patatas, particularmente si se aplican mediante masajes sobre las sienes, pues inducen pequeños cambios en el riego sanguíneo de la cabeza. Basta con utilizar un pepino mediano o una patata pequeña: cortar un par de rodajas (los extremos) del pepino y realizar con ellos pequeños masajes circulares durante unos cinco o seis minutos sobre las sienes. En el caso de la patata se cortan dos rodajas y se colocan una en cada sien por la parte blanca, sujetas con la ayuda de un pañuelo. Se deja actuar durante media hora. Ambos remedios pueden realizarse por separado, o uno tras otro, en función de los resultados observados.

**DIGITOPUNTURA:** cuando duele la cabeza buscamos el punto más alto del cráneo (situado en una línea imaginaria entre las dos orejas) y presionamos en ese punto, sin desplazar el dedo, dibujando círculos en el sentido contrario a las agujas del reloj. Puede comprobar su efectividad si la presión llega a provocar un eructo que consigue aliviar el dolor.

**PINZA EN EL LÓBULO:** si el dolor de cabeza afecta a una sola parte de la misma, bastará con sujetar una pinza de colgar la ropa en el lóbulo de la oreja del mismo lado (como si fuera un pendiente) o bien podemos apretar el lóbulo con dos dedos.

**BAÑO DE PIES CON VINAGRE:** se llena el bidé con agua templada y se añade un vaso de vinagre. Permanezca en el bidé durante cinco minutos y mientras tanto, dese un masaje a los músculos de las pantorrillas y de los pies. Con ello conseguirá equilibrar la circulación de la sangre y reducir los dolores de cabeza. Además produce un notable efecto relajante.

**TOALLA CON AGUA CALIENTE:** empapamos una toalla en agua caliente, la escurrimos y luego la colocamos alrededor del cuello. Con ello conseguiremos relajar los músculos de esa zona y aliviar el dolor de cabeza que muchas veces se relaciona con la tensión y contracturas en estas regiones musculares.

**MACERACIÓN DE VALERIANA:** se ponen 2 cucharaditas de raíz de valeriana en un plato y se añade 1 vaso de agua fría. Se deja reposar la mezcla durante ocho horas, se cuela y se toma el líquido resultante. Puede repetirse siempre que se noten los primeros síntomas.

# Dolor de cabeza (continuación)

## TRATAMIENTO

**BAÑOS VITALES:** si se tiene tendencia a padecer jaquecas y migrañas, es conveniente practicar todas las noches, antes de acostarse, baños vitales de asiento con agua fría. Sentados en el bidé, aplicar durante diez minutos agua fría en los genitales con una esponja vegetal, cuidando de no sobrepasar nunca la línea del vello pubiano. Luego no tomaremos ningún alimento frito en sartén, empanado o rebozado, etc.

**ACEITE DE OLIVA VIRGEN:** resulta aconsejable tomar todos los días en ayunas 1 cucharada de aceite de oliva virgen de primera presión en frío por cada 20 kg de peso, mezclado con el zumo de 1/2 limón. Seguidamente, se desayuna. Por ejemplo: si se pesan 60 kg, serán 3 cucharadas; si se pesan 40 kg, 2 cucharadas.

## PREVENCIÓN

Para evitar los dolores de cabeza es muy importante mantener algunas reglas a la hora de dormir: descansar las horas suficientes, orientar la cabecera de la cama hacia el norte, mantener la habitación bien ventilada, no estar en contacto con ningún metal y utilizar siempre ropa cómoda y floja. También es importante vigilar la dieta. No se debe tomar ningún alimento frito, rebozado o empanado. Es mejor prepararlos a la plancha, asados o hervidos al vapor, sin salsas. Se recomienda sustituir la leche de vaca por leche vegetal (soja, avena, arroz, almendra, etc.), el pan blanco por pan integral de herbodietética y el azúcar por miel o melaza. Alimentos prohibidos: los que contengan leche de vaca, harina blanca refinada o azúcar refinado (pan, pasta, bollería, chocolate, cremas pasteleras, etc.). Estos productos es mejor tomarlos sólo si han sido elaborados con harina integral, miel, melaza o leche vegetal. También se recomienda tomar la fruta antes de la comida, no después. No se debe comer pan acompañando a la carne o al pescado, sino sólo con fruta o verdura. Así mismo, evitar tomar carne y pescado en la misma comida.

***Sabía que...*** Los dolores de cabeza son más frecuentes en las mujeres que en los hombres, y esto se debe sobre todo a que padecen con más facilidad de artrosis cervical, causa número uno de los dolores de cabeza.

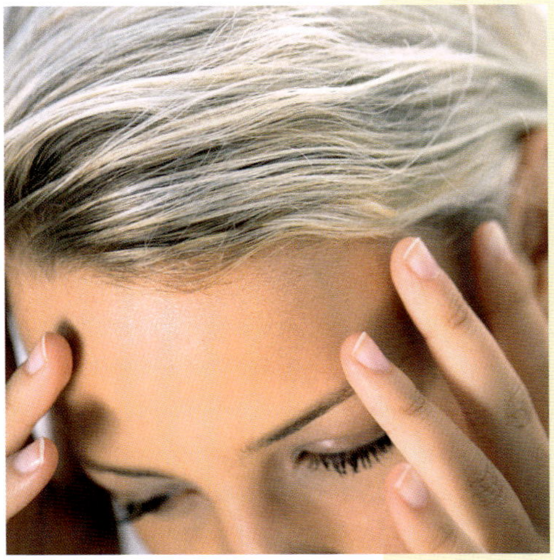

# Dolor de espalda

## ORIGEN

Éste es uno de los problemas más frecuentes que afectan a la mujer, por su relación con las actividades domésticas. Las molestias en la espalda pueden ser dolor agudo, dolor sordo o pesado, pinchazos, en un punto concreto o difusos. Varía mucho en función de su origen, y las causas más frecuentes son las contracturas musculares, la artrosis vertebral, la ciática, el lumbago, la tensión muscular de carácter nervioso y otras alteraciones internas que reflejan su dolor en la espalda, como el cólico renal, problemas de páncreas o de la vesícula biliar.

## TRATAMIENTO

**BAÑO DE AGUA Y VINAGRE:** se prepara un baño de agua ligeramente caliente y se vierten en él 2 vasos de vinagre. Permanecer en su interior durante diez o quince minutos. Este baño relaja toda la musculatura del organismo, particularmente la de la espalda.

**HOJAS DE RÁBANO:** éste es uno de los remedios más antiguos y eficaces contra el dolor de espalda crónico. Basta con masticar todos los días durante unos minutos unas hojas de rábano.

**MASAJE:** tumbada sobre la alfombra o similar, le aliviará recibir un masaje con maniobras de amasamiento (como si amasara pan) sobre la musculatura de la espalda (en particular la situada cerca de la columna vertebral) y en sentido descendente, de arriba abajo.

**TOALLA MOJADA CON AGUA CALIENTE:** coloque la toalla cubriendo toda la espalda y sobre todo la zona que presente mayor dolor. Con ello evitaremos la contractura muscular y produciremos cierta «anestesia» de los nervios de esa zona, calmando el dolor.

**CATAPLASMA DE PATATA COCIDA:** el calor ayuda a aliviar los dolores de espalda. La patata conserva y mantiene el calor muy bien. Se cuecen 3 o 4 patatas y se machacan. Se extiende el puré en una toalla que se aplica en la zona lumbar. Se envuelve con una toalla mayor, para guardar el calor, y nos ponemos una camiseta. Mantener así hasta que se pierda el calor.

**CINTURÓN DE CASTAÑAS CONTRA EL LUMBAGO:** los pastores de las Bardenas Reales, en Navarra, se hacían cinturones de castañas de Indias para prevenir el lumbago. Con dos castañas de Indias en el bolsillo, los dolores de implicación circulatoria mejoran notablemente.

## PREVENCIÓN

Evitar doblar la espalda para coger objetos, levantar pesos o limpiar (doblar siempre las rodillas). Lo mejor es mantenerse lo más cerca posible del peso ideal para no cargar las vértebras dorsales y lumbares. No conviene permanecer mucho tiempo de pie. Se debe cargar el menor tiempo posible con pesos, y practicar una actividad física con cierta regularidad (sobre todo natación). Realizar estiramientos de la espalda a diario. A veces, el dolor de espalda tiene su origen en una mala postura al sentarse o al levantar pesos. Hay que estar lo más cerca posible de la mesa. Los cuádriceps de las piernas son los que deben levantar el peso, no los músculos de la espalda.

***Sabía que...*** Siempre que nos afecten los dolores de espalda que se repiten, o aunque se produzcan una sola vez, si éstos son de carácter agudo e intenso, hay que consultar con el especialista para conocer la causa y seguir así un tratamiento específico.

16

# Dolor de huesos

Los huesos, cuando no se cuidan de forma correcta, pueden verse afectados por numerosas enfermedades como es el caso de la osteoporosis, la enfermedad de Paget, la osteomalacia o las fracturas.

## ORIGEN

El cuerpo humano cuenta con 205 huesos de diferentes tamaños y formas, encargados de cumplir funciones tan importantes como: soporte y sostén del resto de los órganos, formación de células que constituyen parte de la sangre desde la médula ósea, facilitar el movimiento con la actividad de los músculos o servir como reserva de minerales. Si observamos un fragmento de hueso al microscopio comprobaremos que contiene unas células llamadas osteocitos, rodeadas de gran cantidad de minerales como bicarbonatos y fosfatos entre los que el calcio es el elemento predominante. Células y minerales forman pequeñas láminas que se enrollan unas con otras aportando dureza al hueso. Cuando nacemos los huesos son moldes de tejido cartilaginoso (como una «goma de borrar») que poco a poco se osifican. Este proceso se produce durante los primeros veinticinco años de vida. Es posible mantener en forma óptima los huesos si se toman una serie de medidas de prevención.

## TRATAMIENTO PREVENCIÓN

**AVENA:** el consumo de avena integral o en copos durante el desayuno es una forma muy eficaz de fortalecer y remineralizar los huesos. También las infusiones elaboradas con salvado de avena (dos o tres infusiones al día).

**CONTROL DE PESO:** evite la obesidad y el consumo de grasa animal.

**ALIMENTOS RICOS EN CALCIO** que debemos incluir en la alimentación diaria: perejil, sésamo, cacao puro, verduras de hoja verde, frutos secos como la almendra, legumbres en general, productos integrales, como por ejemplo, el arroz o la avena, etc.

**ACEITE DE OLIVA VIRGEN CRUDO:** consumir diariamente en pequeñas cantidades añadidas a las ensaladas, pescado cocido, etc. Sus ingredientes ayudan a revitalizar el hueso.

**BAÑOS DE SOL** practicados con la ayuda del paseo o la actividad física. Facilitamos la formación de vitamina D, sustancia que sirve de transporte al calcio para que llegue al hueso y se deposite en él.

**NO AL TABACO, ALCOHOL** y otros productos como el té, el café, azúcar refinado, sal y bollería industrial. Estos elementos pueden alterar la llegada del calcio al hueso, dificultando su absorción en el intestino o «sacándolo» del hueso.

**BATIDO DE REMOLACHA Y ZANAHORIA:** con el desayuno o en cualquier momento del día, es un alimento muy agradable y un gran aliado de los huesos.

**INFUSIÓN DE CALÉNDULA:** algunos ingredientes de esta planta disminuyen la pérdida de calcio desde el hueso. El consumo regular de estas infusiones se encuentra especialmente indicado en las mujeres adultas.

**FRUTOS SECOS Y SEMILLAS DE SÉSAMO:** debemos acostumbrarnos a añadir a las ensaladas y otros platos del día frutos secos rallados y semillas de sésamo. Son ingredientes muy ricos en calcio, mejor sin salar y sin tostar.

**BATIDO O INFUSIONES DE ALFALFA:** ésta es una planta que facilita el metabolismo de las células de los huesos asegurando su integridad. Puede utilizarse la alfalfa en batido si licuamos puñados de hojas frescas o en infusiones utilizando las hojas secas.

***Sabía que...*** La densidad y dureza de los huesos en la mujer depende más de la actividad física que del consumo de calcio. Para que el calcio que recibimos con los alimentos se deposite en el hueso es fundamental una actividad física regular (pasear, nadar, correr, gimnasia, etc.). Esto es válido en cualquier época de la vida, pero sobre todo entre los diez y los veinte años de edad.

# Dolor de muelas

## ORIGEN

Dolor agudo o sordo que tiene su origen en una pieza dental por irritación de los nervios que se encuentran en su interior, en la pulpa. La causa más frecuente es la caries, que lentamente perfora el diente y construye túneles que llegan hasta el nervio. Otras veces se debe a traumatismos que rompen la pieza dental, pequeñas fisuras y, con menor frecuencia, el dolor se debe a lesiones de la encía o a una dentadura postiza mal adaptada. Con frecuencia el dolor de muelas puede transmitirse, recorriendo el trayecto desde los nervios hasta otras zonas próximas, como la cabeza, el oído, los ojos, los pómulos, etc.

## TRATAMIENTO

**MANZANILLA CON SAL:** se prepara una infusión de manzanilla de la forma habitual y se le añade una pizca de sal. Antes de tragar cada sorbo, se deben realizar pequeños movimientos con el líquido sobre la zona dolorida. Es importante que la infusión esté caliente.

**AGUA CALIENTE CON SAL:** podemos conseguir efectos similares a los del remedio anterior con un vaso de agua caliente y una pizca de sal.

**ACEITE DE CANELA:** se vierten unas gotas de aceite de canela en medio vaso de agua y se mezclan bien ambos líquidos. Se moja el dedo en el resultado y se frotan con suavidad las piezas dentales afectadas, tres o cuatro veces al día.

**COCIMIENTO DE HIERBA GAYUBA:** se cuece un manojo de hierba gayuba en 1/2 litro de agua durante unos minutos y luego se cuela el líquido resultante. Para tratar el dolor de muelas se hace un simple enjuague y el dolor desaparece en pocos minutos. Puede repetirse varias veces al día si es necesario.

**COCIMIENTO DE HIERBA RÚA:** cocer un manojo de hierba rúa en 1/2 litro de agua y cuando ésta haya adquirido cierto color, se deja reposar durante diez o quince minutos y se cuela. Después se moja un poco de algodón en el líquido y se aplica sobre la muela dolorida.

**CEBOLLA ASADA:** cortar una rodaja de cebolla y asarla en la sartén. Cuando esté doradita y caliente se coloca sobre la muñeca del mismo lado que duele, con la ayuda de una venda. Notaremos que, lentamente, el dolor remite.

**HIGO PASO:** cuando la inflamación da lugar a un flemón, se pone durante toda la noche un higo paso aplastado en la zona afectada. Es un remedio antiquísimo y muy efectivo.

## PREVENCIÓN

Una vez que hemos superado el dolor de muelas hay que tratar la causa que lo ha producido (caries, dentadura mal adaptada, encías debilitadas) y «no nos acordemos de santa Bárbara sólo cuando truena».

***Sabía que...*** El dolor de muelas no sólo se produce por una infección de la pulpa o centro de la pieza dental, también por el frío, calor, sustancias ácidas o excesiva presión al masticar.

16

# Dolor de oídos

## ORIGEN

Una de las principales causas del dolor de oídos, aparte de las inflamaciones de esta zona —la otitis—, es la contaminación acústica del medio ambiente (tráfico, *pubs*, discotecas, *walkmans*, televisores, etc.). España es el segundo país del mundo más ruidoso y eso hace que, si antes comenzábamos a tener problemas de audición a partir de los sesenta y cinco años, hoy en día la pérdida ya se nota a partir de los cuarenta y cinco años. Basta con estar quince minutos en una discoteca o bar musical para comenzar a sentir molestias. Por todo esto se hace necesario proteger más nuestros oídos si no queremos padecer dolores con frecuencia.

## TRATAMIENTO

**ACEITE DE ENEBRO:** el aceite de enebro es uno de los elementos que siempre deben encontrarse en el botiquín de urgencia casero, ya que resulta de lo más eficaz frente a los dolores de oídos, en personas adultas o en niños. En su composición se han encontrado algunas sustancias de carácter analgésico. Para elaborar este aceite necesitamos 1 cucharada sopera de bayas de enebro, un mortero, un tarro pequeño de cristal, 50 ml de aceite de almendras o de aceite de oliva de primera presión en frío (casi 3 cucharadas soperas), un colador, un cuentagotas y un cazo. El procedimiento es sencillo: se machacan un poco las bayas de enebro en el mortero hasta que queden abiertas y se ponen en el tarro de cristal que contiene el aceite de almendras o de oliva. Se pone el tarro al baño María durante treinta minutos, se espera hasta que se enfríe, se cierra y después se deja en reposo en un lugar seco y oscuro durante nueve días. Pasado este tiempo se pasa a un frasco con cuentagotas que guardaremos en el baño o en el botiquín de urgencias. Antes de usarlo calentaremos el frasco bajo el chorro de agua caliente y, cuando esté templado, aplicaremos 2 o 3 gotas en el oído que duele, o en ambos si es el caso, y lo taponaremos con un poquito de algodón para que no se salga. Se puede repetir la aplicación a las cuatro o cinco horas si lo consideramos necesario. Este remedio nos puede sacar de más de un apuro si lo tenemos siempre a mano. Es curioso cómo antiguamente las abuelas colocaban un paño en la base del recipiente del baño María para que el frasco de cristal no se rompiera por efecto del calor.

**REMEDIO DE URGENCIA CON AJO:** en una sartén se ponen 2 cucharadas de aceite de oliva virgen y se fríe muy lentamente un ajo cortado en láminas a lo largo. Una vez que el ajo está listo, se deja enfriar el aceite y se aplican 2 o 3 gotas templadas en el conducto del oído y se protege con un pequeño algodón.

**ZUMO DE LIMÓN:** se exprime el limón para obtener el zumo y se empapa un algodón en él, que se introduce suavemente en el oído y se deja así durante toda la noche. Al día siguiente se habrán reducido las molestias y además la cera de su interior saldrá con mayor facilidad.

**MANZANILLA:** este remedio es para los casos de dolor de oídos cuando hay cera. Se ponen 10 o 12 cabezas de manzanilla en un tarro de cristal con 4 cucharadas de aceite de oliva virgen de primera presión en frío. Después de macerar durante cuarenta y ocho horas, se puede utilizar. Se templa un poco el aceite y se aplica con un algodoncito.

**ACÚFENOS O ZUMBIDO DE OÍDOS** (remedio para aplicar): aceite ótico

# Dolor de oídos (continuación)

## TRATAMIENTO

compuesto con 100 g de aceite puro de oliva (primera presión en frío) o de almendras, 10 g de flores de gordolobo, 5 g de castañas de Indias, dos o tres gotas de aceite esencial de geranio o de tomillo. En un frasco de cuello ancho ponemos las hierbas y vamos vertiendo el aceite ligeramente caliente y removiendo al mismo tiempo. Lo dejaremos al aire durante 3 semanas, abierto pero cubierto con una gasa y lo agitaremos todos los días. Pasado ese tiempo, procedemos a colar y añadimos la esencia. Envasaremos en un frasco cuentagotas. Antiguamente se empleaba contra el dolor de oídos al ejercer un efecto antiinflamatorio. Además mejora la circulación debido a las castañas por lo que está muy indicado en el zumbido de oídos sin diagnóstico claro. Se aplicarán 3 o 4 gotas en el oído al acostarse y otro tanto media hora antes de levantarse. Ayuda notablemente a la acción del remedio la aplicación de calor ligero seco.

**ACÚFENOS Y ZUMBIDO DE OÍDOS** (remedio para ingerir): para elaborarla necesitamos 1 limón, 3 cucharadas soperas de pipas de girasol y 1 cucharada de miel. En 1/2 litro de agua hirviendo se echa el limón troceado, las 3 cucharadas soperas de pipas de girasol peladas y 1 cucharada de miel. Se remueve todo constantemente durante diez minutos de cocción, se cuela el líquido y finalmente se conserva en un recipiente hermético. Tomaremos dos vasos diarios durante sesenta días. Además podemos añadir unas gotitas de zumo de cebolla en el oído afectado.

## PREVENCIÓN

Limpieza diaria con agua de los conductos auditivos; reducir el uso de auriculares y *walkmans*; evitar los ambientes ruidosos; limpiar con frecuencia los auriculares de los teléfonos.

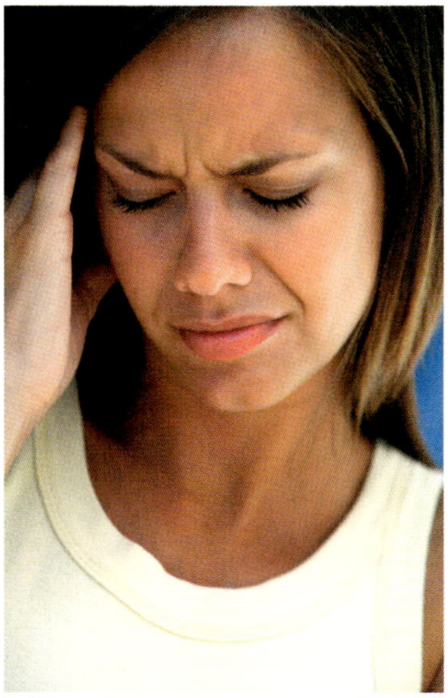

***Sabía que...*** Las faringitis y rinitis suelen cursar con cargazón o dolor de oídos porque hay un conducto, las trompas de Eustaquio, que une la faringe con el oído medio, que es ocupado por abundantes secreciones.

16

# Eccemas

(Consultar también ALERGIAS)

## ORIGEN

Los eccemas son pequeñas inflamaciones que afectan a las capas más superficiales de la piel (epidermis y dermis), acompañadas de manchas rojizas, pequeñas vesículas de contenido líquido transparente y picor. El origen de estas lesiones es muy diverso, aunque la mayoría de las veces se debe a una reacción alérgica (a metales, cosméticos, productos de limpieza, alimentos, medicinas), infecciones por virus o alteraciones del sistema inmunitario. Remiten en varios días y siguen una evolución fija: rojez en la zona, picor, aparición de minúsculas vesículas, secado de vesículas, aparición de pequeñas costras y desaparición de la lesión.

## TRATAMIENTO

**HUEVO DURO:** se cuece un huevo durante cuatro o cinco minutos. Sacar la yema entera y frotar con suavidad sobre las lesiones. Repetir este remedio varias veces con la misma yema, aún caliente.

**PEPINO:** licuar un pepino mediano y con parte del líquido resultante y una gasa, humedecer los eccemas. El resto hay que beberlo enseguida. Practicar este remedio dos veces al día hasta que las lesiones hayan desaparecido. Se puede utilizar el zumo que desprende el pepino sin licuarlo: se corta un pepino mediano en rodajas y se deja reposar durante tres horas en un plato hondo, luego, se cuela el líquido que desprenden las rodajas. Con una gasa, se aplica sobre el eccema hasta que desaparezca.

**INFUSIÓN DE MANZANILLA:** se aplica con la ayuda de una gasa sobre las lesiones. Es el mejor remedio para calmar el picor.

**ZUMO DE BERROS:** se licúa un puñado de hojas de berros. Con el líquido obtenido humedecer las lesiones. Sirve para calmar el picor y acelera la recuperación. Se puede beber para equilibrar el sistema inmunitario y reducir las reacciones alérgicas.

**CREMA NUTRITIVA DE ALOE VERA:** se corta en trocitos un puñado de hojas de aloe vera y se introducen en una botella. Se añade aceite de oliva, se cierra y se deja macerar durante mes y medio. Pasado este tiempo, se cuela el aceite para desechar las hojas y se guarda de nuevo en la botella. Aplicar el gel sobre la zona afectada mañana y noche. Una de cada doscientas personas es alérgica a este gel. Antes de usarlo por primera vez aplicar un poquito sobre el brazo y esperar veinticuatro horas. Si hay algún tipo de reacción anómala (picor, enrojecimiento), no lo debemos utilizar.

**ACEITE DE GIRASOL:** es ideal para el tratamiento de los eccemas secos, los que no se acompañan de vesículas. Con una gasa o un trozo de algodón aplicar un poco de este aceite, tres o cuatro veces al día, sobre las lesiones.

## PREVENCIÓN

Evitar los productos que puedan facilitar una reacción alérgica local (bisutería, cosméticos, alimentos, etc.). Reducir las situaciones que provoquen una excesiva sudación, mantener una buena higiene de la piel, reducir el uso de prendas de lino o nailon, y tomar una vez por semana huevos de codorniz u hojas de diente de león si padece eccemas con cierta frecuencia. Ayude al sistema inmunitario consumiendo levadura de cerveza, ensaladas en abundancia, queso de cabra, y reduciendo el consumo de dulces, salsas y excitantes.

***Sabía que...*** Los eccemas son las lesiones más frecuentes que afectan a nuestra piel; todos, una o dos veces al año, las sufrimos.

# Edemas de las piernas

Un factor determinante es la dificultad en el retorno de la sangre venosa al corazón. Así se posibilita su estancamiento en las piernas, la retención de líquidos, los edemas, la presión sobre las terminales nerviosas y los consiguientes calambres, hormigueos y dolor.

## ORIGEN

Las piernas se encuentran sometidas a un intenso trabajo diario, que afecta a músculos, nervios, articulaciones y vasos sanguíneos. Cargar pesos, estar mucho tiempo de pie, el uso de prendas que dificultan el retorno de la sangre y los paseos muy intensos, son las causas más frecuentes del cansancio y la hinchazón de piernas.

## TRATAMIENTO

**ELEVACIÓN DE PIERNAS:** tumbados en el suelo, sentados o en la cama, procurar que las piernas se sitúen casi a la misma altura que el corazón. Así, el retorno de la sangre no vencerá la gravedad y se realizará con menos esfuerzo.

**INFUSIÓN DE MENTA:** se elabora una infusión concentrada de menta (2 cucharadas por litro de agua) con el fin de lavar las piernas y zonas en las que tengamos molestias. Con esta infusión ayudamos al retorno venoso, se reduce la hinchazón y se ejerce un efecto calmante.

**DUCHA DE AGUA FRÍA:** de cuerpo entero o sólo a las piernas, en sentido ascendente, de los pies hacia arriba, aplicar agua fría no más de tres minutos.

**MEDIAS DE COMPRESIÓN:** para personas con molestias frecuentes o que trabajen mucho tiempo de pie. Colaboran en el ascenso de la sangre y evitan su estancamiento.

**ZANAHORIA:** este delicioso plato nos ayudará a combatir los problemas de cansancio en las piernas. Cortar en finas rodajas y freír en aceite de oliva virgen de primera presión en frío 2 zanahorias de tamaño mediano; cuando estén tiernas añadir una pizca de sal marina y 1 cucharadita de salsa de soja. Remover un par de minutos y retirar del fuego. Tomar dos veces por semana.

**CALAMBRES EN LAS PIERNAS:** los calambres y los picores están relacionados con la circulación de la sangre y con irritaciones de los músculos. Para aliviarlos conviene descansar la pierna afectada, dentro y fuera de la cama, colocándola sobre una almohada de tal manera que separe la pierna de la cama o del sofá.

**CALAMBRES Y ESPASMOS EN LAS PIERNAS:** para prevenirlos cortar un trozo de jabón «chimbo» o «lagarto» por la mitad, a lo largo, e introducir una parte en un calcetín. Se coloca dentro de la cama como si fuera una bolsa de agua caliente. Con la edad este problema de calambres suele aparecer al estar en la cama, a consecuencia de una deficiente circulación sanguínea. También puede deberse a una carencia de magnesio, por lo que tomaremos cacao puro, el producto de la naturaleza que más cantidad de magnesio contiene.

**CORCHO:** para prevenir calambres y espasmos, llevar en el bolsillo medio corcho de botella (cortado por la mitad longitudinalmente).

## PREVENCIÓN

Caminar sin pausa y sin cargar pesos; no permanecer mucho tiempo de pie; cuando estemos sentados descansar las piernas en un taburete; no utilizar prendas que compriman la cadera, muslos ni piernas; vigilar el peso, ya que la grasa que se acumula en el vientre dificulta el retorno de la sangre; reducir el consumo de sal para prevenir la retención de líquidos en el organismo; caminar todos los días media hora o pedalear en bicicleta estática; no aplicar calor en esta zona ni acercarse a fuentes de calor (radiadores, estufas); no tumbarse al sol con las piernas expuestas.

***Sabía que...*** Una causa de hormigueos, calambres e hinchazón de piernas es la existencia de varices en venas superficiales o profundas de las piernas.

16

# Estreñimiento

## ORIGEN

El estreñimiento se caracteriza por una eliminación difícil y poco frecuente de las heces desde el intestino. La frecuencia de evacuación suele ser menor a una vez cada tres días (una vez cada cuatro, cinco o más días) y las heces presentan un aspecto seco o duro. Las causas del estreñimiento son muy variadas y van desde una alimentación pobre en fibra y líquidos, hasta la falta de actividad física o sedentarismo, pasando por la obesidad, la pérdida del movimiento intestinal con la edad, etc. Es más frecuente en las mujeres y sobre todo a partir de los treinta y cinco años. Esto se debe a diversos factores hormonales.

## TRATAMIENTO

**AL INODORO SIEMPRE EN CUCLILLAS:** para ayudar al intestino a evacuar las heces, la mejor postura que le aconsejamos en el baño es sentarse en cuclillas, con las rodillas cerca del pecho. Para conseguir esta postura descanse los pies sobre una pila de libros o un taburete de tal forma que mantengamos las rodillas elevadas. Si además levantamos los brazos, nos ayudará en nuestro propósito.

**SEMILLAS DE LINO:** antes de acostarse, poner 1 cucharadita de semillas de lino en remojo y tomarlas a la mañana siguiente, a primera hora y en ayunas, junto con el agua. Hay que empezar con 1 cucharadita, pero se puede aumentar a dos en el caso de los estreñimientos más severos. Las semillas de lino no se absorben en el intestino y al discurrir por su interior, lo desatascan, además de equilibrar y regenerar la flora intestinal.

**ACEITE DE OLIVA:** tomar por la mañana, en ayunas (lo ideal es de quince a veinte minutos antes de comer cualquier otro alimento) 1 cucharada de aceite de oliva virgen de primera presión en frío por cada 20 kg de peso corporal y para que lubrique las paredes del intestino, al tiempo que estimula la secreción de jugos biliares desde la vesícula y con ello la comida «resbala» en el interior del intestino.

**ENSALADA DE BERZA O DE COL:** todos los días, por la mañana, haremos una pequeña ensalada con hojas de berza o de col, a la que añadiremos un poco de aceite de oliva. Tomarla como primera comida del día. La berza y la col tienen gran cantidad de fibra insoluble, aquella que no se absorbe en el intestino y con ello estimula el movimiento de sus paredes y aumenta el tamaño de las heces facilitando su evacuación.

**CÁSCARA SAGRADA:** esta corteza del árbol de origen americano, *Rhamnus purshiana* es uno de los laxantes herbales más eficaces, ya que estimula la actividad del estómago y del intestino y aumenta la actividad de los músculos del colon, la parte final de la digestión. Se pueden tomar dos o tres comprimidos antes de ir a dormir. Conseguiremos efectos similares pero algo más suaves si tomamos hojas de sen o semillas de linaza.

**SALVADO DE TRIGO:** el pan dextrinado elaborado con auténtica harina integral de trigo también conviene en estos casos, sobre todo si lo acompañamos con las semillas de lino.

**CIRUELAS SECAS:** se ponen previamente a remojo en agua con 1 cucharada de harina de linaza durante una noche entera. Las ciruelas aligeran y la linaza suaviza esta función, por lo que se consigue resolver este problema pero sin llegar a producir diarreas.

***Sabía que...*** En ocasiones, el estreñimiento favorece heces muy secas que se «anclan» en el intestino grueso, produciendo retención, dilatación y dolor en esa zona. Para tratarlo aplicaremos enemas (venta en farmacias).

# Estreñimiento agudo

## ORIGEN

El estreñimiento agudo es aquel que puede afectarnos durante unos días o unas pocas semanas y casi siempre como consecuencia de diferentes circunstancias que reducen la movilidad intestinal, bien por falta de estímulo o por exceso de sedentarismo. Algunos ejemplos son la permanencia en la cama durante un tiempo (por enfermedad o similar), efecto secundario de medicamentos (antiácidos, sedantes, tranquilizantes), consumo de pocos líquidos, reprimir la necesidad de acudir al servicio e incluso permanecer mucho tiempo en él, etc. Casi siempre la situación puede resolverse en unos días. Si esto no sucede debemos acudir al especialista para evitar la cronificación del problema.

## TRATAMIENTO

**ABUNDANTE AGUA**, tanto en la comida como fuera de ella, para lubricar el intestino y «disolver» su contenido, para que sea más fácil evacuarlo. También con el agua «hinchamos» la fibra y actúa como una especie de «desatascador».

**ACEITES:** utilizar en cada comida 1 cucharadita de aceite crudo (con las verduras, legumbres, ensaladas) para facilitar el tránsito intestinal de los residuos alimenticios.

**DESAYUNO LAXANTE:** a primera hora del día tome alimentos que ayuden a la actividad intestinal como es el caso del zumo de naranja, ciruelas pasas, un par de kiwis o simplemente leche vegetal con melaza.

**BAÑOS DE ASIENTO:** una o dos veces al día, hasta que el proceso se regularice, utilice el bidé para practicar baños de asiento sobre la región genital durante cinco o diez minutos. El agua debe estar ligeramente caliente. Con ello relajamos los esfínteres anales.

**SALVADO:** en alguna comida del día tome 2 cucharadas de salvado junto con un vaso de agua o zumo.

**EVITAR LAS BEBIDAS CON GAS**, ya que dificultan la actividad del intestino en caso de estreñimiento.

Picar finamente una hoja de col (berza) después de haber quitado el nervio central y tomarla mezclada con 1 cucharada de aceite de oliva por cada 20 kg de peso corporal (si pesa 60 kg, 3 cucharadas). Esto se hace con el estómago vacío y tardaremos quince minutos en desayunar; antes de doce horas habremos ido al baño; si no, repetir cada doce horas hasta evacuar. Este remedio se puede utilizar en cualquier supuesto.

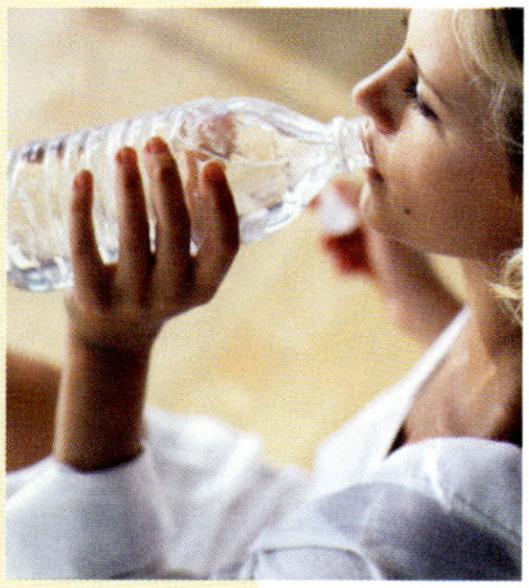

***Sabía que...*** Una de las causas de estreñimiento agudo es el consumo durante varios días de pocos líquidos o que sudemos más de lo normal. Esto hace que el organismo intente no perder ni una gota de agua, y extraiga del intestino, y de las heces, toda la posible.

16

# Estreñimiento crónico

## ORIGEN

El estreñimiento crónico es aquel que se prolonga durante meses e incluso años. Es una situación francamente complicada por las molestias que ocasiona durante la digestión e incluso diferidas en el tiempo. De hecho entre las consecuencias del estreñimiento crónico, de larga duración, podemos encontrar dolores de cabeza frecuentes, hemorroides, aparición de impurezas en la piel, mal humor e irritabilidad, dolor abdominal agudo e hinchazón, ansiedad, etc. Su origen debemos relacionarlo con las hormonas sexuales (estrógenos de las mujeres, por eso es más frecuente en el sexo femenino), embarazos y, sobre todo, sedentarismo o falta de ejercicio, sobrepeso y dieta excesivamente blanda. Muchos de nuestros remedios deben tomarse en el desayuno, ya que de esta manera preparamos al intestino para su actividad durante el resto del día.

## TRATAMIENTO

**INCREMENTAR EL CONSUMO DE LEGUMBRES Y VERDURAS:** una regla inmejorable sería comer, todos los días, un plato de legumbres a la hora de comer y otro de verduras a la hora de cenar. El contenido en fibra de estos alimentos colabora de forma decisiva con la función del intestino y facilita la defecación.

**MÁS AGUA Y MENOS CARNE:** hay que beber más agua durante y fuera de las comidas para lubricar el contenido del intestino y facilitar su evacuación. Así mismo debemos consumir menos carne para dejar más cantidades disponibles para los alimentos integrales, frutas y verduras.

**DESAYUNO ANTIESTREÑIMIENTO:** le proponemos un desayuno que en pocos días equilibrará la actividad del intestino. En un plato mezcle 1 yogur natural con dos puñados de cereales integrales y 1 cucharadita de semillas de lino. También puede sustituir el yogur por 1 kiwi licuado y 1 cucharada de miel. Tómelo con tiempo, masticando muy bien todos los ingredientes.

**MASAJES ABDOMINALES:** con la ayuda de una gasa empapada en agua caliente y escurrida, daremos masajes en el intestino grueso dos veces al día haciendo círculos lentamente alrededor del ombligo, de derecha a izquierda. De esta manera estimulamos la actividad del intestino grueso, donde se almacenan los residuos de la digestión.

**INFUSIONES:** todos los días, después de cada comida tome una infusión de plantas con efectos laxantes, como el diente de león, regaliz o jengibre.

**CIRUELAS:** antes de acostarse, añada de 6 a 8 ciruelas a una cazuela con 1/2 litro de agua caliente. Deje reposar la mezcla durante toda la noche y a la mañana siguiente tome las ciruelas. El líquido de la cazuela guárdelo para tomar un vaso con cada comida del día.

**MELAZA:** reduzca el consumo de azúcar blanco y cámbielo por melaza, ya que esta última mejora la actividad intestinal. Ya sea para endulzar la leche, el yogur, la cuajada o la compota, añadiremos 1 cucharada de melaza.

**MIEL EN AYUNAS:** antes de tomar cualquier otro alimento, a primera hora del día, beber medio vaso de agua tibia con 1 cucharada de miel. De esta forma lubricamos el intestino y los efectos se notan con rapidez.

***Sabía que...*** Los fármacos laxantes no son de utilidad en el tratamiento del estreñimiento crónico, ya que nuestro intestino se acostumbra enseguida a sus efectos y cada vez necesitamos dosis mayores.

# Falta de hierro

## ORIGEN

El hierro es un elemento imprescindible para la formación de glóbulos rojos y de hemoglobina, sustancias encargadas de transportar el oxígeno desde los pulmones a todas y cada una de las células del cuerpo humano. Cada molécula de hemoglobina tiene varios átomos de hierro que almacenan el oxígeno. Por eso cuando falta hierro hablamos de anemia ferropénica y nos cansamos con facilidad (hay palidez, debilidad general, palpitaciones, inapetencia, fragilidad de uñas y pelo, etc.). La falta de hierro puede darse por una alimentación desequilibrada (vegetariana estricta) o bien por pérdidas de sangre (menstruación abundante, hemorragia, hemorroides).

## TRATAMIENTO PREVENCIÓN

**HAY QUE CUIDAR EL HIERRO** en caso de embarazo (ya que se deben producir mayores cantidades de hemoglobina de lo normal, para la mujer y el feto), durante la menstruación (sobre todo si es abundante), al seguir determinadas dietas (en particular, las que apenas incluyen alimentos de origen animal y carne) y las personas con dieta vegetariana.

**LOS ALIMENTOS CON MÁS HIERRO** son, de mayor a menor cantidad: setas, cacao, yema de huevo, ostras, legumbres secas, levadura de cerveza, chocolate, almendras, perejil y en general verduras de hoja verde, pan integral y filete de vaca o ternera.

**PEREJIL Y ZUMO DE LIMÓN:** éste es un buen remedio para aumentar el hierro del organismo. Basta con incluir en las ensaladas u otras comidas del día un poco de perejil y unas gotas de zumo de limón. El hierro del perejil se absorbe mejor en el intestino cuando va acompañado por los ácidos del limón.

**LIMÓN:** los ácidos del limón, y en particular el ácido cítrico, facilitan la absorción del hierro presente en los alimentos. Por eso si se desea aumentar el nivel de hierro, se deben acompañar las comidas con unas gotas de este zumo.

**LEVADURA DE CERVEZA:** es un importante complemento de hierro que puede acompañar a muchos de los alimentos del día (basta, por ejemplo, con 1 cucharadita en la ensalada).

**MENÚ PARA AUMENTAR EL HIERRO:** desayuno con pan integral, zumo de cítricos y copos de avena; comida en la que no falte un poco de perejil, setas o anchoas; merienda que incluya chocolate o zumo de cítricos; perejil, ensalada de espinacas con limón, etc. Puede acompañar cada comida con un vasito de vino tinto natural. Siempre que tenga anemia, tome el zumo de 1 naranja o pomelo o 1 kiwi antes de las comidas, le ayudarán a fijar el hierro en el cuerpo.

**NO PIERDA HIERRO EN LA COCINA:** el hierro se pierde cuanto más tiempo se encuentre al calor (cocción) o con agua, por eso debemos consumir los alimentos, y en particular las verduras y hortalizas, crudos o al vapor.

**REMOLACHA, ZANAHORIA, LEVADURA:** se licúan 1 remolacha roja, 2 zanahorias y se añaden 2 cucharadas soperas de levadura en polvo. Realizar una toma diaria de este jugo. No falla a la hora de aumentar el hierro. Es recomendable incluso para aquellos pacientes sometidos a radio y quimioterapia que presenten anemia y para evitar tranfusiones de sangre por falta de hierro.

**ZUMO DE NARANJA:** el hierro necesita la vitamina C para fijarse en el cuerpo, por ello a las mujeres que presentan un nivel bajo de hierro con frecuencia, les conviene tomar zumo de naranja antes de comer o cenar.

***Sabía que...*** Los huevos y las espinacas contienen hierro pero, al contrario de lo que suponen muchas personas, este hierro apenas se absorbe en el intestino y se utiliza poco. Lo mismo ocurre con el hierro de las lentejas, por curioso que pueda resultar.

# Faringitis

***Sabía que...*** Hay muchos casos de faringitis crónica o recurrente y suelen estar relacionados con factores externos como fumar u otros factores internos como la desviación del tabique nasal, sinusitis crónica o estreñimiento crónico.

## ORIGEN

La faringe es una especie de tubo muscular que se encuentra detrás de las fosas nasales y de la boca, que llega hasta la parte superior del cuello, donde se une con el esófago (aparato digestivo) y laringe (vías respiratorias). Gracias a la faringe el aire llega hasta la laringe y el alimento desde la boca alcanza el esófago. Por esta razón tanto la calidad del aire como del alimento pueden afectar a la faringe y facilitar su inflamación, situación que conocemos con el nombre de faringitis. El aire frío respirado por la boca, las bebidas frías, el tabaco, el alcohol y hablar mucho son las situaciones que con mayor frecuencia facilitan la faringitis, que se manifiesta con pinchazos o dolor al tragar un alimento, sensación de ocupación en el cuello, ligero picor, secreciones y a veces tos.

## TRATAMIENTO

**INFUSIÓN DE FLOR DE SAÚCO:** se coloca en un plato 1 cucharada de flores de saúco y se añade 1/2 litro de agua hirviendo. Se deja reposar la mezcla durante diez o quince minutos y luego se cuela el líquido. Conservar el líquido en lugar seco y utilizarlo para hacer gárgaras durante cinco minutos, cuatro o cinco veces al día.

**INFUSIÓN DE TOMILLO:** el tomillo es antiinflamatorio y analgésico. Se añade 1 cucharada de esta planta en un cuenco y se vierte sobre ella un vaso de agua hirviendo. Se deja reposar la mezcla quince minutos y se cuela el líquido. Se añade el zumo de medio limón y 1 cucharada de miel. Parte del líquido se utiliza para hacer gargarismos durante cinco minutos y el resto se bebe con una pajita intentando que ésta se acerque lo más posible a la zona de la faringe y laringe. Se repite dos o tres veces al día.

**JARABE DE ZANAHORIAS:** se rallan 2 zanahorias y se ponen a macerar toda la noche en un cuenco con 4 cucharadas de miel de tomillo, miel de milflores o cualquier otro tipo. A la mañana siguiente se filtra y se añade el zumo de 1 limón y se toma durante todo el día a sorbos y ensalivando bien. Este remedio también sirve en caso de afonía.

**CEBADA INTEGRAL MOLIDA:** se cuecen 100 g de cebada en 1 litro de agua durante treinta minutos. A continuación se filtra el líquido y se utiliza cuatro o cinco veces al día para realizar gárgaras con un poco de miel.

**COMPRESA DE AGUA CALIENTE:** humedecer un paño limpio o gasas en agua caliente que se colocarán sobre la parte alta del cuello. Mantenerlas mientras conserven calor.

**TOSTADA CON VINAGRE:** mojar una rebanada de pan tostado en un poco de vinagre y chupar lentamente. Éste es un remedio muy antiguo que evita las molestias y en particular los pinchazos y quemazón de la faringitis. Contraindicado si tiene úlcera, reflujo gastroesofágico o acidez de estómago.

**ZUMO DE TOMATE:** licuar dos tomates medianos y tomar el zumo lentamente. Practicar este remedio dos o tres veces al día.

**INFUSIONES DE EQUINÁCEA:** suponen un buen método preventivo para evitar la faringitis.

## PREVENCIÓN

Evitar los agentes irritantes (respirar aire frío por la boca, alimentos muy fríos, el consumo de tabaco y alcohol). Hay que respirar siempre por la nariz para calentar el aire antes de que llegue a las vías aéreas. Debemos evitar los ambientes secos para lo cual podemos ayudarnos de humidificadores a los que podemos añadir infusiones de eucalipto o menta.

# Fiebre

## ORIGEN

La fiebre es, propiamente, un mecanismo de defensa del organismo por medio del cual se aumenta la producción de ciertas sustancias que ayudan al cuerpo a luchar contra la infección, por eso no conviene eliminarla por completo, aunque sí controlarla, ya que a partir de 39° es peligrosa (comienzan a fallar algunas funciones de diferentes órganos).

## TRATAMIENTO

**DIETA LÍQUIDA:** durante un proceso febril es importante mantener una dieta líquida o semilíquida con zumos, caldos vegetales, purés, yogures, destinados a evitar la deshidratación. Además, aportan vitaminas y minerales que favorecen la actividad de nuestras defensas.

**VINAGRE DE MANZANA:** aplicar un chorrito de vinagre de manzana sobre la planta de los calcetines y mantenerlos puestos mientras se está en la cama. También sirven los paños empapados en vinagre en la frente y las muñecas.

**CEBOLLA:** cortar un par de rodajas de cebolla amplias y colocarlas en las plantas de los pies. Sujetarlas con los calcetines para mantenerlas pegadas a los pies y cambiarlas cada dos horas.

**COL** picada en la planta de los pies.

**AJO:** frotar en los pies un ajo partido por la mitad cada hora.

**PATATA CRUDA:** se cortan dos finas lonchas de patata y se colocan sobre las plantas de los pies. Se ponen encima unos calcetines y se deja actuar durante unas horas. Mecanismos reflejos modifican la circulación de la sangre y reducen la temperatura del organismo.

**SOPA DE POLLO:** elaborar una buena sopa con diversas partes de gallina o pollo (incluida la piel) y tomarla a lo largo del día en varias tomas. Tiene efectos inmediatos y presenta un gran valor nutritivo. En un reciente estudio realizado en la Universidad de Nebraska, en Estados Unidos, se ha descubierto que el caldo de pollo alivia los síntomas del resfriado, al reducir la inflamación de las mucosas de la nariz, garganta y pulmones, ya que contrarresta los efectos inflamatorios cuando se está luchando contra una infección. Si la fiebre es síntoma de alguna de estas situaciones, el caldo de pollo es un remedio de gran ayuda.

**INFUSIÓN DE SALVIA:** calentar el agua hasta que hierva, apagar el fuego, añadir 1 cucharada de salvia, y dejar reposar durante quince minutos. Colar el líquido y beberlo a sorbos. Tomar este remedio dos o tres veces al día. La salvia tiende a reducir la fiebre.

**INFUSIÓN DE BORRAJA, CEBOLLA, AJO Y APIO:** tomar un vaso cada dos horas con el zumo de medio limón.

**INFUSIÓN DE MENTA, SAÚCO Y TOMILLO** tomada a pequeños sorbos cada media hora ayuda a bajar la fiebre de menos de 40°.

**TOALLA MOJADA:** cuando la fiebre llega casi a 39° se aconseja reducirla con procedimientos como frotar el cuerpo con una toalla mojada en agua fresca, baño en agua templada o envolver el cuerpo con una sábana húmeda.

**AGUA DE CEBADA:** añadir 50 g de cebada en 2 litros de agua y hervir hasta que el agua se reduzca a la mitad. Se cuela y se toma a lo largo del día con un poco de miel en cada vaso.

***Sabía que...*** A partir de 39° el sistema inmunitario y la actividad de las neuronas del cerebro comienzan a fallar.

16

# Fisuras anales

## ORIGEN

Las fisuras anales son lesiones que aparecen en la piel que rodea el ano o bien en su pared interna (mucosa). A diferencia de las fístulas, no son conductos sino pliegues de la piel, pequeñas depresiones o cortes que generalmente siguen una trayectoria paralela al surco interglúteo. Tienen longitud variable, desde un centímetro a tamaños superiores. Su origen suele relacionarse con el embarazo, el parto, estreñimiento crónico, sudación excesiva de esta zona, etc. Los síntomas más característicos son picor, sobre todo nocturno, a veces procesos infecciosos, ligero dolor, y evolucionan todos ellos de forma crónica. Vienen y van. La constancia en el tratamiento favorece su recuperación.

## TRATAMIENTO

**SEQUEDAD EN LA ZONA:** cuando menos, impedir la humedad, para evitar su progresión e incluso la aparición de su principal síntoma, el prurito. Hay que utilizar ropa amplia, prendas interiores de algodón y ninguna ajustada.

**SALVADO DE TRIGO:** se añade a 1/2 litro de agua hirviendo 1 cucharada de salvado de trigo y 1/2 cucharada de flores de caléndula. Se mezcla todo bien y se deja que repose durante veinte minutos. Luego se filtra el líquido y se aplica, tres veces al día, sobre la fisura con la ayuda de una gasa. El líquido puede conservarse en la nevera hasta que se utilice de nuevo.

**ALGODÓN:** si se tiene picor, se coloca un poco de algodón enrollado ocupando el surco interglúteo. De esta forma se reduce la humedad y el calor, con lo que el picor desaparece. Este remedio es muy eficaz, sobre todo en los picores nocturnos.

**BAÑOS DE ASIENTO:** una vez al día llene el bidé con agua caliente y luego añada una infusión de caléndula. Practíquelo diariamente hasta notar que los síntomas han desaparecido y las lesiones de la piel han mejorado.

**INFUSIÓN DE ORTIGAS:** tome diariamente una infusión de ortiga blanca no muy concentrada. Con ello reducimos los síntomas y mejoramos la irritación de la piel. No utilice este remedio durante más de veinte días.

**HIGIENE:** muy importante; si padece fisuras anales debe practicar una escrupulosa y continua higiene de la zona perianal, cada vez que vaya al baño o cada vez que orine. Si no, lavar la zona a media mañana y a media tarde, ya que la piel suda y se forma un caldo de cultivo de bacterias. Para lavarse, hay que tener en cuenta que siempre se debe hacer de delante hacia atrás y que los lavados sólo deben afectar a la zona perianal, nunca a los genitales, puesto que un excesivo lavado de éstos puede afectar su manto ácido protector. Después de lavarse, aplicar una pequeña cantidad de aceite de almendras dulces. Las abuelas se aplicaban una pequeña cantidad de manteca de cerdo o se frotaban también con un trocito de tocino (el ibérico es el mejor, ya que un 68 por ciento de sus grasas son insaturadas y es el que más se parece al que usaban ellas). Una pequeña capa de miel natural también es una buena solución.

## PREVENCIÓN

***Sabía que...*** Si las molestias se extienden, a pesar de los consejos, durante varios meses, hay que pensar en un tratamiento médico especializado o incluso la cirugía.

Evitar el estreñimiento, no permanecer mucho tiempo sentado en el inodoro, facilitar una alimentación rica en fibra (frutas, verduras, hortalizas), reducir el sedentarismo para no facilitar la humedad en la región anal, realizar una actividad física de forma regular.

# Frigidez

## ORIGEN

Se denomina frigidez a una situación en la que la mujer presenta una incapacidad permanente para conseguir el orgasmo o al menos para mantener una buena lubricación de la vagina compatible con una relación satisfactoria. Esta situación hace que la mujer sienta cada día menos deseos sexuales. Año tras año se observan más casos de estas características y en sus causas podemos encontrar técnicas sexuales inadecuadas en la pareja (rapidez que facilita una mala lubricación vaginal y favorece un coito doloroso, posturas incómodas), motivaciones religiosas o morales, mala formación sexual, falta de intimidad o compenetración, empleo de medicamentos, cistitis, diabetes, estrés, etc. A veces la frigidez puede surgir después de una vida sexual satisfactoria. En estos casos la causa más probable se encuentra en los medicamentos, en particular, los antidepresivos o hipotensores.

## TRATAMIENTO

**INFUSIÓN DE HOJAS DE AJEDREA:** se prepara una infusión añadiendo 50 g de estas hojas a 1 litro de agua hirviendo y se mantienen durante diez minutos. Se cuela y se bebe un vaso inmediatamente. Con ello se consigue incrementar el deseo sexual o favorecer una mejor disposición. Se puede utilizar este remedio de vez en cuando.

**INFUSIÓN DE ROMERO:** éste es otro de los procedimientos más eficaces para conseguir aumentar el deseo sexual e incluso, según demuestra la experiencia, para favorecer la llegada del orgasmo. Hay que tomar por la noche, durante varios días, una infusión de romero (flores de romero) a razón de 1 cucharada sopera por cada 1/2 litro de agua hirviendo. Se deben mantener las flores secas en infusión durante diez minutos y luego tomar un vaso de forma inmediata.

**ACEITE DE ROMERO:** con unas gotas de aceite de romero se da masaje suavemente a la región situada entre los glúteos, la zona sacra. Sus efectos afrodisíacos son prácticamente seguros.

**JARABE DE DÁTILES:** con 1/4 de kg de dátiles podemos elaborar un líquido que predispone a las relaciones de pareja de forma satisfactoria. Cortar en trocitos muy finos 1/4 de kg de dátiles y añadir a 2 litros de agua hirviendo junto con 2 cucharadas soperas de regaliz. Cuando el agua se reduzca a la mitad, apagar el fuego y dejar reposar. En este momento añadimos al líquido 1 cucharada de miel y removemos durante unos minutos. Una vez frío lo filtramos y lo guardamos en una botella en lugar fresco. Tomar medio vaso cuando se considere necesario.

**ELEUTEROCOCO:** es uno de los más efectivos estimulantes de la mujer; también se conoce con el nombre de ginseng siberiano y es muy fácil encontrarlo en herbodietéticas.

**INFUSIÓN DE GINSENG:** se toma una infusión elaborada con mezclas de té de ginseng. Basta con practicar este remedio de vez en cuando. Los ingredientes del ginseng son, en su mayoría, estimulantes y consiguen incrementar el deseo sexual, sobre todo en aquellos casos en que se encuentre disminuido.

**PIPAS DE CALABAZA:** tomar todos los días un puñado de este tipo de pipas para facilitar el deseo sexual e incluso prevenir alteraciones en el aparato genital.

**ALCACHOFAS:** se deben tomar por lo

16

# Frigidez (continuación)

## TRATAMIENTO

menos una vez al día (y durante los días que se quiera) varias alcachofas. Sus efectos para reducir el colesterol, eliminar grasas y, entre otras cosas, controlar los niveles de azúcar en la sangre, mejoran el riego sanguíneo de la región genital y proporcionan cierto efecto afrodisíaco.

INFUSIÓN DE RABOS DE CEREZAS: muy efectivo; los egipcios hacían que sus mujeres los tomaran para que fueran más ardientes y fogosas en el amor.

## PREVENCIÓN

Presentar una buena disposición para las relaciones de pareja es la mejor forma de iniciarlas y concluirlas con éxito. El temor, la inquietud, la falta de apetito sexual no son buenas compañeras «de viaje». Es fundamental hablar del problema entre los dos y tratar de solucionarlo. Nunca debemos guardarlo para nosotros mismos. En el caso de que el problema se repita hay que consultar con el especialista (ginecólogo, psicólogo).

También una dieta rica en alimentos crudos puede ayudarnos y en particular si todos los días tomamos alguno de los siguientes alimentos: miel, almendras, espárragos, ajo, cebolla o polen.

***Sabía que...*** No debemos confundir la frigidez con la anorgasmia o falta de orgasmo, ya que en estos casos sí hay deseo sexual, existe placer durante la masturbación e incluso respuesta a las caricias. En la frigidez se carece de este tipo de respuestas.

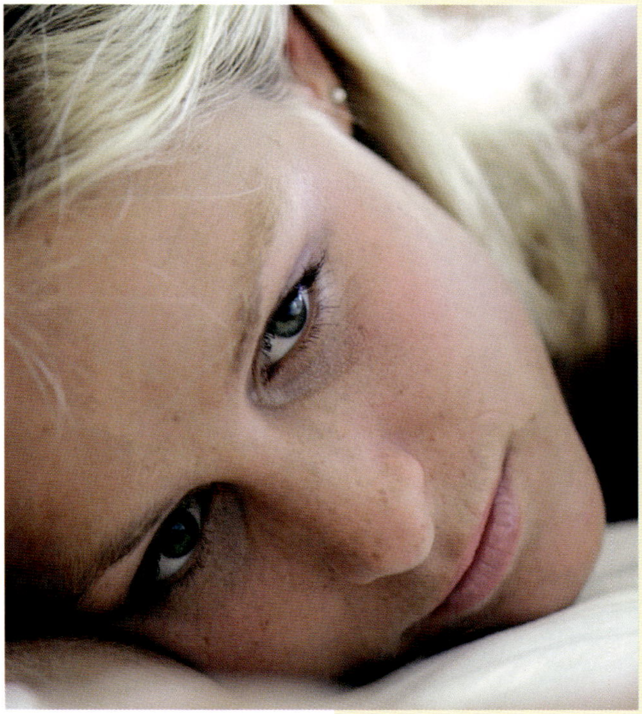

# Gastritis

***Sabía que...*** Muchas veces las gastritis crónicas se asocian con otras dolencias próximas y de larga evolución como la hernia de hiato esofágico o los problemas de vías biliares.

## ORIGEN

La gastritis es un proceso inflamatorio, de corta o larga duración, que afecta a la capa más interna de la pared del estómago, la capa mucosa. La gastritis se manifiesta por síntomas como dolor punzante después de comer que aparece en el abdomen (sobre todo después del consumo de muchos alimentos, comidas picantes, consumo de alcohol), hay cierta acidez y, en ocasiones, náuseas y vómitos. En las gastritis agudas las molestias aparecen muy de vez en cuando y en las crónicas se repiten durante días, sobre todo en otoño y primavera. Las de tipo agudo están producidas por un exceso de consumo de alcohol, comida muy abundante, alimentos en mal estado, consumo de ciertos medicamentos (como la aspirina o los antiinflamatorios). En el caso de las crónicas, la causa actúa durante un mayor periodo de tiempo y cronifica el proceso. Es el caso del estrés, situaciones de nerviosismo, consumo habitual de medicamentos, jugos biliares que vuelven al estómago y lo irritan. En caso de gastritis crónica debemos seguir las indicaciones del especialista para que la enfermedad no evolucione, en algunos casos, a la úlcera gástrica o al cáncer de estómago.

## TRATAMIENTO

**INFUSIÓN DE TILO Y COLA DE CABALLO:** se elabora una infusión con 1/2 cucharada sopera de hojas de tilo y otra media de cola de caballo. Tomar dos infusiones al día cuando se noten molestias, acompañando a las comidas importantes.

**COMIDA LÍQUIDA:** cuando se tienen molestias gástricas lo mejor para reducirlas es consumir alimentos líquidos tales como infusiones (manzanilla, menta, salvia, hojas y flores de malva), sopas, zumos, sobre todo de manzana y zanahoria, y poco más durante dos o tres días.

**COMPRESAS DE AGUA CALIENTE** sobre la región abdominal para reducir las molestias.

**PATATA RALLADA:** antes de la comida y de la cena tome un pequeño zumo elaborado con una patata rallada o el zumo de una patata cruda licuada. La patata reduce la necesidad de trabajo digestivo por parte del estómago y le proporciona un relativo descanso. Contiene sustancias sedantes, similares al diazepan, que podrían actuar sobre el estómago y contribuir a su relajación.

**JUGO DE COL:** tomar unas cucharadas de jugo de col con el estómago vacío cinco o diez minutos antes de las comidas. Su acción es tan potente que en experiencias realizadas en la Universidad de Stanford se comprobó que, en pacientes con úlcera gastroduodenal, si tomaban medio vaso de jugo de col fresco cuatro o cinco veces al día, el tiempo de cicatrización se reducía a dos semanas, y el dolor de estómago desaparecía en pocos días. Otros alimentos beneficiosos son la avena, el arroz, la zanahoria, el aguacate, la calabaza, la chirimoya y la manzana. Si además en ayunas tomamos aceite de oliva virgen de primera presión en frío con unas gotas de limón, el éxito está asegurado.

## PREVENCIÓN

Hay que evitar los mayores enemigos de la mucosa del estómago como el tabaco, el alcohol, café, té, comidas abundantes, nerviosismo y estrés. Recomendamos distribuir las comidas del día en cuatro o cinco tomas para no sobrecargar la actividad del estómago. Mantener una buena higiene bucal, masticar bien los alimentos para que lleguen más reducidos al estómago, reducir el consumo de alimentos grasos y no consumir comidas muy calientes o frías.

16

# Gingivitis

## ORIGEN

La gingivitis se caracteriza por la inflamación de la encía o capa de tejido que tapiza la raíz de los dientes y el hueso donde se encuentran. Cuando la inflamación afecta también a las paredes de la boca, hablamos de estomatitis. La gingivitis se manifiesta por hinchazón de una parte de la encía que se acompaña de ligero dolor, enrojecimiento y mínimas pérdidas de sangre. Pueden durar unos pocos días (agudas) o periodos mucho más prolongados (crónicas). Su origen es muy variable, pero con frecuencia suele ser la irritación de la encía por un trozo de alimento, las prótesis dentales mal colocadas o que no están bien adaptadas, los depósitos de sarro en el diente, empleo de pasta de dientes muy agresiva o cepillos de cerda muy dura. También pueden influir en su aparición el abuso de antibióticos, la falta de vitamina C que protege las mucosas, mala higiene de las manos, etc.

## TRATAMIENTO

**INFUSIÓN DE SALVIA O TOMILLO:** todos los días preparar una infusión con alguna de estas plantas y realizar enjuagues después de cada comida. Sus efectos antiinflamatorios eliminarán las molestias.

**HOJAS DE ZARZAMORA:** se añaden 30 g de hojas de zarzamora a 1 litro de agua hirviendo y se deja hervir durante tres minutos. Se apaga el fuego y se deja reposar diez minutos. Se cuela y se utiliza el líquido para realizar enjuagues bucales. Hay que repetir el proceso hasta que desaparezca el problema.

**ZUMO DE LIMÓN:** una vez al día extraer el zumo de medio limón y mezclarlo con medio vaso de agua. Con este líquido, se practican enjuagues bucales (además de un poderoso efecto antiséptico contra los gérmenes, fortalece las encías). También se puede preparar este remedio con unas gotas de aceite de limón disueltas en agua.

**ACEITE DE SALVIA:** se añaden 3 gotas de este tipo de aceite a medio vaso de agua y se enjuaga bien la boca con este líquido después de cada comida.

## PREVENCIÓN

Hay que mantener una buena higiene bucal (cepillado frecuente con cepillo blando, pasta de dientes no abrasiva o «dura»), buena higiene de las manos y útiles de alimentación, evitar las caries y otros problemas de las piezas dentales, perfecto ajuste de la dentadura postiza, implantes, etc., tomar abundante vitamina C (zumos de naranja). Durante la limpieza bucal, no hay que olvidarse del cepillado de la lengua.

***Sabía que...*** La gingivitis muchas veces es un primer síntoma de enfermedades generales como falta de vitaminas, diabetes, leucemia, alteraciones de la sangre, reacciones alérgicas, enfermedades debilitantes o, bien, de embarazo.

# Gota

## ORIGEN

Cuando nuestro organismo digiere las proteínas que forman parte de los alimentos (sobre todo de la carne y el pescado), uno de sus restos o desechos es el llamado ácido úrico, que es eliminado del cuerpo por medio de los riñones con la orina y, en menor medida, con el sudor. En caso de que la cantidad de ácido úrico en la sangre fuera elevada, éste se deposita en distintas partes del organismo, especialmente en las articulaciones, y aparece la gota. El ácido úrico se acumula en las articulaciones y, como si fuese cristal, pincha elementos articulares y produce inflamación, enrojecimiento y dolor. Suele afectar a las pequeñas articulaciones como las de los dedos de los pies (sobre todo el dedo gordo) y de las manos, aunque también puede aparecer en grandes articulaciones (rodilla, tobillo, pie, hombro, codo). La mayor parte de los casos de gota se debe a una dieta inadecuada con mucha carne, pescado, abundantes alimentos azucarados, alcohol, etc., sustancias que inundan el cuerpo con ácido úrico. La gota se presenta con mayor frecuencia entre los hombres, en las personas obesas y en aquéllas con predisposición genética a la gota.

## TRATAMIENTO

**FRESAS CRUDAS:** todas las mañanas, en ayunas, tome un puñado de fresas para facilitar la eliminación de ácido úrico y prevenir los ataques.

**ZUMO DE PATATA CONTRA EL DOLOR:** se licúan 2 o 3 patatas limpias y, con el líquido que se obtiene, se aplica un suave masaje sobre la zona dolorida. Se repite este remedio tres o cuatro veces al día hasta que desaparezcan las molestias. También se consigue el mismo efecto con ralladura de col.

**ZUMO DE TOMATE PARA PREVENIR Y TRATAR EL DOLOR:** otra forma de facilitar la eliminación del ácido úrico sobrante y evitar o tratar las molestias de la gota consiste en tomar dos o tres veces al día el jugo de 1 tomate bien maduro.

**ARÁNDANO ROJO:** éste es otro elemento que colabora en la eliminación del ácido úrico. Se ponen en 1 litro de agua fría 30 g de planta seca, y se mantiene en ebullición tres minutos. Se deja reposar otros diez minutos, se cuela el líquido y se toman dos o tres vasitos al día.

**ACEITE DE ROMERO:** a 1 cucharada sopera de aceite de soja, añadir 3 gotas de aceite de romero, mezclar bien y aplicar suavemente sobre la zona dolorida.

**PARA EVITAR LOS ATAQUES:** consuma con frecuencia sandía o perejil acompañando a sus comidas (con estos alimentos facilitamos la eliminación de ácido úrico). La sandía es la fruta que más elimina oxalatos. El plátano también resulta conveniente por su contenido en litio, que disuelve las purinas, y potasio, que expulsa las toxinas fuera del cuerpo. Otro remedio muy eficaz es tomar con frecuencia el jugo de los espárragos (incluso sirve el que los acompaña cuando están enlatados). No comer acelgas, espinacas, col (berza) o lenguado. Se recomienda en cambio el apio, buena fuente de potasio, que ayuda a eliminar el exceso de ácido úrico causante del dolor y la inflamación propios de la gota. Si se toman unas 15 o 20 cerezas rojas o picotas disminuye el nivel de ácido úrico en la sangre y se previenen los ataques de gota debidos a su cristalización.

**CALIHUESO:** antiguamente, para los ataques de gota, se guardaban los huesos de cereza, se metían en un cal-

16

# Gota (continuación)

## TRATAMIENTO

cetín de lana y se calentaban en el horno de las cocinas económicas. Este calcetín caliente se aplicaba en las zonas con dolor y el calor que retenían los huesos lo calmaban. El calihueso, que así se llamaba, también se usaba para calmar los dolores de reuma en cuello, rodilla, hombro o cualquier otra parte del cuerpo.

**CURAS DE UVA Y SANDÍA E INFUSIÓN DE CÁSCARA DE PIÑA:** en Brasil, además de tratar la gota con sandía, se suele beber una infusión de cáscara de piña para aumentar la diuresis.

**BICARBONATO:** se coloca un emplasto de bicarbonato en el área afectada, ya que posee efectos antiinflamatorios, es antiácido y regula el pH. También se puede tomar a lo largo del día 1 litro de agua al que se le añade 1 cucharada de bicarbonato y el zumo de 1/2 limón.

**DIAMANTE:** se coloca una piedra mediana de diamante en bruto dentro de un vaso de agua durante la noche (también puede servir el diamante de una alhaja). Al despertarse se bebe el agua del vaso. En casos más agudos de gota se pone en una botella y se bebe a lo largo del día. Los diamantes son también muy usados en los ayunos espirituales, para dejar de fumar o beber: para ello se introduce un diamante en bruto en la boca, mientras dure la crisis.

***Sabía que...*** La gota es una enfermedad típica de los hombres. De cada cien casos, sólo cinco son mujeres, y la mayoría de ellas posmenopáusicas.

## PREVENCIÓN

Hay que reducir el consumo de alimentos ricos en ácido úrico (carne grasa, vísceras como el hígado); evitar comprimir en exceso las articulaciones y usar calzado y calcetines amplios; reducir el consumo de alcohol; controlar el peso para evitar los kilos de más y la obesidad.

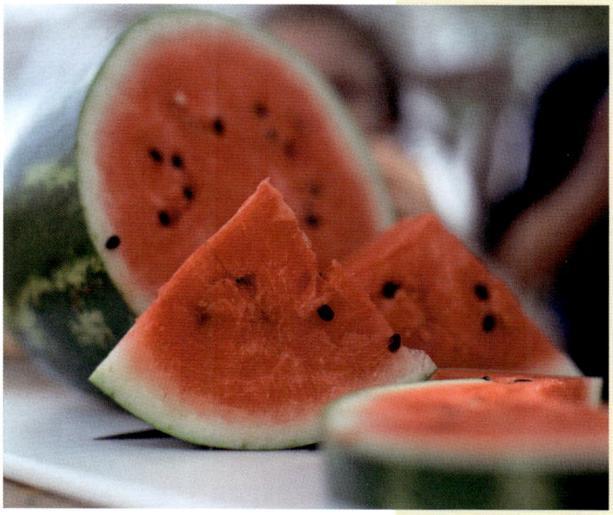

# Gripe

La gripe es una enfermedad infecto-contagiosa de origen vírico que suele presentarse en los meses fríos del año.

## ORIGEN

Los síntomas de la gripe son muy similares a los de un resfriado muy fuerte, entre otros: fiebre, sensación de postración, dolor muscular, cefaleas, conjuntivitis, catarro nasal y tos, pero a veces también afecta al estómago, con una gran sensación de malestar.

## TRATAMIENTO

**VACUNA PREVENTIVA DE LA GRIPE Y RESFRIADOS:** se cogen 6 escaramujos (frutos) bien maduros, se abren por la mitad y se limpian debajo del grifo hasta eliminar las semillas y pelillos. A continuación se ponen a hervir en agua durante tres minutos. Pasado ese tiempo se añaden dos pizcas de malva, se retira del fuego y se deja reposar tapado unos diez minutos. Se filtra y se toma endulzado con miel de tomillo o de milflores durante un mes, antes de que comience el invierno. Sirve para dar fuerzas a nuestro organismo de cara al mal tiempo y prevenirnos de catarros y resfriados. Conviene apoyarlo con un zumo de pomelo todos los días y empezar el tratamiento en septiembre.

**JARABE DE CEBOLLA, MIEL Y LIMÓN PARA CURAR RESFRIADOS:** la cebolla posee un antibiótico muy eficaz llamado disulfuro de alilpropilo, que facilita la expulsión de la mucosidad y es también antiinflamatorio de las vías respiratorias; se usa para curar catarros, sinusitis, faringitis, amigdalitis, tos, bronquitis, asma y enfisema pulmonar. Con cebolla, limón, miel o azúcar moreno de caña se realiza el siguiente jarabe: la noche anterior se trocea una cebolla de tamaño mediano, se añade el zumo de 1 limón mediano y 6 cucharadas soperas de miel de tomillo u otra y si no, azúcar moreno. Se tiene toda la noche macerando y a la mañana siguiente se filtra y se toma 1 cucharada del jarabe cada dos o tres horas. En veinticuatro horas se nota una gran mejoría.

**INFUSIÓN DE EUCALIPTO:** se deben tomar 3 tazas al día de esta infusión durante la fase aguda.

**ACEITE CON ESENCIA DE EUCALIPTO, PINO Y ROMERO:** se hacen fricciones en el pecho con un aceite que se prepara mezclando unas gotas de estas esencias con un aceite base (de almendras, germen de trigo o aceite de oliva).

**REFUERZA LAS DEFENSAS Y LA VITAMINA C** con ayuda de infusiones de plantas como la equinácea, la drosera, el saúco y el sauce o tomar propóleos.

**JARABE PARA LA GRIPE:** se hierven en un cazo pequeño 3 cucharadas soperas de aceite, 2 de miel y 1 copa de coñac. Después, se vierte en un vaso con el zumo de 1 limón, se revuelve bien y se toma por vía sublingual (debajo de la lengua).

**JARABE DE LIMÓN Y MIEL:** se cuecen a fuego lento 2 vasos de zumo de limón y 6 cucharadas de miel, durante una hora y media. Una vez preparado, se toman 2 cucharadas cada hora el primer día y cada tres horas el segundo día, hasta que se cure la gripe.

16

# Halitosis

Mal aliento producido por diversas causas, como fermentación de restos de comida, problemas bucales (caries, trastornos digestivos, sinusitis, etc.).

## ORIGEN

La cavidad bucal cuenta con la presencia de diferentes tipos de gérmenes que suelen alimentarse de los restos de alimentos que se depositan entre los dientes, en la superficie lingual y más aún en el interior de caries y otras alteraciones. Cuando estos gérmenes fermentan, los restos de alimentos dan lugar al mal aliento, problema también conocido como halitosis. Además de esta causa, que es la habitual, dentro de la cavidad bucal pueden existir otras razones de mal aliento como es el caso de las propias caries, dentadura postiza, faringitis crónica, amigdalitis, etc. También hay causas más «alejadas» como es el caso de rinitis, uremia, sinusitis, diabetes, cirrosis hepática, hepatitis y el consumo de algunos medicamentos. Otras veces el origen es externo y relacionado con sustancias o productos que penetran en la cavidad bucal como el alcohol, tabaco, consumo de ajos, cebolla y otros alimentos con olor penetrante.

El fuerte aliento que generan ciertos productos, como los ajos o la cebolla, no sólo se produce por restos de estos alimentos en la boca, sino también porque horas más tarde de su consumo algunas sustancias integrantes de estos alimentos pasan de la sangre a los pulmones y se desprenden por el aliento.

## TRATAMIENTO

**ELIXIR DE MANZANILLA:** se vierten 2 cucharadas soperas de manzanilla en 1/2 litro de vino blanco y se dejan reposar durante una semana. Pasado este tiempo, se cuela el líquido y se guarda en un frasco. Todos los días, por la mañana, se realizan enjuagues bucales con este elixir, sin tragar el líquido, hasta que se termine la cantidad preparada.

**SAL Y BICARBONATO:** una o dos veces al día, practique este remedio que consiste en añadir a un vaso de agua 1 punta de cuchara de bicarbonato y 1/2 cucharadita de sal. Remueva bien y enjuáguese la boca durante unos minutos sin tragar el líquido.

**ENSALADAS CON JENGIBRE:** otro remedio muy sencillo consiste en añadir a la ensalada una pizca de jengibre rallado. Resulta muy eficaz para combatir el mal aliento (no utilizarlo en caso de embarazo, hipertensión arterial o úlcera gástrica).

**PARA LAS ENCÍAS INFLAMADAS** o gingivitis, causa frecuente de mal aliento, nada mejor que una infusión de salvia elaborada con 1 taza de agua caliente y 1 cucharada de esta planta seca. Se practican todos los días, tres veces, enjuagues bucales con la infusión (de dos minutos).

**ENJUAGUES CON SAL:** después de una comida con alimentos «fuertes» (ajo, cebolla, etc.) pruebe a hacer unos enjuagues y gargarismos con medio vaso de agua al que se añade una pizca de sal (no tragar el líquido).

**GRANOS DE CAFÉ:** es uno de los remedios más eficaces y sencillos, además de servir en casos de urgencia. Basta con chupar un par de granos de café hasta que se encuentren casi diluidos.

**HOJAS DE MENTA:** éste es otro de los remedios más eficaces en casos de urgencia. Basta con masticar unas hojas secas o frescas de menta. Además si se practica con cierta regularidad puede eliminar de forma permanente el problema.

**INFUSIÓN DE MENTA CON LIMÓN:** después de la comida del mediodía se toma, en lugar de café, una infusión de menta a la que se añaden unas gotas de limón. Al tomarla, se realizan unos sencillos gargarismos.

# Halitosis (continuación)

## TRATAMIENTO

**CURA DE MELOCOTONES:** alivia los problemas digestivos que pueden ocasionar el mal aliento. Los melocotones son bien tolerados por el estómago y pueden facilitar la digestión.

**LA MANZANA ASADA** o en compota es una de las frutas más digestivas y provoca una abundante secreción de saliva. Excita las glándulas del intestino y es ideal contra el estreñimiento, tomada entre las comidas y como postre.

**JUGO DE GRANADA:** en gárgaras y enjuague bucal se recomienda para la candidiasis y el mal olor debido a la irritación de garganta y los problemas intestinales.

**HIGOS:** son muy fáciles de digerir y muy nutritivos. Poseen una acción laxante suave y segura.

**RÉGIMEN VEGETARIANO ESTRICTO:** constituye una verdadera cura de desintoxicación. Disminuye la tasa de ácido úrico en la sangre y favorece las contracciones intestinales. Llevar una alimentación que disminuya el exceso de acidez es otra medida que se puede tomar para aliviar nuestros problemas digestivos, futuros causantes del mal aliento.

**RÉGIMEN DE ZUMOS DE FRUTAS DULCES Y HORTALIZAS** de todo tipo, salvo espinacas. En particular, zanahoria, remolacha, apio, berros, pepino, tomate y col. También es recomendable el zumo de patata, la papilla de harina de linaza y los diferentes tipos de leche vegetal, pues tienen una excelente acción sobre la hiperacidez.

**ZUMOS DE FRUTAS ÁCIDAS:** naranjas, pomelos, fresas, etc., y de verduras, pueden ser envueltos en papilla, gelatina hecha con pectina, agaragar, papilla de trigo integral o suavizados con nata y leche de almendras.

**ZUMOS DE FRUTAS DULCES:** estos zumos (uvas, plátanos, manzanas ralladas, melón, etc.) pueden ser soportados en estado puro.

## PREVENCIÓN

La única actividad que resuelve el mal aliento es la prevención basada en una buena higiene dental (cepillado después de cada comida, incluida la lengua), reducir el consumo de tabaco o alcohol, evitar la ingesta de alimentos «entre horas» y mantener una buena situación de las piezas dentales con revisiones periódicas para tratar las caries, gingivitis, sarro, etc. Tampoco hay que olvidar una buena conservación de la dentadura postiza, si la hubiere.

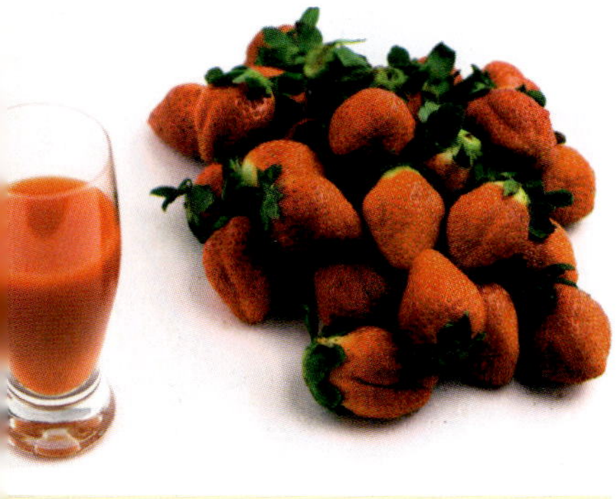

***Sabía que...*** Según un reciente estudio realizado por una conocida marca de dentífricos, un 45 por ciento de los españoles reconoce tener mal aliento. Según los estomatólogos, en un 85 por ciento de los casos se debe a una higiene bucal deficiente. Entre los europeos, los alemanes son los más preocupados por la frescura de su aliento, ya que la tercera parte lo cree imprescindible para sus relaciones sentimentales y laborales. Un 25 por ciento de españoles está de acuerdo con ellos, sin embargo, los europeos menos preocupados por este asunto son los griegos: sólo un 7 por ciento se plantea si su aliento resulta agradable o no a la hora de afrontar una relación amorosa, todo lo contrario que los ingleses, que culpan a la halitosis de muchos encuentros amorosos frustrados.

16

# Hemorroides

Las hemorroides o almorranas consisten en las dilataciones de unas venas que se encuentran en la última parte del intestino grueso, en la región recto-anal. A veces pueden observarse desde el exterior.

## ORIGEN

Las paredes del recto y del ano, última porción del intestino, tienen en su interior unas pequeñas venas que se denominan venas hemorroidales. Estas venas recogen la sangre que llega a esta zona con las arterias y, por medio de otros vasos sanguíneos más gruesos, atraviesan el abdomen y llegan hasta el hígado, donde la sangre se depura. Este trayecto hace que, por todo aquello que dificulte el retorno de la sangre desde el recto hasta el hígado, se pueda retener la sangre y se acumule en el recto dando lugar a las hemorroides o almorranas. Ocurre por ejemplo durante la gestación, el estreñimiento crónico que obliga a realizar mucha «fuerza» en el abdomen, toser con frecuencia o en casos de obesidad y sobrepeso.

Un 19 por ciento de los españoles tiene estreñimiento, de ellos un 72 por ciento son mujeres. Por efecto del embarazo, del estreñimiento, de la tos frecuente u otros factores que aumentan la presión dentro del abdomen, las venas hemorroidales se hinchan y producen las denominadas hemorroides o almorranas. Las venas dilatadas o hemorroides se irritan con las heces (por eso molestan durante la defecación) y producen dolor, picor y pequeño sangrado que acompaña a las heces. Cuando aparecen nos cuesta hacer de vientre, además de generarnos picor en el ano y provocar la pérdida de pequeñas cantidades de sangre, casi insignificantes, pero que a la larga pueden favorecer la aparición de una anemia. Una de las medidas preventivas más importantes es procurar no estreñirse para que las almorranas no se produzcan.

## TRATAMIENTO

**UVAS:** en cualquiera de sus variedades. Hay que consumir uvas con cierta regularidad, siempre con piel. Eso sí, hay que lavarlas antes de comerlas para eliminar por completo los elementos nocivos que puedan tener (como los insecticidas). Las uvas contienen sustancias anticancerígenas como el resveratrol y otras de carácter antiinflamatorio que evitan el dolor de las hemorroides inflamadas (flavonoides).

**TOMATE Y MANZANILLA:** necesitamos 1 tomate muy maduro, una compresa o paño de lino y una infusión de manzanilla. Antes de acostarnos cortamos el tomate por la mitad y una de las mitades la trituramos o machacamos y la ponemos sobre la región anal con la ayuda de la compresa de algodón o paño de lino limpio. A la mañana siguiente retiramos el tomate y lavamos el ano con una infusión de manzanilla durante un par de minutos. Dejaremos que la piel se seque por sí sola. Tanto el tomate como la manzanilla contienen sustancias analgésicas (contra el dolor) y antiinflamatorias (disminuyen la inflamación).

**LAVADOS ANALES CON AGUA FRÍA:** los lavados de la región anal con agua fría tienen un efecto preventivo, ya que facilitan el «cierre» o contracción de las venas hemorroidales, y con ello la disminución de su tamaño y de las molestias. Los lavados deben realizarse por la mañana, todos los días, incluso si ya han aparecido las hemorroides.

**ACEITE DE OLIVA E HIPÉRICO:** utilizaremos 1 litro de aceite de oliva virgen de primera presión en frío y unas ramas de hipérico en flor. Las ramas de hipérico en flor deben cogerse en el mes de junio. Se lavan ligeramente y se introducen en un tarro de cristal transparente con 1 litro de aceite de

# Hemorroides (continuación)

## TRATAMIENTO

oliva virgen de primera presión en frío. El tarro se expone al sol durante unos días hasta que el aceite adquiera un color rojo cobrizo, similar al coñac, y ya está listo. Para utilizarlo basta con aplicar el aceite de hipérico directamente sobre la zona afectada (alrededor del ano y ligeramente en su interior).

**HOJAS DE GORDOLOBO:** se utilizan directamente sobre la zona afectada. Todos los días realizaremos un pequeño lavado anal (como se indica en un remedio anterior) y cuando esté seca la piel se frotan sobre ella, con suavidad, una o dos hojas de gordolobo.

**CUBITO DE HIELO:** en ocasiones de mucho dolor podemos aplicarnos en la zona dolorida un cubito de hielo envuelto en un paño o en un plástico para que no queme la piel.

**CASTAÑA DE INDIAS:** conviene llevar una en el bolsillo para que las almorranas dejen de doler y de sangrar. Lo mismo podemos hacer con las flores de tanaceto: se coge un puñado y se colocan en el bolsillo o en el sujetador, envueltas en un saquito.

**MEMBRILLO:** se calienta un poco de membrillo (cuanto más natural mejor) y se hace puré. Luego, como si fuera una pomada, se aplica sobre la zona anal para calmar las molestias. Puede repetirse todas las veces que se desee.

**POMADA DE HUEVO Y MIEL:** se calienta al baño María 1 cucharada sopera de vaselina hasta que se derrita. Luego se añade 1 cucharada de miel (mejor si es de romero) y la clara de un huevo. Se remueve todo bien hasta que se forme una buena mezcla. Finalmente añadir 3 cucharadas de harina de cebada y remover hasta formar una especie de pomada. Se guarda en un lugar fresco (sirve la nevera). Cuando se tengan molestias, aplicar la pomada dos veces al día, mañana y noche.

**BAÑOS DE ASIENTO:** se llena el bidé de agua templada o caliente y se permanece en él durante diez minutos.

**PARA LOS PICORES NOCTURNOS:** se coge un poco de algodón y se hace un pequeño rollo casi del mismo aspecto que un dedo. Se coloca en el surco anal, entre los glúteos, debajo del ano, y se mantiene así durante toda la noche. Ya verá como no tiene molestias mientras duerme. El mismo remedio se puede practicar con un poco de papel higiénico.

**AGUA DE HAMAMELIS:** esta planta contiene una serie de sustancias que facilitan la contracción o cierre de las venas hemorroidales, con lo que evitamos las molestias. Puede adquirirla en tiendas de herboristería y aplicarla con la ayuda de un algodón sobre la zona afectada. Las infusiones de hamamelis tomadas dos veces al día pueden conseguir los mismos efectos.

**BAÑOS FRÍOS:** el frío es otro elemento vasoconstrictor natural (cierra las venas, reduce su tamaño). Si se sienta en el bidé lleno de agua fría durante un par de minutos conseguirá este efecto y la eliminación de las molestias. Además el frío tiene cierto efecto analgésico.

**QUESO FRESCO:** aplicado sobre la zona afectada con la ayuda de una gasa calma de forma muy efectiva las molestias. Puede hacerlo dos veces al día, mañana y noche.

**INFUSIONES DE SALVIA O COLA DE CABALLO:** realizar infusiones con una de estas plantas (1 cucharada sopera por infusión) y tomar dos veces al día hasta que desaparezcan los síntomas.

**TOMAR LA FRUTA CON PIEL:** estudios al respecto han señalado que en las poblaciones donde se pela la fruta hay más hemorroides. En la piel de la fruta se encuentran unas sustancias llamadas flavonoides, que son activadores del sistema venoso y arterial y ejercen una acción vasodilatadora y antiinflamatoria.

16

# Hemorroides (continuación)

## PREVENCIÓN

Tratar y evitar los factores desencadenantes de las hemorroides como la obesidad, el sobrepeso, el estreñimiento crónico, enfermedades que favorecen la tos frecuente (véanse los apartados de cada uno de estos problemas) y no levantar pesos ni realizar esfuerzos. Es fundamental una dieta rica en frutas, verduras y hortalizas, así como evitar los alimentos que puedan irritar las hemorroides (especias, alcohol, picantes y azúcares). Hay que beber muchos líquidos con los alimentos para que su tránsito intestinal sea más fácil. Practicar todos los días un poco de actividad física (media hora de paseo es suficiente). Uno de los elementos que más nos puede ayudar a combatir y prevenir este problema es tomar todos los días, en la cena, 1 puerro (durante un par de meses como mínimo) y uvas. Además de las uvas hay otros muchos alimentos que ayudan a prevenir y tratar las hemorroides como la fruta en general, los cereales, verduras y sobre todo el ajo (utilizarlo crudo, bien picadito, acompañando a cualquiera de las comidas del día). Eso sí; recuerde que las personas que tienen problemas de coagulación de la sangre deben usar el ajo lo menos posible.

***Sabía que...*** Una de las causas más frecuentes de anemia son las hemorroides, ya que con ellas perdemos constantemente pequeñas cantidades de sangre.

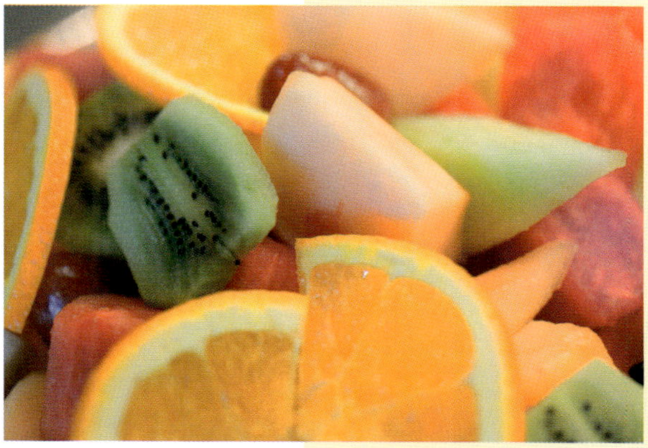

# Herpes

## ORIGEN

El herpes se caracteriza por lesiones que aparecen en la piel a modo de pequeñas vesículas repletas de un contenido claro y transparente. Estas lesiones están producidas por un virus, el herpes virus, que suele entrar en contacto con nuestra piel casi en el mismo momento del nacimiento. Su apetencia por las células de la piel es tal que pueden quedar acantonados en su interior durante años y sólo cuando las defensas de nuestro organismo se reducen, proliferan y aparecen las vesículas (después de catarros, resfriados, gripes, etc.). Estas lesiones «van y vienen» en función del estado general de nuestro organismo. Las vesículas suelen surgir en zonas de pliegues de la piel como la comisura labial e incluso la región genital. Las vesículas apenas tienen síntomas, salvo picor y ligero enrojecimiento de las zonas próximas.

## TRATAMIENTO

**SAL:** podemos elaborar una solución salina mezclando 1/2 litro de agua templada con 1 cucharadita de sal. Remover bien hasta disolver toda la sal. Se aplica dos o tres veces sobre las lesiones con la ayuda de una gasa. Este remedio acelera la curación de las lesiones y evita sus molestias.

**HERPES GENITAL:** para eliminar el picor y el escozor de este tipo de herpes prepare una infusión de malvavisco y con la ayuda de una compresa aplíquela durante unos minutos sobre la zona lesionada. Luego extienda un poco de aceite de oliva por las lesiones con una gasa. Si percibe dolor en la zona genital también puede utilizar un poco de frío con unos cubitos de hielo dentro de una bolsa de plástico limpia.

**HERPES LABIAL:** deje que el sol bañe la zona afectada y tome todos los días un zumo de zanahoria. El problema se resolverá mucho antes.

**PARA ACELERAR SU CURACIÓN** conviene mojarlos todos los días con unos toques de gasa impregnada en un poco de alcohol.

**MELISA:** si exprimimos un puñado de diferentes partes de esta planta y obtenemos su savia, conseguiremos uno de los remedios más eficaces para eliminar el herpes rápidamente. Basta con aplicar la savia dos veces al día, sobre las lesiones.

**RAÍZ DEL TRAIDOR O RAÍZ DEL DIABLO:** aceite esencial que es muy eficaz para tratar los horribles dolores que producen los herpes zóster. Su nombre científico es *Alkanna tinctoria tausch*.

**CREMA DE LA ABUELA ESTEFANÍA:** esta crema sirve para tratar el herpes y el herpes zóster. Para prepararla se necesita una perola de acero inoxidable o esmaltada (no utilizar una de barro, ya que desprende sales de plomo, ni de aluminio, cobre o hierro, ya que desprende óxido). Se ponen en ella 1 litro de aceite de oliva virgen de primera presión en frío, 200 g de cera virgen, 1 vaso de vino tinto bueno y 25 hojas frescas de la planta llamada «lengua de gato». Se cuecen a fuego muy lento todos los ingredientes durante cuarenta y cinco minutos, sin dejar de remover con cuchara de palo. Se retira del fuego y cuando se encuentre templado se pasa la mezcla a tarros y se guarda en un sitio fresco y seco. Esta pomada se conserva en buen estado durante tres años.

16

# Herpes (continuación)

## TRATAMIENTO

**PARA LAS LLAGAS PRODUCIDAS POR HERPES ZÓSTER Y PSORIASIS:** se pone en un recipiente 1 litro de agua destilada, se le añade 1 g de sulfato de cobre (de venta en droguerías y farmacias) y se hierve durante cinco minutos. En otro recipiente se preparan unas flores de saúco, se agrega el agua con el sulfato hirviendo, se tapa y se deja reposar hasta que se enfríe. Se filtra a una botella y queda listo. Este líquido se emplea para lavar las zonas afectadas por el mal, dos o tres veces al día. El sulfato de cobre hace que se desprendan las escamas de la piel producidas por el mal y el saúco regenera los tejidos. Se empapa una gasa o guante en el líquido y se lavan las costras y heridas. Se deja secar al aire durante media hora y después se aplican los aceites y pomadas que se usen.

## PREVENCIÓN

Mantener un buen estado general, particularmente con una dieta rica en frutas, verduras, hortalizas y practicando regularmente un poco de actividad física. Si tiene vesículas con frecuencia, fortalezca su piel y sus defensas tomando casi todos los días un zumo de naranja o de manzana mezclado con 1 cucharadita de levadura de cerveza. No toque las vesículas, ya que su interior se encuentra repleto de virus que pueden extenderse a otras zonas próximas y generar nuevas lesiones. Deje que se sequen de forma natural. En el caso del herpes genital es muy importante utilizar ropa interior de algodón.

***Sabía que...*** El herpes virus más frecuente es el labial, pero también puede generar lesiones en el cerebro, boca, genitales, ojos u oídos.

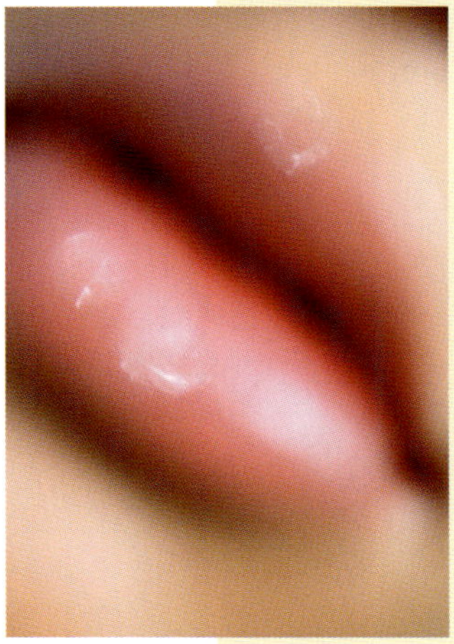

# Hipertensión arterial

Estado en el que la presión o tensión que se ejerce sobre las paredes de nuestras arterias es superior a la normal.

## ORIGEN

La presión o tensión arterial tiene dos valores, la mínima o presión diastólica (la baja, que significa que el corazón se está llenando de sangre) y la máxima o presión sistólica (la alta, que significa que el corazón se ha contraído y ha expulsado toda la sangre que había en su interior). Cuando la baja es igual o superior a 8,5 centímetros de mercurio o la alta a 13,5, hablamos de hipertensión. Ésta es una enfermedad tan extendida en nuestra sociedad que una de cada dos personas adultas tiene problemas con su tensión arterial. Cuando hay hipertensión la sangre circula dentro de las arterias con gran velocidad y tensión, y puede dar lugar a roturas de pequeñas arterias, formación de embolias y riesgo de infarto de miocardio porque el corazón trabaja más de lo normal. La causa más frecuente de hipertensión es la llamada desconocida o idiopática. Otras veces se relaciona con la obesidad, sobrepeso, consumo de abundantes líquidos (alcohol), estados de nerviosismo y estrés (que contraen las paredes de las arterias «estrujando el contenido», la sangre), irregularidades de las paredes de las arterias con estrecheces (diabetes, arteriosclerosis). Las paredes de las arterias se encuentran sometidas a la presión que sobre ellas ejerce el paso de la sangre, y más concretamente la fuerza del corazón en cada latido. Por eso hay una tensión baja que se corresponde con el corazón relajado y otra sistólica equivalente al corazón en contracción, cuando «empuja» la sangre. A la hora de valorar la tensión arterial también participa el estado de las paredes de las arterias; si se presentan en ellas placas de grasa y otras sustancias, la tensión aumenta, tal y como sucede con el exceso de colesterol en sangre. En la mayor parte de los casos de hipertensión no llegamos a conocer su origen: es la llamada hipertensión arterial esencial.

## TRATAMIENTO

**APIO:** las personas con hipertensión arterial deben tomar apio casi a diario, distribuido con alguna de las comidas del día. El apio limpia la sangre, reduce el colesterol (uno de los más importantes factores a la hora de crear hipertensión) y es muy eficaz para disminuir la hipertensión.

**AJO:** incluiremos en la dieta diaria, o casi a diario, un diente de ajo distribuido en alguna de las comidas del día. El ajo posee efectos vasodilatadores y ayuda a disminuir los niveles de glucosa y colesterol en la sangre, lo que mejora las cifras de tensión arterial.

**COCIMIENTO DE HOJAS DE OLIVO:** utilizaremos 1 docena de hojas de olivo, una pizca de espino albar y 1/4 de litro de agua. Para prepararlo debemos hervir el agua con las plantas durante quince minutos, dejar reposar otros cinco minutos y colar. Tomar la infusión dos veces al día, por la mañana en ayunas y antes de acostarse, durante dos semanas. Descansar siete días y, a la mañana siguiente, se vuelve a empezar. Se repite el ciclo cuantas veces sea necesario.

**JARABE DE CEBOLLA Y AJO:** sólo necesitamos media cebolla, 4 dientes de ajo y el zumo de 1 limón. Su elaboración es muy sencilla: partir la cebolla, machacar los ajos y exprimir el limón. Dejar macerar todo junto durante la noche. Filtrar a la mañana siguiente, añadirle un poco de agua templada y tomarlo en ayunas. Practicarlo todos los días durante una semana, descansar otra y repetir el ciclo hasta que se reduzca la tensión arterial.

**PELADURAS DE PATATA:** pelar 4 patatas limpias, cocer las peladuras en 1 litro de agua durante veinte minutos y luego, tras reposar otros diez minutos, colar el líquido y tomar 3 vasos al día.

**ARROZ INTEGRAL:** incluya en la dieta habitual 3 o 4 platos por semana de

16

***Sabía que...*** La actividad física es un aliado para combatir la hipertensión: pasear, nadar, correr o hacer gimnasia facilita que la tensión arterial alta y la baja disminuyan a los valores normales.

# Hipertensión arterial (continuación)

## TRATAMIENTO

este tipo de arroz. Sus ingredientes colaboran a relajar las paredes de las arterias y a disminuir la tensión arterial.

**COCIMIENTO DE HOJAS DE OLIVO:** cocer un puñado de hojas de olivo en 1 litro de agua durante quince minutos. Dejar reposar diez minutos y colar el líquido. Tomar 2 vasos al día.

**COCIMIENTO DE PIEL DE CEBOLLA:** éste es un remedio muy similar al de la peladura de patata. Se pela 1 cebolla y se cuece la peladura en 1 litro de agua durante quince minutos. Se deja reposar diez minutos y se filtra el líquido. Se toma medio vaso tres veces al día hasta conseguir que la tensión disminuya.

**TIRAR DEL DEDO:** aunque no conocemos muy bien el porqué de este sencillo remedio podemos asegurar que si tiene hipertensión conseguirá reducirla parcialmente si todos los días estira de la última falange del dedo medio de una de las manos, un día la izquierda y otra la derecha. Eso sí, no practique este remedio más de diez días seguidos para evitar problemas en esta articulación.

**AJO Y LIMÓN:** ambos alimentos contienen una serie de sustancias que relajan las paredes de las arterias. Para obtenerlas debemos cortar 1 diente de ajo muy fino, así como media corteza de limón. Incluir todo en un vaso de agua y dejarlo reposar durante toda la noche. Por la mañana, en ayunas, filtramos el líquido y lo bebemos antes de ingerir cualquier alimento. En una semana ya se notan los resultados.

**CEBOLLA, AJO Y LIMÓN:** en un cuenco se pone 1 cebolla pequeña y troceada, 6 dientes de ajo pelados y escachados y el zumo de un limón. Se añade agua hasta cubrir los ingredientes y se deja toda la noche. A la mañana siguiente se filtra y se toma en ayunas. Repetir un mínimo de nueve días y tomarse la tensión.

**PIMIENTOS VERDES:** añada a ensaladas y otros platos similares unas rodajas de pimiento verde crudo y limpio. Entre sus ingredientes encontramos ciertas vitaminas que relajan las paredes de las arterias, además de fortalecerlas.

**ACEITE DE OLIVA:** todos los días incluya en su dieta un poco de aceite de oliva virgen de primera presión en frío. Con ello conseguirá mejorar el estado de las paredes de las arterias y además de tratar la hipertensión puede prevenir y tratar la arteriosclerosis.

**TENSIÓN DESCOMPENSADA:** se toma en ayunas durante nueve días la cocción de 4 hojas de laurel en 1 taza de agua. Se hierve durante tres minutos y después de unos minutos de reposo, está lista para tomar. Este remedio es para cuando la tensión está descompensada: cuando la baja está alta y la alta, normal.

**POMELO:** los hipertensos deben tomar todos los días pomelos. Se ha demostrado que es un cítrico que contiene un vasodilatador del que carecen las demás frutas. Cuando se toma en el desayuno, el pomelo ejerce un efecto relajante sobre las paredes arteriales que hace que baje la tensión.

## PREVENCIÓN

Reduzca el consumo de líquidos y de sal acompañando a los alimentos del día. Evite el consumo de grasa de origen animal y en particular las frituras. Elimine los excitantes de su sistema nervioso como el café, té, tabaco, alcohol y controle sus emociones y actividad laboral para reducir al mínimo los estados de nerviosismo y el estrés. Cuide su peso manteniéndolo lo más cerca posible del ideal. Dé prioridad a una dieta rica en frutas, zumos, verduras y hortalizas. Debemos recordar que el grado de tensión nerviosa también influye en la tensión arterial, de tal forma que ésta se eleva en caso de nerviosismo, estrés o ansiedad.

# Hipo

Movimiento convulsivo del diafragma que produce una respiración interrumpida y violenta que causa algún ruido.

## ORIGEN

El hipo se produce cuando el diafragma, el músculo que separa los pulmones del resto de la cavidad abdominal, se contrae bruscamente y sin control, de tal manera que empuja el aire que se encuentra en ese momento en los pulmones, provocando esos ruidos que tanto nos incomodan. Suele ocurrir cuando comemos o bebemos muy rápido y sin darnos cuenta tragamos algo de aire o por las prisas descompensamos el buen ritmo de la respiración, con lo que el diafragma se descontrola y se contrae a su antojo.

## TRATAMIENTO

**LIMÓN:** si el hipo es muy fuerte, se puede cortar chupando limón unos minutos e incluso, comiéndolo. Se parte 1 limón por la mitad y se chupa como si se tratase de una naranja.

**ANÍS:** unos pocos frutos de anís recién molidos en 1 cucharada de agua quitan el hipo.

**ANTES DEL TERCER HIPO,** levante el brazo izquierdo y aproxímelo a la cabeza o ponga la mano derecha sobre la cabeza y manténgala un minuto.

**SI TODO LO ANTERIOR NO FUNCIONA,** pruebe a beber agua de un vaso al revés, por el borde opuesto al habitual, de tal manera que se tendrá que inclinar hacia delante para que el agua llegue a su boca.

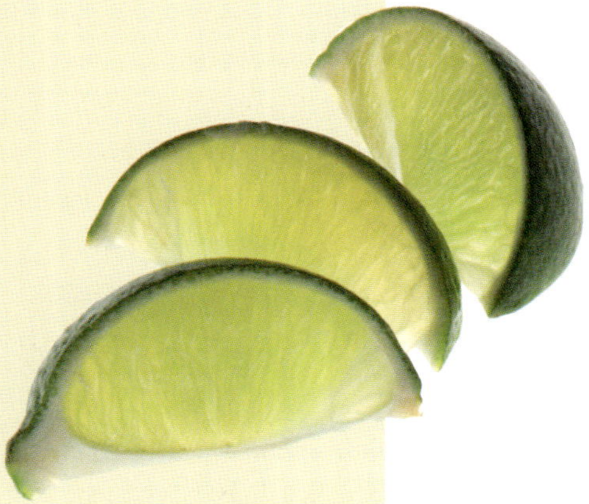

***Sabía que...*** Hipócrates afirmaba que estornudar cortaba el hipo, y Platón decía que el truco era contener la respiración o hacer gárgaras. Algunos médicos aconsejan tirar de la lengua. Durante siglos, los grandes genios de la humanidad han conjeturado sobre las posibles curas de este curioso percance médico; pero al fin y al cabo se trataba de un contratiempo insignificante. Se conoce el caso de un señor que, en 1922 comenzó a hipar y lo siguió haciendo los 65 años siguientes; en total hipó 430 millones de veces.

Los remedios para el hipo datan de la antigüedad, y se puede decir que existen cientos de ellos, quizá miles. Su objetivo fundamental es aumentar los niveles de anhídrido carbónico en la sangre o bien inhilar los impulsos nerviosos causantes del hipo.

16

# Hipotensión arterial

***Sabía que...*** Cuando la hipotensión arterial aparece de forma brusca y sin causa aparente, hay que descartar la posibilidad de un infarto de miocardio (en estos casos hay palidez intensa, pulso muy irregular y posible dolor en el tórax).

## ORIGEN

Al contrario que en el caso de la hipertensión, cuando hay hipotensión la presión a la que se encuentran sometidas las paredes de las arterias es inferior a la normal. Esto significa que la sangre fluye lentamente por el interior de las arterias y puede ser motivo de ausencia de ella en algún órgano, sobre todo en los más alejados del corazón como la cabeza, con lo que surgen los mareos, dolores de cabeza, alteraciones visuales, etc. La hipotensión, al contrario que la hipertensión, no suele ser una enfermedad crónica, sino más bien pasajera, que viene y va. Las causas más frecuentes son una disminución de la sangre (hemorragias, sudación excesiva con pérdida masiva de agua), otras veces las paredes de las arterias se relajan mucho (nerviosismo, medicamentos hipotensores, «impresión» nerviosa), en ocasiones es porque cambiamos de postura rápidamente y no le da tiempo al sistema circulatorio a adaptarse (levantarse de la cama, estar sentado y levantarse de golpe). En otras muchas ocasiones, la causa es desconocida.

## TRATAMIENTO

**INFUSIÓN DE ROMERO:** tome todos los días 1 infusión de romero elaborada con 1 cucharada sopera de esta planta y 1 taza de agua hirviendo. Se consiguen mejores resultados si se le añade 1 cucharadita de polen de abejas en lugar de azúcar.

**DUCHA FRÍA:** por la mañana y por la noche, durante un minuto como máximo, tome una ducha de agua templada o fría para tonificar sus arterias y fortalecerlas.

**INFUSIÓN DE CONVALARIA:** realice una infusión con 1/2 cucharada sopera de esta planta y tómela dos veces al día. También puede realizarla añadiendo 2 cucharadas a 1 litro de agua hirviendo. Practique este remedio hasta que note que su tensión se ha normalizado y no le produce molestias.

**ZANAHORIA CON MIEL:** uno de los mejores estimulantes para las paredes de las arterias son las vitaminas incluidas en la zanahoria y la miel. Por eso todas las mañanas tome un vaso de zumo de zanahoria con 1 cucharada de miel.

**GINSENG:** es uno de los mejores remedios para subir un poco la tensión.

**POLEN:** es un gran modulador de la tensión. Si se tiene alta, la baja y si es baja, ayuda a subirla.

**ESPINO ALBAR:** es la planta por excelencia que regula la hipotensión. Una maravilla de la naturaleza. La infusión de esta planta es excelente para el corazón, la circulación, prevenir el infarto y la trombosis. Regula el ritmo cardíaco y es muy beneficiosa para los hipotensos, y para los hipertensos, ya que tiene un efecto hormorregulador.

## PREVENCIÓN

Evitar los cambios bruscos de postura, sobre todo cuando estamos tumbados y pasamos a la postura vertical; protegerse del sol; tratar la sudación excesiva bebiendo muchos líquidos; practicar con regularidad un poco de actividad física (media hora al día como mínimo). Cuidado con la ducha, sobre todo si es caliente, ya que el calor ensancha las arterias y puede dificultar la llegada de sangre a la cabeza.

# Hirsutismo

Brote anormal de vello recio en lugares de la piel generalmente lampiños.

## ORIGEN

El hirsutismo se manifiesta con la abundancia de vello en zonas donde habitualmente no debe encontrarse. Es un problema que afecta sobre todo al sexo femenino y su origen, en la mayor parte de los casos, se encuentra relacionado con factores genéticos y hormonales, hormonas que favorecen una mayor presencia de folículos pilosos en brazos, areola mamaria, piernas, región inguinal, labio superior e incluso patillas, barbilla y mejillas. En otras ocasiones el hirsutismo se relaciona con alteraciones del aparato genital (tumores del ovario), de las glándulas suprarrenales o de la hipófisis, que favorecen la producción de ciertas hormonas y la aparición excesiva del vello. Tampoco debemos olvidar que las píldoras anticonceptivas pueden favorecer el desarrollo del vello. La menopausia, junto con la adolescencia, son las épocas donde se manifiesta de forma más clara el hirsutismo, y particularmente en las mujeres morenas y de la zona mediterránea. En el fondo casi nunca representa una alteración grave, aunque sí ocasiona problemas emocionales y sociales. Podemos facilitarle algunos remedios para aliviar el problema.

## TRATAMIENTO PREVENCIÓN

**INFUSIONES DE SALVIA, GINSENG Y ZARZAPARRILLA:** durante varias semanas practique este remedio basado en tomar los cuatro primeros días de la semana dos infusiones al día, elaboradas con 1/2 cucharada de salvia y media de zarzaparrilla. Los tres últimos días de la semana tome diariamente dos infusiones de ginseng. Después de tres o cuatro semanas debe notar alguna mejoría.

**PARA DECOLORAR EL VELLO:** moje una gasa de algodón con agua oxigenada y frote las zonas donde se encuentre el vello que desee decolorar. Luego deje que el sol bañe esas zonas y el vello se ocultará.

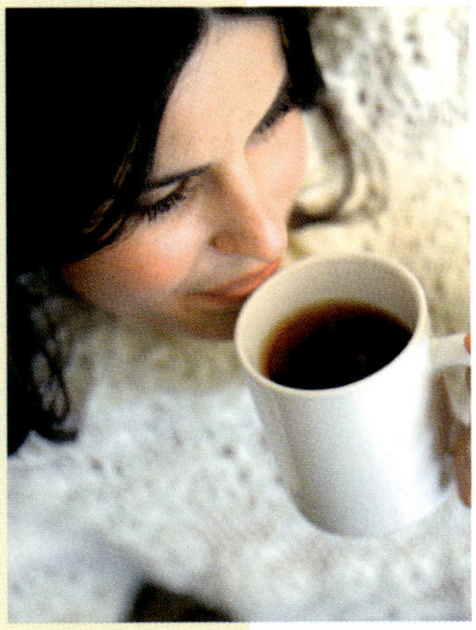

***Sabía que...*** Los tratamientos del hirsutismo basados en depilatorios químicos, empleo de la cera, decoloración del vello, etc., son tratamientos temporales. Dentro de los permanentes, si son bien aplicados, destacan la fotodepilación con láser y la depilación eléctrica.

# Inapetencia sexual

Estado de disminución de la libido, falta de interés o deseo para realizar el acto sexual.

## ORIGEN

Nuestra relación sexual puede verse disminuida por diversas circunstancias. En el caso de la mujer, además de la falta de compenetración con la pareja, otros hechos como el estrés, la actividad doméstica, el síndrome de la fatiga crónica o el síndrome premenstrual son situaciones frecuentes que pueden afectar a la vida sexual. Otras veces es la rutina en las relaciones la causa de un deseo reducido. En cualquier caso, siempre lo más importante es desear la relación dentro de un ambiente adecuado y con la mayor tranquilidad posible.

Podemos encontrar numerosas causas que conducen al fracaso o reducción del deseo sexual, como los trastornos psicológicos (estrés, ansiedad, depresión), alteraciones del riego sanguíneo en la región genital, trastornos de los nervios que se distribuyen en los órganos sexuales, disfunciones hormonales, excesos en el consumo de alcohol, tabaco, café, etc. También hay medicamentos que pueden interferir en las relaciones sexuales y en particular los tranquilizantes y los antidepresivos. Algunos remedios que pueden ayudar son los siguientes.

## TRATAMIENTO

**ALCACHOFAS:** este tipo de alimento, asado o cocido, es uno de los mayores afrodisíacos conocidos. Puede utilizarse a discreción, todas las veces que se quiera.

**DÁTILES, MIEL Y REGALIZ:** con estos ingredientes y un poco de agua podemos elaborar un sabroso líquido de notables efectos afrodisíacos. En primer lugar, troceamos 1/4 de kg de dátiles y 30 g de raíz de regaliz que, luego, añadiremos a 2 litros de agua hirviendo. Lo cocemos todo y cuando el volumen del agua se reduzca a la mitad, añadimos 2 cucharadas soperas de miel y removemos bien. Dejamos reposar quince minutos y filtramos el líquido, que guardaremos en una botella en lugar seco y oscuro. Tomar 2 cucharadas cuando apetezca.

**PIPAS DE CALABAZA:** el consumo de este producto aumenta de manera instantánea la apetencia sexual de una persona (siempre que se encuentre en el ambiente propicio). Basta con un puñado de ellas para notar los primeros efectos. Además son importantes para la conservación de las vías urinarias, vesícula biliar y arterias. Nada mejor que tomar cada semana dos o tres puñados de estas pipas.

**ESTIMULANTE DE CANELA, POLEN Y MIEL:** se debe preparar una mezcla homogénea con 1 cucharada de postre de polen en polvo, 1 de canela en polvo y 1 cucharada sopera de miel. Se mezcla hasta hacer una masa y se toma una dosis en ayunas y otra por la tarde durante tres semanas. Se descansa durante dos o tres días y se repite tres semanas más. Está contraindicado en los casos de alergia al polen, obesidad y disfunciones renales.

**EVITAR EL TABACO:** encuestas recientes certifican que si uno o los dos miembros de la pareja consumen tabaco habitualmente no sólo se ve reducida la capacidad de fecundación, sino también los contactos sexuales. Por término medio, estos contactos pueden reducirse a la mitad de la media de las parejas no fumadoras.

**BAÑO ESTIMULANTE DE SÁNDALO, JAZMÍN E ILANG-ILANG:** se mezclan en un frasco 100 ml de aceite de almendras dulces, 7 gotas de esencia de ilang-ilang, 10 gotas de esencia de sándalo y 8 gotas de esencia de jazmín. Se prepara la bañera y se le añaden 2 cucharadas soperas del preparado. Es un baño estimu-

# Inapetencia sexual (continuación)

## TRATAMIENTO

lante del deseo sexual, que además fortalece las pieles delicadas. Se recomienda tomar un baño cada dos o tres días, hasta que se note una clara mejoría.

**«VIAGRA» NATURAL:** cuando se quiera tener una noche de amor con ternura y mucha pasión por parte de la pareja, prepárele la siguiente receta para la cena durante varios días. Se ponen unas rodajas de tomate en una tostada de pan y se aliñan con ajo picado y aceite de oliva. Como toque final, se espolvorea con 1 cucharilla con comino molido.

**CACAO, POLEN Y MIEL:** en 1 taza de leche añadir 1 cucharada de cacao puro en polvo y remover bien. Seguidamente echar otra de polen y una más de miel. Mezclar hasta formar una crema homogénea que se toma todas las mañanas en ayunas, durante dos semanas o hasta notar cierta mejoría. Este remedio no deben seguirlo las mujeres con diabetes, exceso de peso, alteraciones del riego sanguíneo, piedras en el riñón o hipotensión.

**TISANA DE CANELA:** añadir a 1 taza de agua hirviendo 3 g de canela en rama triturada y mezclar bien. Dejar reposar diez minutos y agregar 1 cucharada de miel de romero. Tomar dos tisanas al día, por la mañana en ayunas y por la noche, durante quince días o hasta notar cierta mejoría.

**CEBOLLA CON TOMATE:** trocear media cebolla roja o blanca en tiras muy finas o rallarla sobre un plato y añadirle un tomate pequeño cortado en finas rodajas, así como 1 cucharadita de aceite de oliva virgen de primera presión en frío. Se come esta ensalada todas las noches durante quince días. No se debe utilizar este remedio en caso de gastritis o úlcera gastroduodenal.

**RABOS DE CEREZAS:** es un procedimiento sencillo y eficaz que cuenta con varios miles de años de historia (como poco desde tiempos de los egipcios). Basta con limpiar unos rabos de cereza y masticarlos bien durante unos minutos. Los hombres egipcios hacían que sus mujeres tomaran estos rabos de cereza masticados o en forma de infusión, para que fueran más fogosas y ardientes en el amor.

**EJERCICIOS DE LOS MÚSCULOS** de la pelvis, en la región genital. Todos los días podemos practicar alguno de estos ejercicios: contraer los músculos de esta zona tirando hacia «arriba» de ellos, luego relajarlos unos segundos y repetir el proceso veinte veces. Este tipo de contracción se puede hacer tumbado en el suelo, sentado o de pie. Con ello mejoramos la musculatura de esta zona, así como la actividad de los nervios y la distribución de la sangre.

**MIEL CON JALEA REAL:** añadir a un frasco de miel de milflores 8 cucharadas de jalea real fresca. En el mismo frasco mezclar bien hasta formar una pasta homogénea. Tomar 1 cucharada cada mañana en ayunas durante cinco semanas. Utilizar con prudencia en caso de diabetes.

**INFUSIÓN DE MELISA Y VAINILLA:** poner en un frasco 1 cucharada de hojas secas de melisa y 1/2 cucharada de frutos secos triturados de vainilla. Añadir 1 litro de agua hirviendo, tapar el frasco y dejar reposar durante quince minutos. Después filtrar, añadir 150 g de miel, remover bien y embotellar de nuevo. Guardar en lugar seco y oscuro. Durante quince días se toman 2 cucharadas por la mañana, 2 al mediodía y otras 2 por la noche.

**TISANA DE ORQUÍDEA Y MENTA PIPERITA:** poner en un frasco 1 cucharada de hojas secas de menta y añadir 1 litro de agua hirviendo. Dejar reposar media hora, filtrar el líquido a otro frasco y agregar 10 g de tubérculos frescos de orquídea cortados en rodajas. Tapar el frasco y dejar reposar ocho horas, colar y añadir 150 g de miel de milflores, remover bien y guardar cerrado. Se toman dos vasos pequeños diarios fuera de las comidas, durante quince días.

16

# Inapetencia sexual (continuación)

## PREVENCIÓN

Lo primero es hablar con la pareja para compenetrarse lo mejor posible. En segundo lugar, buscar siempre el momento más apropiado para los dos; contar con la mayor tranquilidad y relajación posibles; disfrutar, como mínimo, de cortos periodos de tiempo sólo para los dos (un fin de semana, algunas tardes); nunca se debe establecer una relación de manera «forzada», sin estar convencidos. Hacer de cada relación un «mundo nuevo». También es necesario controlar los tratamientos con medicamentos de tipo antidepresivo o tranquilizante; vigilar las enfermedades de carácter hormonal como la diabetes y el hipertiroidismo; evitar las situaciones de estrés, cansancio y fatiga; preparar la ocasión y disponernos con el mejor estado de ánimo; reducir el consumo de sustancias que pueden afectar al riego sanguíneo y al estado psíquico y emocional como el alcohol, el tabaco o el café.

***Sabía que...*** En nuestros días, el estrés y la rutina (dentro y fuera de las relaciones sexuales) son las causas más frecuentes de pérdida del apetito sexual. El tabaco también reduce considerablemente el deseo sexual.

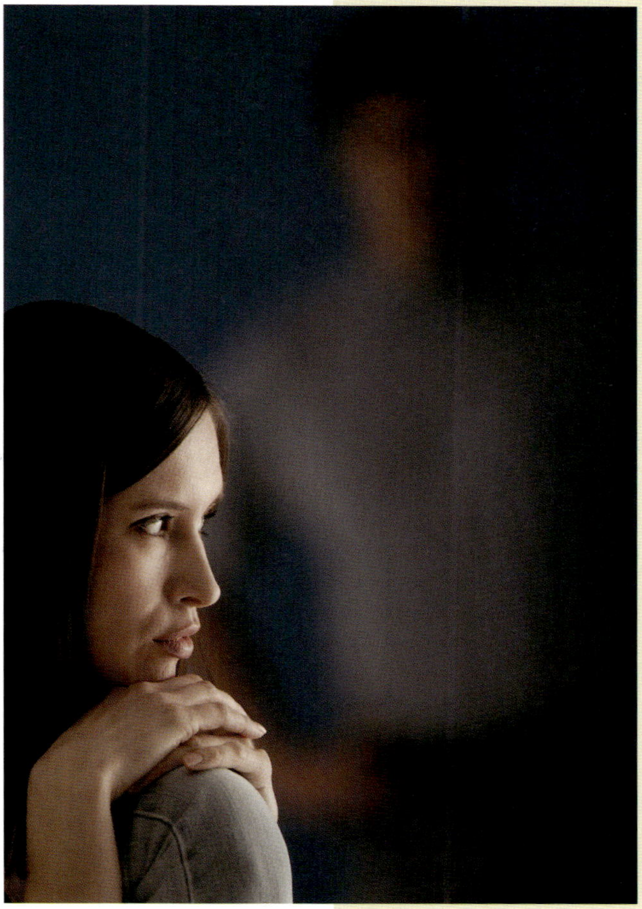

# Incontinencia urinaria

## ORIGEN

La incontinencia urinaria se caracteriza por la pérdida involuntaria de orina, en una o varias ocasiones, que puede ocurrir en cantidades variables durante el día o la noche. La orina se produce en los riñones y constantemente se almacena en la vejiga urinaria. Para ello las paredes de la vejiga están constituidas por un músculo que se «estira» lentamente, como un globo, para recibir la orina. Cuando se encuentra casi llena comienzan las primeras sensaciones de «ganas de orinar». La incontinencia se debe muchas veces a un músculo insuficiente que no retiene toda la orina y cuando hay mucha en su interior, parte de ella sale por rebosamiento (como un vaso de agua cuando el contenido llega al borde). Otras veces el músculo falla por situaciones de angustia, estrés o por alteraciones de los nervios que controlan sus movimientos. En mujeres de edad la causa más frecuente son los esfuerzos de la cavidad abdominal de tal forma que reír, toser, estornudar o levantar un peso pueden «apretar» la vejiga y causar la pérdida de orina. El problema de la incontinencia es de tipo psicológico, estético e incluso infeccioso, ya que con frecuencia facilita la aparición de infecciones en esta región (cistitis, uretritis). En España hay casi medio millón de incontinentes y la posibilidad de que aparezca aumenta con la edad y es particularmente frecuente en el sexo femenino.

## TRATAMIENTO PREVENCIÓN

**CONOCER LA CAUSA DE LA INCONTINENCIA** con la ayuda del especialista y poner remedio si es posible (como en los casos de estrés, angustia, nerviosismo o infecciones del tracto genital).

**INCONTINENCIA NOCTURNA:** se puede tomar antes de ir a la cama una infusión de hinojo con un poco de miel. De esta manera podemos retener más líquidos y evitar la pérdida desde la vejiga urinaria. Prepare una almohadita de lúpulo y póngala bajo la almohada. También puede colocar un plato de cal viva bajo la cama. Estos dos remedios dan resultado cuando la incontinencia no está causada por algún órgano lesionado o dañado (vejiga, riñón, uréteres, uretra).

**EJERCICIO EN EL BIDÉ:** llene el bidé con agua templada y siéntese. Luego contraiga todos los músculos de la región genital y cuente hasta cinco. Relájese contando hasta diez y vuelva a contraer. Repita el ejercicio dentro del agua hasta un total de diez veces.

**ORINAR ENTRECORTADO,** esto es, cuando esté orinando, si es posible, realícelo en fases: orinar, cortar, orinar, cortar... De esta forma se fortalece el músculo de la vejiga y sus esfínteres.

**EJERCICIO DE CONTRACCIÓN:** tumbada en el suelo contraiga la región genital contando hasta tres y luego relájese contando hasta cinco. Repita diez veces este ejercicio y luego hágalo de nuevo, diez veces, sentada en una silla y otras diez de pie.

**REDUCIR EL CONSUMO DE LÍQUIDOS** para evitar que el llenado de la vejiga urinaria sea más fácil y frecuente. A partir de las cinco de la tarde los líquidos deben ser mínimos.

**UTILIZAR SALVAESLIPS** y otras prendas protectoras para evitar la humedad y contaminación de la región genital.

***Sabía que...*** Las cistitis u otras infecciones de las vías urinarias son las causas más frecuentes de incontinencia urinaria durante los años fértiles.

16

# Infecciones urinarias

***Sabía que...*** Una de las razones por las que cada vez son más frecuentes este tipo de infecciones es por el uso indiscriminado y masivo de los antibióticos. En caso de padecer una infección de este tipo, nunca utilice un antibiótico que no le recomiende el especialista.

## ORIGEN

Las características anatómicas de la región genital femenina y sus relaciones hormonales (estrógenos) hacen que las infecciones urinarias en esta zona sean frecuentes. La llegada de gérmenes a la uretra, vejiga urinaria o vagina desde el ano, los pliegues cutáneos cercanos humedecidos por el sudor, etc., facilitan la aparición de cistitis, vaginitis y uretritis. Con los años y la disminución de estrógenos en la sangre, la capa interna de la uretra o la de la vagina pierden elasticidad, capacidad de producción de moco y otras defensas, lo que hace que las infecciones en esta zona sean más frecuentes.

## TRATAMIENTO

**JARABE DE CEREZAS:** cuando tenga síntomas de una infección urinaria (escozor al orinar, dolor en la región genital, ganas frecuentes de orinar) tome este jarabe dos o tres veces al día. Para elaborarlo basta con calentar al baño María 1/2 kg de cerezas con rabo. Cuando estén blandas les quitamos los huesos y el resto lo pasamos por un tamiz. A la pasta resultante le añadimos 1 cucharada de miel y la guardamos en un recipiente con cierre hermético en el interior del frigorífico.

**ZUMO DE ARÁNDANOS:** mientras tengamos síntomas de infección urinaria tomar todos los días en ayunas 1 taza de zumo de arándanos (reduce las molestias y combate la infección).

**ZUMO DE PLÁTANO Y MANZANA:** dos veces al día consuma este tipo de zumo elaborado con ambas frutas o sólo con una de ellas.

**INFUSIÓN DE MENTA Y TILA:** prepare una infusión con 1/2 cucharada de menta y otra media de tila. Dejar reposar diez minutos, colar y tomar. Practique este remedio tres veces al día, mientras duren los síntomas.

**INFUSIONES DE GAYUBA Y FLOR DE BREZO A PARTES IGUALES:** 1 cucharada de la mezcla se pone en un tazón y se vierte agua hirviendo, se tapa y se deja reposar diez minutos. Tomar en casos agudos 3 tazones al día.

## PREVENCIÓN

Higiene profunda, completa y diaria de esta zona; utilizar prendas de algodón para disminuir las rozaduras y la producción de sudor; no compartir toallas destinadas a la higiene de esta zona y cambiarlas todos los días. Para eliminar cualquier germen de las vías urinarias, cuando cueza patatas guarde el caldo de la cocción, cuélelo y tome varios vasos a lo largo del día. También puede utilizar con fines preventivos la cocción de 2 cebollas medianas en 1 litro de agua, cuele el líquido de la cocción y tómelo a lo largo del día (3 vasos). La cebolla tiene un notable poder antiséptico, contra los gérmenes. Todos los días coma 1 diente de ajo, un trocito de cebolla o algo de perejil, ya que cualquiera de ellos tiene un gran poder contra los gérmenes en general y los del aparato urinario en particular, incluidos los hongos.

# Insomnio

## ORIGEN

Conocemos como insomnio la dificultad que se presenta para conciliar el sueño, ya sea al principio de la noche o después de despertarse a lo largo del sueño. En cualquier caso siempre se duerme menos tiempo de lo normal o necesario, lo que favorece la presencia durante el día de somnolencia, sopor, falta de atención, cansancio y fatiga. Cuando cuesta conciliar el sueño al acostarnos suele deberse al estrés, tensiones emocionales, ansiedad o depresión. Cuando nos despertamos durante la noche y no podemos volver a dormir puede deberse a un mal uso de tranquilizantes, sedantes, a sufrir depresión, ronquidos, etc.

## TRATAMIENTO

**INFUSIÓN DE MILPLANTAS:** llamada así porque se mezclan varias plantas para conseguirla. Mezclamos en un tarro 1 cucharada de manzanilla, 1 de caléndula, 1 de tila, 1/2 cucharada de verbena y 1/2 de menta. Mezclamos todo bien en el interior del tarro y, cuando vayamos a preparar la infusión, tomamos 1 cucharada de la mezcla. Elaborar una infusión cada noche, antes de acostarse, a la que añadimos 1 cucharadita de miel para relajar.

**CENA DULCE:** tomar durante quince días, durante la cena, sólo frutas que tengan un sabor dulce (uvas, sandía, melocotón, naranja, ciruelas, etc.). Estos alimentos favorecen el sueño. Pasados los quince días se vuelve a la alimentación normal. Se puede practicar este remedio cada mes.

**MANZANA CON MIEL:** este remedio es similar al anterior por sus efectos y puede utilizarlo como postre en la cena o, si tiene poca hambre, como plato único. Basta con pelar 1 manzana grande, rallarla y mezclarla con 1 cucharada de miel hasta que formen una pasta homogénea. Comer lentamente una hora antes de dormir.

**MANZANA Y COCIMIENTO DE CÁSCARA DE NARANJA:** media hora antes de ir a dormir, tomar 1 manzana y poner a hervir durante diez minutos la piel de 1 naranja bien limpia en un vaso de agua. Después de dejarla reposar unos minutos, se cuela y se bebe. Este remedio lo puede tomar todo el mundo: diabéticos, hipertensos, los que tienen colesterol alto, los que padecen gota y, además, da unos resultados maravillosos.

**BAÑO CON ROMERO:** un procedimiento muy simple de preparar es añadir al agua del baño una bolsa de tela con 2 o 3 cucharadas de romero. Debemos permanecer en el baño durante media hora.

**LECHUGA:** todas las noches tome algo de lechuga acompañando a otro alimento de su agrado (queso fresco, una ensalada, un pequeño filete, etc.). Sus ingredientes ayudan a conciliar el sueño. También puede utilizar la lechuga para preparar un vaso de zumo empleando la licuadora.

**BAÑO DE MANZANILLA:** se prepara añadiendo al agua del baño una bolsa de tela con 2 o 3 cucharadas de manzanilla o bien 3 o 4 bolsitas de las de realizar infusiones. Basta con permanecer en su interior veinte minutos.

**ORIENTACIÓN DE LA CAMA:** si el insomnio es severo y no da resultado ningún tratamiento, hay que comprobar que la orientación de la cama sea la correcta. El cabecero debe estar en el norte y los pies en el sur, puesto que así es como fluye la energía, o que la cabeza mire hacia el este y los pies estén en el oeste, ya que el este es el norte del sol.

# Insomnio (continuación)

## TRATAMIENTO

**CAMPOS ELECTROMAGNÉTICOS Y LUGARES ALTERADOS:** también hay que comprobar que la cama no coincida con una corriente subterránea, un cruce de líneas Hartmann o un fuerte campo electromagnético. Si debajo de la habitación donde se duerme hay un garaje, taller o empresa que tenga máquinas eléctricas, o haya un transformador o una línea de alta tensión cerca de casa, puede que ahí esté la clave del sueño alterado.

## PREVENCIÓN

Evitar las cenas copiosas (última comida dos horas antes de dormir); no utilizar o por lo menos reducir al mínimo el consumo de café, té, tabaco, alcohol; dejar las preocupaciones y el estrés; no emplear somníferos y fármacos similares si no son prescritos por el especialista; practicar todos los días un poco de ejercicio (media hora como mínimo) durante la tarde o antes de la cena. Realice un paseo todos los días después de cenar (de una hora o más). Tomar una manzana todos los días media hora antes de ir a la cama, y al tiempo de acostarse, tomar el resultado de hervir la piel de una naranja en un vaso de agua durante cinco minutos, reposar y beberlo con el pijama puesto.

***Sabía que...*** El insomnio es una situación que debemos tratar, ya que de lo contrario son más probables las consecuencias como los accidentes de tráfico, accidentes laborales e incluso domésticos.

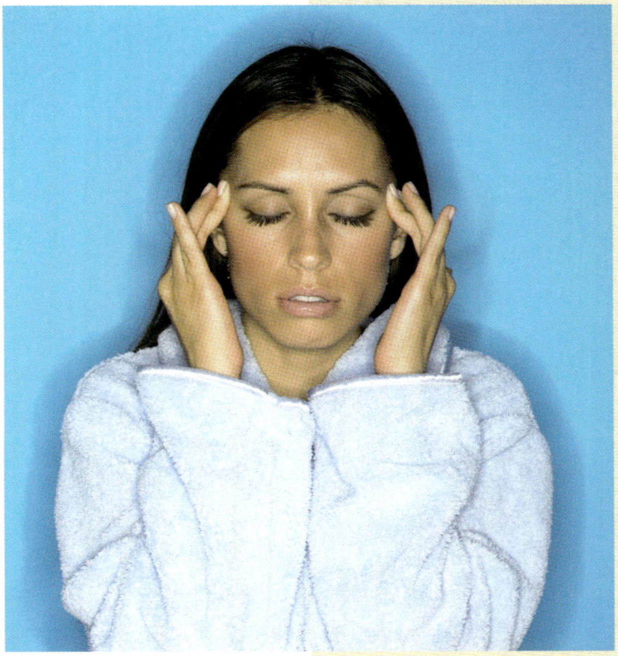

# Jaqueca

(Consultar también DOLOR DE CABEZA y MIGRAÑAS)

## ORIGEN

La jaqueca se considera como un dolor de cabeza agudo y penetrante que «viene y va», pudiendo acompañarse de alteraciones visuales, digestivas (náuseas, vómitos) e incluso irritabilidad. El dolor de la jaqueca afecta a casi toda la cabeza (las migrañas sólo a la mitad) y puede durar horas, días o semanas. En la mayor parte de los casos el origen de la jaqueca se desconoce, aunque puede relacionarse con alteraciones de la llegada de la sangre a la cabeza, irritaciones de músculos del cuello y cráneo, alteraciones de las meninges y otros factores similares, sin olvidar que los antecedentes familiares tienen mucho que ver. Los ataques de jaqueca suelen ir precedidos de alteraciones del estado de ánimo como irritabilidad, estrés, depresión, ansiedad, etc.

## TRATAMIENTO

**PAÑO DE AGUA FRÍA:** moje un paño limpio en agua muy fría y, después de escurrirlo, colóquelo alrededor de la cabeza. Déjelo que actúe durante una hora aproximadamente. Puede practicar este remedio las veces que quiera. Con el frío se trata de equilibrar el riego sanguíneo de la cabeza, así como producir cierta analgesia en las terminales nerviosas.

**POSTURA A LA HORA DE DORMIR:** para relajar el cuerpo lo más posible y en particular los músculos del cuello, debe dormir «boca arriba», sobre la espalda. Cuando se hace «de lado» o «boca abajo», los músculos del cuello se contraen y modifican la llegada de sangre a la cabeza. No es recomendable dormir la siesta.

**CUIDADO CON EL ENTORNO:** tanto para evitar la llegada de la jaqueca como para disminuir el dolor cuando aparece, es aconsejable evitar la luz intensa o abusar del ordenador o la televisión, ya que los esfuerzos con los ojos pueden incrementar las molestias.

**ACEITE DE MENTA:** utilice unas gotas de este aceite para dar masaje a las sienes durante cinco minutos, procurando la relajación de los músculos de la cabeza y del cuello.

## PREVENCIÓN

Hay que procurar un control lo mayor posible de nuestros hábitos y evitar los excesos a la hora de comer (disminuir el consumo de chocolate), reducir los niveles de estrés y fatiga, procurar un buen descanso, controlar la tensión arterial, evitar la automedicación (sobre todo de somníferos y tranquilizantes). Hay que evitar el tabaco, el alcohol, así como los cambios bruscos de clima y temperatura.

***Sabía que...*** La jaqueca es más frecuente en las mujeres y en un 70 por ciento de los casos tiene un componente hereditario importante.

16

# Lesiones en las encías

## ORIGEN

Los dientes se incrustan por su raíz directamente en el hueso. Para cubrir el hueso y parte del diente, incluida la raíz, encontramos una capa de tejido rojizo brillante que denominamos encía, elemento de protección que puede alterarse por efecto de los alimentos, tabaco, gérmenes de la cavidad bucal. Las lesiones más frecuentes se producen por golpes, mordeduras o rozaduras.

Cuando las encías se inflaman hablamos de gingivitis. Este tipo de inflamaciones hay que tratarlas con rapidez y eficacia, ya que pueden progresar y dar lugar a lesiones de los dientes o del propio hueso (periodontitis, osteomielitis, piorrea).

## TRATAMIENTO PREVENCIÓN

**INFUSIÓN DE SALVIA:** para prevenir lesiones que afecten a las encías e incluso para tratarlas, son de gran utilidad las infusiones de salvia por el efecto calmante y desinfectante de esta planta. En caso de gingivitis o similar, preparar una infusión y practicar enjuagues bucales durante diez minutos con una frecuencia de tres o cuatro veces al día.

**FRUTA CON PIEL:** tanto en el caso de que las encías sangren como para fortalecerlas es muy eficaz el consumo, una vez al día, de manzana, pera o similar, limpias y con piel. La dureza de estas frutas estimula la circulación de la sangre en las encías y fortalece su estructura.

**MASTICAR HOJAS DE BERROS:** ésta es otra de las fórmulas sencillas para prevenir e incluso tratar los problemas de las encías. Como si fuera chicle, masticar unos trozos de hojas durante cinco o diez minutos. En el caso de tener gingivitis practicarlo dos o tres veces al día.

**BICARBONATO:** para vitalizar y fortalecer las encías, un par de veces por semana, añadir unos polvos de bicarbonato en un dedo y dar masaje a las encías durante cinco minutos.

**FRESAS:** frotar los dientes y encías con una fresa partida por la mitad, por la parte de la pulpa. La fresa ayuda a mantener los dientes blancos, fortalece las encías y previene y alivia la gingivitis.

**VINAGRE:** en caso de padecer lesiones en las encías y sobre todo gingivitis, todos los días, en ayunas, añadir a un vaso de agua diez gotas de vinagre y practicar enjuagues bucales durante cinco o diez minutos.

**ABSCESOS EN LAS ENCÍAS:** después de cocer un higo seco en leche, se parte en dos y se aplica caliente sobre las encías.

**AFTAS Y ENCÍAS INFLAMADAS:** es bueno masticar una mezcla de perejil con unas gotas de limón y miel.

***Sabía que...*** Cuando las encías se alteran, uno de los procesos que con mayor frecuencia aparece es la piorrea, lesión crónica de las encías que debe tratarse con mucha constancia para impedir lesiones en el hueso.

# Mareo

***Sabía que...*** Hay personas que se marean sólo en lugares concretos y así encontramos el «mal aéreo», «mal del tren», «mal del ascensor» o «mal de la azotea».

## ORIGEN

El mareo se define como una sensación de inestabilidad o desequilibrio acompañada de la impresión de movimiento a nuestro alrededor de los objetos y personas cercanas. Con frecuencia se acompaña de hipotensión, sudor frío, náuseas y vómitos. Las causas más frecuentes son los desplazamientos (en coche, autobús, avión), los cambios bruscos de giro o presión (una montaña rusa, un tiovivo, dar vueltas). En estos casos los movimientos irritan una parte del oído interno, denominada laberinto o canales semicirculares, y desde este punto surge la sensación de giro y desplazamiento. Otras veces los mareos se deben al efecto de ciertos medicamentos, al estrés, cansancio, debilidad, enfermedades del oído, embarazo, migrañas o jaquecas.

## TRATAMIENTO

**JENGIBRE FRESCO:** antes de salir de viaje corte una o dos rodajas de la raíz de jengibre fresco y chúpelas como si fuese un caramelo. No debe masticar ni tragar (este remedio no deben practicarlo embarazadas o personas con úlcera gastroduodenal).

**TINTURA DE JENGIBRE:** este preparado podemos conservarlo durante mucho tiempo para prevenir el mareo, aunque no deben utilizarlo las embarazadas, las mujeres durante la lactancia, personas con hipertensión arterial o úlcera gastroduodenal. Se ralla una raíz de jengibre, se coloca en un tarro con cierre hermético o de rosca, se añade la cantidad suficiente de vodka hasta cubrir el jengibre y se cierra el tarro. Se deja reposar dos semanas, después se filtra y se guarda en un frasco con cuentagotas. Se debe conservar en lugar seco y oscuro. Antes de salir de viaje se añaden 5 gotas a un vaso de agua, se remueve y se toma lentamente.

**MANZANILLA:** cuando aparecen los primeros síntomas de mareo tomar lentamente una infusión de manzanilla.

**FRUTOS SECOS:** si los tomamos media hora antes de iniciar el viaje se reduce de una forma muy considerable la posibilidad de sufrir mareos.

**ASPIRINA EN EL OMBLIGO:** para evitar los mareos en los viajes en coche, se coloca una aspirina en el ombligo sujeta con una tirita y se llevan los pies descalzos. También se pueden chupar dos huesos de cereza, oliva o ciruela.

**MAREOS AL LEVANTARSE:** si se sufren mareos al levantarse de la cama, practique el siguiente ejercicio. Colóquese sentado en el borde de la cama y haga balanceos muy bruscos a derecha e izquierda, como si le empujaran. Cuando note que va a caerse hacia un lado, sujétese con la mano opuesta agarrándose al borde de la cama. Practique durante cinco minutos todas las mañanas.

## PREVENCIÓN

Nunca se debe comer con un tiempo inferior a dos horas antes del desplazamiento. Durante el viaje procure no leer, ni tomar alimentos sólidos. Fije la mirada en puntos lejanos y de frente (se desplazan menos), no fume y respire aire fresco. Si los mareos se producen en casa, en la calle o en la oficina, consulte con su médico para descartar situaciones de anemia, debilidad, embarazo, etc.

16

# Meteorismo

## ORIGEN

Las bacterias que se encuentran habitualmente en el intestino (la flora intestinal) producen gran cantidad de gases mientras actúan sobre los alimentos. Estos gases son el resultado de la degradación del alimento (mediante un proceso de fermentación) y son similares al «butano» empleado en la cocina, por eso la mayor parte de ellos tienen un olor desagradable. En función del tipo de alimento y la flora intestinal, la cantidad de gas que se produce es mayor o menor, así por ejemplo las comidas de mayor consistencia (legumbres) son las que más gas producen. Otros factores que elevan la producción de gas son la bebida de líquidos con gas, hablar mientras se está masticando el alimento e incluso enfermedades del aparato digestivo como el colon irritable, alteraciones de la vesícula biliar, etc. Cuando la producción de gases es elevada y crea problemas hablamos de flatulencias o meteorismo.

## TRATAMIENTO

**HOJAS DE DIENTE DE LEÓN:** cuando se prepare una ensalada o plato similar se pueden añadir a la lechuga unas hojas de diente de león. Facilitan la actividad digestiva y reducen la formación de gases.

**INFUSIÓN DE HINOJO:** se toma una vez al día, después de la comida más abundante del día, una infusión de hinojo realizada con 1 cucharada de esta planta.

**ACHICORIA:** tomar una vez al día un poco de achicoria, ya sea sustituyendo el café o mezclada con él (mitad y mitad).

**MANZANA CRUDA:** tome cada día 2 o 3 manzanas crudas de tamaño mediano fuera de las comidas. Colabora en la actividad de la flora intestinal y reduce considerablemente la formación de gas. Además la fibra que incluye facilita la eliminación lenta de los gases.

**JENGIBRE RALLADO:** todos los días añada a alguna de sus comidas (ensaladas, verduras, hortalizas...) un poco de jengibre rallado.

**ZUMO DE ZANAHORIA Y PEPINO:** todos los días, para desayunar, tome un zumo que incluya tres partes de zanahoria y una de pepino. De esta manera «disuelve» los gases que hay en el intestino y facilita su eliminación sin notarlo.

**COCIMIENTO DE CÁSCARA DE LIMÓN:** coger una cáscara de limón seca e introducirla durante diez minutos en 1 litro de agua hirviendo. Apagar el fuego y dejar reposar otros diez minutos. Filtrar y tomar 2 o 3 tazas al día hasta eliminar el problema.

**INFUSIONES DE MANZANILLA:** dos o tres veces al día y en particular después de las comidas. Con ello mejoramos el tránsito de los alimentos por el intestino.

**COMINO Y LAUREL:** estas plantas son uno de los mejores remedios contra los gases y las malas digestiones, sobre todo cuando se han comido carnes rojas, caza, legumbres o platos fuertes. La forma más sencilla de utilizarlas es añadir un puñado a los platos de verduras o legumbres o tomarlas en infusiones después de comer.

**PARA LOS DOLORES POR GASES:** le recomendamos que aplique compresas de agua fría sobre el vientre durante los primeros síntomas. Si el dolor es intenso colocar sobre el vientre una botella con agua caliente o manta eléctrica.

**TÉ AMARGO:** cuando se utiliza antes de las comidas como infusión es un buen remedio para incrementar la

# Meteorismo (continuación)

## TRATAMIENTO

producción de jugos gástricos y biliares, con lo cual la actividad de las bacterias del intestino será más «cómoda» y con menor producción de gas.

GASES Y MALAS DIGESTIONES: para evitar los gases y facilitar las digestiones, es muy recomendable tomar después de las comidas una infusión preparada con una pizca de menta, tres estrellas de anís estrellado y una pizca de regaliz.

## PREVENCIÓN

No hablar mientras se come, evitar el consumo de bebidas con gas, reducir el uso de alimentos muy pesados o sólidos (alubias, garbanzos, lentejas), no abusar de los alimentos ricos en fibra (verduras y hortalizas crudas, o la col, coliflor, alcachofas, coles de Bruselas y las judías blancas), distribuir la comida del día en cuatro o cinco tomas para que la fermentación sea más ligera y con menor producción de gas. Si el problema es permanente piense que puede deberse a alteraciones que debilitan la producción de los jugos gástricos, disminución de la presencia de jugo pancreático en el intestino, escasa producción de jugos biliares, etc. Practicar todos o casi todos los días un poco de actividad física para que el movimiento del intestino sea más eficaz y regular.

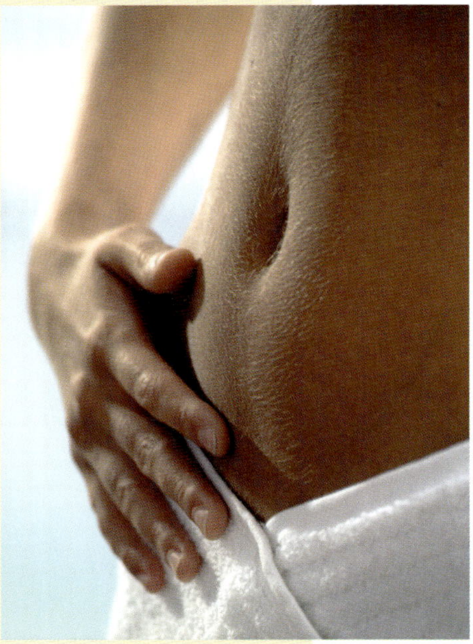

***Sabía que...*** Los gases que se acumulan en el intestino deben ser expulsados al exterior, ya que de lo contrario «estiran» las paredes del intestino y, además de irritarlas, producen dolor intenso, de tipo cólico. Además facilitan el aumento de volumen del vientre.

16

# Migrañas

## ORIGEN

La migraña se caracteriza por un intenso dolor de cabeza que afecta casi siempre a una parte de la cabeza (mitad derecha o mitad izquierda) y que se acompaña de náuseas, vómitos e incluso alteraciones visuales. Su origen no es bien conocido, aunque parece relacionarse con alteraciones de la llegada de la sangre a la cabeza o de los músculos de esta zona. Ambas situaciones pueden ser el resultado de factores como el cansancio, consumo de alcohol, estrés, menstruación, cambios bruscos del tiempo atmosférico, consumo de vino o chocolate, etc. Cada persona tiene sus propios agentes que le provocan la migraña. En España esta enfermedad afecta a casi cuatro millones de personas y su evolución es muy variable. A veces desaparece en meses y otras tarda años. El dolor puede abarcar unas horas e incluso varios días.

## TRATAMIENTO

**AISLAMIENTO Y DESCANSO:** cuando sienta los primeros síntomas de dolor migrañoso o crea que se acerca una crisis, trasládese a una habitación silenciosa y oscura cierre los ojos y practique amplias respiraciones, profundas, relajándose lo más posible.

**COCIMIENTO DE CALÉNDULA:** se hierve un puñado de hojas de esta planta en 1/4 de litro de agua durante dos o tres minutos. Se apaga el fuego, se cuela el líquido y se toma lentamente. Se recomiendan 2 tazas al día para combatir los síntomas.

**ACEITE DE ESPLIEGO:** para combatir el dolor de la migraña aplique aceite de espliego en las sienes realizando un pequeño masaje a modo de círculos. Puede practicarlo dos o tres veces al día hasta conseguir aliviar el dolor.

**INFUSIÓN DE JENGIBRE:** se encuentra especialmente indicada para eliminar los síntomas que acompañan a las migrañas como náuseas y vómitos. Hay que utilizar una infusión suave de 1/4 de cucharadita de jengibre por cada taza de agua hirviendo y beber 2 o 3 tazas al día según los síntomas. Este remedio no debe practicarse en caso de embarazo, hipertensión arterial o úlcera gástrica.

**COMPRESA DE HUEVO Y AZAFRÁN:** el azafrán, además de un peculiar sabor, también tiene ciertos efectos analgésicos. Para realizar este remedio, se baten 2 o 3 claras de huevo a punto de nieve y luego se añaden 5 o 6 estigmas de azafrán. Se remueve con profusión y luego se extiende la pasta sobre una compresa que se coloca en la frente mientras se descansa con los ojos cerrados. Se puede practicar este remedio las veces que se necesite.

**INFUSIONES CALMANTES Y RELAJANTES:** son de gran ayuda para eliminar el dolor y otras molestias que acompañan a las migrañas. Entre las más eficaces podemos encontrar las infusiones de romero, tila, manzanilla o verbena.

**HOJAS DE MENTA:** al igual que la compresa de clara de huevo con azafrán, la menta consigue relajarnos y a la vez producir ciertos efectos analgésicos. Para ello debemos mantener unos minutos un puñado de hojas de menta en agua para humedecerlas bien. Luego las colocamos en la frente y cerramos los ojos procurando cierto descanso.

**INFUSIÓN DE ESPLIEGO:** los ingredientes del espliego poseen notables efectos relajantes. Para realizar la infusión basta con 1 cucharadita de esta

# Migrañas (continuación)

## TRATAMIENTO

planta (flores, hojas o tallos) que se añade a 1 taza de agua hirviendo. Se deja reposar diez minutos, se cuela y se toma.

CATAPLASMA DE CEBOLLA: se ralla bien la mitad de una cebolla mediana sin piel y con la ayuda de una gasa o compresa se coloca sobre la zona aquejada por el dolor. Se deja la cataplasma treinta minutos y luego se sustituye por una compresa o gasa caliente.

MASAJE PERIÓSTICO: los huesos se encuentran recubiertos por una capa muy fina de tejido conjuntivo que llamamos periostio (algo así como «una bolsa de plástico»). Cuando se da masaje a esta zona del hueso se pueden relajar los músculos y producir efectos calmantes. Para la migraña este masaje se debe practicar en las sienes y frente, siempre con los nudillos de la primera y segunda falange de los dedos, durante dos o tres minutos (mejor con los ojos cerrados). Al efectuarlo, produce algo de dolor, pero presenta notables efectos.

## PREVENCIÓN

Conviene consumir alimentos ricos en magnesio como los frutos secos, cereales integrales y pan integral. Se debe evitar el consumo de frituras, queso, dulces, grasa de origen animal, chocolate, alcohol, tabaco, té o café y reducir los factores que puedan generar estrés, nerviosismo, estreñimiento, o los cambios en los horarios de sueño.

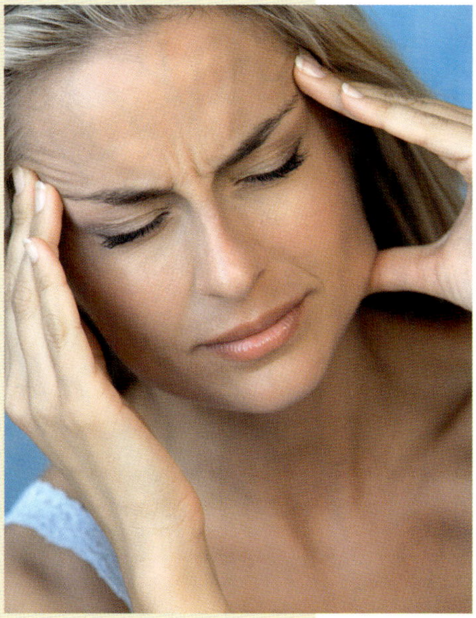

***Sabía que...*** Hay personas que sufren migraña y, tal y como sucede en la epilepsia mayor, tienen un «aura» con determinadas sensaciones que les indican que la migraña está próxima a aparecer.

16

# Miomas y fibromas

Los miomas y fibromas son formaciones tumorales, unas veces de origen muscular y otras de origen fibroso, generalmente benignos, que suelen aparecer en los ovarios.

## ORIGEN

Los quistes ováricos son formaciones con forma de saco y con un contenido que puede ser líquido o semisólido. La complicación más frecuente suele ser el dolor que generalmente es provocado porque estas formaciones ocupan un lugar que no les corresponde. Otras complicaciones más frecuentes en los miomas suelen ser las hemorragias.

## TRATAMIENTO

**DIETA CONTRA LOS MIOMAS:** tomar 2 comprimidos de aceite de germen de trigo o 1 cucharada según el caso, antes de comer y de cenar, así como también 2 cápsulas de levadura de cerveza en la comida y en la cena o 1 cucharada sopera. Según el caso, tomar 2 perlas de ajo en el desayuno y en la comida. Cada diez días hará una cura de peras, podrá tomar las que desee. Por las noches, comerá 2 mandarinas antes de cenar y tomará lechuga en la cena, consumirá abundante fruta antes de las comidas y nunca después y preferentemente naranjas o limones. Conviene beber, asimismo, dos infusiones de zarzaparrilla con durango en ayunas y antes de cenar.

**ARCILLA:** dos horas antes de ir a la cama se pondrá una cataplasma de arcilla, directamente en el vientre, de 2 cm de espesor, templada o fría, desde el ombligo hasta la línea del vello púbico 1 cm por debajo (dos horas como mínimo).

**RON Y CALABACÍN:** comprar 12 o 14 calabacines amarillos (los maduros), darles un corte en un extremo y vaciar cuidadosamente la pulpa de su interior. Se llenan de un buen ron blanco, se tapan con el extremo cortado sujetándolo con un paño y se guardan durante cinco días en el frigorífico. A los cinco días se rellenan de nuevo y se vuelven a guardar en el frigorífico, de pie, durante diez días más. Se toma un chupito antes de comer y otro antes de cenar.

**ALIMENTOS PROHIBIDOS:** está contraindicado tomar alcohol, tabaco, té, café, así como cualquier salsa. No se deben consumir productos lácteos ni derivados, y tendremos que prescindir de dulces, azúcar, bollería y chocolates. Entre las carnes, no son convenientes las de cerdo, cabrito, cordero, buey, pato, caza, potro o cualquier derivado de estas carnes, la piel del pollo o pavo. También conviene evitar los siguientes alimentos: mariscos, moluscos, caviar o sucedáneos; alimentos ahumados; quesos curados; pescado congelado; caldos de animales o de sus huesos; bebidas gasificadas excepto aguas minerales; vinagre, pimienta y sal que no sea marina.

***Sabía que...*** Está comprobado que el consumo habitual de mandarinas reduce el riesgo de la formación de quistes ováricos.

# Náuseas

***Sabía que...*** En personas de edad avanzada, enfermedades del corazón, hipertensión arterial o diabetes descontrolada, las náuseas pueden ser el único síntoma de una angina de pecho o un infarto.

## ORIGEN

Las náuseas consisten en una sensación muy desagradable que supone malestar gástrico, suelen preceder al vómito y se acompañan de abundante producción de saliva, palidez y malestar general. Las causas más frecuentes de náuseas son las irritaciones del estómago, vesícula biliar o intestino delgado, así como las alteraciones del oído (otitis, irritación por desplazamiento o mareo) y los estados de agitación nerviosa (ansiedad, angustia, nerviosismo) o dolor de origen nervioso (jaquecas, migrañas). Lo fundamental en el caso de que las náuseas se repitan es conocer su causa para tratar la enfermedad que las produce. Mientras tanto podemos recurrir a ciertos remedios muy efectivos.

## TRATAMIENTO

**DESAYUNO LIGERO Y ENERGÉTICO:** con frecuencia se sufren náuseas a lo largo del día y en particular durante las primeras horas después de levantarnos. Para evitarlas, conviene tomar un desayuno que eleve la glucosa en la sangre (muchas veces se encuentra baja y favorece las náuseas), consistente, por ejemplo, en galletas y un zumo o un yogur (de cualquier tipo) con algo de miel o azúcar.

**COMPOTA DE MANZANA Y YOGUR:** si presenta náuseas con frecuencia realice un pequeño ayuno durante dos días en los que las únicas comidas del día serán compota de manzanas y yogur natural con un poco de miel.

**AYUNO:** en el caso de las náuseas que aparecen durante el día o que pueden ser consecuencia de un exceso alimenticio que las facilita, mantener un pequeño ayuno de varias horas o medio día. En particular no tomar leche o derivados, ya que «cuesta» digerirlos.

**INFUSIONES DE MANZANILLA O ESTRAGÓN:** pueden eliminar las náuseas. Se prepara una infusión con 1/2 cucharadita de cualquiera de las citadas plantas y se toma lentamente.

**COMPRESAS FRÍAS Y CALIENTES:** éste es también un remedio eficaz frente a las náuseas de origen abdominal (problemas de tipo digestivo). Alternativamente y durante unos minutos coloque sobre el abdomen compresas calientes (un minuto) y frías (medio minuto).

**ACEITUNAS:** si las náuseas se acompañan de abundante salivación tome 3 o 4 aceitunas. Contienen taninos, que colaboran a reducir la salivación y con ello la sensación de náuseas.

**NÁUSEAS EN EL EMBARAZO:** este tipo de náuseas suele presentarse por las mañanas y particularmente durante los tres primeros meses de gestación, aunque en algunos casos se prolonga un poco más allá en el tiempo. Le aconsejamos realizar un desayuno ligero que consista en un par de galletas y un zumo o yogur natural con un poco de miel. A menudo, las náuseas del embarazo se deben a una falta de cinc, ya que el feto absorbe mucho este oligoelemento. Para resolver las náuseas debidas a una carencia de cinc, se recomienda tomar pepino con perejil en ensalada.

## PREVENCIÓN

Evitar las irritaciones del estómago, vesícula biliar o intestino delgado provocadas por el consumo de alcohol, tabaco, café, grandes cantidades de comida, abundancia de grasa, picantes o especias en la comida. Prevenir el mareo antes de un desplazamiento y tratar adecuadamente o evitar los estados de tensión nerviosa que favorecen la aparición de estrés, ansiedad, migrañas, jaquecas, nerviosismo, etc.

16

# Nerviosismo

## ORIGEN

Las situaciones de nerviosismo se caracterizan por inquietud e ideas fijas que se acompañan de elevación de tensión arterial, taquicardia, sofocos y movimientos de repetición. Sus causas más frecuentes son situaciones de trabajo agotador, angustia, estrés, impacto emocional, noticias o vivencias negativas (aunque también las informaciones muy deseadas pueden provocarlo) y también situaciones como la menopausia o climaterio, la propia menstruación o tratamientos médicos y algunas plantas (ginseng).

## TRATAMIENTO

**CALDO DE MANZANA SALADA:** además de resultar un plato delicioso, es uno de los remedios más eficaces contra el nerviosismo. Los componentes de la manzana, entre ellos el fósforo, facilitan la relajación del sistema nervioso. Basta con limpiar y pelar 2 manzanas medianas. Luego, se licúan o bien se rallan muy fino. Seguidamente se introduce el líquido en una cazuela y se calienta hasta alcanzar el punto de ebullición. Se añade una pizca de sal gorda, removemos y dejamos reposar unos minutos. Se toma ligeramente caliente. Puede repetirse, si se desea, dos o tres veces al día.

**BAÑO CON ESPLIEGO:** se añaden al agua caliente del baño dos puñados de flores de espliego. Se dejan actuar durante quince minutos y luego se retiran. Acto seguido, se entra en el agua y se permanece en ella durante otros quince minutos. Puede conseguir el mismo efecto realizando una infusión concentrada de espliego (dos puñados de flores por 1/2 litro de agua) y añadirla luego al baño. El espliego posee notables efectos relajantes y calma el estado de ánimo.

**INFUSIÓN DE MELISA:** cuando note cierto nerviosismo, tome una infusión de melisa realizada con 1 cucharadita de esta planta por cada taza de agua hirviendo. Es un remedio casi infalible que puede repetir varias veces al día.

**MANDARINA COMO FRUTA:** en épocas de nerviosismo tome todos los días varias mandarinas. Es sabido que contiene ciertos elementos, como el bromo, que ayudan a equilibrar la actividad del sistema nervioso en general y las situaciones de nerviosismo en particular.

**AGUA HIRVIENDO CON AZAHAR:** en uno o varios lugares de su hogar e incluso en la oficina coloque un recipiente con agua hirviendo y añada 1 cucharadita de flores de azahar. Desprenden un aroma con eficaces efectos relajantes.

**INFUSIÓN DE SALVIA:** en situaciones de nerviosismo intenso le aconsejamos beber 2 tazas al día de esta infusión en cada una de las comidas importantes del día. Ayuda a equilibrar el sistema nervioso. Este remedio no debe ser practicado en caso de embarazo, lactancia, epilepsia, insuficiencia renal o tratamientos con estrógenos.

**APIO CRUDO:** incluya en las ensaladas u otras comidas del día un poco de apio crudo para que se equilibre su sistema nervioso. Además de ser un buen alimento que fortalece las encías, conseguirá tener «nervios de acero».

**COCIMIENTO DE LECHUGA:** aunque parezca extraño, la lechuga contiene sustancias que actúan como tranquilizantes, por eso además de calmar los nervios ayuda a conciliar el sueño. Para tratar el nerviosismo se cuece 1/2 kg de lechuga en 1 litro de agua y se mantiene en ebullición durante cinco minutos. Luego se apaga el fuego y se deja enfriar, se cuela y se toman 2 tazas al día de este líquido. Antes de beberlo, se le añade un poco de azúcar o mejor miel, que es calmante.

# Nerviosismo (continuación)

## PREVENCIÓN

Hábitos como el tabaco, el consumo de alcohol o excitantes como el café y los refrescos de cola pueden favorecer esta situación cuando se utilizan en exceso. Hay que procurar distribuir bien el trabajo a lo largo del día para que no resulte agotador (dedicar parte del día a nuestras aficiones). Se debe asegurar un sueño reparador todos los días, a la misma hora y con la misma duración. Hay que tomarse las cosas con más tranquilidad y valorarlas en su justo término. Toda situación de nerviosismo debe ser tratada para evitar complicaciones.
Las infusiones de valeriana o tila dan muy buen resultado. Actualmente se encuentran en comprimidos en las herbodietéticas.

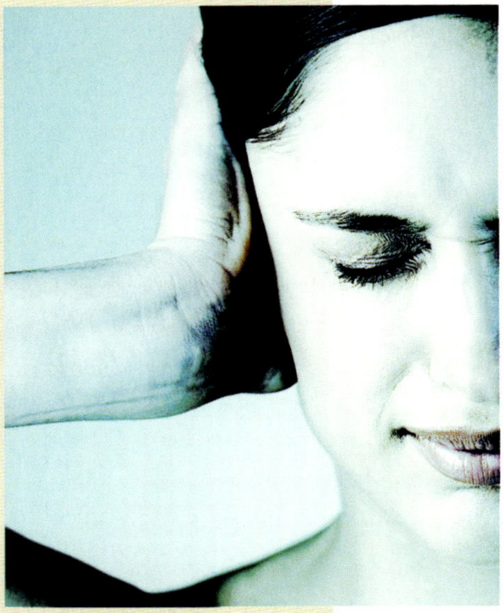

***Sabía que...*** Las situaciones de nerviosismo desgastan tanto el organismo como media hora de ejercicio intenso.

16

# Neuralgias

## ORIGEN

Las neuralgias representan la irritación o inflamación de uno o varios nervios, situación que favorece la aparición de dolor intenso que suele comenzar en un punto y luego se extiende a zonas cercanas (la mitad de la cara, un hombro completo, toda la región lumbar, etc.).

La mayor parte de las veces el origen de las neuralgias es desconocido. Las molestias suelen evolucionar en forma de crisis o ataques y éstos pueden estar desencadenados por el estrés, nerviosismo, infecciones y, sobre todo, déficit de calcio o de vitamina B, así como exceso de alcohol, alteraciones de las vértebras que pinzan nervios o músculos tensos y contraídos. Los casos más frecuentes de neuralgias son los del trigémino, la neuralgia posherpética (virus herpes zóster que afecta a nervios intercostales), lumbociática, etc.

## TRATAMIENTO PREVENCIÓN

**ALIMENTACIÓN RICA** en vitaminas, calcio y proteínas para mejorar la vitalidad y equilibrio de los nervios. Cada día procure incluir una buena dosis en su comida de frutas, verduras, pescado, y cereales integrales.

**HIERBA DE SAN JUAN:** las infusiones de esta planta nos ayudan a aliviar el dolor de las neuralgias. Puede tomarlas a razón de 2 a 3 tazas al día, con 1/4 de cucharadita de la planta en cada toma.

**ACEITE DE MANZANILLA:** con unas gotas de este aceite impregnadas en los dedos, practique un masaje de varios minutos de duración en la zona dolorosa. Puede practicarlo las veces que desee. Para elaborar este tipo de aceite deje macerar 100 g de flores durante tres horas en 1 litro de aceite de oliva o almendras dulces calentado al baño María. Después, se filtra una o dos veces la maceración y se guarda en una botella o frasco con cierre hermético o tapón de rosca. De esta manera podrá tenerlo a su alcance las veces que quiera.

**COMPRESAS CALIENTES Y FRÍAS:** de forma alterna coloque sobre la zona dolorida una compresa o gasa humedecida en agua caliente (un minuto) y seguidamente otra con agua fría (medio minuto). Repita la operación cinco o seis veces, hasta que note cierta mejoría.

**LEVADURA DE CERVEZA:** este complemento dietético es un excelente remedio para las neuralgias y neuritis debido a su contenido en vitaminas del grupo B. Se debe tomar una dosis un poco más elevada que la habitual. Existen comprimidos concentrados de levadura de cerveza, pero hay que dejarse guiar por el médico o especialista en herbodietética. Los chorros de agua caliente dirigidos a la zona dolorida dan buen resultado.

***Sabía que...*** Las curas de carácter termal y en balnearios son muy recomendables para el tratamiento y rehabilitación de las neuralgias.

# Obesidad

## ORIGEN

La obesidad es la consecuencia de una excesiva acumulación de grasa en los adipocitos o células grasas del organismo, localizadas sobre todo debajo de la piel, en el llamado panículo adiposo subcutáneo. Este panículo es más intenso, en el caso de las mujeres, en las paredes del abdomen (tripa), en los muslos, cintura, mamas, hombros y espalda (por efecto de las hormonas femeninas o estrógenos). Para calcular si tenemos o no exceso de grasa (salvo en el caso de cuerpos atléticos) se aplica la fórmula peso (en kilogramos) dividido por la talla (en metros al cuadrado). Si el resultado es inferior o igual a 25, hay normopeso; entre 26 y 29, sobrepeso; 30 o más significa obesidad. La causa fundamental del sobrepeso es comer más calorías de las necesarias, o lo que es lo mismo, gastar menos calorías de las que ingerimos con los alimentos. En algunos casos, menos de un 1 por ciento, la obesidad se debe a problemas orgánicos. Si quiere saber las calorías que necesita tomar cada día aplique la siguiente fórmula (válida para una mujer con más de treinta años): $0{,}0342 \times$ peso en kg $+ 3{,}5377$ (el resultado debemos multiplicarlo por 240 y obtenemos las kilocalorías necesarias por día). La obesidad debe ser tratada para evitar problemas de diabetes, hipertensión arterial, arteriosclerosis, problemas de páncreas, artrosis, etc. Para tratar y prevenir la obesidad lo mejor es una buena alimentación o practicar una dieta para perder grasa (véase capítulo de alimentación). Puede ayudarle alguno de los siguientes remedios.

## TRATAMIENTO PREVENCIÓN

**ACTIVIDAD FÍSICA REGULAR:** un mínimo de tres veces por semana, practique una actividad física de su elección y que pueda realizarse durante más de media hora (pasear, nadar, correr, gimnasia). Para que la actividad física sea eficaz debe tener una duración mínima de treinta minutos, tres veces por semana y que el corazón trabaje con una frecuencia de pulsaciones entre 120 mínimo y 150 máximo. Ésta es la intensidad que permitirá fortalecer sus pulmones, corazón, etc., al tiempo que gastan grasa acumulada.

**¡OJO CON LAS DIETAS!:** perder unos kilos en unas semanas es fácil, lo fundamental es que la pérdida sea permanente y eso sólo se consigue modificando los hábitos en lo relativo a la cantidad y tipo de comida que se consume, además de la actividad física. Nunca practique una dieta que tenga menos de 1.000 calorías al día sin el asesoramiento del especialista. Además recuerde que los kilos que se han perdido con facilidad, también se ganan con rapidez. Por otra parte, las dietas drásticas con pérdidas veloces no son nada buenas para la piel y el cutis, ya que con frecuencia favorecen la formación de arrugas.

**CONSUMIR MUCHA FIBRA:** como la incluida en las frutas, verduras y hortalizas crudas, alimentos integrales, etc. Con la fibra reducimos la cantidad de grasa que se absorbe en el intestino, además de facilitar su actividad (la del intestino) y equilibrar la flora bacteriana de nuestro tubo digestivo.

**VINAGRE DE SIDRA:** por diferentes mecanismos no muy bien conocidos ayuda a quemar calorías. Podemos utilizar 1 cucharadita de este vinagre antes de cada comida, mezclada con un vaso de agua

16

# Obesidad (continuación)

TRATAMIENTO PREVENCIÓN

(deben abstenerse las personas con problemas gástricos o hernia de hiato).

**INFUSIÓN DE MALVA:** también posee efectos adelgazantes. Para ello se recomienda el consumo de 1 taza por la mañana, antes de desayunar. Para elaborar la infusión se añade 1 cucharada de hojas frescas a 1/2 litro de agua hirviendo. Se deja reposar durante diez minutos y luego se cuela.

**A LA HORA DE PESARSE** hágalo siempre a la misma hora, en la misma báscula y con la misma ropa. Basta hacerlo con una frecuencia semanal o quincenal, nunca diariamente.

**ALGUNAS FALACIAS:** tenga en cuenta que el azúcar blanco engorda más que el integral (el moreno apenas engorda); el tabaco no adelgaza; el pan integral engorda menos que el blanco; beber mucha agua, sobre todo fuera de las comidas, ayuda a no engordar; eliminando el aceite de las comidas no se adelgaza (hay que tomar todos los días poco, pero no quitarlo); para que el ejercicio sea eficaz no hace falta jadear y sudar a chorros, sí fatigarse un poco pero no extenuarse.

**LO QUE DEBE HACER:** prescindir del coche, cocinar uno mismo los propios alimentos, beber sólo agua, cambiar la sal refinada por sal marina, masticar lentamente, no perder más de 3 kg al mes, no pretender adelgazar sólo por zonas. ¡Ah!, y si se está embarazada, no se debe realizar ninguna dieta.

**INFUSIÓN DE OLIVO Y ZARZAPARRILLA:** se mezclan a partes iguales 4 o 5 cucharadas de hojas de olivo y otras 4 o 5 de zarzaparrilla. Se remueve bien la mezcla y se prepara una infusión con 1 cucharada de la mezcla por cada taza de agua hirviendo. Se toman cada día 2 tazas, una con cada comida importante del día.

**ALIMENTOS DIURÉTICOS:** nos ayudan a eliminar líquidos y con ello facilitan la pérdida de peso. Dentro de este grupo de alimentos se encuentran el melón, los espárragos, la sandía, los puerros y las alcachofas, entre otros.

***Sabía que...*** La mujer, en condiciones normales, tiene un mayor porcentaje de grasa en su cuerpo que un varón. En la mujer casi un 22 por ciento del cuerpo es grasa, en un varón alrededor de un 15 por ciento.

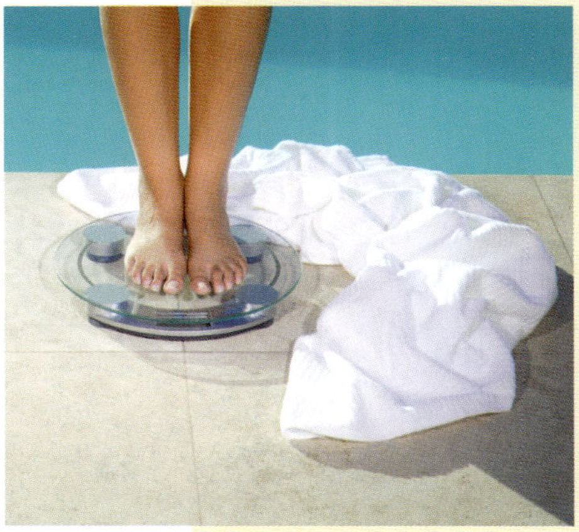

# Osteoporosis

## ORIGEN

La osteoporosis es una enfermedad que se caracteriza por la pérdida de calcio y otros minerales en los huesos del cuerpo, lo que los vuelve más débiles y facilita su fractura. En condiciones normales nuestros huesos reciben y pierden minerales casi constantemente, pero en determinadas circunstancias la pérdida es superior y, lentamente, los huesos se debilitan. Las situaciones que facilitan esta pérdida son la inactividad (cuando una persona está en cama mucho tiempo), una alimentación pobre en calcio y otros minerales (poca fruta, verduras, hortalizas), la menopausia (con ella se pierden los estrógenos u hormonas femeninas que son como «taxis» para que el calcio llegue hasta el hueso), etc.

## TRATAMIENTO PREVENCIÓN

**PASEOS AL SOL:** con ellos conseguimos que nuestra piel forme grandes cantidades de precursores de la vitamina D que luego ayudan a los minerales (calcio sobre todo) para que lleguen hasta el hueso.

**ACTIVIDAD FÍSICA:** dos o tres veces por semana debemos realizar, como mínimo, media hora de actividad física para fortalecer los huesos (pasear, nadar, correr, gimnasia, bailar, etc.), incluso los días lluviosos. Nos podemos fabricar un escalón de madera, plástico u otro material resistente y subirlo y bajarlo, alternando las piernas. Cada vez que subimos un peldaño es como si camináramos 10 metros en línea recta y supone un segundo y medio más de vida. Eso sí, para que la actividad física resulte eficaz debe conseguir una frecuencia cardíaca de 120 pulsaciones por minuto y nunca más de 150.

**DIETA RICA EN CALCIO Y MINERALES:** para ello debemos recordar que las fuentes principales las encontramos en las verduras, cereales integrales, perejil, espinacas, pescado, frutos secos y verduras de color verde (véase el apartado dedicado al calcio).

**CEBOLLA CRUDA:** todos los días conviene comer un poco de cebolla cruda, ya que es uno de los alimentos que más colabora a la hora de fijar los minerales en el hueso y evitar su pérdida. No hay que practicar este remedio en caso de gastritis o úlcera gástrica.

**INFUSIÓN DE HOJAS DE LAUREL:** elaborar una infusión de esta planta con un puñado de hojas y 1/4 de litro de agua hirviendo. Tomarla una vez por semana.

**CALCIO Y LIMÓN:** limpie un huevo blanco, métalo en un vaso y cúbralo con zumo de limón. Una vez que el zumo actúe sobre la cáscara durante un mínimo de doce horas, se aparta el contenido interior que lleva la cáscara de huevo (clara y yema), se mezcla con un poco de agua y se toma. Repetir este remedio dos o tres veces por semana, excepto en caso de gastritis, úlcera gastroduodenal o hernia de hiato.

***Sabía que...*** En condiciones normales, y si no cuidamos nuestros huesos (alimentación, actividad física), la pérdida de minerales se produce a partir de los treinta años.

# Otitis

(Consultar también DOLOR DE OÍDOS)

***Sabía que...*** Los auriculares pueden convertirse en un almacén de gérmenes, por eso no deben compartirse con otras personas o por lo menos higienizarlos de vez en cuando con unas gotas de alcohol.

## ORIGEN

Inflamación del oído, en especial del oído medio, con síntomas como disminución de la audición, pesadez u ocupación del oído, dolor constante, a veces pus y fiebre. Un signo muy característico es que, si apretamos el cartílago que se encuentra a la entrada del oído, el dolor aumenta. Su origen es casi siempre infeccioso: bacterias que se encuentran en la garganta o zonas próximas (faringitis, sinusitis) y llegan al oído por la trompa de Eustaquio, o bien contaminantes externos que penetran con el agua, tapones de cera, etc. Las otitis pueden durar unos pocos días o bien persistir en el tiempo y convertirse en crónicas si no se tratan adecuadamente. Para evitar estas situaciones, cualquier dolor de oídos debe consultarse con el médico, aunque también nos puede ayudar alguno de los siguientes remedios.

## TRATAMIENTO

**ACEITE Y AJO:** se calienta al baño María medio vaso de aceite de oliva virgen de primera presión en frío. Transcurridos diez minutos y sólo cuando el aceite esté bien caliente, se añade 1 diente de ajo machacado, se apaga el fuego y se deja reposar la mezcla unos minutos. Se filtra el líquido y se guarda en un recipiente con cuentagotas. En caso de dolor de oídos y con el líquido templado, nunca caliente, se echan 3 gotas del aceite en el oído y se pone un pequeño algodón.

**JUGO DE MENTA:** basta con licuar uno o dos puñados de hojas frescas de menta para obtener su jugo, que guardaremos en un pequeño frasco. Siempre que observemos molestias podemos administrar un par de gotas en el oído afectado.

**JUGO DE CEBOLLA:** otro remedio de gran ayuda consiste en asar 1 cebolla, licuarla para obtener el zumo y mezclarlo con un poco de aceite de oliva virgen o bien aceite de almendras. Guardar en un frasco y utilizar de la misma forma que en el remedio anterior.

**ACEITE DE ORÉGANO:** cubrir el fondo de un plato con aceite de oliva virgen y añadir unas hojas o ramas de orégano. Dejar reposar la mezcla durante veinticuatro horas, luego filtrar el aceite y guardarlo en un frasco con cuentagotas. Para tratar la otitis aplicar 2 o 3 gotas en el oído afectado y tapar con un poco de algodón.

**CALENTAR ARROZ PARA DORMIR:** antes de acostarse calentar en una sartén uno o dos puñados de arroz. Luego se envuelve en una gasa o paño y se coloca sobre la almohada. Se apoya el oído afectado sobre el arroz. El calor tiene efectos analgésicos, además de favorecer la llegada de la sangre y la eliminación de la infección.

**MOLESTIAS DURANTE UN VIAJE:** en no pocos casos, en los viajes en avión o en coche (si se producen subidas y bajadas importantes), los oídos se cierran y producen pesadez. Para evitar o reducir esta sensación basta con masticar chicle o simular la masticación. También se puede forzar un bostezo profundo o tragar saliva con fuerza. Lo mismo ocurre si nos tapamos los orificios de la nariz e intentamos soplar por ellos hasta notar que se nos abren los oídos.

## PREVENCIÓN

Limpieza diaria de los oídos con bastoncillos, pero sin hacernos daño ni profundizar; correcto secado después del baño o la ducha; tratar las infecciones de la garganta para que no pasen al oído; quitar la cera con un chorro de agua tibia. No tratar de hurgar en el oído con horquillas, capuchones de bolígrafos, llaves u objetos similares. Si se sufre con frecuencia afecciones en el oído conviene utilizar miel, ajo, cebolla o yogures, muy útiles para fortalecer el sistema inmunitario.

# Palpitaciones

## ORIGEN

Cuando el ritmo de contracciones del corazón se acelera de forma rápida y los latidos se hacen perceptibles en el pecho e incluso en el cuello, hablamos de palpitaciones. Las causas más frecuentes son de tipo psicológico, como el estrés, la ansiedad (una operación, un examen), la angustia o un susto. Otras veces las palpitaciones son causa de la menopausia o posmenopausia. Con menor frecuencia hay que pensar en problemas de tipo cardíaco, procesos infecciosos como la fiebre reumática o alteraciones hormonales como el hipertiroidismo. En las personas mayores los excesos en el consumo de tabaco, alcohol, café, té u otros «estimulantes», provocan palpitaciones en muchos casos.

## TRATAMIENTO

**INFUSIÓN DE PEREJIL:** tomar una infusión elaborada con 1 cucharada de esta planta fresca o 2 hojas frescas por cada $^1/_4$ de litro de agua hirviendo. Basta con hacerlo una sola vez para notar cierta mejoría.

**COCIMIENTO DE CÁSCARA DE NARANJA:** guardar las cáscaras de naranja si se es propenso a las palpitaciones, pues contienen elementos tranquilizantes. Para elaborar el cocimiento basta con utilizar media cáscara de 1 naranja grande bien limpia y cocerla cinco minutos. Se toma a lo largo del día en caso de tener palpitaciones. Ayuda también a la hora de conciliar el sueño.

**BAÑO DE AZAHAR:** es uno de los mejores remedios contra las palpitaciones. Se prepara un baño de agua caliente con 5 gotas de aceite o esencia de esta planta.

**JUGO DE ESPÁRRAGOS:** licuar 1 kg de espárragos frescos, filtrar el líquido resultante, calentarlo durante quince minutos al baño María, filtrar de nuevo y guardar en un tarro dentro del frigorífico. Se toma 1 cucharada del líquido junto con una infusión de manzanilla, dos veces al día, mañana y noche.

**ACEITE DE ALBAHACA:** cuando empiecen las palpitaciones frotaremos el pecho con unas gotas de aceite puro de albahaca. Puede practicarse, si fuera necesario, dos o tres veces al día.

**ESPINO ALBAR:** esta planta tomada en infusión hace que las palpitaciones se vuelvan pausadas y rítmicas. Es un gran regulador del ritmo cardíaco y de los problemas de la tensión arterial de origen nervioso.

## PREVENCIÓN

Reducir el consumo de estimulantes como el tabaco, alcohol o café; evitar las situaciones de fatiga y cansancio; vigilar los procesos infecciosos, sobre todo los que se acompañen de fiebre; disminuir las situaciones de estrés, angustia o ansiedad.

***Sabía que...*** En personas predispuestas, las relaciones sexuales completas son una fuente inagotable de palpitaciones cardíacas.

16

# Problemas de rodillas

## ORIGEN

Las rodillas son una de las articulaciones más complejas y potentes del organismo, junto con las del hombro o la de la cadera. Aunque sólo tienen movimientos adelante y atrás, cuentan con muchos elementos de refuerzo, de dentro hacia fuera, de los ligamentos cruzados que unen el fémur a la tibia, los meniscos que encajan el fémur a la tibia, la cápsula articular que rodea ambos gruesos, ligamentos como cuerdas que refuerzan los laterales de la articulación, tendones de los músculos del muslo que van a la pierna y, finalmente, la piel. Al día realizamos centenares de movimientos con las rodillas, al tiempo que reciben grandes cantidades de presión directamente relacionadas con el peso de nuestro cuerpo y el tipo de actividad. La piel que cubre la articulación suele endurecerse y presentar un aspecto áspero y, a veces, rugoso.

## TRATAMIENTO

**ESTIRAR LAS RODILLAS:** para evitar que la rodilla se desequilibre y «encoja», un par de veces por semana hay que estirar esta zona tratando de tocar la punta de los pies con las manos, sin doblar las rodillas. Mantener la posición unos segundos notando cómo se estiran los tendones y ligamentos de las rodillas. Repetir diez veces este ejercicio. Otra forma consiste en doblar una rodilla mirando al frente, y estirar la otra pierna por detrás del cuerpo. Mantenerla estirada dos o tres segundos, sintiendo la «tirantez». Repetir cinco veces con cada pierna.

**MASAJE CON ACEITE DE OLIVA** o bien con un poco de crema hidratante para revitalizar la zona. Practicarlo dos veces por semana mojando los dedos de una mano con unas gotas de aceite de oliva que extenderemos por la piel de la rodilla dibujando círculos. A continuación, una vez que el aceite casi se ha absorbido, pellizcar la piel para mejorar la absorción del aceite y estimular el riego sanguíneo.

**PIEL ÁSPERA:** ésta es una lesión muy frecuente por acumulación de queratina en las capas superficiales de la piel. Para evitarlo, todos o casi todos los días, podemos frotar la zona afectada con un trozo de limón.

**EVITAR EL EXCESO DE PESO:** la repercusión de los kilos de más sobre las rodillas es brutal. Por ejemplo, $^1/_2$ kg de más ejerce una presión en esa zona equivalente a seis veces ese peso, esto es, de $^1/_2$ kg pasamos a 3 kg más de presión. Hay que reducir el consumo de grasa (sobre todo animal), embutidos, frituras, y consumir más frutas, verduras y hortalizas.

## PREVENCIÓN

Controlar el peso de nuestro cuerpo para que se encuentre lo más cerca posible del ideal; realizar una actividad física diaria, mejor si es dentro de la piscina o del agua, para las personas con problemas de movilidad en la rodilla; hidratar con frecuencia la piel de esta zona con cremas; facilitarle baños de sol no excesivamente prolongados; evitar las sobrecargas o levantar pesos doblando la columna vertebral, es mejor doblar las rodillas. Vigilar el estado del calzado y en particular de la suela, ya que cuando el desgaste es desequilibrado repercute mucho sobre las rodillas.

***Sabía que...*** En cada paso, cada una de las rodillas recibe una presión equivalente al peso de la persona; durante la carrera lenta esa presión se eleva, en cada rodilla, a dos veces el peso corporal. Por otro lado, el sedentarismo debilita las protecciones de la articulación: los cartílagos y los meniscos.

# Prurito o picor

***Sabía que...*** Uno de los tipos de prurito cada vez más frecuente es el relacionado con la tensión emocional, fruto sobre todo del estrés.

## ORIGEN

El prurito o picor viene representado por pinchazos o pequeños pellizcos que sentimos en la piel y que suelen calmarse con el rascado. Hay muchas causas posibles del prurito, si bien las más frecuentes son picaduras, dermatitis, quemaduras solares, urticaria, parasitosis por piojos (pediculosis) o sarna, e incluso también enfermedades de órganos internos como las que afectan a la vesícula biliar, reacciones alérgicas, infecciones vaginales, hemorroides, gusanos en el intestino (tenias, oxiuros), leucemia, el consumo de ciertos medicamentos (barbitúricos) o alimentos, estreñimiento crónico, acumulación de mucosidades y alteraciones psicológicas como la ansiedad o el estrés. Todos los demás diagnósticos expresados con muy diferentes nombres tienen detrás alguna de estas causas. Hay que evitar el rascado para no lesionar la piel y porque facilita las infecciones generadas por bacterias que residen en la piel.

## TRATAMIENTO

**VINAGRE DE COCINA O VINAGRE DE MANZANA:** éste es un elemento muy eficaz para el picor, además de un remedio de urgencia. Cuando se sienta el prurito hay que aplicar sobre la zona afectada un poco de este producto. Da igual que sea una zona reducida o muy extensa, ya que no existen efectos secundarios. También puede utilizarse en la ducha como sustituto de los jabones y geles mientras nos afecten los picores.

**ZANAHORIA RALLADA:** por su elevado contenido en vitamina A, la zanahoria es un buen aliado frente al picor. Basta con rallar muy fina una zanahoria pequeña, añadirle un poco de agua y formar una pasta que, con la ayuda de una gasa, colocaremos a modo de cataplasma sobre la parte afectada. Es muy eficaz para los picores por lesiones en la piel. Puede repetirse el proceso dos o tres veces al día hasta que desaparezca el mal.

**ALIMENTACIÓN:** mientras se tengan picores hay que evitar, al menos durante cuarenta días, el café, clara de huevo, chocolate, fresas, tomate, pescados, crustáceos, quesos fermentados, leguminosas, oleaginosos, azúcar refinado, harinas blancas o alimentos que las contengan, bollería y pastelería, leche de vaca, carnes grasas y derivados.

**ALOE VERA:** se baten bien 300 g de jugo fresco de aloe vera con 3 cucharadas de whisky o coñac de buena calidad y 300 g de sirope de arroz o miel. Se toman 3 cucharadas soperas al día.

**URTICARIAS:** si tomamos 2 cucharadas diarias de aceite de almendras dulces conseguiremos aliviar y curar este problema. También para esto, para las afecciones crónicas de la piel y los picores por la ingesta de alimentos en mal estado, se puede comer ortiga preparada como cualquier otra verdura, o beber el agua de la decocción de 40 a 60 g de la planta por litro de agua (se cuece hasta que el agua se reduzca a 1/3). Se toma durante una temporada hasta que se resuelva el problema.

**ORTIGAS:** para calmar la urticaria producida por la ortiga pasaremos por la parte afectada corteza de ortiga pelada.

## PREVENCIÓN

Evitar la piel seca o reseca (sobre todo las personas mayores), hidratarla a menudo; reducir las exposiciones solares; evitar las situaciones estresantes o ansiosas; no usar jabones y geles fuertes, con pH extremo; seguir una dieta rica en frutas y verduras con abundante vitamina A (las de color naranja).

16

# Psoriasis

***Sabía que...*** El borde de los dedos, debajo de las uñas, es una zona de fácil desarrollo de la psoriasis. Allí observaremos pequeñas tiras de piel blanca con abundante descamación.

## ORIGEN

La psoriasis es una enfermedad crónica de larga evolución, que aparece a modo de «brotes». Se caracteriza por una producción excesiva de las células más superficiales de la piel (las muertas) y porque forma placas de color blanquecino que suelen acompañarse de pequeñas inflamaciones y picores. No se conocen las causas exactas de la psoriasis, aunque hay factores que la favorecen: herencia familiar, estrés, alteraciones hormonales o dietéticas (comer poca fruta, verduras, hortalizas), etc. En la piel, las zonas más afectadas son las de «roce» (codos, manos, rodillas, cabeza), y puede complicarse con el tiempo y dar lugar a lesiones articulares como las artritis. La psoriasis afecta a más de un millón de españoles de más de diez años y en cualquiera de sus formas, y a un 2 por ciento de la población mundial. Aparece entre los quince y los treinta y cinco años, pero puede hacerlo en la infancia o a los cincuenta o sesenta años.

## TRATAMIENTO

**BAÑO TEMPLADO DE SAL:** es un remedio para controlar la inflamación y el picor de la psoriasis. Añadir al agua del baño 3 o 4 cucharadas de sal marina y frotar suavemente el cuerpo, una vez por semana.

**PESCADOS GRASOS:** ayudan a controlar los brotes o agudizaciones de la psoriasis: el salmón, la caballa, la sardina y el atún.

**BAÑO CON ACEITE DE OLIVA Y LECHE:** añadir a un vaso de leche templada 2 cucharadas de aceite de oliva virgen de primera presión en frío, remover y mezclarlo con el agua caliente del baño. Introducirse y permanecer veinte minutos. Practicarlo una vez por semana.

**COCIMIENTO DE RAÍZ DE BARDANA:** en 1/4 de litro de agua cocer a fuego lento durante media hora un puñado de raíz de bardana. Se retira del fuego, se cuela y, con el líquido resultante y una gasa, se aplica suavemente sobre las zonas afectadas dos o tres veces diarias, hasta notar mejoría.

**PSORIASIS, DERMATITIS Y CASPA:** se ponen al baño María 200 g de cera virgen y 250 g de aceite de oliva virgen de primera presión en frío. Cuando se derrita se le añaden 30 gotas de esencia de aprolis o de tomillo y un vaso de orina propia —previamente dejado al sereno por la noche— en un sitio fresco durante el día, veinticuatro horas. Se remueve constantemente con una cuchara de palo y se aplica.

**HIEL DE LIEBRE:** en el año 1140 este ingrediente era el más empleado en Centroeuropa para tratar la psoriasis. Se dice que la vesícula biliar de liebre se encuentra más llena de bilis en luna creciente. Se calientan de 100 a 200 g de manteca de cerdo y cuando esté líquida se mezcla con una cucharilla de hiel de liebre. Se remueve lentamente, se retira del fuego y se deja enfriar. Se pasa a un frasco y se guarda en el frigorífico. Se aplica una vez al día sobre las zonas afectadas bien extendida. Producirá una quemazón que desaparecerá en una hora. Aunque parezca que la cosa empeora, en pocos días obtendremos mejoría.

**ACEITE DE ALMENDRAS:** mantener hidratada la piel con este aceite, lavarse con jabón de trozo y el último aclarado con zumo de limón.

## PREVENCIÓN

Debemos reducir al mínimo todos los factores que puedan favorecer la aparición de la psoriasis como el estrés, el consumo de alcohol, el exceso de café, no utilizar ropas ajustadas y comer con frecuencia fruta, verduras y hortalizas. Conviene tomar baños de sol paseando, ya que en dosis moderadas, ayuda a mantener «a raya» los síntomas de esta enfermedad.

# Quemaduras

## ORIGEN

Las quemaduras son lesiones que se producen sobre la piel e incluso en tejidos inferiores por efecto del calor, a partir de agentes físicos (radiadores, calentadores), sustancias químicas (lejías, ácidos) o fuego, o por frío. El calor almacenado en la piel dilata los vasos sanguíneos que hacen enrojecer la zona; más tarde puede salir suero y formar ampollas (quemaduras de segundo grado) e incluso destruir los tejidos y formar zonas muertas como costras (quemadura de tercer grado). Las quemaduras de segundo y tercer grado representan un terreno especialmente propicio para la infección, por eso hay que tratarlas con mucho cuidado y constancia. En el caso de quemaduras de tercer grado, nunca trataremos de quitar los tejidos muertos y acudiremos lo antes posible a un centro médico.

## TRATAMIENTO

**MIEL COMO TRATAMIENTO DE URGENCIA:** es uno de los elementos más eficaces durante los primeros minutos de la lesión. Aplicar una capa generosa para que no pierda agua y se encuentre bien «alimentada»; además, ejerce cierto efecto analgésico.

**HOJAS DE BERZA O DE LECHUGA:** limpiar un par de hojas de lechuga o berza, cortarlas muy fino y añadirles unas gotas de aceite de oliva. Se aplican sobre la piel afectada sujetas con una venda o gasa. Se deja que actúen durante una o dos horas. Se repite el proceso si es necesario.

**POMADA DE CALÉNDULA Y LLANTÉN:** utilizaremos un puñado de flores de caléndula, otro tanto de hojas de llantén, 1 cucharada de cera virgen y 3 o 4 de aceite de oliva virgen de primera presión en frío. Para preparar la pomada, se fríen en una sartén el aceite de oliva junto con las flores de caléndula y de llantén. Se cuela, y al líquido se le añade la cera virgen, se da vueltas y se guarda en un tarro con cierre hermético como si fuera una pomada. Se aplica dos o tres veces al día sobre la zona quemada.

**PUERRO CORTADO:** cortar un puerro en rodajas y colocarlas sobre la zona herida con una venda o gasa. Cambiar cada hora hasta un total de cuatro horas.

**LÓBULO DE LA OREJA:** cuando se produzca una quemadura de primer grado (sólo enrojecimiento y dolor en la piel), en los dedos de las manos, hay que acercar la quemadura al lóbulo de la oreja del mismo lado y tenerlo así cinco minutos. Al principio escocerá mucho, pero evitaremos que salgan ampollas. Este remedio brasileño se puede practicar en caso de quemaduras por aceite o agua hirviendo, cigarrillos, siempre que sean leves y en esta zona.

**FLORES FRESCAS DE MARAVILLA O CALÉNDULA:** coger un puñado de flores frescas de esta planta, limpiarlas bien y colocarlas directamente sobre la zona afectada. Poseen notables propiedades analgésicas y previenen las infecciones.

**JUGO DE FLORES DE MELISA:** coger un puñado de hojas de esta planta, machacarlas y mojar una gasa en el jugo para extenderlo en la zona afectada. Se repite dos o tres veces el mismo día.

**NIEVE Y ACEITE DE OLIVA:** se coloca en un cuenco o cazuela pequeña un puñado de nieve virgen de primavera y se añaden, lentamente, 4 cucharadas de aceite de oliva de primera presión en frío hasta formar una especie de mayonesa. Se guarda en un tarro hermético y se conserva en lugar seco y oscuro. Cuando se produzca una quemadura se aplica un poco de la crema sobre la zona afectada cada tres o cuatro horas.

# Quemaduras (continuación)

## TRATAMIENTO

**CREMA DE CALOZOLLO:** para elaborar la crema utilizaremos 1 raíz de calozollo, 1 clara de huevo, 1 cucharada de manteca de cerdo y un chorrito de alcohol. Se hierve la raíz de calozollo treinta minutos y se deja enfriar. Se bate la clara de huevo, se le añade el chorrito de alcohol, la manteca de cerdo y otro chorrito del líquido de hervir la raíz. Se revuelve hasta que quede una especie de pasta y, finalmente, se guarda en un tarro hermético hasta que se tenga que utilizar. Si nos quemamos aplicaremos un poco de la crema sobre la zona afectada cada tres o cuatro horas hasta que desaparezcan las molestias.

**PASTA DE PATATA CRUDA:** se limpia, pela y trocea media patata. Se aplasta con el tenedor hasta formar una pasta que se coloca sobre la zona lesionada con la ayuda de una gasa o venda. Se cambia tres veces al día. En las quemaduras de primer grado basta con un día; en las de segundo o tercer grado, lo haremos dos o tres días.

**CLARA DE HUEVO:** aplicar directamente la clara de un huevo sobre la zona lesionada y dejarla actuar durante, como mínimo, una hora. Así impedimos que la piel se deshidrate y pierda sus características.

**PARA HACER DESAPARECER QUEMADURAS EN EL ROSTRO:** se calienta en una sartén tocino de cerdo hasta que se deshaga y se mezcla con excremento de vaca. Se coloca en un paño de lino y se estruja. El aceite que salga se envasa en un tarro y queda listo para aplicarlo en estos casos. Este remedio es conocido con el nombre de «cirujano natural», pues consigue disimular las cicatrices tanto que el resultado parece obra de un especialista. Se ha utilizado en caso de quemaduras por fuego, agua hirviendo o pólvora, que son las peores.

## PREVENCIÓN

Hay que mantener todas las quemaduras muy limpias para evitar que las bacterias que anidan en la piel de zonas próximas puedan contaminarlas y generar infecciones que producen grandes cicatrices. Cuando aparecen ampollas nunca se deben reventar, pues puede facilitar la infección (para sacar el líquido se hierve una aguja, se enhebran de 20 a 30 cm de hilo y se atraviesa la ampolla de un extremo al otro para que el hilo «absorba» el líquido). Se deja el hilo dentro de la ampolla para que no vuelva a formarse.

***Sabía que...*** En las quemaduras por sustancias químicas siempre hay que lavar la zona afectada con abundante agua corriente para eliminar los restos que puedan permanecer en la piel.

# Quemaduras solares

## ORIGEN

Las quemaduras solares representan las lesiones más frecuentes que el sol puede causar en nuestra piel, y sus características son muy similares a las producidas por calor. También se dividen en tres tipos: primer tipo o eritema (mancha de color rojo o rosa), segundo grado (ampollas) y, rara vez, de tercer grado (muerte de tejidos subyacentes a la piel con heridas profundas casi siempre en labios y otras zonas expuestas de gran sensibilidad). Este tipo de lesiones aparece sobre todo durante las primeras exposiciones al sol y en la mayor parte de los casos hay ligero dolor y picor. Casi siempre la parte de piel afectada termina por descamarse antes de recuperarse. Las quemaduras solares pueden complicarse con infecciones locales por bacterias de la piel cercana y, a medio y largo plazo, pueden impulsar otras lesiones como cicatrices, envejecimiento precoz de la piel, melanomas, etc.

## TRATAMIENTO

**HOJAS DE HIEDRA:** coger un puñado de hojas de esta planta, lavarlas y colocarlas directamente sobre la zona afectada con la ayuda de una venda. Se repite el proceso dos o tres veces diarias (con un día suele ser suficiente).

**CREMA HIDRATANTE:** si hay picor en las lesiones aplicaremos crema hidratante según las necesidades. También se puede aliviar frotando la piel afectada con un cubito de hielo.

**ACEITE DE MANZANILLA:** recomendamos preparar este aceite para guardarlo en un frasco y tenerlo siempre a mano. Es muy eficaz contra todo tipo de quemaduras y en particular contra las solares, pues alivia los síntomas y facilita la rehabilitación de la piel. Para elaborar el aceite se mezclan 25 g de flores secas de manzanilla con $^1/_4$ de litro de aceite de oliva virgen de primera presión en frío y se calienta al baño María, a fuego lento, durante dos horas. Apagar el fuego y exprimir las flores de manzanilla, colar y guardar el aceite en un frasco con cuentagotas o cierre hermético. Cuando hay una quemadura se aplica una capa del aceite sobre la zona afectada dos o tres veces al día.

**AGUA FRÍA CON INFUSIÓN DE SALVIA O MANZANILLA:** lavar la zona afectada con abundante agua fría a la que hemos añadido una infusión de salvia o de manzanilla. Estas plantas poseen notables efectos antiinfecciosos.

**VINAGRE DE VINO O DE MANZANA:** cualquiera de los dos es eficaz para reducir las molestias de las quemaduras solares. Se aplica sobre la piel cada hora, hasta un total de cuatro o cinco veces.

**ZANAHORIA RALLADA:** limpiar un trozo de zanahoria, cortarla en pedacitos muy pequeños, aplastarlos y aplicarlos directamente sobre la piel. Cubrir con una gasa y dejar actuar durante dos o tres horas.

**CALDO DE COLIFLOR:** hervir 1 coliflor, separar el caldo, mezclarlo con 3 o 4 cucharadas de aceite de oliva virgen de primera presión en frío y remover hasta formar un caldo espeso. Se guarda en un frasco hermético. Cuando hay una quemadura solar aplicar sobre la zona afectada con una gasa, dos o tres veces al día.

**LECHE TEMPLADA:** se moja una gasa en leche a temperatura ambiente y se aplica durante media hora. Se repite la operación cada dos o tres horas hasta un total de tres veces el mismo día. El yogur aplicado en forma de cataplasma también alivia mucho las quemaduras solares.

# Quemaduras solares (continuación)

## TRATAMIENTO

**AGUA CON BICARBONATO SÓDICO:** se llena el lavabo de agua y se añaden 2 o 3 cucharaditas de bicarbonato sódico. Se remueve y luego se lava la zona afectada con esta agua y una gasa. Este remedio alivia las molestias, rehidrata la zona y facilita la recuperación. Puede repetirse dos o tres veces al día.

**HUEVO Y ACEITE DE OLIVA:** se bate 1 clara de huevo y se mezcla con 2 cucharadas de aceite de oliva virgen de primera presión en frío. Guardar la crema en un frasco y cuando tengamos quemaduras solares en la piel, aplicar un poco de esta crema cada dos horas. Notaremos enseguida una notable mejoría y evitaremos complicaciones.

## PREVENCIÓN

Hay que exponerse lo menos posible a los rayos solares y nunca más de media hora; siempre debemos proteger la piel con cremas fotoprotectoras con factores de protección adecuados a nuestra piel (por lo general 10 o superior). Los rayos de sol son «acumulativos o sumatorios» en la piel, de tal forma que los de un año los sumamos al siguiente, y al otro y al otro, etc. y podemos llegar a los cuarenta años con «demasiado sol». Hay que recordar también que los rayos solares son más intensos en las alturas (montaña) que a nivel del mar; proteger del sol las zonas más delicadas de la piel como labios, nariz, pómulos, orejas, abdomen, etc. Los rayos más peligrosos son los que se reciben entre las 11 de la mañana y las 5 de la tarde; estar dentro del agua no protege de los rayos solares; los días nublados también son peligrosos. Los días que preceden al periodo estival protegeremos la piel si consumimos productos con mucha vitamina A (aumentan la producción de melanina) que contienen los alimentos de color naranja (zanahoria, calabaza, albaricoques y otros como el apio, tomate y remolacha). Debemos recordar que la zona quemada no puede exponerse al sol hasta cuatro o cinco días después de la lesión.

***Sabía que...*** Si nos han quedado cicatrices de una quemadura y pican, para calmar el picor lo mejor es un cubito de hielo o una crema hidratante.

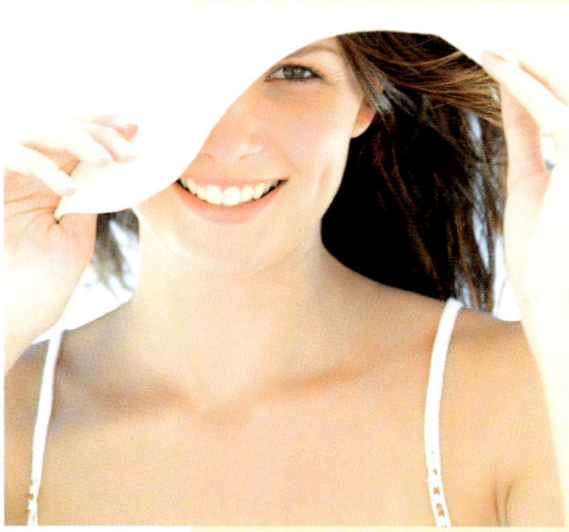

# Resaca

## ORIGEN

Desde que Noé celebrara el fin del diluvio universal con la primera borrachera bíblica, el ser humano busca un remedio para su fatal consecuencia: la resaca. Ya los romanos utilizaban la infusión de poleo para mitigar las secuelas del alcohol. Y todavía hoy el zumo de naranja es uno de los remedios más populares, pues restituye parte de la vitamina C perdida y aporta energía asimilable. Las terapias naturales también pueden ayudar a volver a la normalidad.

## TRATAMIENTO PREVENCIÓN

ACEITE DE OLIVA: para que la bebida no nos afecte tomaremos, antes de beber, 1 cucharada de aceite de oliva virgen de primera presión en frío por cada 20 kg de peso corporal. Bebiendo lo mismo que el resto de nuestros acompañantes, nos daremos cuenta de cómo nos encontramos en mejores condiciones que ellos. Pero de todas formas, ya sabemos que el consumo excesivo de alcohol no trae buenas consecuencias.

PREVENIR LA RESACA: para prevenir la resaca después de una fiesta, se pone un manojo (50 g) de perejil en una olla con 1/2 litro de agua y se hierve durante cinco minutos. El líquido se cuela y se bebe la mitad antes de la fiesta, y el resto al volver a casa, antes de acostarnos. Esta bebida de perejil no sólo previene la resaca sino que también depura la sangre, el tracto digestivo y las vías urinarias.

ZUMO NATURAL: después de una ingesta excesiva de alcohol, hacemos con la licuadora un zumo con 2 tomates, 1 pepino, 2 cucharadas de cebolla picada y 1 cucharada sopera de aceite de oliva de primera presión en frío. Tomar sólo esto al llegar a casa y al día siguiente seguiremos teniendo ganas de todo. Es bueno también, al día siguiente, tomar zumo de pepino en ayunas o en la ensalada de la comida para ayudar a nuestra desintoxicación.

COCIMIENTO DE HOJAS DE COL: añadir 6 cucharadas o un puñado grande de col picada en 3 vasos de agua. Hervir tapado tres minutos y dejar reposar veinte. Tomar el contenido de la botella en un tiempo inferior a dos o tres horas.

NÁUSEAS: para aliviar las náuseas, se puede tomar una infusión de jengibre. Para mitigar la sensación de mareo o náuseas se pone el dedo a unos cinco centímetros de la muñeca, entre los dos tendones, y se presiona firmemente sobre este punto durante un minuto. Se repite la presión tantas veces como sea necesario.

DOLOR DE CABEZA: para superar un intenso dolor de cabeza, mejor menta o manzanilla en infusión. Unas gotas de aceite de lavanda calman la fatiga, el dolor de cabeza y las náuseas. Para despejar la cabeza son eficaces unas gotas de aceite esencial de mejorana sobre las sienes con un ligero masaje.

AL DÍA SIGUIENTE: beber uno o dos vasos de agua mineral ya que potencia, gracias a su acción diurética, la eliminación de toxinas. Un buen desayuno rico en hidratos de carbono (pan, cereales integrales) ayuda a subir gradualmente los niveles de glucosa. Añadir 1 cucharada de miel ayuda a metabolizar el alcohol con mayor rapidez.

***Sabía que...*** La resaca puede causar cáncer: la misma sustancia que origina la resaca puede también producir cáncer. Según la revista *Biochemistry*, el acetaldehído, es decir, el etanol del alcohol que, procesado en nuestro organismo, produce la resaca, puede dañar el ADN y originar un cáncer de esófago o de hígado.

16

(Consultar también GRIPE)

# Resfriado

## ORIGEN

Los resfriados son el resultado de la proliferación de ciertos virus en las paredes de las fosas nasales, faringe (detrás de la boca) y laringe (primer tramo de las vías respiratorias en el cuello). Esta infección produce tos, estornudos, picor y abundantes secreciones transparentes, sobre todo en las fosas nasales. Los virus pasan con facilidad de una persona a otra con la tos y por medio de objetos contaminados (pañuelos, cubiertos, etc.). El frío, una alimentación inadecuada, el estrés, estar bajo tratamiento médico intenso, el alcohol y el tabaco son grandes aliados de los virus que producen los resfriados.

## TRATAMIENTO

**INFUSIÓN DE HISOPO:** tomar al día 2 infusiones de esta planta con cada una de las comidas principales del día. Rápidamente notaremos que los síntomas mejoran y desaparecen (incluida la congestión nasal). No practicar este remedio más de tres días.

**VINO DE HIGOS:** para elaborarlo necesitamos 5 higos naturales, 2 cucharadas de miel, 1 cucharada de manteca de cerdo y un vasito de vino tinto. Lo preparamos calentando el vino con la miel, la manteca y los higos hasta que hierva el vino. Los higos se hinchan y engordan al mismo tiempo que se cuecen. Se toma el vino y se comen los higos que se han cocido.

**CALDO DE MANZANA:** cortar 1 manzana mediana con piel en trozos muy finos y luego ponerlos en una cazuela cubriéndolos con agua. Cocer a fuego lento una hora, filtrar el líquido y tomar 2 tazas al día.

**PAPEL CON AGUARRÁS:** necesitamos un poco de ceniza, 1 papel de estraza, 1 cucharada de manteca de cerdo y un chorrito de aguarrás. Basta con poner en el pecho del paciente un poquito de aguarrás (muy poco) y extender la manteca un poco caliente sobre el papel. Se calienta también la ceniza y se coloca sobre el papel con la manteca. Se aplica el papel sobre el pecho del enfermo durante toda la noche, sujeto con una camiseta.

**ZUMO DE ZANAHORIAS:** se licúan 5 zanahorias medianas bien limpias y se mezcla el líquido con 1 litro de agua. Se guarda en un recipiente y se toman 3 cucharadas al día.

**MANTECA Y TABACO:** utilizaremos 1 cucharada de manteca de cerdo, otra de aceite de oliva virgen de primera presión en frío, un poco de tabaco picado y 1/4 de litro de agua. Cuando esté hirviendo se toman los vapores del líquido con la cabeza cubierta con una toalla. Se practica un par de veces al día.

**CEBOLLA PARA LA CONGESTIÓN NASAL:** media hora antes de acostarse cortar unas rodajas de cebolla en trocitos muy finos y depositarlos en un plato encima de la mesilla de noche. De esta manera aliviamos las vías aéreas y respiramos mucho mejor. También calma la tos.

**AGUA FRÍA PARA LA NARIZ:** si introducimos la nariz en agua fría o nieve, las mucosas de esta zona eliminan mejor las secreciones y los virus, y se acaba con la congestión.

**INFUSIÓN DE HIERBALUISA:** se emplea 1 cucharadita de hierbaluisa y 1 de manzanilla. Para preparar la infusión se hierve 1/4 de litro de agua y se echan las hierbas. Se cuela el líquido y se bebe lentamente. Puede repetirse dos veces al día. Cuando esté hirviendo se toman los vapores cubriéndonos la cabeza con una toalla. Se debe practicar un par de veces al día.

# Resfriado (continuación)

## TRATAMIENTO

**BEBER MUCHOS LÍQUIDOS:** debemos beber de 6 a 8 vasos al día de agua o mejor de zumos de frutas diversas; con ello ayudamos a que se desprendan las secreciones de las vías aéreas y los virus se eliminen de forma más fácil.

**JARABE DE CEBOLLA, MIEL Y LIMÓN PARA CURAR CATARROS Y RESFRIADOS:** la cebolla posee un antibiótico muy eficaz llamado disulfuro de alilpropilo que facilita la expulsión de la mucosidad y es también antiinflamatorio de las vías respiratorias, bueno para curar catarros, sinusitis, faringitis, amigdalitis, tos, bronquitis, asma y enfisema pulmonar. Con cebolla, limón, miel o azúcar moreno de caña se realiza el siguiente jarabe: la noche anterior se trocea 1 cebolla de tamaño mediano, se añade el zumo de 1 limón mediano y 6 cucharadas soperas de miel de tomillo u otra y si no, azúcar moreno. Se tiene toda la noche macerando y a la mañana siguiente se filtra y se toma 1 cucharada del jarabe cada dos o tres horas. En veinticuatro horas se nota una gran mejoría.

**FIEBRE:** calentar el agua hasta que hierva. Verterla sobre una taza que contenga 1 cucharada de salvia. Se deja reposar un cuarto de hora y se toma colado, lentamente, 2 o 3 veces al día. La salvia reduce la fiebre.

**INFUSIÓN DE MALVA Y ESCARAMUJO:** previene la aparición de los catarros y descongestiona las vías respiratorias.

**PONER UN PLATO DE CEBOLLA PICADA** en la mesita de noche cerca del enfermo, para calmar la tos y descongestionar la nariz.

**APLICAR EN EL CUELLO** una bolsa de tela llena de salvado de trigo caliente o de ceniza caliente.

**LA EQUINÁCEA Y EL PRÓPOLIS** ayudan a recuperarse antes del catarro.

**PARA CATARROS DE PECHO:** se pone a hervir en un cazo vinagre con eucalipto. Se deja hirviendo unos minutos y a la hora de ir a dormir, se pone junto a la cama para respirar los vapores. También se pueden hacer friegas con este vinagre en el pecho y en la espalda.

## PREVENCIÓN

Hay que procurar seguir una alimentación rica en frutas y verduras por su elevado contenido en vitaminas A y C (protectoras de las mucosas y de nuestras defensas; consuma mucha uva, fresas, kiwi, naranja y limón); respirar siempre por la nariz y no por la boca, para filtrar el aire que respiramos; evitar los ambientes contaminados, reducir el consumo de tabaco y alcohol; protegerse del frío (las bajas temperaturas disminuyen las defensas del organismo en general y de las vías aéreas en particular).

***Sabía que...*** Como son muchos y muy diferentes los virus que pueden producir resfriados, podemos sufrir varios de ellos a lo largo del año, ya que nunca desarrollan, tal y como sucede con la gripe, inmunidad frente al virus.

16

# Retención de líquidos

## ORIGEN

La retención de líquidos se caracteriza por la salida de agua y otras sustancias desde los vasos sanguíneos o linfáticos del organismo y su acumulación en zonas declive o bajas del mismo (tobillos, piernas, caderas, manos, muñecas). A veces la acumulación del líquido produce tirantez de la piel y dolor. La causa fundamental suele ser problemas de circulación de la sangre y en particular dificultad para el retorno de la misma desde las piernas al corazón, aunque también podemos encontrar situaciones como alteraciones endocrinas o de las hormonas, fallos del sistema linfático que recoge líquidos de entre las células (frecuente en casos de infección local, por lo que se hincha la zona afectada; también puede ser por parásitos en los vasos linfáticos). Otras veces el origen es estar mucho tiempo de pie, una mala alimentación (exceso de sal o productos salados), etc. Hay varias maniobras muy sencillas que nos indican si hay retención de líquidos o edemas: si pellizcamos la piel de una zona del cuerpo, queda como una arruga durante unos segundos, en lugar de recuperar de forma inmediata su aspecto habitual; otra prueba consiste en presionar con un dedo sobre la piel y si se forma un hoyo que tarda en desaparecer, hay retención de líquidos; la prueba más sencilla es comprobar si hemos perdido el aspecto típico de los tobillos, piernas, muñecas, etc.

## TRATAMIENTO

**AUMENTAR EL CONSUMO DE CIERTOS ALIMENTOS** como melón, zanahorias, puerros, granadas, sandía, piña, espárragos y alcachofas. Todos, por contener abundante fibra, disminuyen la absorción de líquidos en el intestino y además ayudan a que el riñón elimine mayores cantidades de agua y otros líquidos.

**INFUSIONES DE DIENTE DE LEÓN:** tomando 2 infusiones diarias de esta planta (una con cada comida principal) ayudaremos al correcto funcionamiento de los riñones, sobre todo en el caso de la hinchazón que acompaña a la menstruación.

**INFUSIONES DE BARBAS FRESCAS DE MAÍZ:** son un remedio ideal para la retención de líquidos.

**CAFÉ:** si no existen problemas de insomnio, gastritis, úlcera gástrica, tensión arterial o ansiedad, se pueden tomar 2 tazas al día de café suave para que colabore con el riñón en la eliminación de los líquidos.

**CÁSCARA DE PIÑA COCIDA:** se hierve la cáscara de 1 piña mediana en 1 litro de agua durante cinco minutos. Se cuela el líquido y se toma 1 taza templada todos los días, siempre en ayunas.

**ACEITE DE ONAGRA EN CÁPSULAS:** tomar 2 o 3 al día (una con cada comida o de acuerdo con las indicaciones del fabricante, ya que las concentraciones pueden variar). Su actividad favorece la eliminación de líquidos.

**COMBATIR EL ESTREÑIMIENTO** evitando mezclas como legumbres con carne, o comer en la misma comida carne o pescado con fruta. Disminuir el consumo de ajo, evitar las bebidas con gas (refrescos). Después de las comidas principales tomar una infusión de manzanilla y antes de acostarse un zumo de fruta (melón, sandía, granadas, piña, zanahorias).

**NORMAS DE ALIMENTACIÓN:** tomar la fruta fuera de las comidas (se aprovecha mejor y ayuda a eliminar líquidos), disminuir el consumo de cereales, beber agua del grifo y sobre todo fuera de las comidas.

**CEBOLLA COCIDA:** es un alimento con notables efectos diuréticos y muy útil para eliminar líquidos. Basta con

# Retención de líquidos (continuación)

## TRATAMIENTO

cocer 1 cebolla mediana cortada en varios trozos a fuego lento de quince a veinte minutos. Luego se cuela el líquido y se toman 2 o 3 tazas templadas al día. No debe seguirse este remedio si se tiene gastritis o úlcera gastroduodenal.

**PROBLEMAS DE ORINA:** se coge parietaria o «hierba de la pared» y se maja bien en un mortero. Al mismo tiempo se pone a calentar en una sartén un poco de manteca y se fríe la planta majada. Después se aplica en el ombligo cuando está bien caliente, cambiándolo cada vez que se enfríe durante un máximo de dos horas cada día. Este remedio es muy eficaz para las personas que orinan poco. Hace orinar enseguida e incluso ayuda a expulsar piedras, en caso de que las hubiera.

## PREVENCIÓN

Evitar el sedentarismo, así como estar mucho tiempo de pie; no utilizar prendas ceñidas; reducir el consumo de sal, alimentos enlatados y productos curados como el jamón o precocinados.

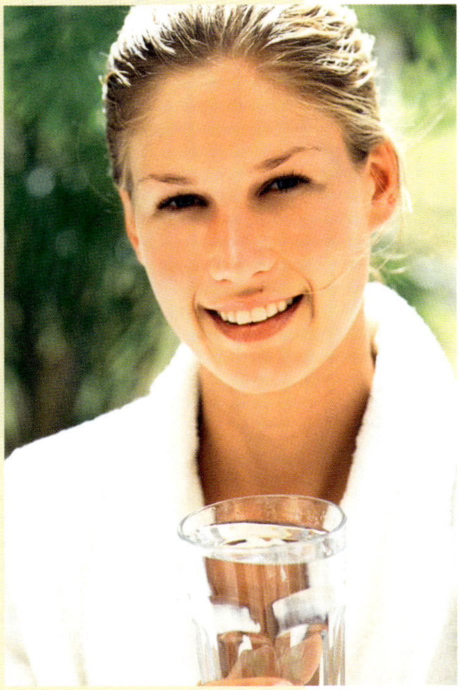

***Sabía que...*** En los días previos a la menstruación suele producirse una cierta retención de líquidos momentánea por efecto de las hormonas. Otra situación que suele acompañarse de retención de líquidos es el estreñimiento.

16

# Reumatismo

## ORIGEN

Entendemos por reuma o reumatismo todas aquellas lesiones que afectan a las articulaciones, ya sean de tipo degenerativo (artrosis), inflamatorio (artritis, artritis reumatoide) o de otra índole, que ocasionan molestias en una o varias articulaciones.

Estos procesos son muy frecuentes y afectan a más de un 50 por ciento de las personas mayores, y lo sufren más las mujeres (tres mujeres afectadas por cada hombre).

La mayor parte de los procesos son crónicos y exigen ciertos hábitos por nuestra parte: no cargar las articulaciones, actividad física regular, alimentación rica en frutas y verduras crudas, alimentos integrales (arroz integral), disminuir el consumo de carne, leche, huevos y bebidas alcohólicas.

## TRATAMIENTO

**ARROZ INTEGRAL:** es un alimento muy rico en magnesio que aliviará las molestias en caso de artritis y reuma. Debe utilizarse en el desayuno: añadir a una cazuela 1 taza de arroz integral y unas gotas de aceite de oliva, remover y tostar el arroz hasta que se dore un poco. Añadir 4 tazas de agua y calentar hasta que hierva. Luego dejar a fuego lento durante dos horas. Tomar cada mañana un plato de esta sopa de arroz integral. Pueden prepararse mayores cantidades para varios días.

**JUGO DE PATATA:** utilizaremos varias patatas de tamaño mediano, granos de mostaza y bayas de enebro. Para preparar el remedio cada mañana beberemos, en ayunas, medio vaso de jugo de patata, que habremos preparado al momento con la licuadora. Una hora antes de comer tomaremos 2 o 3 bayas de enebro que no tragaremos hasta que estén masticadas y bien ensalivadas. Por último comeremos de 4 a 6 granos de mostaza. Este remedio se emplea cuando tenemos dolor en las articulaciones.

**CALDO DE ORTIGAS:** hervir 1 litro de agua y añadir, con el fuego apagado y el agua muy caliente, 1 cucharada de ortigas frescas o 2 cucharadas de ortigas secas. Esperar a que se enfríe el agua, colar el líquido y luego lavarse las partes afectadas con él, dos o tres veces al día, hasta eliminar las molestias. Está especialmente indicado para problemas en tobillos, rodillas, muñecas, codos y otras articulaciones.

**DISOLUCIÓN DE ROMERO Y ALCANFOR:** es también muy eficaz contra el dolor de las articulaciones. Se trata de una disolución que elaboramos con 100 ml de alcohol de romero y 5 g de alcanfor. Mezclamos bien y guardamos el preparado en un frasco con cierre hermético o de rosca. Aplicar dos veces al día cuando sobreviene el dolor, mediante un suave masaje sobre la articulación.

**CALDO DE APIO:** coger un manojo de apio de unos 100 g y machacarlo lentamente al tiempo que le añadimos, poco a poco, hasta 1/2 litro de agua caliente. Seguidamente lo filtramos para obtener el caldo que tomaremos a razón de 2 tazas al día, una con cada comida principal. Puede endulzarse con un poco de miel.

**CALOR SECO:** cuando se aplica sobre las zonas afectadas con una bolsa de agua caliente, una botella, manta eléctrica o similar, alivia las molestias. Puede repetirse varias veces al día. También se puede calentar un puñado de sal (en el horno, microondas) e introducirlo en un saquito de tela que se

# Reumatismo (continuación)

## TRATAMIENTO

coloca sobre la parte afectada durante un mínimo de media hora.

**VINAGRE DE MANZANA Y MIEL:** para las personas que padecen artritis es muy útil tomar como postre, en la comida del mediodía y cena, un vaso de agua caliente con 1 cucharadita de vinagre de manzana y otra de miel.

**PATATA FRESCA:** para evitar los procesos dolorosos que acompañan al reumatismo podemos ayudarnos si llevamos en el bolsillo una patata pequeña. Es un remedio tradicional que podemos usar con toda tranquilidad, pues no genera ninguna molestia.

## PREVENCIÓN

Seguir una dieta rica en alimentos con magnesio (verduras, cereales integrales, apio). Evitar los factores que pueden precipitar los dolores reumáticos como el frío, mojarse las zonas afectadas, ambientes húmedos y estados de fatiga. Evitar la carga de pesos y la presión sobre las articulaciones a la hora de realizar trabajos domésticos. Realizar un poco de actividad física, sobre todo estiramientos, movimientos en el agua (cuando no hay molestias), largos paseos, gimnasia de rehabilitación, etc. Controlar el peso y reducir el consumo de grasa animal. Tomar el sol en las zonas afectadas. En caso de artritis reumatoide evitar productos lácteos, cítricos, carnes rojas, vinagre, especias y alcohol.

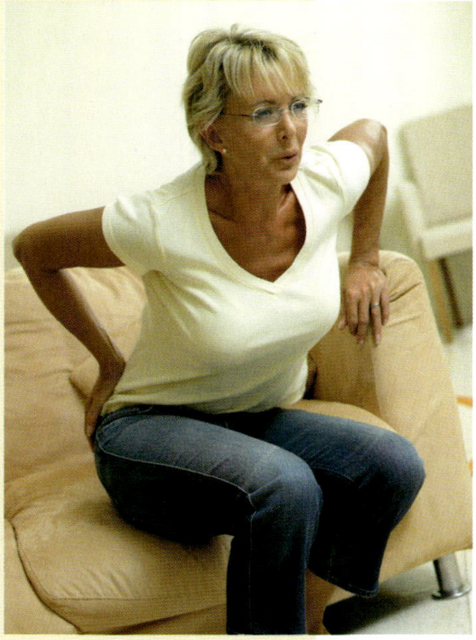

***Sabía que...*** Los dolores de tipo reumático son más frecuentes en las temporadas frías, razón por la cual no sólo son aconsejables los baños de sol, sino también tener preparados los remedios para cuando lleguen esas fechas.

16

# Riego cerebral

***Sabía que...*** Si todos los días, mañana y noche, realizamos ejercicios de cuello ejecutando pequeños giros a derecha e izquierda, ayudamos mucho a la sangre en su ascenso hasta la cabeza.

## ORIGEN

Las células del cerebro, llamadas neuronas, se organizan formando millones de circuitos a modo de «gran mapa de carreteras». Estos circuitos desarrollan las funciones de memoria, emotividad (sentimientos), percepción (recibir la información externa), etc. Para cumplir sus funciones necesitan un aporte constante de sangre que les asegure el oxígeno y otros nutrientes imprescindibles para su actividad. Si la llegada de sangre no es buena, las funciones comienzan a fallar por falta de «alimentos». La llegada de sangre a la cabeza se produce por unas arterias que suben por la columna vertebral al cuello (arterias vertebrales) y otras dos grandes arterias que ascienden a ambos lados del cuello (carótidas internas).

Las personas que presentan alteraciones en las vértebras cervicales (artrosis) tienen problemas de riego cerebral y esta situación se manifiesta con dolor (cefaleas) e incluso alteraciones de la memoria u otras funciones del cerebro.

## TRATAMIENTO

**AJO:** el ajo disminuye la cantidad de colesterol en sangre así como otras grasas, y evita el desarrollo de la arteriosclerosis y mejora la circulación de la sangre. Hay que tomar 1 diente de ajo, casi a diario, en las diferentes comidas del día. No se debe seguir este remedio si hay problemas de coagulación de la sangre, una intervención quirúrgica cercana o problemas de estómago.

**ACEITE DE OLIVA:** diversos estudios recientes demuestran que aquellas personas que han utilizado con frecuencia el aceite de oliva en sus comidas, tienen menor declive mental. Esto se debe a su elevado contenido en ácidos grasos monoinsaturados y a sus efectos beneficiosos para la circulación de la sangre. Todos los días incorporaremos a la comida 1 cucharada de aceite de oliva.

**PASAS Y SÉSAMO:** comer todos los días uvas pasas (2 cucharadas) y 1 cucharada de semillas de sésamo (tragadas, molidas o masticadas).

**NUECES Y FRUTOS SECOS:** los frutos secos, y en particular las nueces, son ricos en ácidos grasos esenciales (colaboradores de una buena circulación sanguínea), contienen abundante fósforo y magnesio (ayudan a trabajar al cerebro) y también vitamina $B_6$ (recomendable para los nervios). Por todas estas razones hay que consumir todos los días algunos frutos secos, sobre todo nueces (4 o 5 piezas diarias).

**RABOS DE PASAS:** la tradición dice que cuando a uno le falla la memoria tiene que comer rabos de uvas pasas. En algunos colegios de Estados Unidos se les da a los niños uvas pasas con rabo para ayudar a su memoria.

**DESAYUNO PARA LA PÉRDIDA DE MEMORIA EN LA TERCERA EDAD:** se toma en el desayuno 1 manzana troceada, 3 dátiles, 3 nueces y un vaso de leche de almendras. La debilidad mental en la tercera edad, aparte de ser genética y deberse a un proceso natural, viene agravada por unos deficientes desayunos. Este desayuno contiene los nutrientes necesarios para los momentos en que la memoria falla.

**CASTAÑA DE INDIAS:** se llena una bolsita con unas cuantas castañas de Indias y se coloca bajo la almohada. Además ayuda a dormir a las personas que sufren de falta de riego y memoria.

**ACEITE DE ONAGRA Y DE BORRAJA:** tomado en forma de perlas, mejora el riego y la oxigenación de la sangre.

**SALVADO DE AVENA:** fluidifica la sangre y hace que ésta llegue mejor hasta

# Riego cerebral (continuación)

## TRATAMIENTO

los capilares del cerebro. Además es un gran reductor del colesterol.

GINKGO BILOBA: esta planta de origen ruso se utiliza mucho en farmacología para estimular la microcirculación. Se puede adquirir en herbodietéticas.

GERMEN DE TRIGO: el octaconasol que contiene actúa como antienvejecedor cerebral.

LEVADURA DE CERVEZA: ayuda al sistema nervioso central para que actúe sobre las arterias y sus válvulas y facilite su contracción y dilatación.

MIEL DE ROMERO Y POLEN: los estudiantes e intelectuales pueden encontrar en éstas un excelente apoyo, pues ayudan a mantener durante más tiempo la intensidad del trabajo. Son reconstituyentes de alto valor energético. Ambos vienen bien para la memoria y la potenciación de las funciones mentales. Se puede poner la noche anterior 1 cucharilla de polen con 2 cucharadas de miel de romero en un pequeño recipiente. A la mañana siguiente le añadimos 2 cucharadas de nueces desmenuzadas y lo tomamos durante un mes en el desayuno.

EJERCICIOS DE MEMORIA: consisten en esconder un objeto y rescatarlo a los tres días. Volver a hacerlo todas las veces que sea necesario, cambiando de lugar hasta que la memoria se vuelva más selectiva.

JARABE DE AJOS: para recuperar el riego cerebral y la memoria pelar 1/2 kg de ajos frescos, trocearlos, echarlos en un recipiente de boca ancha y verter vinagre de sidra y agua destilada a partes iguales hasta cubrir justo los ajos. Se cierra el frasco herméticamente y se agita bien. Se reserva en lugar fresco durante cuatro días y se agita una o dos veces diarias. Al cabo de este tiempo se filtra el líquido a través de un paño de muselina o lino, se le añade 1 kg de miel pura y se mezcla bien. Se guarda en botes que cierren bien y se almacena en sitio fresco.

RECETA PARA DEVOLVER VIDA AL CEREBRO: se toma cada mañana en ayunas, durante al menos cuarenta días, 2 cucharadas del jarabe de ajos anterior, 2 de aceite de oliva virgen de primera presión en frío y 1 cucharada de vinagre de sidra.

BAÑOS GENITALES: nos ayudan en el tratamiento de posibles congestiones, obstrucciones y pequeños coágulos que se moverán y dejarán libres tanto la llegada de líquidos al cerebro, como el drenaje de salida. Así, en caso de problemas de circulación cerebral, falta de memoria, amnesia, cefaleas, congestión ocular y cualquier otra anomalía que se produzca en la cabeza, podremos aliviarlo en pocos días con dos o tres baños genitales (baño vital) diarios con agua fría.

## PREVENCIÓN

Para mantener el cerebro en forma no basta con una alimentación equilibrada, también es necesario ejercitarlo con prácticas como leer algo todos los días e intentar recordar una parte de la lectura, hacer operaciones matemáticas, aprenderse direcciones y teléfonos de memoria, resolver crucigramas, etc.

Como medida preventiva, merece la pena llamar la atención sobre el posible efecto nocivo de los teléfonos móviles en el desarrollo de tumores cerebrales (observados en ratas). En un estudio patrocinado por el Departamento Británico de Salud y realizado por la Bristol Royal Infirmary, se ha observado que las ondas emitidas por estos aparatos pueden afectar a las zonas del cerebro que controlan el aprendizaje y la memoria a corto plazo. No es de extrañar que tras un uso excesivo de la telefonía móvil se tengan dificultades para concentrarse o para recordar lo último que se ha estado haciendo.

16

# Rinitis

## ORIGEN

Las rinitis se caracterizan por la inflamación de la capa interna o mucosa que tapiza por dentro las fosas nasales. Esta inflamación suele estar producida por la llegada y proliferación de virus, o bien por reacciones alérgicas a diferentes productos. Quizás esta última sea la causa más frecuente; son las llamadas rinitis alérgicas desencadenadas por el polen de las flores, los ácaros del polvo, la polución ambiental, etc. La inflamación produce aumento de las secreciones con moco abundante (rinorrea) y estornudos.

En España hay casi ocho millones de personas alérgicas, muchas de las cuales tienen rinitis alérgica, enfermedad que está aumentando por el progresivo deterioro que muestra nuestro sistema inmunológico al entrar en contacto diariamente con infinidad de productos nuevos que le obligan a un trabajo masivo, sin que nosotros lo estimulemos con una alimentación y cuidados más equilibrados.

## TRATAMIENTO

**ALFALFA:** utilizaremos brotes o germinados de alfalfa. La alfalfa es especialmente rica en un tipo de vitamina C que resiste muy bien la cocción. También posee notables cantidades de vitamina A y oligoelementos como el cobre y el boro, por lo que resulta muy útil para las personas alérgicas. Podemos tomarla en forma de brotes o germinados acompañando a las ensaladas o también en jugo fresco: un vaso por las mañanas o en infusión (30 g de la planta por cada litro de agua que podemos mezclar con miel y limón).

**INFUSIÓN DE ESPLIEGO Y MANZANILLA:** para elaborar este remedio se emplea 1 cucharadita de espliego y 2 de manzanilla. Preparar en ayunas una infusión con los citados ingredientes y dejar reposar diez minutos. Mejor si se toma incluso sin levantarse de la cama, lentamente.

**HUEVOS DE CODORNIZ:** basta con una docena de huevos de codorniz. El procedimiento es muy simple: se toma en ayunas huevos de codorniz de la siguiente manera: el primer día 6 huevos, el segundo 5, al otro 4 y así sucesivamente hasta el último día sólo 1 huevo. Repetir el proceso una vez al mes. Los huevos de codorniz son unos poderosos antialérgicos. Cuando tenga cualquier proceso alérgico, lo primero que hay que suprimir son los lácteos y derivados, los azúcares blancos y las harinas refinadas o alimentos que puedan contener azúcar, harina o leche. Tomar leches vegetales o miel y harinas integrales.

## PREVENCIÓN

***Sabía que...*** Las rinitis frecuentes o de carácter crónico pueden facilitar la aparición de halitosis o «mal aliento».

Es muy recomendable fortalecer las fosas nasales (sobre todo para disminuir las secreciones abundantes y estornudos) mediante lavados diarios con agua salada en la higiene de la mañana o en la de la noche. También para reducir la mucosidad nasal se puede aplicar, en cualquier momento del día, agua salada en el interior de las fosas nasales con la ayuda de una gasa.

# Ronquidos

## ORIGEN

Los ronquidos se producen cuando el aire que respiramos pasa por un estrechamiento en el fondo de la cavidad bucal, concretamente en la zona de la «campanilla». Esta situación suele suceder mientras se duerme, ya que en ese momento los músculos de la campanilla se relajan, lo que permite la caída de esa estructura y el cierre del fondo de la boca se estrecha, con lo que el aire mueve los músculos relajados produciendo el ronquido. También puede ser la consecuencia de una acumulación de grasa en esa zona (sobre todo en obesos y personas con sobrepeso) que oprime la zona de paso.

Es muy importante mantenernos dentro del peso que nos corresponde para que no sobre grasa, se acumule en la zona de la campanilla y produzca el ronquido.

## TRATAMIENTO

**LLAVE ANTIGUA:** sólo tenemos que utilizar una llave antigua de ojo y con el eje hueco y ponerla debajo de la almohada, justo debajo de la zona donde reposa la cabeza.

**ALMOHADA DE TRIGO SARRACENO:** utilizaremos este tipo de almohada ya que se adapta perfectamente al cuello sin variar apenas su posición y forma. Se coloca debajo del cuello para que éste se mantenga recto y la entrada y salida del aire sea más fácil. El ancho de la almohada debe ser la distancia que tenemos entre los dedos índice y pulgar de la mano si los estiramos formando un ángulo recto.

**CEBOLLA:** se parte 1 cebolla por la mitad y se coloca en un plato sobre la mesilla de noche, lo más cerca posible de la cabecera de la cama. Si se espolvorea con un poco de sal, «sudará» antes y los vapores se emitirán en el ambiente con mayor rapidez.

**AGUA CON SAL:** una pizca de sal y medio vaso de agua templada. Antes de acostarnos, echar la sal en el agua y mezclarlo bien. Con la ayuda de una gasa introducir unas gotas de agua salada en cada una de las fosas nasales y respirar profundamente. Con ello limpiamos y abrimos al máximo los orificios nasales.

## PREVENCIÓN

Hay que procurar respirar por la nariz. La postura a la hora de dormir es muy importante, ya que si lo hacemos boca arriba es más fácil que se estreche el fondo de la boca y se facilite el ronquido. Si se duerme de lado o boca abajo, la posibilidad de ronquido es menor, ya que el estrechamiento del fondo de la boca es menos pronunciado. Para dormir de lado puede ayudarnos colocar una almohada entre las rodillas. Si se duerme boca arriba, colocaremos una almohada dura justo debajo del cuello para que las vías aéreas se encuentren más abiertas.

***Sabía que...*** Los ronquidos pueden dificultar la llegada de oxígeno al cerebro y provocar despertares nocturnos, un mal descanso y somnolencia durante el día, con los riesgos que ello conlleva.

16

# Rozaduras

## ORIGEN

Las rozaduras son lesiones que se producen en la piel por la presión continuada de un objeto, incluido o no en el vestuario (utilizar un martillo mucho tiempo, trabajar con la azada en la huerta o unos zapatos que aprietan). También pueden ser el resultado de pequeños golpes o roces contra una pared, un objeto, etc. Las rozaduras casi siempre se acompañan de la pérdida de pequeñas extensiones de piel, y dejan al descubierto tejidos subcutáneos. Otras veces, la piel no se pierde, pero se despega del tejido subyacente y aparecen ampollas.

Todas las rozaduras, aunque no presenten muchas molestias, son peligrosas, ya que pueden infectarse con bacterias próximas de la piel y generar notables complicaciones.

## TRATAMIENTO

**TELA DE HUEVO:** este remedio es mano de santo. Sirve incluso para cicatrizar las heridas que pueden afectar a los diabéticos, mucho más difíciles de curar. Se coge la telilla pegada al interior de la cáscara de un huevo y se aplica posteriormente en la rozadura. Se puede repetir el proceso tantas veces como se necesite.

**HIERBA DE MATAGALLO:** utilizaremos un puñado de hierbas de matagallo. Se cuece la hierba durante unos minutos, se deja reposar diez minutos y se cuela el líquido a 1 taza. Se moja un algodón o un paño limpio en el agua de matagallo y se limpia la rozadura o herida. Cicatrizará en dos o tres días.

## PREVENCIÓN

Para evitar las rozaduras es fundamental proteger las zonas que mayor actividad desarrollan con objetos pesados mediante guantes, coderas, tiritas, etc.

***Sabía que...*** Todas las rozaduras que no se tratan, casi seguro que darán lugar a una infección.

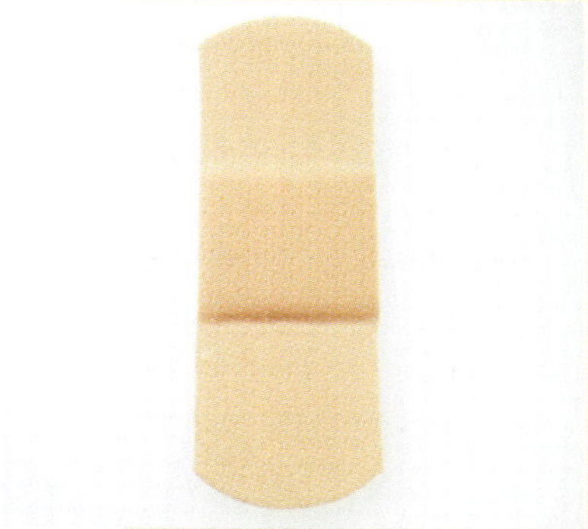

# Sabañones

***Sabía que...*** Nuestros abuelos solían orinarse en las manos cuando estaban en el campo, para que no se les agrietasen y no les salieran sabañones por los cambios bruscos de temperatura. Si no tratamos los sabañones o no los evitamos, pueden complicarse con la aparición de úlceras, cicatrices y fisuras.

## ORIGEN

Los sabañones son lesiones que aparecen en diversas zonas de la piel (sobre todo en regiones distales o aisladas como el lóbulo de la oreja, dedos de las manos o de los pies) y que presentan enrojecimiento, ligera hinchazón e intenso picor. Su origen no es del todo conocido, pero parece ser que se deben a diversas alteraciones de tipo circulatorio, en concreto la llegada de una cantidad excesiva de sangre que hincha la zona. La presencia de sabañones en unas personas y no en otras depende de la sensibilidad de cada uno a diferentes factores, como los cambios bruscos de temperatura. De hecho, cuando una persona tiene sabañones, es muy probable que sus antecesores también los hayan tenido y sus descendientes los pueden tener.

## TRATAMIENTO

**BAÑO EN INFUSIÓN DE CALÉNDULA:** si se es propenso a los sabañones en las manos o en los pies, dos veces al día bañaremos las partes afectadas con agua a la que añadiremos una infusión de caléndula elaborada con 1 litro de agua hirviendo y 2 o 3 cucharadas de la planta (50 g).

**MASAJE CON NABOS:** una vez que aparecen los sabañones, se reduce la inflamación y las molestias frotando las zonas afectadas con un nabo cortado por la mitad.

**UVAS:** simplemente hay que utilizar un par de uvas. Se coge un grano de uva y se aplica el hollejo en la zona donde duele el sabañón. En breves momentos se notará mejoría y, si se es constante en la aplicación, se observará cómo va desapareciendo el sabañón. El hollejo de la uva contiene flavonoides que mejoran la circulación de la sangre.

**COCIMIENTO DE HOJAS DE OLIVO:** se prepara y se toma varias veces al día.

**ZUMO DE LIMÓN:** exprimir un limón y guardar el zumo en un frasco pequeño, oscuro y con cuentagotas en lugar seco y a la sombra (puede llevarse en el bolso). Un par de veces al día, o cuando tengamos molestias, aplicaremos unas gotas sobre los sabañones dando un ligero masaje. Con ello se reducirá la inflamación y las molestias.

**ORINA:** la orina es el mejor remedio para tratar los sabañones. Se empapa una gasa en orina propia y se aplica sobre la zona afectada. Si se producen los sabañones en las manos podemos orinarnos en ellas, ponernos unos guantes y dormir así toda la noche.

## PREVENCIÓN

Lo peor para los sabañones son los cambios bruscos de temperatura, del hogar a la calle, de la calle al hogar pegándose a la estufa. Para evitarlo nada mejor que proteger las zonas expuestas al frío, además de no abusar del calor en casa o en el trabajo.

16

# Sinusitis

(Consultar también ALERGIAS y RINITIS)

## ORIGEN

La sinusitis es la inflamación de la capa que tapiza por dentro los senos o dilataciones de aire que se encuentran en los huesos del cráneo. Estos senos están en contacto con las fosas nasales para que el aire de su interior se renueve continuamente. También desde las fosas nasales pueden acceder gérmenes y contaminarlos, lo que facilita la aparición de la sinusitis. Los síntomas suelen ser dolor de cabeza y ojos, sensación de pesadez y cargazón.

Con frecuencia la sinusitis puede ser la «venganza» de un resfriado mal curado o de una alergia que no cede, e incluso desviaciones del tabique nasal y pólipos. Estas circunstancias facilitan el cierre de entrada de los senos y se convierten en zonas especialmente preparadas para infectarse.

## TRATAMIENTO

**CATAPLASMA DE VERBENA:** este remedio ha conseguido que muchas personas dejaran el tratamiento que estaban siguiendo, por lo efectivo que resulta. Se coge un puñado de verbena fresca y si no seca (si es seca, se dejará una hora antes a remojo para revivirla y luego se escurre bien). Se ponen 2 pizcas de la planta en una sartén con una cucharilla de aceite de oliva de primera presión en frío y se fríe un poco suavemente. Se añaden 2 claras de huevo batidas a punto de nieve y se remueve hasta hacer una tortilla. El resultado se envuelve en un pañuelo de seda muy fino que se aplica caliente en la frente sujeto con una venda o gorro durante toda la noche, con cuidado de no quemarnos. Lo mejor es aplicarse la tortilla directamente en la frente, lo más caliente que podamos aguantar sin quemarnos. Se debe repetir este proceso durante nueve días seguidos.

**ALFALFA:** nos puede ayudar tomar alfalfa germinada en ensalada o en comprimidos.

**BAÑOS NASALES CON LOTA:** la lota es un aparato que ya utilizaban los romanos con agua de mar. Se rellena la lota o botijo pequeño de agua con sal marina y se aplica en una de las fosas nasales pegando la lengua al paladar e inclinándonos un poco hacia delante para introducirla en la nariz. El agua saldrá por la otra fosa nasal durante unos segundos, luego se repite con el otro orificio nasal. Este remedio resulta muy efectivo sobre todo para aliviar los dolores de cabeza que produce la sinusitis.

**COMPRESAS CALIENTES Y FRÍAS** que alternativamente colocaremos sobre los senos afectados, dos veces al día. Con ello colaboramos a eliminar las secreciones acumuladas en el interior de las cavidades óseas.

**DECOCCIÓN DE LAUREL:** en una cazuela se vierten 2 tazas de agua y 5 o 6 hojas de laurel. Hervir durante cinco minutos, filtrar el líquido y, con la ayuda de una gasa o compresa, aplicar el líquido sobre la zona dolorida. Practicarlo dos veces al día. Con este remedio aliviamos los síntomas y aceleramos la curación.

**BAÑOS DE PIES:** todos los días, por la noche, aplicarse baños de pies con agua caliente durante no menos de cinco minutos. De esta forma, y gracias a ciertos efectos reflejos, conseguimos disminuir los síntomas.

**INHALACIONES CON ACEITE DE EUCALIPTO:** preparar 1 litro de agua caliente y añadir unas gotas de aceite de eucalipto. Nos tapamos la cabeza con una toalla y tomamos los vahos

# Sinusitis (continuación)

## TRATAMIENTO

durante diez minutos, dos veces al día.

AGUA CON SAL: dos o tres veces al día se prepara un poco de agua con una pizca de sal y, con una gasa, se aplican algunas gotas en la nariz para facilitar la salida de las secreciones desde los senos. La salida natural de los senos de la cara son las fosas nasales y, si están despejadas, la limpieza del seno es más eficaz.

IRRIGACIONES CON AGUA DE TOMILLO EN LAS FOSAS NASALES: es otra forma eficaz de despejar los senos. Para elaborarla basta con que añadamos 1 cucharada de tomillo a 1 taza de agua hirviendo, dejar reposar quince minutos, colar y luego administrar algunas gotas dentro de la nariz con una gasa. Practicarlo dos o tres veces al día.

## PREVENCIÓN

Además del tratamiento habitual conviene no beber alcohol, evitar los ambientes secos, no sonarse la nariz con fuerza, evitar el humo del tabaco o coger aviones. Es aconsejable tomar baños de mar o de agua salada y beber muchos líquidos. Mantener una dieta abundante en líquidos, alimentos crudos (fruta, hortalizas) y con cierto ayuno (menor cantidad de comida de lo normal).

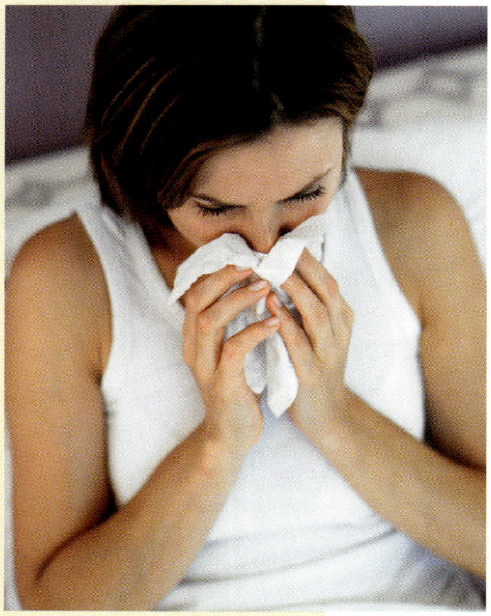

***Sabía que...*** Una sinusitis mal curada puede generar muchos otros problemas como cefaleas, otitis, osteomielitis y, lo que es peor, sinusitis crónica.

16

# Tabaquismo

El consumo de tabaco es un hábito nefasto para el organismo ya que, directa o indirectamente, afecta a todos y cada uno de nuestros tejidos, desde los pulmones al corazón, pasando por la piel, vejiga urinaria, vasos sanguíneos o apetito sexual.

## ORIGEN

La nicotina está en el origen de la adicción al tabaco. Sin embargo, los que se pasan al tabaco bajo en nicotina fuman más cigarrillos que antes y la inhalación del aire es más profunda dentro de las vías aéreas. Además debemos proponernos dejarlo pues tan nocivo es el tabaco normal como el *light*. Merece la pena dejar de fumar, ya que los beneficios se comienzan a notar una hora después de abandonar el hábito y aumentan y se observan día a día. Se calcula que a los diez años de haber abandonado el hábito, el cuerpo casi se ha rehabilitado por completo.

## TRATAMIENTO PREVENCIÓN

**FUMAR ÁRNICA:** podemos elaborar cigarrillos con hojas secas y sanas de árnica, ya que de esta manera se ejerce un efecto «antabús» o antagonista del tabaco, que nos ayudará a dejar de fumar.

**FUMAR HOJAS DE SALVIA:** el mecanismo es muy similar al anterior, pero además ayuda a rehabilitar las vías aéreas.

**AJO:** si no tiene problemas de coagulación de la sangre, problemas de estómago o una operación quirúrgica cercana, tome cada día 1 diente de ajo para rehabilitar las lesiones que el tabaco produce en diferentes zonas del organismo.

**MASTICAR RAÍCES DE JENGIBRE:** se preparan unos trozos pequeños de raíz de jengibre y, cada vez que sintamos ganas de fumar, masticaremos lentamente uno de estos trozos hasta agotarlo. Al incluir jengibre, este remedio no debe ser practicado por personas con hipertensión arterial, úlcera gástrica o embarazadas.

**SEMILLAS DE UVA:** las semillas de uva poseen una gran cantidad de antioxidantes, especialmente catequinas y polifenoles. El mismo sabor áspero que tienen las semillas de uva cuando las masticamos bien denota su contenido en taninos, entre los que destaca la catequina. Las semillas de uva parecen prevenir en cierta manera el daño provocado por el hábito tabáquico, aunque lo mejor siempre será dejar de fumar. Además, la sensación que queda en la boca después de masticarlas reduce el deseo de fumar.

**RECETA PARA LIMPIAR LOS PULMONES:** hervimos durante quince minutos en 1 litro de leche vegetal, 8 dátiles, 8 higos pasos y 1 manzana verde cortadita. Tomaremos 2 vasos de la mezcla, uno en el desayuno y otro en la cena. Los pulmones se limpiarán porque los higos y los dátiles diluirán las secreciones y mucosidades del aparato respiratorio que se han adherido a los pulmones. Se toma un mínimo de siete días; además se puede repetir las veces que se quiera pues no hace mal a nadie. No debemos asustarnos si los primeros días esputamos mucosidades de color oscuro.

**PARA CALMAR EL «MONO»:** una vez iniciado el proceso de desintoxicación, y tomada la decisión de dejar el tabaco, podemos seguir este truco para apagar el deseo de fumar. Cada vez que nos «llame» la nicotina, masticaremos un trozo de zanahoria y, a continuación, chuparemos un trocito de canela en rama.

**DESINTOXICADOR DE LIMÓN:** esta cura se tiene que hacer durante dieciocho días. Se toma el zumo de medio limón durante tres días, el cuarto día se añade el zumo de medio limón más durante otras tres jornadas, el séptimo día se toma el zumo de limón y medio

# Tabaquismo (continuación)

TRATAMIENTO PREVENCIÓN

tres días también. Cada tres días aumentar la cantidad en medio limón más, hasta llegar al día decimoctavo, que habremos alcanzado la dosis de 3 limones. Importante: se debe tomar tanta cantidad de agua como de limón, para evitar que se altere el esmalte de los dientes, o mejor todavía, beberlo con una pajita para que pase directamente a la garganta. El «mono» del tabaco irá cediendo y, conforme pase el tiempo, se irá reduciendo sin esfuerzo el número de cigarrillos. Además, la cantidad de vitamina C que contiene el limón ayuda a desintoxicar el organismo de los efectos nocivos del tabaco.

**LIMPIAR PULMONES:** hervir 1 litro de vino blanco con 100 g de salvia seca durante dos o tres minutos, dejar reposar y cuando se enfríe tomar un vasito antes de las comidas durante cuarenta días. Además los fumadores tienen carencia de vitamina C, por lo que deben tomar suplementos de la misma.

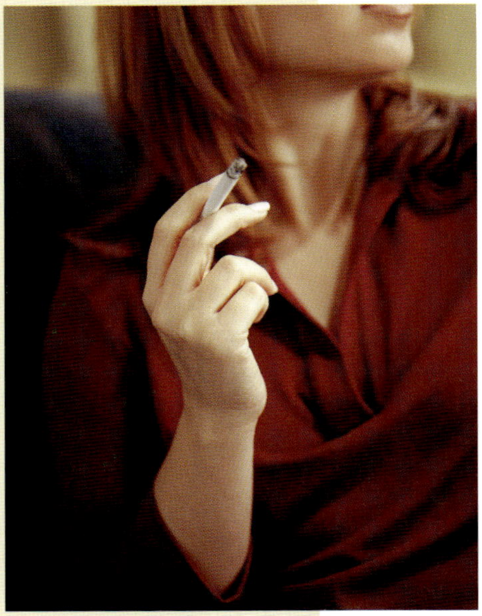

***Sabía que...*** Una hora después de haber abandonado el tabaco se reduce el riesgo de infarto de miocardio; a las veinticuatro horas la tensión arterial se ha normalizado y a la semana nuestras arterias comienzan, lentamente, a limpiarse. Aquellas mujeres fumadoras que además están tomando la píldora anticonceptiva, deben incrementar la ingesta de vitamina C.

16

# Trastornos intestinales

## ORIGEN

La denominada flora intestinal reúne varios billones de microorganismos, principalmente bacterias, que habitan en nuestro intestino y facilitan la digestión. Desde la boca hasta el recto, la capa interna del tubo digestivo presenta diferentes gérmenes que colaboran con su función: en la boca destacan estreptococos, lactobacilos y bifidobacterias; en el estómago, entre otros, los peptoestreptococos, enterobacterias, lactobacilos y eubacterias. Estos microorganismos son muy útiles para el organismo, ya que a cambio de sobrevivir gracias al consumo de parte del alimento que ingerimos, nos ayudan a metabolizar los alimentos, colaboran en la formación de vitaminas y otras sustancias, además de evitar, con su presencia, la proliferación de otros gérmenes patógenos. Por estas y otras razones debemos cuidar y proteger la flora intestinal.

## TRATAMIENTO PREVENCIÓN

**ALIMENTOS RECOMENDABLES PARA MANTENER LA FLORA INTESTINAL:** todas las frutas y todas las hortalizas y verduras; pan integral; miel pura de abejas; yogures en general; aceites vegetales, mantequilla; zumos naturales, vinos de baja graduación e infusiones; germen de trigo, levadura de cerveza. Es importante no estreñirse, para que nuestra flora no mantenga materias putrefactas de la digestión. Hay gente que va todos los días al baño, pero, sin embargo, sus heces son duras, como bolas (heces caprinas, como las de las cabras). En este caso, se está favoreciendo la aparición de almorranas y la flora intestinal está comprimida por falta de una biosal, la *Natrium muriaticum*. Consulte con el especialista si éste es su caso.

**ALIMENTOS NO RECOMENDABLES PARA MANTENER LA FLORA INTESTINAL:** fruta verde no madura, setas, patatas fritas o asadas; pan blanco, azúcar refinado (blanco), chocolates, dulces, repostería industrial; huevos duros y natas; mayonesa y margarina, grasa en general; condimentos, licores, café y té.

**YOGUR NATURAL O BIO:** consumir todos los días un yogur de estas características para facilitar la actividad de la flora intestinal. También son útiles los denominados yogures «bio» con bífidus activos y lactobacilos.

**KÉFIR DE AGUA:** es un buen aporte de elementos para tener una flora intestinal sana y en perfectas condiciones.

***Sabía que...*** Las diarreas, gastroenteritis y procesos similares «barren» el intestino y desequilibran gran parte de la flora intestinal. Por eso durante estos procesos debemos cuidar mucho nuestra alimentación y facilitar una fácil renovación de este tipo de flora (dieta blanda, yogur, etc.). Algunos medicamentos (antibióticos), la quimioterapia, radioterapia, el estrés y la tensión nerviosa también pueden afectar a nuestra flora intestinal.

# Úlcera de estómago

## ORIGEN

Las úlceras de estómago las padecen sobre todo los hombres y en menor medida las mujeres. Básicamente consisten en «un nicho» que se forma lentamente en la pared interna del estómago o del duodeno. En las personas jóvenes es más frecuente en el duodeno, y en las mayores en el estómago. El desarrollo del «nicho» es el resultado de un desequilibrio entre los ácidos de la pared del estómago o intestino, y las defensas que las protegen frente a los ácidos. Por eso hace falta una cierta predisposición para desarrollar la úlcera, bien porque la predisposición hace que se formen muchos ácidos o porque elabora pocas defensas. Hoy también se sabe que muchas úlceras se deben a la actividad de una bacteria, el *Helicobacter pylori*. Las personas que tienen este germen pueden eliminar la úlcera con tres semanas de tratamiento. Para evitar la excesiva formación de ácidos o disminución de las defensas, tenemos una serie de alimentos «prohibidos» como ahumados, picantes, exceso de carne o pescado, embutidos, grasas animales y frituras, café, té, tabaco, alcohol, bebidas gaseosas y comidas calientes o frías. Se recomiendan alimentos como la zanahoria, col, alfalfa, regaliz, tapioca y avena, entre otros.

## TRATAMIENTO

**ZUMO DE COL:** emplearemos 2 o 3 coles de tamaño medio. Basta con licuarlas para extraer su zumo y conservarlo en un tarro de cierre hermético o de rosca, y en lugar oscuro. Tomar cuatro o cinco veces al día un vaso de este zumo y el dolor y las molestias desaparecerán con cierta rapidez, al tiempo que las úlceras sanarán lentamente en varias semanas. Estos efectos se atribuyen a la vitamina U que tiene la col.

**RECETA DE JOSÉ FERRAN PARA LA ÚLCERA DE ESTÓMAGO, EL ARDOR Y LA ACIDEZ:** se coge 1 hoja verde de col, del tamaño de la palma de la mano, 5 bayas de enebro y un cacahuete sin tostar, crudo. Hay quien además le añade 5 piñones. Se machaca todo bien en el mortero, se cubre con medio vaso de agua, se tapa y se deja macerar toda la noche. A la mañana siguiente se cuela y se bebe en ayunas durante nueve días seguidos, se descansa tres días, se repite otros nueve, se vuelve a descansar tres, y se hace nueve días más. Un total de 3 novenarios. Una vez completado el ciclo se puede tomar nueve días todos los meses o, por lo menos, nueve jornadas en cada cambio de estación (cuatro veces al año).

**PATATA CRUDA:** cuando tenga dolor de estómago y sobre todo acidez, coma un par de trocitos de patata cruda. La patata contiene muchas sustancias que neutralizan los ácidos productores del dolor, además de poseer un cierto efecto sedante (tiene benzodiacepinas) y suavizante. También puede utilizar el jugo de patata cruda antes de las comidas para evitar una posterior acidez.

**JUGO DE CARACOLES:** se purgan 6 unidades de caracoles durante una semana y luego se ponen en un vaso de agua durante toda una noche. A la mañana siguiente, en ayunas, se toma el jugo que han desprendido con la ayuda de un poco de agua. No se debe ingerir ningún alimento durante la hora u hora y media posteriores.

**JARABE DE CARACOLES:** después de purgar los caracoles, se colocan en ca-

16

# Úlcera de estómago (continuación)

## TRATAMIENTO

pas en un tarro de cristal, alternando capas de azúcar y capas de caracoles. La cantidad total de azúcar debe ser algo mayor que el peso de los caracoles. Se deja un día en maceración y al día siguiente se pasa por un colador y se filtra poco a poco. El azúcar y la baba del caracol que queda es un jarabe listo para tomar. Se toma 1 cucharada sopera del jarabe en ayunas. Aunque este preparado puede parecer poco atractivo, no tiene mal sabor y además, sus resultados son sorprendentes, incluso en casos graves y de mucha necesidad.

**JUGO DE COL Y PATATA:** utilizar 1 col y 3 patatas. Su elaboración es muy simple: licuar los ingredientes, por separado y sin mezclarlos, y guardar los jugos en tarros con cierre hermético en lugar fresco y oscuro (frigorífico), aunque es preferible que no dure cada jugo más de un día. Tomar 2 cucharadas de cada uno antes de las comidas, con el estómago vacío. Las úlceras no tardan más de tres semanas en cicatrizar.

**INFUSIÓN DE ORÉGANO, TOMILLO Y MENTA:** utilizaremos 2 cucharadas de milenrama, otras 2 de orégano, 2 más de tomillo, 2 de menta y 2 de anises. Sobre un paño o papel, se revuelven y mezclan las hierbas. Después de comer y después de cenar se prepara una infusión con 1 cucharada sopera de la mezcla de hierbas, que se añade a un vaso de agua hirviendo. La úlcera va cicatrizando lentamente en unas semanas.

**INFUSIÓN DE MANZANILLA Y MORA:** se coge 1 cucharada sopera de manzanilla y unas gotas de anís de moras. El anís de moras se elabora por octubre, cuando se recogen las moras (basta con echar a una botella de anís tres o cuatro puñados de moras y dejarlas macerar un par de meses hasta que el anís adquiera un color tipo coñac). Después de la comida o de la cena, según el gusto de cada uno, se toma una infusión elaborada con 1 cucharada sopera de manzanilla, 1 taza de agua y unas gotas del anís de moras.

## PREVENCIÓN

En la vida diaria hay que aprender a relajarse, ya que el nerviosismo, el estrés y los ruidos facilitan la formación excesiva de ácidos. Las preocupaciones, enfados e incluso el aislamiento favorecen la formación de la úlcera.

***Sabía que...*** Siempre que podamos y nos apetezca, consumiremos regaliz en cualquiera de sus variedades para ayudar a cicatrizar la úlcera y sobre todo aliviar las molestias.

# Urticaria

## ORIGEN

La urticaria es una reacción brusca y exagerada de nuestras defensas (es una manifestación alérgica) que se presenta en forma de pequeñas placas ligeramente elevadas de color rosado y acompañadas de picor. Generalmente se debe al contacto con alguna sustancia a la que somos alérgicos, al consumo de alimentos e incluso aparece como consecuencia del frío o del calor. La urticaria es la tercera manifestación alérgica más frecuente en España y afecta a casi un 5 por ciento de la población y es más frecuente en mujeres que en varones, sobre todo entre los quince y los treinta años. La mayoría de los casos de urticaria están relacionados con el consumo de marisco y el contacto con ciertos metales y algunos compuestos cosméticos. Quizá por esta razón la urticaria sea más frecuente en las mujeres (metales de las joyas y complementos de los vestidos; cosméticos diversos y numerosos).

## TRATAMIENTO

**CUBITOS DE HIELO:** se frota suavemente la zona de piel afectada con unos cubitos introducidos en una bolsita. Con el frío conseguiremos que los vasos sanguíneos disminuyan su grosor y de esta manera aminore la actividad de la histamina, sustancia química responsable del picor, y de las células que la producen.

**ACEITE DE ALMENDRAS Y LAVANDA:** utilizaremos 100 ml de aceite de almendras dulces y 60 gotas de esencia de lavanda. La almendra dulce colabora con el sistema inmunitario, le dota de equilibrio y evita la formación de habones. Para preparar el ungüento ponemos en un frasco pequeño la mitad del aceite de almendras, agregamos las gotas de lavanda y después el resto de aceite de almendras. Se cierra el frasco, se agita bien y se guarda. Se aplica sobre las zonas afectadas dos o tres veces al día. Este aceite no deben emplearlo las personas sensibles al aceite de lavanda o espliego, los que tengan problemas alérgicos respiratorios y los niños menores de ocho años.

**RODAJA DE CEBOLLA:** se corta 1 cebolla grande y se separa una rodaja de la parte central, la más ancha. Luego se coloca directamente sobre la piel afectada y se fija con una venda. Si la zona es amplia, en lugar de aplicar la rodaja frotaremos la piel con ella, sin apretar, durante varios minutos.

**AGUA CON BICARBONATO:** éste es un remedio especialmente indicado para los casos en los que el picor está muy extendido, casi por todo el cuerpo. Se prepara un baño de agua caliente y se le añade 1 taza de bicarbonato sódico. Se remueve el agua y nos introducimos en ella durante no más de quince minutos.

**LECHE DE MAGNESIA:** es un producto fácil de encontrar en los establecimientos de dietética y herboristerías. Tiene muchos usos y uno de ellos es contra los picores. Basta con aplicarla directamente sobre las zonas afectadas y las molestias desaparecen en poco tiempo. Puede repetirse su empleo las veces que se considere necesario.

**EN URTICARIAS GENERALIZADAS** también puede dar buenos resultados el consumo de infusiones sedantes o tranquilizantes, como la tila, manzanilla o valeriana. Se toman estas infusiones con una frecuencia de dos a tres veces diarias acompañando a las comidas principales.

16

# Urticaria (continuación)

## PREVENCIÓN

Lo mejor es evitar las causas que desencadenan la urticaria como los alimentos que producen cierta alergia, las picaduras de insectos y las situaciones de alteración emocional, como el estrés, la angustia o la ansiedad. A la hora de prevenir la urticaria el calcio actúa como un gran aliado. Para ello aconsejamos tomar con frecuencia fuentes de calcio como la ortiga, que puede consumirse en ensalada o sopas. La ensalada de ortigas y limón supone un gran aporte de vitamina C y de calcio. No debemos utilizar prendas de material sintético. Hay que evitar las bebidas excitantes como el café, el té y los refrescos de cola.

***Sabía que...*** La extensión de la piel afectada por urticaria varía de unos milímetros (por ejemplo, contacto con una ortiga) hasta todo el cuerpo (cuadros alérgicos).

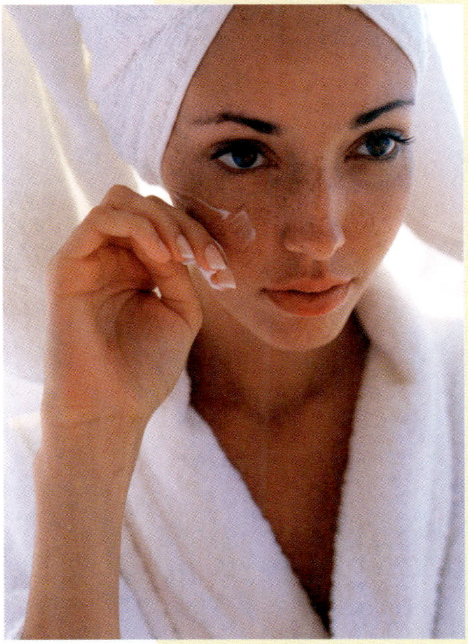

# Vaginitis

La vagina es un conducto músculo-membranoso que comunica el útero con el exterior. Por su proximidad con la piel de la superficie corporal, sobre todo las ingles y la región anal, su vulnerabilidad a la entrada de gérmenes es muy alta.

## ORIGEN

La vagina, para defenderse de los gérmenes que proliferan por la zona, cuenta con glándulas de secreción mucosa y una serie de bacilos. Sin embargo, una sudación excesiva, los cambios propios de la edad (atrofia de las glándulas, desaparición de parte de los bacilos protectores), disminución de la efectividad del sistema inmunológico o tratamientos prolongados con antibióticos, hacen más fácil el crecimiento de los gérmenes y la aparición de vaginitis o inflamaciones de la vagina. Esta enfermedad se caracteriza por presencia de picor, abundantes secreciones líquidas y ligero enrojecimiento de la zona. La patología más frecuente es la denominada candidiasis vaginal o vaginitis por cándida, inflamación generada por un hongo ampliamente distribuido por todo el cuerpo: la *Candida albicans*.

## TRATAMIENTO

**INFECCIONES VAGINALES:** en general, para la mayor parte de las infecciones vaginales, nos resultarán muy útiles los baños de salvia. Para practicarlos basta con añadir 3 o 4 gotas de esencia de salvia al bidé lleno de agua caliente, remover y lavar la región genital durante cinco minutos. Repetirlo dos veces al día.

**CAMBIOS EN LA DIETA:** durante la infección hay que mantener unos días, no más de tres, un ayuno sin alimentos sólidos y tomar sólo fruta como uva, manzana, piña, naranja, zanahoria; zumos de frutas o de verduras, agua mineral, infusiones como las de manzanilla, romero, menta poleo y comer diariamente dos yogures naturales con bífidus. Durante unas semanas hay que excluir todos los alimentos que incluyan levaduras como pan, harina refinada, pizzas, pastas, productos lácteos (salvo el yogur), alimentos dulces o vino. Tampoco se debe beber café o alcohol.

**AJO:** tomar cada día 2 o 3 comprimidos de ajo para potenciar la actividad del sistema inmunológico (no practicarlo en caso de problemas gastrointestinales). Esta misma recomendación puede realizarse con la cebolla o el perejil, ya que ambos son potentes antisépticos.

**YOGUR EN LA REGIÓN VAGINAL:** dos veces al día, mañana y noche, aplicar un poco de yogur de leche pura de cabra (2 cucharaditas por aplicación) en la región vaginal. Para su perfecta aplicación puede colocarse un tampón previamente impregnado en el yogur. Si utilizamos yogur natural de leche de vaca no se consiguen tantos beneficios como con el de cabra pero sí, cuando menos, aliviar las molestias, ya que ayuda a recuperar la flora bacteriana o bacilos propios de esa zona que sirven como elementos defensivos.

**ÚLCERAS VAGINALES:** para combatir este tipo de heridas, además de utilizar yogur de leche de cabra o de vaca, recomendamos realizar baños de asiento con una infusión de caléndula sin diluir en agua. Para prepararla la proporción es de 1 cucharadita de la planta seca por cada taza de agua hirviendo. Echar directamente en el bidé. Practicar este remedio dos veces al día.

**BAÑOS CON INFUSIÓN DE MALVAVISCO:** están especialmente indicados contra los hongos o candidiasis vaginal. Se realizan dos lavados genitales añadiendo una infusión concentrada (1 cucharada de la planta en 1 taza de agua hirviendo) al agua templada del bidé. Mantener los baños durante

16

# Vaginitis (continuación)

## TRATAMIENTO

un mínimo de dos semanas, en días alternos.

**PAPILOMAS:** las verrugas en genitales o papilomas se tratan con saliva de primera hora de la mañana, sin habernos lavado los dientes. Nos enjuagamos la boca con agua y posteriormente hacemos saliva para aplicarla en las zonas afectadas.

## PREVENCIÓN

No utilizar ropas ajustadas ni salvaeslips. Las prendas que van a estar en contacto con la piel deben ser de algodón para facilitar la transpiración y reducir la producción de sudor y humedad. No dormir con braguita, ya que esa zona debe airearse y oxigenarse para mantener en perfectas condiciones el pH del tejido vaginal. Mantener una buena higiene diaria de la zona, sobre todo en edades avanzadas; consumir más de 2 litros de agua o líquidos al día (zumos); incrementar el consumo de alimentos con fibra (los de tipo integral, frutas y verduras); reducir el consumo de café, té o alcohol, así como el de dulces, bollería industrial y azúcar refinado o blanco.

***Sabía que...*** Cerca de un 40 por ciento de las mujeres sufre una infección vaginal por hongos en algún momento de su vida y, un 70 por ciento de estas mujeres, más de una vez.

# Varices

## ORIGEN

Las varices son el resultado de la dilatación de las venas por la acumulación de sangre en su interior, sangre estancada que circula lentamente. Aunque se pueden producir en cualquier parte del cuerpo las más frecuentes son las de las extremidades inferiores. Las sufren sobre todo las mujeres. Esto se debe a que la sangre tiene dificultades para ascender al corazón y, al estancarse en las piernas, dilata las venas (ya sean internas o externas) y aparecen las molestias en forma de hormigueos, calambres, dolor, pesadez, etc. La dificultad al paso de la sangre es muy variada según los casos: embarazo, estreñimiento de larga duración, estar mucho tiempo de pie, etc. La eliminación definitiva de las varices requiere tratamiento quirúrgico, generalmente sencillo, aunque podemos evitar su desarrollo y las molestias.

Es fundamental evitar los factores que aceleran las varices como estar mucho tiempo de pie, el estreñimiento y, si no nos queda otro remedio, proteger las piernas con el uso de medias especiales (sobre todo camareros, dependientas, taxistas, embarazadas).

## TRATAMIENTO

**DORMIR CON UNA ALMOHADA**, cojín o similar debajo de las piernas para facilitar una cierta elevación de las mismas y el retorno de la sangre hacia el abdomen y corazón.

**COMPRESAS DE AGUA FRÍA:** son muy útiles para eliminar las molestias después de un paseo prolongado o haber estado mucho tiempo de pie. El agua fría disminuye el tamaño de las varices y con ello la sensación de pesadez, calambres, hormigueos e incluso el dolor. Un buen hábito para reducir las varices es bañar las piernas en el bidé, con agua fría, tres veces por semana o en días alternos.

**HAMAMELIS:** al igual que el vinagre de manzana, tiene efecto constrictor y disminuye el tamaño de las varices, así como su apariencia. Extenderemos en las varices, por la mañana y por la noche, un poco de extracto destilado de esta planta que podemos comprar en herboristerías.

**VINAGRE DE MANZANA:** con una gasa mojada en este vinagre daremos masaje a las varices, en sentido ascendente, dos veces al día, mañana y noche. El vinagre ejerce un cierto efecto constrictor que reduce la apariencia de las varices.

**BAÑO CON INFUSIÓN DE DIENTE DE LEÓN:** preparar la infusión con 40 g de la planta y 1 litro de agua hirviendo; dejar enfriar y colarlo. Con este líquido frotamos suavemente las zonas afectadas por las varices, dos o tres veces por semana o con mayor frecuencia si las molestias son intensas.

**TINTURA DE CASTAÑA DE INDIAS:** cogemos 125 g de castañas de Indias que debemos pelar y machacar. Seguidamente las introducimos en un frasco con 1/2 litro de alcohol de ingerir o aguardiente, lo cerramos y lo dejamos reposar, en lugar seco y oscuro, durante quince días. Pasado este tiempo se filtra y se cuela. Diariamente tomaremos, tres veces al día, un poco de agua con 15 gotas de este líquido (mejor si coincide con las comidas principales del día).

**KIWI CON SALVADO DE TRIGO:** todos los días, por la mañana y por la noche, tomaremos un zumo de kiwi (basta con medio vaso) al que añadimos 1 cucharada de salvado de trigo.

16

# Varices (continuación)

## TRATAMIENTO

Con ello evitamos factores de riesgo como el estreñimiento y facilitamos la circulación de la sangre.

**JUGO DE AJO CON ACEITE:** sólo necesitamos tener a mano 6 dientes de ajo cortados a lo largo, 1 litro de aceite de oliva virgen de primera presión en frío (3 cucharadas soperas) por cada diente de ajo, y el zumo de medio limón. Para preparar el jugo se mezclan todos los ingredientes en un frasco y se deja macerar durante veinticuatro horas. Nos untamos los dedos índice y corazón en el aceite y nos lo aplicamos en el recorrido de la vena mediante masajes ascendentes. Este jugo nos ayudará a eliminar dolores y molestias en las varices. Debemos tener cuidado al aplicarlo, ya que si lo realizamos con fuerza podemos aumentar las molestias. También conviene vendar la zona. Este remedio se puede combinar con la maceración de castañas de Indias. También se puede llevar uno de estos frutos en el bolsillo o en el sujetador, en la canal; esto es lo que hacían nuestras abuelas y les iba de maravilla. Este remedio es muy efectivo incluso para tratar las flebitis más dolorosas.

**ACEITE DE ALMENDRAS Y CIPRÉS:** se mezclan 2 cucharadas de aceite de almendras, 1 de esencia de hojas de ciprés, 1 de esencia de limón y 1 de menta en un frasco pequeño, se cierra y se agita bien. El resultado es un tónico refrescante, por la menta, y nada irritativo por el limón. Para aplicarlo se extiende en la zona donde están las varices y se da un masaje suave para activar la circulación.

## PREVENCIÓN

Prescindir de la ropa ceñida, los cinturones apretados y los *panties*; evitar el sedentarismo y practicar con regularidad algún tipo de actividad física (incluido bailar). Controlar el peso y reducir en lo posible los kilos de más; disminuir el consumo de comida muy refinada, elegir los alimentos crudos e integrales y aumentar su consumo, así como también evitar la grasa de origen animal, la sal y las frituras; evitar el calor ya sea del sol, calefacción, baños calientes o la depilación a la cera. Reducir el tabaco, el uso de zapatos con tacón alto (no más de 5 cm) y las medias con ligas. Hay que tratar las enfermedades que predisponen, como el estreñimiento, los problemas de riñón o de hígado.

***Sabía que...*** El exceso de actividad física también puede facilitar la aparición de varices si los músculos de las piernas, por su elevada potencia, estrangulan parte del recorrido de las venas.

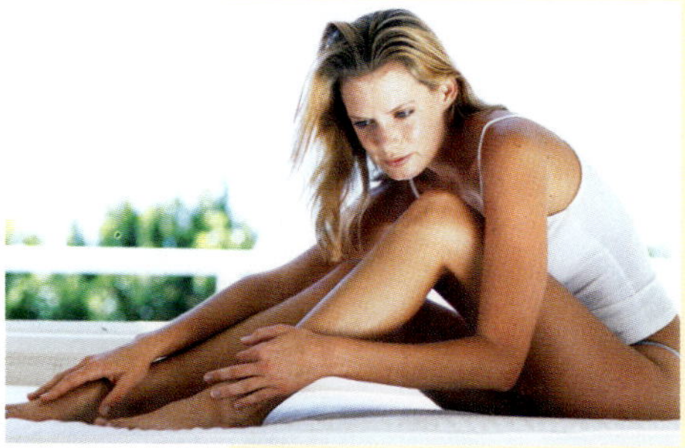

# Vómitos

(Consultar también NÁUSEAS)

## ORIGEN

El vómito es un síntoma que se incorpora a muchas enfermedades distintas que provocan el vaciamiento brusco del estómago por la vía bucal. Considerando la frecuencia de las enfermedades que pueden facilitar el vómito, de mayor a menor, podemos citar las alteraciones del aparato digestivo (sobre todo estómago e intestino), lesiones del oído interno (mareo), problemas cardíacos (angina de pecho e infarto), menstruación, enfermedades que se acompañan de fiebre alta, lesiones del sistema nervioso (como la meningitis, que suele producir vómitos «en escopetazo», sin náuseas) y, por supuesto, embarazo. El vómito suele acompañarse de una serie de síntomas, como pérdida de fuerza, palidez, sudación, hipotensión arterial y aumento en la producción de saliva.

## TRATAMIENTO PREVENCIÓN

**INFUSIONES DE MELISA, MANZANILLA Y MENTA:** si se producen vómitos con frecuencia debemos tener siempre a mano este remedio. En un recipiente añadir a partes iguales melisa, menta y manzanilla. Cada vez que notemos algún síntoma referido al vómito tomaremos una infusión preparada con 1 cucharada de la mezcla y 1 taza de agua hirviendo. También se puede tomar todos los días una infusión de la mezcla.

**CHUPAR HIELO:** cuando se noten los primeros síntomas de que puede llegar el vómito, chuparemos un cubito de hielo lentamente. Esto, como mínimo, retrasa la aparición del vómito.

**SI LOS VÓMITOS SON FRECUENTES,** además de consultar con el especialista, hay que guardar ayuno de alimentos sólidos y tomar con frecuencia compota de manzana y yogur, así como caldos e infusiones.

**BICARBONATO SÓDICO:** las causas más frecuentes en el origen del vómito son los trastornos del aparato digestivo y en particular el exceso de ácidos. Por eso recomendamos tomar, con los primeros síntomas, una pizca de bicarbonato disuelto en un poco de agua.

**COMPRESAS FRÍAS Y CALIENTES:** alternativamente se colocan sobre el vientre compresas mojadas en agua caliente (un par de minutos) y otras de agua fría (no más de un minuto). Si se practica al inicio de los síntomas, podremos evitar el vómito.

**VÓMITOS DURANTE EL EMBARAZO:** tomar diariamente pepino en ensalada; resuelve rápidamente este problema, amén de fortalecer las uñas.

***Sabía que...*** En muchos casos las náuseas y los vómitos representan el único síntoma que podemos observar en el curso de un infarto de miocardio.

# APÉNDICES

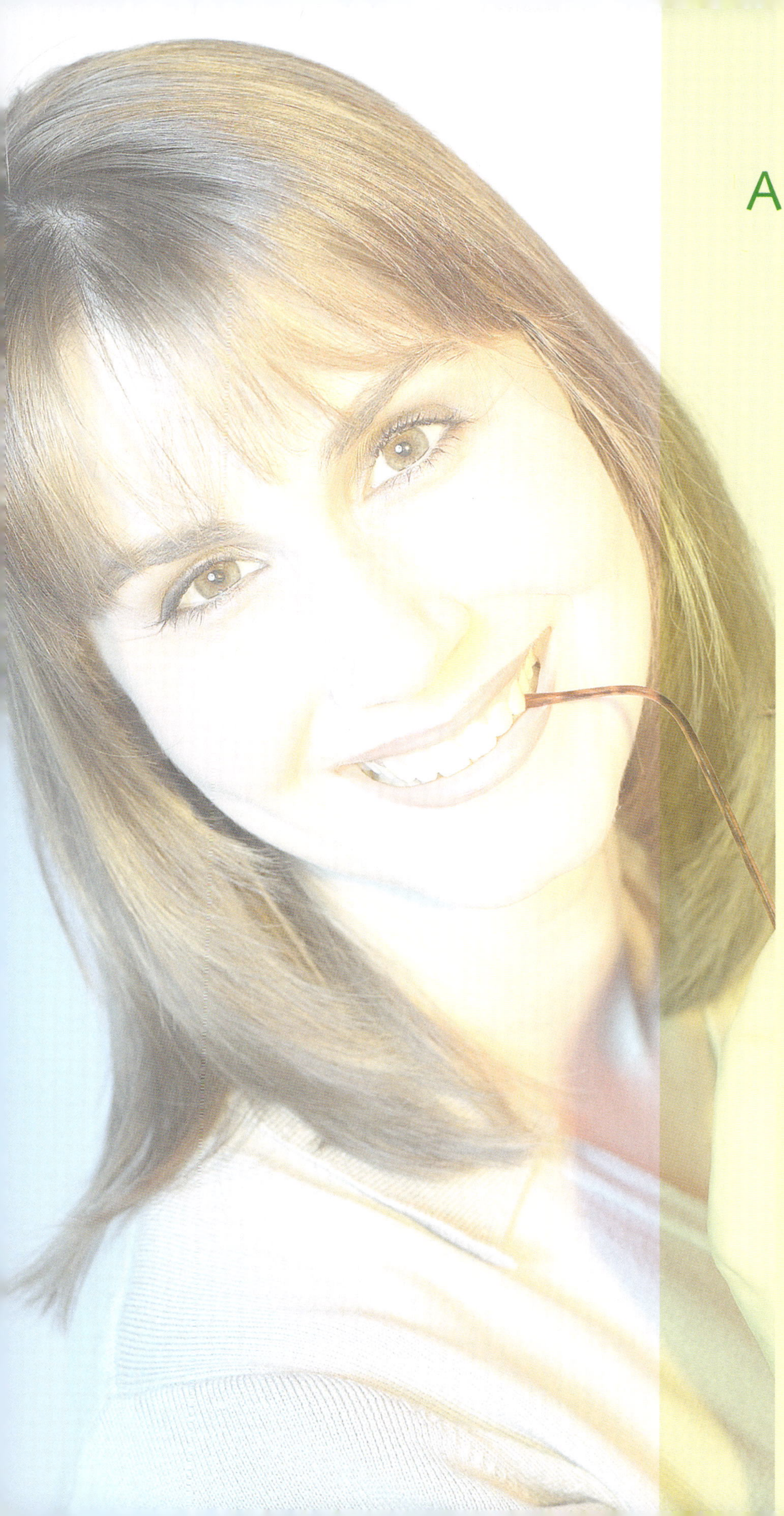

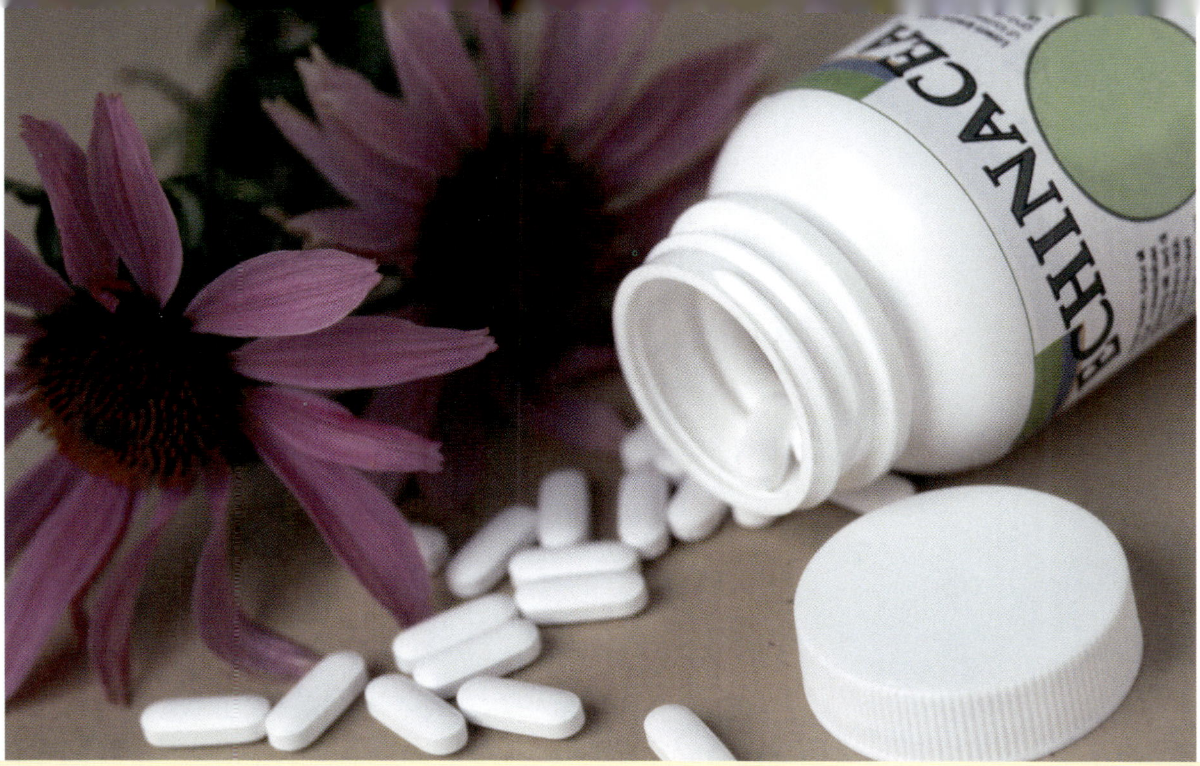


CAPÍTULO 17

# Botiquín doméstico y equipo de belleza

## BOTIQUÍN DOMÉSTICO

*Tanto en el hogar como fuera del mismo podemos vernos expuestos a pequeñas lesiones o molestias que van desde traumatismos hasta heridas y cortes, pasando por alteraciones del aparato digestivo, dolores de diferente índole (cabeza, espalda, muelas, menstruales), pequeñas quemaduras, reacciones alérgicas, procesos infecciosos (en heridas de la piel, vías respiratorias, gastrointestinales), etc. Estos procesos son mucho más frecuentes de lo que pensamos. De hecho, un 37 por ciento de las mujeres afirma que con cierta regularidad (varias veces al mes) se ven afectadas por dolores diversos.*

Gracias a la medicina natural, y en particular al buen uso de alimentos y otras sustancias que se encuentran en la cocina o en la despensa, podemos hacer frente a muchos de estos síntomas, sin prescindir de la consulta que podamos realizar al especialista, si lo consideramos oportuno. Para que pueda resolver cualquier incidencia con éxito, le recomendamos que tenga siempre a mano los siguientes elementos:

## ALIMENTOS Y PLANTAS

**ACEITE DE OLIVA:** a ser posible debe ser virgen y de primera presión en frío, ya que es el aceite de oliva que se requiere en numerosas fórmulas y remedios naturales. Particularmente tiene interés en el tratamiento de la piel, lesiones de las vías respiratorias y del aparato digestivo.

**AJO**: es un potente antiséptico natural, con una eficacia antimicrobiana demostrada. Lo usará con frecuencia en las alteraciones de la piel, sobre todo heridas, y además es muy útil para calmar la tos y para tratar las infecciones de las vías aéreas.

**CALÉNDULA**: está indicada principalmente en el tratamiento de los problemas de la piel, así como en el caso de quemaduras, reacciones alérgicas, eccemas, etc. También resulta útil para sanar cortes y moratones.

**MANZANILLA**: entre sus numerosas indicaciones, conocidas desde hace miles de años, destaca el tratamiento de alteraciones del sistema nervioso y del aparato digestivo.

**MENTA PIPERITA**: presenta una notable eficacia como relajante muscular y en particular de los músculos que integran el aparato digestivo. Se utiliza en numerosas fórmulas para tratar digestiones pesadas, diarreas, etc.

**MIEL**: sus ingredientes la convierten en ideal para el tratamiento de las lesiones de la piel y del aparato respiratorio, particularmente las de carácter infeccioso.

**PLÁTANO**: muy eficaz para hacer frente a lesiones tan molestas como espinas que se clavan en la piel, astillas o pequeños cristales incrustados. Basta con utilizar la piel del plátano maduro para reblandecer en pocas horas la zona afectada y extraer el cuerpo extraño.

**ROMERO**: al igual que sucede con la manzanilla, las propiedades del romero son numerosas. Destacan, entre otros muchos, sus efectos para facilitar la digestión, calmar la tensión nerviosa y los dolores de cabeza.

**TUSÍLAGO**: tiene un eficaz efecto calmante de la tos por su acción antiespasmódica. Es uno de los remedios más eficaces en el tratamiento de la tos irritativa y los catarros.

**VALERIANA**: es un relajante muscular que favorece la digestión, disminuye las tensiones y facilita el sueño. Está indicado en casos de ansiedad, insomnio y estrés, problemas muy frecuentes en las mujeres de nuestra época, como consecuencia de sus hábitos de vida (responsabilidad profesional y doméstica).

**VINAGRE:** gran aliado para tratar las alteraciones de la piel, desde callos y durezas, hasta picaduras y quemaduras leves o de primer grado.

## INSTRUMENTAL Y MATERIALES

**AGUA OXIGENADA**: se utiliza para limpiar heridas y desinfectar todos los instrumentos que intervienen en su tratamiento.

**ALGODÓN**: ya sea en paquete o en bolas, lo utilizaremos sobre todo en los tratamientos de belleza y con menor frecuencia para abordar lesiones en la piel.

**BOLSA DE PLÁSTICO**: sirve para incluir en su interior diferentes elementos, como agua caliente o fría, cubitos de hielo, u otros que deban mantenerse sobre la piel durante un tiempo.

**ESPARADRAPO**: para fijar gasas o vendas. Es preferible que sea de tipo hipoalérgico a fin de evitar reacciones alergénicas y disminuir las lesiones en la piel cuando hay que retirarlo.

**GASAS**: imprescindibles para limpiar heridas, cortar pequeñas hemorragias, aplicar agua fría en caso de fiebre, etc.

**IMPERDIBLES**: muy útiles para fijar pañuelos, compresas y vendas.

**PAÑUELO LIMPIO**: fundamental para la colocación de emplastos, paños de agua caliente o fría, y para aplicar infusiones sobre la piel o protegerla en caso de infecciones.

**PINZAS**: imprescindibles para extraer cuerpos extraños y otros elementos que puedan haberse quedado incrustados en las heridas, en la piel, o simplemente para manipular gasas y otros elementos sobre las zonas afectadas.

**TERMÓMETRO**: para determinar con facilidad la temperatura del cuerpo, se coloca en la axila o en la boca. Mejor si es de marcación directa (digital).

**TIJERAS**: para poder cortar debidamente cada uno de los elementos que utilicemos en el tratamiento (gasas, vendas, esparadrapo).

**TIRITAS**: de diferentes tamaños para proteger las heridas. También puede elaborarlas con pequeños trozos de gasa o venda colocados sobre una tira de esparadrapo.

**VENDAS**: para proteger suficientemente cualquier herida, se colocan sobre las gasas y compresas. También con las vendas podemos preparar gasas «a medida», del tamaño que se desee en cada momento.

## EQUIPO DE BELLEZA

*Los cuidados de la piel, ojos, manos, cutis, pies, etc., tienen grandes aliados en muchos de los alimentos que encontramos en el frigorífico o en la despensa. Para poder realizar mascarillas, tratar callos y durezas, hacer frente con éxito a los sabañones o reducir las ojeras, le proponemos ahora una serie de elementos con los que poder elaborar numerosas cremas, así como otras fórmulas y tratamientos de gran eficacia descritos en la sección de remedios naturales.*

**ACEITE DE OLIVA**: es la base por excelencia de muchas cremas y mascarillas. Puede utilizarse también el aceite de girasol, si bien por las cualidades de sus ingredientes es más frecuente utilizar el de oliva virgen. Forma parte de cremas nutritivas o exfoliantes y, entre otras muchas indicaciones, se emplea en el tratamiento de manchas y alteraciones de los labios, para vitalizar la piel, tratar las quemaduras y fortalecer las uñas.

**AZÚCAR**: está especialmente indicado como exfoliante y en la elaboración de fórmulas destinadas al *peeling*, aunque también es eficaz en cremas suavizantes, tratamientos de manos y uñas.

**HARINA**: le será de utilidad a la hora de preparar cremas exfoliantes y mascarillas faciales.

**HUEVO**: forma parte de cremas limpiadoras y nutritivas, así como de diferentes fórmulas destinadas al tratamiento de grietas, manchas, quemaduras, alteraciones de las uñas y piel grasa.

**LIMÓN**: forma parte de varios cientos de compuestos destinados a la eliminación de callos, pecas, manchas y durezas, en la limpieza del cutis, tratamiento de la celulitis, crema suavizante para las manos, mascarillas faciales, tratamiento de los ojos, cabello, uñas, piel grasa y eliminación de sabañones.

**MIEL**: sus ingredientes la convierten en ideal para los tratamientos antiarrugas, cuidados del cutis, cremas exfoliantes, buen estado de los labios, eliminación de manchas, cremas suavizantes para las manos y mascarillas faciales de diferentes aplicaciones.

**NARANJA**: imprescindible para tratar con eficacia el cutis graso y elaborar mascarillas reafirmantes.

**PAPAYA**: es posiblemente el elemento con mayores propiedades exfoliantes, por lo que se utiliza también con frecuencia cuando hay que eliminar manchas, impurezas y realizar *peelings*.

**PATATA**: este alimento colabora en los tratamientos de belleza, en especial para elaborar cremas suavizantes, tratar ojeras y quemaduras.

**PEPINO**: no sólo es muy útil a la hora de resolver problemas de cutis graso o de eccemas, sino también en la limpieza, tratamiento de las ojeras y piel grasa en general.

**TOMATE**: otro alimento de nuestra despensa cuya utilidad olvidamos con frecuencia en los tratamientos de belleza. Se emplea sobre todo para el cutis y elaboración de mascarillas reafirmantes.

**YOGUR**: a ser posible natural o con lactobacilos. Por sus características forma parte de tratamientos antiarrugas, revitalizantes y reafirmantes del cutis, para eliminar manchas en la piel, elaboración de mascarillas faciales, etc.

**ZANAHORIAS**: con ellas elaboramos cremas antiarrugas y para limpieza de cutis, bronceadores, tratamientos para eliminar picores, tratamientos de uñas y de piernas.

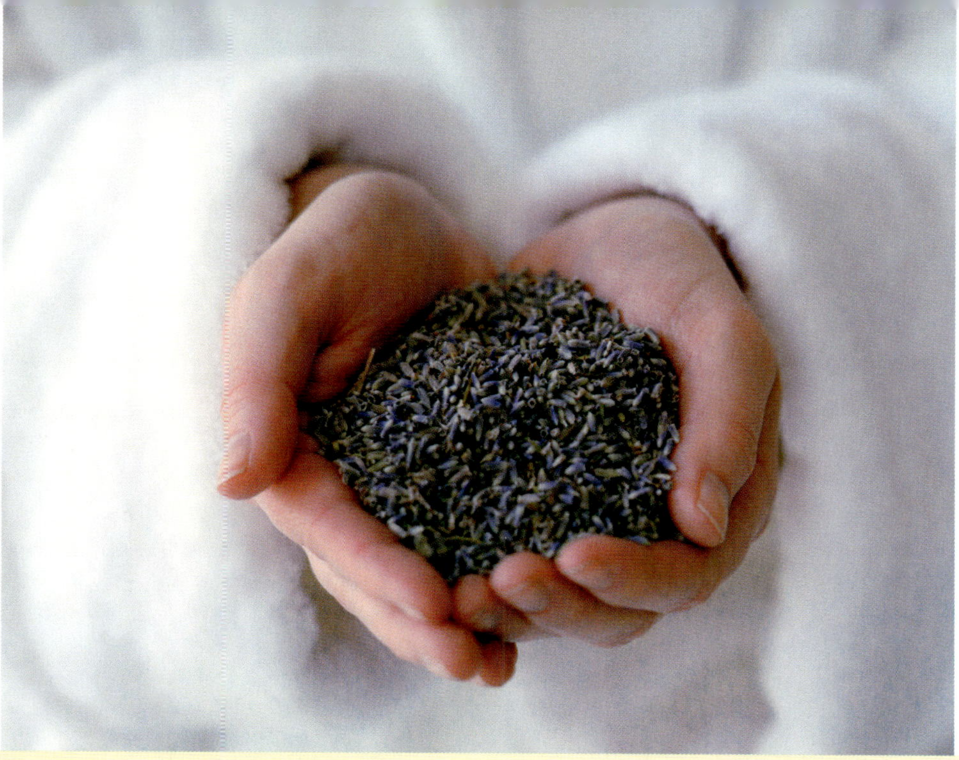

CAPÍTULO 18

# Anécdotas y curiosidades

*El cuerpo humano y los cuidados que le dedicamos son fuente de numerosas anécdotas y curiosidades. En las siguientes páginas le ofrecemos algunos de estos datos curiosos que, de forma sencilla y amena, le permitirán conocer un poco mejor la constitución, funcionamiento y forma de conservación de nuestros cuerpos, además de proporcionarle alguna sonrisa y también, en más de una ocasión, alguna sorpresa.*

**FERTILIDAD CUMPLIDOS LOS 40.** La mayoría de las mujeres con más de 40 años cree que a partir de esa edad no puede quedarse embarazada, cuando en realidad tres de cada cien mujeres presentan un alto riesgo de quedar encinta después de ese momento de su vida. Además un 57 por ciento de las mujeres de entre 40 y 50 años no utiliza métodos anticonceptivos, a pesar de que más de la mitad de ellas no presenta ninguna alteración que limite su capacidad para procrear.

**CADA PELO TIENE DISTINTA DURACIÓN.** Cualquier pelo de nuestro cuerpo presenta un ciclo vital dividido en tres fases: periodo de nacimiento o crecimiento, de vida o reposo y de muerte. Dependiendo de la zona del cuerpo, la fase de vida o reposo es diferente. Así por ejemplo, en el caso del vello de las axilas, esta fase es de 200 días, para las pestañas y las cejas, de 150 días y para los pelos de la barba, entre siete y once días. El ciclo de reposo o de vida más prolongado pertenece a los pelos del cabello, que es de cuatro a siete años.

**LAS MUJERES SON MÁS PROPENSAS AL DOLOR.** Los síntomas dolorosos, en cualquiera de sus manifestaciones, son más frecuentes en el caso de las mujeres que en el de los varones. Un 37 por ciento de las mujeres declara tener algún dolor durante el día, mientras que la misma situación sólo se da en un 21 por ciento de los varones. Las principales causas de dolor son la artritis, los reumatismos y las migrañas o jaquecas.

**LA LONGEVIDAD DEPENDE DE LOS GENES DE LA MADRE.** Una reciente investigación llevada a cabo en Japón demuestra que nuestras expectativas de vida o longevidad vienen definidas por unos genes que proceden del ADN mitocondrial, material genético que sólo heredamos de nuestra madre, mientras que el ADN nuclear o del núcleo de las células procede de ambos progenitores. Esto quiere decir que si la longevidad de la madre es notable, la nuestra también puede serlo, siempre y cuando no «castiguemos» nuestro cuerpo.

**EL GIN-TONIC PUEDE DAÑAR EL CEREBRO.** Los efectos nocivos del alcohol son más peligrosos para la mujer que para los varones, ya que la mujer tiene más cantidad de grasa donde el alcohol puede almacenarse, además de carecer su hígado de un número importante de enzimas capaces de neutralizarlo o degradarlo con rapidez. Esto facilita que sus efectos puedan alcanzar también al cerebro. Se ha comprobado que las bebidas alcohólicas como el gin-tonic (ginebra con tónica) promueven un brusco descenso de los niveles de azúcar en la sangre y en el cerebro, y esta alteración da lugar a síntomas similares a la hipoglucemia: mareos, hormigueos, sudores, hambre y dificultad para pensar.

**DESPUÉS DEL TRABAJO, «DE TIENDAS».** Cuando el cansancio aprieta y el estrés acecha al final de la jornada laboral, nada mejor que visitar algunas tiendas de nuestro agrado, pero eso sí, procurando utilizar el monedero lo menos posible. Un estudio realizado en Gran Bretaña llega a la conclusión de que la práctica del *shopping* (ir de tiendas) es, para las mujeres, la manera más eficaz de relajarse y reducir la ansiedad, al tiempo que facilita un mejor estado de ánimo.

**LA DIABETES AFECTA MENOS A LAS MUJERES ALTAS.** Una investigación noruega certifica que las mujeres altas son menos propensas a desarrollar diabetes; en concreto un 30 por ciento menos de riesgo por cada centímetro de más. Eso sí, el estudio también plantea que las mujeres altas suelen ser más propensas a la práctica regular de una actividad física y, como se sabe, el ejercicio facilita la actividad de la insulina y disminuye la probabilidad de padecer diabetes.

**¿CUÁNTAS CALORÍAS SE NECESITAN AL DÍA?** Ésta es la pregunta que se hace todo el mundo a la hora de controlar su peso. Para ayudarle a responderla tenga en cuenta que una mujer hasta los 25 años de edad necesita 525 + 25 veces el peso ideal en calorías; entre 25 y 45 años 475 + 24 veces el peso ideal y a partir de 65 años 400 + 20 veces el peso ideal. Para calcular su peso ideal sólo tiene que realizar la siguiente multiplicación: 24 × altura al cuadrado.

**LAS ESPAÑOLAS, FELICES CON SU FAMILIA.** Si preguntamos a las mujeres españolas qué es lo que las hace más felices, contestarán, en un 96 por ciento de los casos, que la familia, seguido del amor y de la estabilidad económica con un 93 por ciento, la amistad en un 83 por ciento de los casos y el éxito profesional en un 74 por ciento. Dentro de la vida familiar, el momento más feliz es el nacimiento de los hijos para un 69 por ciento, seguido del día de su boda (42 por ciento) y las reuniones familiares (13 por ciento).

**EL SEXO MEJORA LA CALIDAD DE VIDA.** Parece ser que mujeres y varones de edad madura que mantienen relaciones sexuales con cierta regularidad (caricias, abrazos, coito, etc.), presentan una mejor calidad de vida, ya que en general tienen menos probabilidades de padecer enfermedades coronarias, muestran menos estados de ansiedad, se encuentran en mejor forma física y su conducta es menos agresiva.

**EL TABACO ES MÁS PERJUDICIAL PARA LAS MUJERES.** Al igual que sucede con el alcohol, la mujer es mucho más sensible al tabaco que los varones, de tal forma que los efectos negativos se presentan con mayor frecuencia. Esto se debe a las alteraciones hormonales que el consumo de tabaco puede provocar en las hormonas que actúan como protectoras para el corazón. Si el riesgo de sufrir un infarto de miocardio en los varones fumadores es 1,43 veces superior al de los no fumadores, en el caso de las mujeres es 2,24 veces más elevado.

**LAS MUJERES PERCIBEN MEJOR LAS FEROMONAS.** Estudios de varias universidades americanas confirman que las mujeres son mil veces más sensibles a las feromonas masculinas (secreciones olorosas desprendidas por la piel), que los varones a las femeninas. Quizás esto es lo que haga que las mujeres que comparten un mismo ambiente laboral, al percibir las feromonas de sus compañeras, sincronizan involuntariamente sus propios ciclos menstruales y éstos se producen casi al mismo tiempo.

**SIEMPRE QUE PUEDA, SUBA ESCALERAS.** Subir escaleras es una forma sencilla de quemar calorías y mucho más efectiva de lo que parece. Sólo por el hecho de mantener esta actividad durante diez minutos, sin prisas, logrará eliminar casi 150 calorías, lo que equivale a más de un kilo de lechuga. No olvidemos, además, que cada peldaño supone un segundo y medio más de vida y equivale a caminar 10 metros en llano.

**HÁBITOS QUE PROPICIAN EL CÁNCER DE MAMA.** Los especialistas están de acuerdo en que más de un 30 por ciento de casos de cáncer de mama que se diagnostican anualmente en el mundo tiene su origen en una serie de hábitos nocivos como el consumo de alcohol, sedentarismo, dieta pobre en frutas, verduras y fibra, falta de actividad física y exceso de peso.

**EMBARAZO Y HIERRO.** La mujer embarazada necesita cada día un aporte ligeramente superior al doble de hierro utilizado cuando no hay gestación. Durante el embarazo son necesarios 40 mg de hierro al día y, sin gestación, alrededor de 18 mg. Esta necesidad mayor de hierro se debe a que la mujer embarazada tiene que elaborar más hemoglobina de lo normal, ya que a sus propias necesidades deben añadirse las del feto. La necesidad de este mineral se hace más patente a partir del quinto o sexto mes de gestación, momento del embarazo en que el crecimiento del feto es mucho mayor.

**LAS MUJERES QUEMAN «PEOR» LAS CALORÍAS.** El consumo de calorías es más lento en el caso de las mujeres que en el de los varones, lo que hace que una misma comida sea «eliminada» o «quemada» más rápidamente por un varón que por una mujer de la misma edad. Esto se debe a que el organismo de la mujer tiene menor masa muscular y mayor cantidad de tejido adiposo o grasa. Como la masa muscular es mayor en los varones, sus movimientos necesitan una cantidad superior de calorías cada vez que éstos se efectúan.

**MÁS ACEITE, MENOS CÁNCER.** Numerosos estudios realizados en diversas universidades europeas confirman que el consumo de aceite de oliva disminuye el riesgo de sufrir una serie de cánceres. La ingesta de una cucharada diaria de aceite de oliva crudo podría reducir en un 30 por ciento el número de casos de cáncer de mama. Otros trabajos sugieren que el aceite de oliva crudo también protege frente al desarrollo del cáncer de estómago, de colon, útero y ovario.

**EL SUEÑO AYUDA A CONSUMIR GRASA.** Aunque pueda parecer una contradicción, está demostrado que la hormona del crecimiento facilita el consumo de grasa. Esta hormona es abundante durante la adolescencia y la juventud, pero también se encuentra, aunque en cantidades menores, durante el resto de la vida. Su producción natural es importante durante el sueño, razón por la cual aquellas personas que tienen un descanso profundo y reparador y duermen las horas suficientes pueden consumir más grasa que aquellas que duermen poco y mal. Debemos recordar que la actividad física facilita la producción de esta hormona tanto durante el día como durante el sueño.

**MENOPAUSIA Y ANTICONCEPTIVOS.** La mayor parte de las mujeres presupone que una vez que aparecen síntomas propios de la menopausia, los métodos anticonceptivos deben olvidarse porque ya no les hacen falta. Así, por ejemplo, un 90 por ciento de las mujeres españolas de entre 40 y 50 años acude a una revisión rutinaria sobre los síntomas que preceden a la menopausia, pero sólo un 2,6 por ciento de estas mujeres solicita revisión o actualización de su método anticonceptivo. Una encuesta reciente confirma que en esta época de la vida el sistema anticonceptivo más utilizado es el preservativo (35,8 por ciento), seguido de la ligadura de trompas (20,2 por ciento), el dispositivo intrauterino o DIU (16,7 por ciento) y la píldora (12,7 por ciento).

**EL VINO NO ES IGUAL PARA TODOS.** Es conocido que el vino tinto tomado con moderación puede prevenir las enfermedades cardiovasculares, ciertos tipos de cáncer e incluso retrasar el envejecimiento. Sin embargo estos beneficios no son iguales para todos. Se manifiestan de una forma más reducida o atenuada en personas obesas, en las fumadoras y en las de mayor edad.

**CUIDADO CON LA BIGOREXIA.** Además de la anorexia o la bulimia, existen nuevos trastornos de la conducta que alteran de forma notable la calidad de vida de una persona, y en particular de las mujeres. Éste es el caso de la denominada bigorexia o bigarexia (viene de «vigor», fuerza, músculo), enfermedad en la que los afectados creen que se encuentran en baja forma, que sus cuerpos son débiles, poco musculosos e incluso deformes. Esto les impulsa a acudir todos los días al gimnasio, seguir dietas muy ricas en carne, tomar multitud de complejos vitamínicos, etc., y aun así siguen sin encontrarse a gusto. El mejor tratamiento consiste en la ayuda del psicólogo y los fármacos antidepresivos utilizados según las indicaciones del especialista.

**IMPLANTE MAMARIO POR EL OMBLIGO.** Recientemente se ha puesto en práctica una nueva técnica, dentro de la cirugía estética, para desarrollar los implantes de mama. Nos referimos al denominado implante por vía umbilical. En estos casos se realiza una pequeña incisión en el ombligo y con una especie de sonda se accede hasta la región mamaria. En este tipo de implantes se utilizan prótesis de suero líquido, no de silicona, con lo que se pierde dureza y, con el paso de los años, tamaño. Además la prótesis se coloca en la región subglandular, no submuscular, como sucede con las prótesis de silicona. En general, este tipo de implantes tiene bastantes inconvenientes.

**LA ACTIVIDAD DOMÉSTICA QUEMA MUCHAS CALORÍAS.** Cuando nos encontramos preparando la comida, quitando el polvo de los muebles o bien limpiando el suelo con la fregona, la mopa u otros utensilios, nuestros músculos queman calorías. Por ejemplo, si dedicamos tres horas diarias a estas actividades, lograremos eliminar casi 600 calorías. De las tres actividades citadas quitar el polvo es la que genera mayor gasto calórico (250 calorías por hora). Si quiere que, además de consumir calorías, sus caderas se moldeen y la piel consiga una consistencia más firme, practique esas actividades con ropa poco transpirable y que fuerce la sudación.

**EL BARRO, MEDICINA MILENARIA.** Durante los últimos años se ha renovado la importancia del barro en el tratamiento de un buen número de enfermedades de la piel y articulaciones. Sin embargo, debemos recordar que esta técnica es milenaria; no en vano los egipcios empleaban asiduamente el barro de las orillas del Nilo para casi todo: alteraciones de la piel, picaduras de insectos, enfermedades infecciosas, problemas digestivos, etc. En aquellos años era considerado una panacea.

**EL MOSTO, ALIADO DEL CEREBRO.** El consumo de mosto reporta una serie de beneficios, en particular para el cerebro y el corazón, ya que disminuye el riesgo de sufrir infarto de miocardio, accidentes cerebrovasculares o mal de Alzheimer. Parece ser que esta bebida contiene importantes aminoácidos (precursores de proteínas), que facilitan la comunicación entre las células del cerebro y posibilitan así una mayor oxigenación cerebral, una mejor capacidad de memoria y una más eficaz percepción sensorial.

**¡CUIDADO CON LAS FOTOCOPIADORAS!** Las mujeres que ejercen una labor administrativa deben tener especial cuidado con la realización de fotocopias y particularmente si las hacen en un número elevado. Los compuestos químicos de la tinta y del papel empleado para su elaboración pueden penetrar en nuestro organismo por inhalación, por la piel o entrar en contacto con los ojos por medio de los dedos. Sus efectos más frecuentes son dolores de cabeza, sinusitis, bronquitis e irritaciones visuales.

**MASTICAR CHICLE AYUDA A PERDER PESO.** No es un procedimiento resolutivo, pero puede ayudar si se practica con cierta regularidad. Masticar chicle puede incrementar el metabolismo o número de calorías quemadas hasta cerca de un 20 por ciento, a lo que debemos añadir que el acto en sí mismo de mascar chicle supone un gasto equivalente a 12 calorías por hora, más o menos la cantidad de calorías aportada por 100 g de lechuga.

**DIME EN QUÉ FASE DEL CICLO ESTÁS Y TE DIRÉ QUÉ HOMBRE PREFIERES.** Un estudio realizado en Escocia por la Universidad de San Andrés ha llegado a la conclusión de que las modificaciones hormonales que se producen durante el ciclo menstrual de la mujer influyen en sus preferencias sobre su hombre ideal. Así por ejemplo, durante la mitad del ciclo, en los días cercanos a la ovulación, las preferencias se decantan por hombres de rostro masculino con rasgos bien marcados. Pero en los días iniciales o finales del ciclo, las preferencias se dirigen hacia hombres con rasgos aniñados y que infunden más confianza y seguridad.

**EL PELO CRECE SEGÚN LA EDAD.** En general, la velocidad de crecimiento del pelo y del vello es más rápida entre los 15 y los 30 años; se estanca entre los 30 y 50 años, y se reduce considerablemente entre los 50 y 60 años. Sólo hay una excepción a esta regla, que son las cejas y el pubis, zonas en las que el vello mantiene una velocidad de crecimiento constante durante toda la vida (cada vello crece durante treinta días y luego se encuentra en reposo durante otros 150 días).

**LA GRASA ES NECESARIA.** La grasa es un componente fundamental de muchas sustancias de nuestro cuerpo, razón por la que no debemos prescindir de ella, aunque sí limitar su consumo al punto justo para no ganar peso. Si por realizar una dieta (ensaladas sin aceite, alimentos desnatados y *light*, etc.) prescindimos de la grasa, la consecuencia indeseada será que nos convertiremos en personas muy sensibles al frío y facilitaremos la osteoporosis, además de aumentar el riesgo de padecer ciertos tipos de cáncer. También se puede reducir la absorción en el intestino de elementos imprescindibles como los carotenos, sustancias antioxidantes o neutralizantes de la «basura» que producen las células con su actividad. Por ejemplo, una ensalada sin aceite aporta menos carotenos que con aceite, ya que la falta de este último reduce la asimilación de los otros.

**LOS ALIADOS DEL HIERRO.** Para que el hierro pueda resultar útil a nuestro organismo no sólo debe encontrarse en los alimentos que consumimos, sino que además debe pasar fácilmente desde el intestino a la sangre y, de ahí, a la médula ósea que se encuentra en los huesos formando células sanguíneas. Para facilitar la absorción y transporte del hierro hasta la médula son de gran ayuda alimentos como el vino tinto (una copita en cada una de las comidas, si bien las embarazadas deben abstenerse), la vitamina C (presente en la naranja, limón, patatas, frutas de color amarillo o naranja) y el ácido cítrico (abundante en las frutas de la misma denominación).

**LOS «ENEMIGOS» DEL HIERRO.** Hay una serie de grupos de alimentos que dificultan el paso del hierro desde el intestino hasta la sangre, con lo cual, por mucho hierro que contenga nuestra dieta, sólo una pequeña cantidad nos será útil. Los alimentos que más dificultan la absorción del hierro son las legumbres, ya que contienen elementos que se unen al hierro y lo secuestran impidiendo su llegada a la sangre. Para evitar que las legumbres desarrollen este efecto basta con dejarlas en remojo durante veinticuatro horas antes de su empleo.

**EFECTOS DE LA ACTIVIDAD FÍSICA EN CUATRO SEMANAS.** Cuando realizamos una o varias actividades físicas con cierta regularidad (dos o tres veces por semana), por lo general debemos esperar hasta la cuarta semana para comprobar sus efectos sobre los músculos, el corazón, los pulmones, etc. Eso sí, hay que ser constante: de la misma forma que tras un mes de práctica podemos conseguir beneficios, después de uno o dos meses de inactividad podemos perder todo lo que previamente habíamos conseguido.

**CARA Y CRUZ DEL ACEITE DE OLIVA.** Es conocido que el aceite de oliva resulta muy beneficioso para nuestro organismo, pero también sabemos que es el alimento que mayor número de calorías presenta (90 calorías por cucharada). Con el fin de conseguir su mejor rendimiento sin un aporte elevado de calorías se recomienda el consumo de un máximo de 2 cucharadas soperas al día distribuidas en las diferentes comidas.

**LA PATATA, UNA GRAN OLVIDADA.** La patata es uno de los alimentos más completos y a la vez uno de los que cuenta con un historial más «negro». Además de incluir abundante vitamina C, fibra y otras sustancias beneficiosas, las patatas cocidas apenas alcanzan las 70 calorías por cada 100 g. Eso sí, si se fríen, el número de calorías se eleva a 264 y si comemos patatas fritas de elaboración industrial nos acercamos a las 540 calorías por cada 100 g, un aporte calórico excesivo.

**NINGÚN ALIMENTO ADELGAZA.** Todos los alimentos tienen su valor calórico y no existe ninguno que adelgace por sí mismo, ni mucho menos que elimine o «devore la grasa», por muy exótico o científico que se presente. Eso sí, hay muchos alimentos con escaso valor calórico que además poseen efectos saciantes, o lo que es lo mismo, que tienden a reducir el apetito. Éste es el caso de la mayor parte de las verduras y hortalizas (lechuga, pepino, tomate, calabacín, etc.). Por esta razón, y porque además poseen muchos minerales y vitaminas, debemos aumentar el consumo de este tipo de productos en nuestra alimentación diaria.

**CADA PERSONA TIENE SU METABOLISMO.** La cantidad y la forma (rápida o lenta) en que cada persona «quema» calorías es diferente, de tal manera que, para la misma edad, altura y peso de dos mujeres, pueden presentarse metabolismos distintos. El metabolismo depende de la herencia genética (los genes), la edad (mayor en jóvenes, menor en personas maduras), el peso, así como del tipo y duración de la actividad que se realiza. Por esta razón no pueden elaborarse dietas colectivas para distintas personas, sin tener en cuenta las propiedades del metabolismo de cada una.

**LA MUJER ES MÁS RESISTENTE QUE EL HOMBRE.** Está demostrado que la mujer es capaz de resistir mejor que el hombre las situaciones extremas de temperatura e incluso de ayuno prolongado. Esto se debe a que las reservas de grasa son superiores en el sexo femenino. De hecho, cerca de un 22 por ciento del cuerpo de la mujer está constituido por grasa, mientras que en el caso del hombre, este porcentaje se sitúa entre un 12 y un 15 por ciento.

**LA EFICACIA DE LOS MÉTODOS ANTICONCEPTIVOS.** Cada método anticonceptivo tiene su porcentaje de eficacia. De más a menos: la píldora, ligadura de trompas, vasectomía e inyectables con un 99 por ciento de eficacia; le siguen el preservativo masculino y el femenino con un 98 por ciento; el DIU con un 97 por ciento y el diafragma con un 95 por ciento de eficacia. Eso sí, la eficacia tiene sus inconvenientes y así por ejemplo la píldora debe tomarse a diario, los inyectables no permiten una vuelta inmediata a la fertilidad y la ligadura de trompas o la vasectomía a veces precipitan conflictos psicológicos.

**HACER EL AMOR ADELGAZA.** El acto sexual comporta un cierto grado de actividad muscular y en consecuencia de gasto calórico. Se calcula que una relación sexual de quince minutos equivale a un gasto de

60 calorías (4 calorías por minuto). Estos datos refuerzan el consejo de practicar el acto sexual con nuestra pareja con mayor frecuencia y con una mayor duración (en el caso de la pareja española la duración media es de ocho a diez minutos) y reduce considerablemente el colesterol.

**A MÁS AÑOS, MÁS KILOS.** Por lo general, a medida que se cumplen años, resulta más fácil aumentar de peso. Esto se debe a varias circunstancias. En primer lugar a que la producción de hormonas (como la del crecimiento o la tiroxina) resulta más lenta, se ve disminuida, y en consecuencia la quema de calorías es más lenta y difícil. También debemos recordar que con los años nuestra actividad tiende a reducirse, nos movemos menos y por tanto disminuye el gasto de calorías en cada uno de nuestros músculos. Por último no debemos olvidar que, también en general, comemos más con el paso de los años.

**EL CUERPO SE ACOSTUMBRA AL EJERCICIO.** La práctica de una actividad física con cierta regularidad (dos o tres veces por semana) reporta numerosos beneficios al organismo. Ahora bien, el cuerpo, como cualquier otro ser vivo, se acostumbra a la rutina y si siempre realizamos la misma actividad con idéntica duración e intensidad, la exigencia que hacemos a nuestros músculos se va haciendo menor porque se acostumbran a la situación. Por esta razón es de extrema importancia aumentar poco a poco la intensidad e incluso la duración del ejercicio. Lo mejor, si se puede, es compaginar varias actividades físicas, como pasear, nadar o correr.

**SALIVA CONTRA LA CARIES.** La saliva contiene una serie de enzimas (proteínas especiales) y otros elementos que, además de proteger el esmalte y la dentina de las piezas dentales contra los gérmenes, tienen la capacidad de destruir los microorganismos y evitar la formación de ácidos que perforan los dientes. Hay una serie de sustancias que favorecen la formación de saliva como es el caso de los chicles sin azúcar (con xilitol), el limón, la naranja y otras muchas frutas (en general las que resultan un poco ácidas).

**¿DÓNDE ESTÁ LA GRASA?** Las personas con obesidad pueden acumular la grasa en diferentes zonas del cuerpo, aunque principalmente en dos: las vísceras internas y la piel. En el primero de los casos la grasa tiende a depositarse detrás de las paredes del abdomen, alrededor de los órganos de esta cavidad. Esta obesidad es conocida como «androide» ya que es más frecuente en los varones o en las mujeres de edad madura. En este tipo de obesidad, si dividimos el diámetro de la cintura por el de la cadera nos dará una cifra superior a 1 (son personas cuya cadera es más «estrecha» que la cintura). En la obesidad subcutánea la grasa se acumula debajo de la piel. Ésta es más frecuente en mujeres y por eso se denomina obesidad «ginoide». Si dividimos el diámetro de la cintura por el de la cadera, el resultado se sitúa claramente por debajo de 1 (cintura inferior a cadera).

**CADA VEZ MÁS ALERGIAS ALIMENTARIAS.** La abundancia de alimentos procedentes de otros países y las modificaciones cada vez más frecuentes de nuestro sistema inmunológico hacen que un 10 por ciento de las personas presenten problemas de alergias o intolerancia a ciertos alimentos. Las sustancias que con mayor frecuencia son responsables de reacciones alérgicas las incluyen los cereales (por el gluten), los huevos, pescados, legumbres, leche, nueces, almendras, moluscos, chocolate, soja, miel y especias. Por el contrario los alimentos que casi nunca favorecen este tipo de reacciones son las peras, melocotones, manzanas, carnes, lechuga, zanahorias y arroz integral.

**LA INCONTINENCIA, ENEMIGA DE LAS MUJERES.** La incontinencia urinaria es un proceso frecuente que en España afecta a casi dos millones de personas, la mayoría de las cuales son mujeres. El porcentaje de afectados aumenta con la edad, de tal forma que un 1 por ciento de la población de entre 35 y 45 años tiene este problema. El porcentaje se eleva a un 8 por ciento en la década siguiente y a un 12 por ciento a partir de los 55 años. Entre las causas de la incontinencia urinaria figuran tres situaciones propias de la mujer: disminución de los estrógenos u hormonas femeninas en la sangre, los partos por vía vaginal (no la cesárea) y, por supuesto, el envejecimiento, con su consiguiente debilidad muscular.

**EL CAFÉ FAVORECE LA ARTRITIS REUMATOIDE.** Las alteraciones de las articulaciones como es el caso de la artrosis o la artritis son frecuentes en edades maduras. Recientemente se ha demostrado que el número de tazas de café que se consume diariamente se encuentra estrechamente relacionado con la aparición de artritis reumatoide. De hecho, las personas que toman 4 tazas de café al día o más presentan el doble de posibilidades de padecer la enfermedad que aquellas que beben menos cantidades. Las que consumen 10 o más tazas tienen un riesgo 15 veces superior. El café incluye un ingrediente aún no identificado que parece propiciar estos resultados.

**UN POCO DE ALCOHOL PROTEGE LAS FUNCIONES CEREBRALES.** Las mujeres y hombres de avanzada edad pueden ver afectadas sus funciones intelectuales como consecuencia de un cierto deterioro cerebral que se debe a problemas como la tensión arterial (hipertensión), arteriosclerosis de las arterias cerebrales, problemas de diabetes, etc. Un estudio reciente demuestra que las personas que cuidan su tensión arterial y además consumen pequeñas cantidades de alcohol todos los días (1 o 2 vasos de vino o 2 cervezas al día) reducen el riesgo de sufrir deterioro en sus funciones intelectuales, disminución del riesgo que se calcula en un 15 por ciento.

**PARA CONSUMIR SIN MODERACIÓN.** Hay un buen número de alimentos cuyo valor calórico es muy reducido y que se pueden consumir cuando se desee, sobre todo para picar entre horas o para calmar el «gusanillo». Dentro de este grupo de alimentos se encuentran la lechuga (12 calorías por cada 100 g), el calabacín (12 calorías), la lombarda (10 calorías), el pepino (13 calorías), tomate fresco (20 calorías), ciruelas (42 calorías), endibias (16 calorías), espárragos (21 calorías), fresas (32 calorías), melón (30 calorías), naranjas (44 calorías), sandía (26 calorías), zanahoria (36 calorías).

**ALIMENTOS CONTRA LA CARIES.** Tenemos a nuestra disposición una serie de alimentos que nos ayudan a combatir la caries y que podemos utilizar como postre en las comidas o bien como alimentos de referencia para consumir «entre horas» o en el «picoteo». Dentro de este grupo destacan los frutos secos y chicles sin azúcar. Estos productos protegen de la caries; en unos casos, porque impiden que las bacterias de la boca fermenten los hidratos de carbono, lo que reduce el pH; en otros, porque aportan abundantes minerales que protegen el esmalte y la dentina de la pieza dental; otros favorecen la producción de saliva (protectora del diente) y otras veces generan una pequeña película que protege el esmalte.

**BUENA ALIMENTACIÓN CONTRA EL SIDA.** Una mujer embarazada con sida tiene entre un 30 y un 40 por ciento de probabilidades de pasar la enfermedad a su hijo durante la gestación. Sin embargo, recientemente se ha comprobado que si la alimentación de la madre es buena en cantidad (calorías) y calidad (variada), este riesgo de contagio durante el embarazo se reduce a un 15 o 20 por ciento. Si bien en nuestro entorno esta mejora en la alimentación puede ser realizada y controlada, no sucede así en los países menos desarrollados, donde es éste uno de los motivos de la continua propagación del sida en las zonas pobres.

**CONTRA LA MENOPAUSIA, INFORMACIÓN.** La terapia hormonal sustitutiva (THS) es uno de los tratamientos que habitualmente se utilizan para combatir los trastornos producidos por la menopausia. Sin embargo, en España son todavía muy pocas las mujeres que utilizan este tratamiento, apenas un 6 por ciento, porcentaje escaso ante, por ejemplo, un 25 por ciento de las mujeres alemanas. Para beneficiarse de la terapia hormonal sustitutiva es fundamental obtener una buena información y consultar con el ginecólogo cuando se llegue a este periodo de la vida.

**LA COMIDA SE CONTAMINA CON FACILIDAD.** Ya sea por las manos, los cubiertos o simplemente por estar en contacto con el medio ambiente, la comida puede contaminarse. Para evitarlo, no deje nunca la comida más de dos horas a temperatura ambiente. Cuando guarde sobras en la nevera procure hacerlo en recipientes poco profundos y dejando espacio entre ellos. Al recalentarla, los restos líquidos deben alcanzar la ebullición y la parte sólida estar bien caliente (más de 70 °C).

**SOL, CATARATAS Y MELANOMA.** Los efectos beneficiosos de los rayos solares son muchos, aunque tampoco debemos olvidar los resultados perjudiciales y particularmente los que afectan a la piel y a los ojos. Las exposiciones solares de más de veinte minutos favorecen la aparición de cánceres en la piel, sobre todo de melanomas, los cuales, por desgracia, aumentan anualmente en número de forma alarmante. Por otra parte también se ha comprobado que los rayos solares favorecen la aparición de cataratas. En concreto, un estudio reciente demuestra que la radiación solar aumenta cuatro veces el riesgo de sufrir este tipo de lesiones oculares, especialmente a partir de los 50 años.

**MASCOTAS Y MENINGITIS.** Las mascotas domésticas, y en particular los perros y los gatos, son conocidas desde antiguo como transmisoras de enfermedades, sobre todo si después de mantener contacto con ellas no nos lavamos debidamente. Recientemente se han descrito casos de meningitis fruto del lametazo de estos animales en la cara o simplemente en los oídos. Estos casos de meningitis se han relacionado con una bacteria denominada *Pasteurella multocida*, presente en muchos animales y de fácil transmisión a pequeños y mayores por medio de arañazos, pequeñas mordeduras y lametazos.

**INTOXICACIÓN CON ZANAHORIAS.** La zanahoria es un alimento que contiene una gran cantidad de provitamina A que, una vez dentro de nuestro organismo, se transforma en vitamina A, muy útil para la piel, conservación de las mucosas de muchos órganos y vías respiratorias, además de mejorar la actividad visual, etc. En particular favorece el bronceado de la piel de forma natural. Por esta razón muchas personas consumen grandes cantidades de zanahoria durante el verano, hecho que puede generar efectos secundarios. La cantidad diaria necesaria de vitamina A es de 900 microgramos, lo que se obtiene consumiendo 100 g de zanahoria. Hay que tomar mucha cantidad al día para intoxicarse, pero no es raro comprobar que, si se toma en exceso, la piel, en lugar de broncearse, adquiere una coloración amarillenta.

**A PARTIR DE LOS 40 OÍMOS MENOS.** Es conocido que el envejecimiento del cuerpo humano comienza allá por los 30 o 35 años, sobre todo en lo que se refiere a la actividad pulmonar, cardíaca, integridad de los huesos, etc. El oído también pierde facultades, sobre todo a partir de los 40 años. En ese momento la percepción de los sonidos agudos disminuye. Poco más tarde, hacia los 50 años de edad, también la percepción de los sonidos graves comienza a resentirse, de tal forma que la «banda de audición», tanto por arriba como por abajo se reduce lentamente.

**SI DUERME POCO, ENVEJECE ANTES.** Un estudio reciente publicado en la revista médica *The Lancet* certifica que aquellas personas que duermen poco o que no descansan durante el sueño envejecen antes, además de aumentar el riesgo de presentar enfermedades como la diabetes y la hipertensión arterial. Estos efectos se deben a que la falta de sueño reparador produce alteraciones en la glucosa sanguínea y en la producción de hormonas, sobre todo en la tiroxina (hormona de la glándula tiroides). Estos trastornos han sido ampliamente demostrados en personas sobrecargadas de trabajo, mujeres que compatibilizan trabajo fuera y dentro de casa, padres con bebés que duermen mal..

**LAS MUJERES SON MÁS PROPENSAS A SUFRIR CATARATAS.** Cuando el cristalino (una especie de cristal o lente transparente que se dispone en el ojo entre la córnea y la retina) pierde su transparencia y se enturbia, estamos hablando de cataratas. Se calcula que un 50 por ciento de ciegos de todo el mundo ha perdido la vista por efecto de las cataratas. Esta enfermedad es sensiblemente más frecuente en las mujeres que en los varones y aparece a cualquier edad. Así, por ejemplo, entre los 60 y 70 años las cataratas aumentan un 9 por ciento en los varones frente al 12 por ciento de aumento en las mujeres; entre los 70 y 80 años, aumentan un 31 por ciento y un 37 por ciento respectivamente; con más de 80 años, el aumento es de un 62 por ciento para varones y de un 74 por ciento para las mujeres.

**CUIDAR LAS PIERNAS.** Como consecuencia de la gestación, el cuidado de hijos pequeños, actividad laboral sedentaria, las tareas domésticas, etc., las piernas de las mujeres sufren numerosos problemas y molestias. Para mantenerlas siempre en forma no debemos permanecer mucho tiempo de pie, usar prendas apretadas, tomar el sol en exceso, comer demasiado o usar calzado estrecho y con tacón superior a 5 centímetros. Es recomendable dormir con los pies elevados, aplicar chorros de agua fría sobre muslos y piernas, andar descalzo sobre la arena o con las piernas dentro del agua, caminar o montar en bicicleta con frecuencia y evitar el estreñimiento.

**LAS PRÓTESIS DE SILICONA, FRECUENTES Y SEGURAS.** Después de años de dudas y cierta polémica, los organismos dedicados a la salud como la FDA certifican que las prótesis de mama más seguras y utilizadas son las de silicona. Casi el 99 por ciento de las mujeres con prótesis de mama llevan este tipo de material, si bien se concreta que son las más recomendadas para la reconstrucción posquirúrgica de la mama (extirpación quirúrgica por enfermedades diversas), pero no en el caso de la cirugía estética. Hay nuevos materiales que poco a poco se van perfeccionando, como los hidrogeles (aportan un tacto más duro) o los fabricados con suero (pierden volumen con el paso del tiempo). Eso sí, también los científicos coinciden en la inutilidad y efectos secundarios nocivos de las prótesis de aceite de soja, ya retiradas del mercado, y que están siendo sustituidas, en el caso de las mujeres que todavía las tienen, por otras de diferentes materiales (sobre todo silicona).

**LAS MUJERES SUFREN MÁS DE INSOMNIO.** Un estudio publicado en fechas recientes certifica que casi un 17 por ciento de las mujeres necesita o ha necesitado utilizar pastillas para conciliar el sueño, frente al 13 por ciento de los varones. Tanto en personas jóvenes como entre las adultas, e incluso entre las jubiladas, son las mujeres las que muestran un mayor porcentaje de problemas a la hora de conciliar el sueño, y se alcanzan porcentajes cercanos a un 48 por ciento. Esta situación está muy relacionada con las actividades domésticas y en particular con la educación de los hijos y sus actividades extraescolares, así como con la duplicación de su trabajo dentro y fuera del hogar.

**ANTICONCEPTIVOS CONTRA EL CÁNCER DE OVARIO.** Los anticonceptivos orales, por incluir hormonas femeninas, tienen ciertos efectos secundarios que debemos controlar con la visita periódica al especialista. No obstante, también cuentan con algunos beneficios. De hecho se ha demostrado que el uso de anticonceptivos orales (ya sea la píldora normal o la «minipíldora», aquella que tiene concentraciones hormonales más pequeñas) reduce en un 40 por ciento el riesgo de padecer cáncer de ovario. Esta protección comienza poco tiempo después de iniciar el tratamiento anticonceptivo y puede durar hasta treinta años después de abandonar su consumo.

**EL HOGAR, LA MAYOR FUENTE DE INTOXICACIONES.** Los servicios de urgencias de nuestros hospitales certifican que el hogar es una fuente de intoxicaciones; para ser más exactos es, con mucho, la más peligrosa y frecuente. Dentro del amplio abanico de posibles intoxicaciones se encuentran las producidas por el monóxido de carbono procedente de estufas, calentadores y otros útiles domésticos. Le siguen los productos de limpieza, con las lesiones que pueden causar en los ojos. Después encontramos la inhalación de cloro por mezclas indebidas. Paradójicamente, la edad de mayor riesgo se sitúa entre los 30 y 40 años, momento en el que se da un alto ritmo de actividades tanto dentro como fuera del hogar, que coincide también con el cuidado de los hijos.

**¿QUÉ FACTORES FAVORECEN O FRENAN EL CÁNCER INTESTINAL?** Como consecuencia de nuestros hábitos a la hora de comer, el cáncer intestinal es uno de los que se encuentran en aumento, ya que se ve favorecido especialmente por una alimentación rica en carne o en la que abundan la carne y el pescado. Parece ser que estos alimentos aumentan la producción de bilis más que las verduras, hortalizas o frutas, y la bilis actúa sobre las células de la pared del intestino y reduce en ellas la actividad de una enzima denominada oxidasa diamina, que se encarga de regular la actividad de estas células y en particular de asegurar que su reproducción sea normal. Por el contrario, el aceite de oliva virgen es un gran aliado de estas células y en consecuencia disminuye el riesgo de padecer cáncer de intestino, independientemente de la cantidad de frutas y verduras que incorporemos a la dieta.

**EL *FOOTING* PROLONGA LA VIDA.** Un amplio estudio realizado en varios miles de personas y publicado en el año 2000 en el *British Medical Journal* confirma que la práctica regular del *footing* (tres días por semana durante un mínimo de treinta minutos a una velocidad media, manteniendo las pulsaciones del corazón entre 110 y 150 según la edad, 110 para muy mayores y 150 para jóvenes) ayuda a prolongar la esperanza de vida. En concreto, la práctica de esta modalidad deportiva de forma regular reporta, en los cinco años siguientes a su realización, un 63 por ciento menos de probabilidades de morir que otras personas que no realizan una actividad física. Igualmente se confirma que a aquellos que lo realizan de forma ocasional (1 vez por semana o 2 cada quince días), no les reporta ninguna disminución en la probabilidad de fallecimiento.

**MÁS LACTANCIA PARA TENER MENOS ALERGIAS.** La intolerancia y las reacciones alérgicas frente a diversos alimentos que pueden introducirse durante los primeros años de vida suponen reacciones cada vez más frecuentes. En su origen tienen mucha importancia, por un lado, el sistema inmunológico aún poco maduro del lactante y por otro la capacidad antigénica o poder de reacción de los diversos alimentos, sobre todo de los huevos, leche, cereales con gluten, etc. Los especialistas aseguran que debería mantenerse la alimentación materna hasta, al menos, el primer año y retrasar la introducción de nuevos alimentos, sobre todo de los que con mayor frecuencia producen alergias. Al prolongar la lactancia mejoramos las defensas, la maduración del sistema inmunológico, y la reacción alérgica o las intolerancias son menos probables.

**VITAMINAS ANTIOXIDANTES PARA EVITAR ALTERACIONES VASCULARES.** Durante varios años se ha estudiado el consumo de diferentes vitaminas en más de un millón de personas y la presencia o ausencia posterior en ellas de infarto de miocardio, angina de pecho, accidentes cerebrovasculares e incluso cánceres. Se ha llegado a la conclusión de que aquellas que ingerían diariamente complejos multivitamínicos con alguna de las llamadas vitaminas antioxidantes (A, C o E), es decir, vitaminas que eliminan la «basura» de las células, tienen menos riesgo de infarto, angina o accidente cerebrovascular, situación que no se reproduce cuando tomamos muchas vitaminas, pero no alguna de las citadas. Conclusión: ayude a su cuerpo incluyendo mucha fruta o verdura en su dieta y si toma complejos vitamínicos procure que sean ricos en vitaminas A, C y E, o en alguna de ellas.

**LAS REGLAS DE ORO DE LA MENOPAUSIA.** Hay ciertas claves durante este periodo que debemos tener en cuenta y que cada día se abordan con mayor interés por parte de los especialistas. No debe olvidar evitar el alcohol, café y té para disminuir los sofocos; seguir una alimentación variada y rica en calcio; practicar ejercicio físico de acuerdo con sus preferencias, pero siempre de un modo regular; tener precaución en las relaciones sexuales, ya que la menopausia no exime de embarazo durante los doce primeros meses; evitar la automedicación y asumir que se trata de un trastorno que afecta a todas las mujeres.

**¡LIBERE SUS EMOCIONES!** Las mujeres entre los 30 y 50 años que tienden a contener sus emociones y reacciones de ira o cólera son más propensas a padecer arteriosclerosis (endurecimiento de las arterias) y complicaciones cardiovasculares como el infarto de miocardio o la angina de pecho. Estas situaciones en las que se reprime la ira facilitan aumentos notables de adrenalina y otras sustancias que incrementan la tensión arterial, alteran las paredes de las arterias y, lentamente, las deterioran. Por este motivo, nuestro mejor consejo es que busque formas alternativas, constructivas, de liberar la agresividad para evitar problemas cardíacos. La práctica de una actividad física le ayudará en su liberación.

**CUIDAR A LOS HIJOS PUEDE REPORTAR MÁS AÑOS DE VIDA.** Un estudio realizado por el Instituto Tecnológico de California en 1999 llega a la conclusión de que las mujeres que se ocupan personalmente de criar a sus hijos viven más años, a pesar de llevar una vida más dura y fatigosa. En términos generales, esta prolongación de la vida podría situarse en torno a un 15 por ciento más. En el caso de los varones, cuando se ocupan del cuidado de los hijos, también presentan una mayor longevidad: la esperanza de vida es alrededor de un 20 por ciento mayor.

**LOS CICLOS IRREGULARES DISMINUYEN LA PROBABILIDAD DE CÁNCER DE MAMA.** Las mujeres que presentan ciclos irregulares no sólo tienen ciertos problemas por esta situación, sino que además puede suponerles algún que otro beneficio. De hecho se ha demostrado que las mujeres con ciclos inferiores a los 26 días o superiores a los 31 tienen menos probabilidades de sufrir un cáncer de mama. La razón parece hallarse en una menor producción de hormonas femeninas, que no es sólo responsable de la irregularidad del ciclo, sino también de una menor «agresión» a la mama, que podría facilitar la aparición de cánceres.

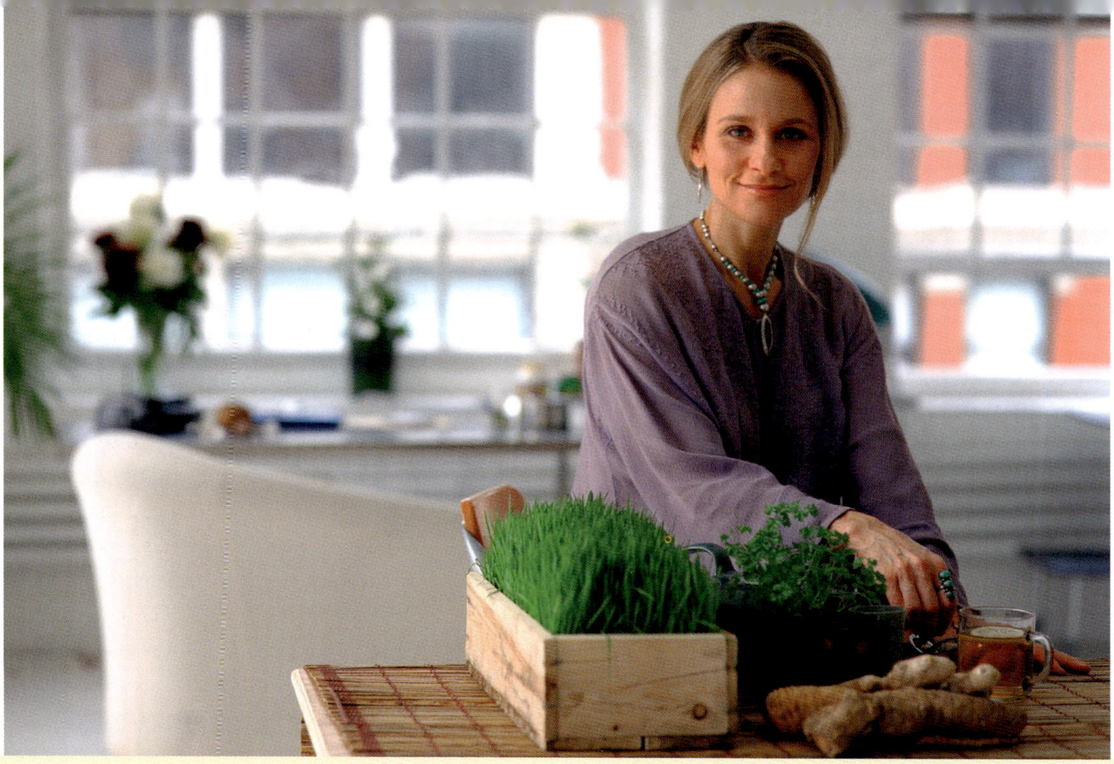

CAPÍTULO 19

# Pequeño diccionario médico para evaluar la salud de la mujer

*Les ofrecemos un pequeño diccionario en el que se recogen cuatrocientos términos médicos habitualmente utilizados entre los profesionales de la sanidad. Con ellos le resultará más fácil entender las enfermedades, sus causas, los métodos diagnósticos (como los análisis de sangre o de orina), informes médicos e incluso los tratamientos más frecuentemente empleados.*

**A-:** prefijo que indica «sin» o «con falta de». Por ejemplo: *afonía*, falta o disminución de la voz; *atonía*, falta o disminución del tono de los músculos; *adinamia*, falta o disminución del movimiento; *anorexia*, falta o disminución del apetito.

**ABSCESOS:** almacenes de pus que aparecen en la piel o en órganos y cavidades internas del organismo.

**ÁCAROS:** animales microscópicos que acompañan al polvo suspendido en el aire, responsables de muchos procesos alérgicos que afectan a los niños.

**ACETONA:** olor dulzón parecido al de las manzanas o similar al de la orina, presente en el aliento de algunos niños.

**ACCIDENTE CEREBROVASCULAR:** alteración de la circulación de la sangre en el cerebro como consecuencia de una embolia, hemorragia, etc. Suele ser de aparición brusca y se manifiesta por alteraciones diversas de la función cerebral (del movimiento, de la sensibilidad, del estado de conciencia). Los accidentes cerebrovasculares pueden tener carácter transitorio, reversible o irreversible. Una de estas lesiones es el ictus.

**ÁCIDO FÓLICO:** sustancia vitamínica fundamental para la reproducción de las células, que abunda en las espinacas y otras verduras, y que es sumamente importante para la concepción y buen desarrollo del embarazo.

**ÁCIDO GRASO:** forma elemental de las grasas que se obtiene de los alimentos durante la digestión y gracias a la cual atraviesan el intestino para llegar a la sangre. Los ácidos grasos forman parte de las células y de otras muchas estructuras del cuerpo humano.

**ÁCIDO ÚRICO:** producto residual que se forma en las células del organismo tras utilizar las proteínas que ingerimos con los alimentos.

**ACNÉ:** obstrucción de una o varias glándulas sebáceas que se sitúan al lado de los pelos (folículos pilosos), produciéndose un bultito enrojecido.

**AERÓBIC:** técnica gimnástica acompañada de música y basada en el control del ritmo respiratorio.

**AFONÍA:** disminución o pérdida de voz.

**AFTAS:** lesiones de tipo ulceroso que aparecen en la boca, lengua o parte interna de los labios.

**AGORAFOBIA:** trastorno psicológico caracterizado por el temor irracional a encontrarse solo en un espacio extenso y abierto. Forma parte de las llamadas fobias a situaciones.

**ALBÚMINA:** proteína que se encuentra en la sangre y que colabora en el transporte de sustancias (medicamentos, etc.). También ayuda a «retener» el agua dentro de los vasos sanguíneos; por eso, cuando su presencia disminuye, aparecen los edemas. La clara de los huevos está constituida por albúmina. En condiciones normales disponemos de 44 g de albúmina por litro de sangre (4,4 g por 100 ml).

**ALERGIA:** reacción exagerada y anómala del organismo frente a determinados elementos, ya sean externos (ácaros, polvo, polen, etc.) o internos (articulaciones, proteínas, etc.).

**-ALGIA:** terminación o sufijo que acompaña a otra palabra e indica dolor de esa zona. Por ejemplo: *mialgia*, dolor muscular; *neuralgia*, dolor nervioso; *talalgia*, dolor del talón.

**ALMORRANAS:** término utilizado coloquialmente para referirnos a las hemorroides o dilataciones de las venas hemorroidales situadas en el recto.

**ALOPECIA:** ausencia de pelo en el cuero cabelludo, ya sea en una zona concreta o en su mayor parte.

**AMENORREA:** ausencia temporal o permanente de la menstruación. A veces es de tipo fisiológico o normal (embarazo, lactancia) y otras, síntoma de alteraciones hormonales o de los órganos genitales (especialmente del ovario).

**AMIGDALITIS:** inflamación de las amígdalas, situadas en la región posterior de la cavidad bucal.

**ANAMNESIS:** exploración e interrogatorio médico de un paciente.

**ANDRÓGENOS:** hormonas sexuales masculinas que determinan las características sexuales del varón. Se producen en los testículos y en la glándula suprarrenal situada encima de los riñones. Su producción se reduce considerablemente a partir de los 60 años de edad.

**ANEMIA:** disminución del número de glóbulos rojos en la sangre y/o de la cantidad de hemoglobina.

**ÁNGOR:** sensación dolorosa o de opresión que se presenta en el tórax, justo por delante del corazón. Suele traducir falta de riego sanguíneo en el corazón y puede preceder a un infarto de miocardio.

**ANILLOS VAGINALES:** dispositivos cilíndricos que se colocan en la vagina y facilitan la difusión de estrógenos o progesterona que se almacenan en su interior. Son absorbidos por la mucosa vaginal para distribuirse por todo el organismo. Suelen utilizarse para evitar el embarazo o bien en el caso de la terapia hormonal sustitutoria, relacionada con la menopausia.

**ANOREXIA:** trastorno psicológico cuyo síntoma más destacado es la ausencia de apetito a causa de conflictos emocionales.

**ANOVULACIÓN:** ausencia de ciclos ovulatorios o expulsión del óvulo a la trompa de Falopio, que puede acompañarse o no de amenorrea (ausencia de menstruación). La anovulación es más frecuente durante los primeros ciclos (después de la menarquia) y en la época anterior a la menopausia.

**ANSIEDAD:** sensación de angustia o temor que no responde a una situación real o presente. Miedo a lo desconocido. Es una forma de neurosis que no tiene base orgánica demostrable y se presenta en forma de crisis o bien como un estado permanente.

**ANTI-:** prefijo que se traduce por «frente a», «contra». Por ejemplo: *antiparkinsoniano*, contra la enfermedad de Parkinson; *antiinflamatorio*, contra la inflamación; *antihistamínico*, contra la histamina; *antibiótico*, contra seres vivos patológicos como las bacterias.

**ANTIINFLAMATORIOS:** fármacos que combaten la inflamación.

**ANTISÉPTICOS:** fármacos que combaten la infección o presencia de gérmenes patógenos.

**APENDICITIS:** inflamación del apéndice vermicular, una especie de «dedo» que cuelga de la primera porción del intestino grueso en la fosa ilíaca derecha (parte derecha de la cadera).

**AROMATERAPIA:** medicina complementaria basada en el potencial curativo de los aceites esenciales.

**ARRITMIAS:** alteraciones del ritmo o frecuencia de contracción del corazón (*bradicardia*: ritmo bajo; *taquicardia*: ritmo elevado; *extrasístole*: contracción del ventrículo a destiempo).

**ARRUGAS:** surco o pliegue de la piel o de cualquier membrana, como las que aparecen por efecto de la edad principalmente.

**ARTERIOSCLEROSIS:** término similar al de aterosclerosis. Alteraciones de la pared de las arterias que se endurecen y aumentan su grosor, estrechando la arteria y dificultando el paso de la sangre.

**ARTRODESIS:** unión de los huesos que forman una articulación, dejándola sin movimiento. Se emplea en casos de graves lesiones articulares.

**ARTRITIS:** inflamación que afecta a una o varias articulaciones.

**ARTRITIS REUMATOIDE:** enfermedad que afecta a las articulaciones del organismo, sobre todo a las situadas en manos y pies. Es una alteración simétrica pues afecta a la parte derecha y a la izquierda. Su evolución es variable y parece que el origen se encuentra relacionado con alteraciones del sistema inmunológico que surgen en personas con una predisposición genética.

**ARTROSIS:** degeneración de uno o varios elementos de una articulación que provoca su deformación.

**ASCITIS:** acumulación de líquido en la cavidad abdominal, que poco a poco favorece la formación de una tripa «notable».

**ASMA:** proceso alérgico o bien infeccioso que cierra los bronquios y dificulta la respiración.

**ATEROSCLEROSIS:** véase *arteriosclerosis.*

**ATROFIA:** degeneración o disminución del estado normal de un órgano. Por ejemplo: *atrofia muscular*, disminución del músculo.

**ATROFIA GENITAL:** proceso involutivo o degenerativo de los órganos genitales de la mujer o del varón. En el caso de la mujer aparece antes de la menopausia y se debe al cese de la producción de estrógenos por parte del ovario.

**AUSCULTACIÓN:** escuchar los sonidos que se producen en diferentes órganos del cuerpo humano y en particular en el corazón, pulmones, etc.

**BABAS:** exceso de secreciones salivales que constantemente abandonan la cavidad bucal y resbalan por la mandíbula, generalmente producidas con el desarrollo de las piezas dentarias, lesiones en el interior de la boca o con el consumo de ciertos alimentos (limón y ácidos).

**BACILOS:** un tipo de bacterias que se caracterizan por presentar forma alargada o de bastón como es el caso del bacilo de la tuberculosis, del tifus o del tétanos.

**BACILO DE KOCH:** bacteria causante de la tuberculosis.

**BACTERIAS:** gérmenes productores de numerosas infecciones que afectan a la mayor parte de los órganos del cuerpo (faringitis, sinusitis, gastroenteritis, cistitis, etc.).

**BACTERIEMIA:** presencia de bacterias en la sangre.

**BACTERIURIA:** presencia de bacterias en la orina.

**BASÓFILOS:** son un tipo de leucocitos o glóbulos blancos que actúan como células defensivas de la sangre.

**BIOPSIA:** extirpación de una pequeña parte de un órgano o tejido para su estudio al microscopio.

**BLEFARITIS:** inflamación de los bordes de los párpados que se muestran enrojecidos, aumentados de tamaño y con formación de pequeñas costras. Puede originarse por infecciones (estafilococo), procesos alérgicos, etc.

**BRONCOSCOPIA:** visualización del estado de los bronquios por medio de pequeños tubos que llevan una cámara incorporada.

**BRONQUIECTASIA:** alteración de los bronquios que se acompaña de dilatación de los mismos y abundante secreción que dificulta la llegada del aire a los alvéolos.

**BRONQUIOLITIS:** infección de las vías aéreas que aparece sobre todo en otoño e invierno y que se desarrolla por la invasión de un virus (un 70 por ciento de los casos, virus respiratorio sincitial).

**BRONQUITIS:** inflamación de los bronquios por un agente infeccioso, elementos físicos o químicos.

**BULIMIA:** trastorno psicológico caracterizado por desórdenes en la conducta alimentaria («atracones» para reducir la ansiedad que suelen ir seguidos de vómitos provocados).

**BY-PASS:** «puente» artificial que se establece en un conducto (arteria, vena, intestino) para salvar una obstrucción. Puede realizarse con otros conductos del propio cuerpo (venas) o con material artificial.

**CALAMBRES:** sensación de hormigueo, pinchazos o dolor que suele aparecer en las piernas.

**CALCIO:** mineral imprescindible para la coagulación de la sangre, formación de los huesos, liberación de hormonas a la sangre y contracción de los músculos.

**CALCEMIA:** cantidad de calcio presente en la sangre. La cantidad normal oscila entre 9 y 11 mg por cada 100 ml de sangre.

**CALCITONINA:** hormona producida por unas células especiales que se encuentran en el cuello, detrás de la glándula tiroides. Se encargan de extraer calcio de la sangre para llevarlo hasta el hueso y aumentar la producción del mismo, al tiempo que disminuye la reabsorción de minerales en el esqueleto y reduce su fragilidad. Es una hormona que «protege» los huesos. Los estrógenos facilitan la producción de calcitonina; por eso, cuando faltan (menopausia), hay un mayor riesgo de debilidad ósea u osteoporosis.

**CÁLCULOS:** concentrados de diversos elementos (minerales, grasa, etc.) que forman estructuras como piedras, generalmente alojadas en conductos (vías biliares, vías urinarias).

**CÁLCULOS BILIARES:** piedras de diferente tamaño que aparecen en las vías biliares y que están formadas por jugos y sales biliares. Afectan a un 20 por ciento de la población adulta, sobre todo a las mujeres, y se aumenta el riesgo de padecerlos con la edad.

**CALENTURA:** hinchazón que aparece en las proximidades de los labios o de la nariz, que muestra color rojizo, ligeramente doloroso y acompañado de pequeñas ampollas de contenido transparente.

**CALLOS:** crecimiento exagerado de la capa superficial de la piel o epidermis.

**CALORÍAS:** unidad de medida que trata de valorar la cantidad de calor o energía producida por una sustancia después de ser metabolizada por el organismo.

**CANAS:** pelos del cuero cabelludo o de la cara a los que les faltan los pigmentos que aportan el color, por lo que son de color blanco.

**CÁNCER:** crecimiento exagerado, anárquico y aberrante de un grupo de células que, lentamente, invaden zonas cercanas o alejadas (metástasis).

***CANDIDA ALBICANS*:** hongos que suelen parasitar zonas internas y externas del organismo y que proliferan produciendo enfermedades cuando las defensas del organismo se han debilitado.

**CANDIDIASIS:** infección desarrollada por un tipo de hongo, la *Candida albicans*. Suele aparecer en las vías respiratorias, aparato digestivo, aparato genitourinario...

**CAPACIDAD VITAL:** cantidad máxima de aire que pueden movilizar nuestros pulmones al realizar una inspiración (coger aire) al máximo, seguida de una espiración (expulsar aire) al máximo. Esta capacidad varía mucho con las enfermedades respiratorias. En las personas mayores los valores medios suelen ser de entre 3,5 y 4 litros para los varones y de 3 para las mujeres.

**CARDIOPATÍA ISQUÉMICA CORONARIA:** enfermedad del corazón causada por una disminución de la llegada de la sangre que lo alimenta. Las arterias coronarias se han estrangulado en una o varias zonas y disminuye el flujo sanguíneo. Puede dar lugar a infarto de miocardio, angina de pecho, etc. Es una consecuencia de la arteriosclerosis y la incidencia en mujeres posmenopáusicas es tres veces superior que en las mujeres premenopáusicas.

**CARIES DENTAL:** pérdida del esmalte o superficie externa de la pieza dental, que lentamente se dirige hacia la pulpa o centro del diente. Está producida por ciertas bacterias que habitan en la cavidad bucal y que utilizan los restos de comida como alimento.

**CASPA:** descamación abundante de las células de la capa más superficial del cuero cabelludo. Una excesiva descamación inunda los pelos, cejas y hombros.

**CATÉTER:** tubo de pequeño calibre que se introduce en alguna vía del cuerpo humano (venas, uretra, heridas abiertas, etc.)

para desaguar líquidos o para distender un paso o conducto.

**CARDIOPATÍAS:** enfermedades del corazón.

**CATARATAS:** opacidades o zonas blanquecinas que aparecen en el cristalino del ojo.

**CATARRO:** inflamación de las vías respiratorias tras irritarse por agentes físicos, químicos o biológicos (virus, bacterias).

**CÉLULAS:** expresión mínima a la que se puede reducir el cuerpo humano. La reunión de miles de millones de células forma cada uno de nuestros órganos y, en definitiva, el cuerpo humano. La mayor parte de las células tiene aspecto circular y su tamaño es miles de veces inferior a un milímetro.

**CELULITIS:** inflamación difusa de los tejidos de sostén del organismo (tejido celular), referida generalmente al tejido celular subcutáneo.

**CHICHONES:** pequeños bultos que aparecen en la cabeza tras la rotura de pequeños vasos sanguíneos, con lo que se permite la acumulación de sangre debajo del cuero cabelludo.

**CIANOSIS:** coloración azul-violácea que se observa en la piel, sobre todo en los labios, manos, pies y alrededor de la boca. Se produce cuando hay poco oxígeno en la sangre.

**CIÁTICA:** lesión o irritación del nervio ciático, con presencia de dolor, calambres u hormigueos en la parte posterior de los glúteos y de la pierna.

**CICATRICES:** tejido de reparación organizado (fibroso) y estable de una pérdida de sustancia.

**CICLO MENSTRUAL:** periodo de 28 días (puede oscilar entre 24 y 32) que se inicia y concluye con la menstruación. En la mitad del mismo tiene lugar la ovulación o expulsión del óvulo a las trompas de Falopio para que, en su caso, sea fecundado. Cuando se agotan los óvulos del ovario desaparece la ovulación y surge la menopausia.

**CICLO OVULATORIO:** periodo que se extiende desde la mitad de un ciclo menstrual hasta la mitad del siguiente. Coincide con la expulsión del óvulo desde el ovario a la trompa de Falopio que tiene lugar el día 14 (puede oscilar entre 12 y 15) del ciclo menstrual (hacia la mitad). Suele coincidir con el aumento de 0,5 a 1 °C de la temperatura corporal.

**CIFOSIS:** alteración de la columna vertebral caracterizada por una curvatura exagerada en la parte superior de la espalda a modo de pequeña joroba.

**CIRROSIS:** alteración del hígado que se caracteriza por la presencia de múltiples y pequeños nódulos a modo de cicatrices.

**CISTITIS:** infección de la vejiga urinaria que se manifiesta por un fuerte dolor durante la micción y deseos urgentes y frecuentes de orinar (poliquiuria).

**CLIMATERIO:** término que engloba el periodo de tiempo que se extiende inmediatamente antes de la menopausia y hasta cinco años después. En el climaterio se incluyen los signos y síntomas propios de la menopausia.

**CLÍTORIS:** pequeño órgano cilíndrico que se encuentra en la región superior de los genitales externos de la mujer, cerca de la sínfisis del pubis. Es de carácter eréctil pues aumenta y reduce su tamaño. Posee numerosas terminales nerviosas por lo que presenta una gran sensibilidad. Equivale al pene masculino en su constitución anatómica.

**CLOMIFENO:** sustancia química opuesta a los estrógenos (trata de inhibirlos), que se emplea para la inducción y estimulación de la ovulación.

**COAGULACIÓN:** formación de un tapón en la pared de un vaso sanguíneo cuando éste se ha roto.

**COCOS:** tipo de bacterias caracterizadas por presentar forma redonda (estafilococo, estreptococo, neumococo).

**COLESTEROL:** tipo de grasa fundamental, entre otras cosas, para la formación de la membrana de las células del cuerpo humano y para sintetizar algunas hormonas. Su presencia en exceso en la sangre puede favorecer un buen número de enfermedades.

**CÓLICO:** enfermedad caracterizada por la obstrucción de un conducto en el organismo (vías biliares, vías urinarias) y presencia de intenso dolor pulsátil, reflejo de una contracción brutal de los músculos de los conductos obstruidos.

**CÓLICOS DEL BEBÉ:** molestias intestinales que favorecen la presencia de ligero dolor y malestar en la región abdominal durante unas pocas horas. No se conoce exactamente su origen y son frecuentes durante el primer trimestre de vida.

**COLITIS:** inflamación, generalmente como consecuencia de una infección, que se localiza en el intestino grueso (colon).

**COLON IRRITABLE:** irritación del intestino delgado y colon, que se manifiesta con pesadez y dolor acompañados de episodios de estreñimiento o de diarrea. Su origen suele estar relacionado con situaciones anímicas de estrés, irritabilidad, ansiedad...

**COLOSTOMÍA:** intervención quirúrgica en la que se corta una parte del colon y se une con la pared abdominal para crear un «ano artificial».

**CONJUNTIVITIS:** proceso inflamatorio agudo o crónico que afecta a la conjuntiva de los ojos.

**CONTRACEPCIÓN:** conjunto de procedimientos y sistemas destinados a evitar el embarazo. La contracepción más utilizada es la de tipo oral, basada en el empleo de comprimidos hormonales que se consumen durante 21 o 22 días del ciclo menstrual. Estos fármacos contienen una combinación de estrógenos y progestágenos sintéticos.

**CONTUSIONES:** lesiones que se producen sobre la superficie del organismo sin cortes en la piel.

**CONVULSIONES:** contracciones musculares involuntarias que pueden afectar a parte de la musculatura del organismo o a toda ella. Su origen es muy diverso: epilepsia, fiebre, tétanos, exceso de calcio en sangre, etc.

**CORTICOIDES:** sustancias con numerosas acciones, entre las que destacamos la antiinflamatoria y reguladora de la presencia de azúcares en el organismo. Los corticoides se producen de forma natural en la glándula suprarrenal y también se administran como fármacos.

**COSTRA LÁCTEA:** capa blanquecina o amarillenta que aparece en el cuero cabelludo de algunos bebés como consecuencia de la acumulación de escamas o restos de células en esta zona.

**CRANEOTOMÍA:** intervención quirúrgica destinada a realizar una abertura en el cráneo.

**CREATININA:** residuo que continuamente se forma en el organismo y que es eliminado por la orina. Hasta el riñón llega por la sangre y la cantidad suele oscilar entre 0,8 y 1,5 mg por cada 100 ml de sangre. Cuando aumenta significa que el riñón no funciona bien.

**CRUP:** infección vírica de las vías respiratorias, superiores e inferiores, que provoca una notable obstrucción al paso del aire en la laringe y tráquea.

**CUTIS:** cuero o pellejo que cubre el cuerpo humano, principalmente el del rostro.

**DEMENCIA:** envejecimiento del tejido cerebral que acarrea una lenta pérdida de funciones.

**DEMENCIA SENIL:** envejecimiento prematuro del cerebro con deterioro de las funciones mentales.

**DEPRESIÓN:** estado anímico en el que «todo se ve negro» y no se tiene ilusión ni deseo por nada. Puede acompañarse de un buen número de síntomas, como sensación de vacío, desinterés general, modificaciones del apetito (tanto por exceso como por defecto), alteraciones del sueño...

**DERMATITIS:** inflamaciones superficiales de la piel que puede adquirir diferentes aspectos (vesículas, rojeces, escamas).

**DESHIDRATACIÓN:** pérdida excesiva de agua por parte del organismo, que pone en peligro sus funciones y actividad normales.

**DIABETES INSÍPIDA:** falta en la sangre de una hormona llamada ADH o adiuretina, que facilita una pérdida constante de agua con la orina, por lo que el enfermo orina mucha cantidad al día (poliuria), muchas veces (polaquiuria) y bebe mucha agua (litros) a lo largo del día.

**DIABETES MELLITUS:** presencia elevada de glucosa en la sangre (por encima de 120 mg por cada 100 ml de sangre) que, al eliminarse en grandes cantidades por el riñón, hace que el paciente orine mucho, repetidas veces y presente una sed exagerada.

**DIARREA:** situación en la que el número de deposiciones es superior a 3 al día y suelen ser de aspecto líquido o semilíquido.

**DIÁSTOLE:** movimiento de relajación del músculo del corazón que es aprovechado para que la sangre pase a su interior.

**DIAZEPAM:** sustancia sedante, relajante y ansiolítica utilizada en el tratamiento de muchas enfermedades. Se emplea con frecuencia durante la menopausia. Su efectividad reside en que relaja el músculo esquelético que se encuentra pegado a los huesos.

**DIFTERIA:** infección grave y contagiosa de la faringe que dificulta de forma notable la respiración e incluso la alimentación. Está producida por una bacteria *(Corinebacterium diphtheriae)* que forma unas membranas en esas zonas y las obstruye.

**DIGITÁLICOS:** grupo de fármacos que se utilizan para mejorar la actividad del corazón.

**DIS-:** prefijo que delata la alteración de un órgano o función. Por ejemplo: *disfagia*, alteración de la deglución; *disartria*, alteración de la voz; *disuria*, alteración de la orina.

**DISHIDROSIS:** alteración de la piel, que se produce especialmente en los dedos y que, por exceso de sudación, presenta pequeñas ampollas de contenido claro.

**DISLALIA:** alteración o trastorno en la pronunciación de algunas sílabas o fonemas, cuando el niño ya debería pronunciarlas correctamente.

**DISLEXIA:** alteraciones y trastornos que afectan a la lectura y escritura y que dificultan el aprendizaje. No tiene una causa neurológica conocida.

**DISMENORREA:** menstruación dolorosa.

**DISPAREUNIA:** coito o penetración dolorosa. Su frecuencia es mucho mayor en las mujeres y el origen de este problema puede ser de tipo anatómico, psicológico o por falta de preparación en el acto sexual (estimulación incompleta).

**DIU:** pequeño aparato que se coloca en el interior del útero para evitar el embarazo. Presenta un pequeño almacén de hormonas como la progesterona o bien de cobre, que se libera lentamente para impedir la fecundación durante periodos prolongados de tiempo.

**DIURÉTICOS:** grupo de fármacos que facilitan la eliminación de orina.

**DIVERTICULITIS:** inflamación de pequeñas verrugas o pólipos que aparecen en el intestino.

**DIVERTICULOSIS:** presencia de numerosas verrugas o pequeños pólipos en el interior del intestino.

**ECCEMAS:** inflamaciones superficiales de la piel acompañadas de pequeñas ampollas y picor.

**ECOGRAFÍA:** técnica no invasiva e indolora usada para conocer el estado de un órgano, en la que se emplean ultrasonidos que, al producir un eco o «rebote» con los órganos del cuerpo, generan una imagen en un monitor.

**ECOCARDIOGRAFÍA:** ecografía dirigida al corazón.

**EDEMAS:** acumulación de líquido en una zona del organismo, que provoca hinchazón de la misma.

**ELECTROCARDIOGRAMA:** técnica indolora que permite recoger en un gráfico las pequeñas descargas eléctricas generadas por el corazón.

**ELECTROENCEFALOGRAMA:** técnica indolora que permite recoger en un gráfico las pequeñas descargas eléctricas generadas por el cerebro.

**ELECTROMIOGRAMA:** técnica indolora que permite recoger en un gráfico las pequeñas descargas eléctricas generadas por el músculo durante su actividad.

**ENCEFALITIS:** inflamación del encéfalo (parte del sistema nervioso que agrupa al cerebro, cerebelo y tronco cerebral). Esta inflamación casi siempre se debe a una infección, ya sea por virus o por bacterias.

**ENCÍAS:** piel o mucosa de color rojizo que cubre la raíz de los dientes y el hueso que los soporta. Su color se debe a la abundancia de vasos sanguíneos en su interior. Se irrita o inflama con frecuencia y esto puede dar lugar a la gingivitis.

**ENCOPRESIS:** pérdida involuntaria de las heces en niños mayores de 3 años, en ausencia de una enfermedad conocida o defecto congénito.

**ENDEMIA:** presencia constante de una enfermedad infecciosa dentro de una región determinada.

**ENDOCARDITIS:** inflamación de la capa interna del corazón o endocardio.

**ENDOMETRIO:** capa interna del útero encargada de formar en cada ciclo menstrual un pequeño nido para recibir el óvulo si éste es fecundado. En caso de no existir fecundación, el nido formado se desprende y se elimina con el flujo menstrual.

**ENDOMETRIOSIS:** es la aparición de endometrio o mucosa de la capa interna del útero en otras zonas distintas de donde debería hallarse (en la trompa, fuera del útero, en ligamentos).

**ENFERMEDAD DE ADDISON:** insuficiencia de la glándula suprarrenal.

**ENFERMEDAD DE ALZHEIMER:** degeneración prematura del sistema nervioso (en edades jóvenes, 45 años o más), con pérdida continuada de las funciones mentales y de evolución progresiva causante de que la persona manifieste una regresión en la conducta hacia actitudes infantiles.

**ENFERMEDAD DE BASEDOW:** aumento de la función de la glándula tiroides con presencia masiva en la sangre de una hormona, la tiroxina, que acarrea numerosos problemas.

**ENFERMEDAD DE CHARCOT:** enfermedad que afecta al sistema nervioso central, lo que produce cicatrices múltiples en la médula espinal, tronco cerebral y otras áreas, con pérdida de funciones mentales y motoras (del movimiento muscular). También es conocida como esclerosis lateral amiotrófica (ELA).

**ENFERMEDAD DE DUPUYTREN:** patología que provoca la flexión progresiva e irreversible de los dedos sobre la mano, formando la llamada «mano en garra».

**ENFERMEDAD DE HODGKIN:** enfermedad que afecta al sistema linfático (ganglios) y que provoca su degeneración.

**ENFERMEDAD DE PAGET:** enfermedad caracterizada por la destrucción del tejido óseo y la formación de otro nuevo muy alterado, lo que provoca que poco a poco los huesos se deformen y se fracturen con facilidad.

**ENFERMEDAD DE PARKINSON:** degeneración de varias zonas del tronco cerebral y del cerebro que se caracteriza por temblor, rigidez de los músculos, movimientos lentos, cara inexpresiva y sudación abundante.

**ENFERMEDAD DE PERTES:** falta de crecimiento de la cabeza del hueso fémur en la zona en que se articula con el hueso ilíaco, para formar la cadera. Su origen es muy diverso y en general incluye todos aquellos factores que disminuyan la llegada de la sangre a la cabeza del fémur, como es el caso de golpes o traumatismos en esa zona. Suele presentarse con dolor en la cadera afectada y cojera. El tratamiento frecuente es de tipo ortopédico.

**ENFERMEDAD DE PICK:** degeneración prematura del cerebro que da lugar a la demencia. Sus primeros síntomas son depresión y alteraciones de la conducta, para luego modificar la capacidad de memoria, inteligencia, etc.

**ENFERMEDAD DE POTT:** tuberculosis que afecta a la columna vertebral como si se tratara de una «caries» del hueso, lo que facilita el aplastamiento del mismo.

**ENFERMEDAD DE RECLUS:** aparición de varios quistes o nódulos de carácter benigno en la mama, durante o después de la menopausia.

**ENFISEMA PULMONAR:** destrucción de las paredes de los alvéolos que forman grandes cavidades que no sirven para facilitar el paso de oxígeno a la sangre.

**ENTERO-:** prefijo que se refiere a «del intestino». Por ejemplo: *enterología*, como ciencia que trata del intestino; *enterococo*, bacterias del intestino; *enteritis*, inflamación del intestino; *enteropatía*, enfermedad del intestino.

**ENURESIS:** emisión involuntaria de orina, generalmente por la noche, en niños con más de 4 años de edad. Los conflictos de tipo psicológico son una de sus principales causas.

**EPIDEMIA:** aparición brusca de numerosos casos de una enfermedad en una zona geográfica determinada.

**EPILEPSIA:** contracciones musculares involuntarias y descontroladas, o «ausencias», que surgen de manera repentina. Las causas son casi siempre desconocidas, aunque pueden estar relacionadas con traumatismos craneales previos, tumores cerebrales, infecciones previas, etc.

**EPISTAXIS:** hemorragia que se produce en las fosas nasales.

**EPOC:** sigla de «enfermedad pulmonar obstructiva crónica», como es el caso de la bronquitis crónica, asma o enfisema.

**ERISIPELA:** inflamación de la piel y de las mucosas, con producción de «placas» rojizas ligeramente elevadas producidas por una bacteria, el *Streptococcus pyogenes*.

**ERITEMA TÓXICO:** abundantes y pequeñas vesículas con líquido transparente que aparecen en el tórax de los bebés, generalmente entre las 24 y 48 horas de vida. En pocas horas o días el proceso suele desaparecer.

**ERUPCIONES:** aparición en la piel o en mucosas (piel interna de los órganos como la boca, estómago, etc.) de pequeñas lesiones que adquieren formas muy distintas.

**ESCARLATINA:** enfermedad infectocontagiosa que altera el estado general del organismo y que se acompaña de pequeños puntos rojizos distribuidos por casi todo el cuerpo. Está producida por el *Streptococcus haemolitico* tipo A.

**ESCLERODERMIA:** este término significa «piel dura». En general incluye un grupo de enfermedades que se caracterizan por el endurecimiento y engrosamiento de la piel en una o varias zonas del cuerpo.

**ESCLEROSIS:** proliferación de tejido conjuntivo que forma una «cicatriz», ya sea en la piel o en órganos internos (tejido nervioso, etc.).

**ESCOLIOSIS:** desviación lateral exagerada de la columna vertebral, que forma una curvatura anormal, casi siempre en la zona dorsolumbar.

**ESGUINCES:** estiramientos o leves lesiones que aparecen en los ligamentos u otros elementos que forman parte de una articulación.

**ESPUTOS:** secreciones que se producen en los bronquios y que son expulsadas hacia el exterior. El análisis de los esputos (color, olor, estudio a microscopio, etc.) ayuda a conocer la enfermedad que puede afectar a los bronquios.

**ESTRABISMO:** asimetría en la posición de los globos oculares, de tal forma que uno de ellos se encuentra desviado hacia dentro con relación al otro. Casi siempre se debe a problemas de los músculos que se encuentran alrededor del ojo.

**ESTRADIOL:** es el estrógeno más importante dentro del periodo reproductivo de la mujer. Un 95 por ciento de esta hormona se produce en el ovario. Con la llegada de la menopausia, los niveles de esta hormona en sangre descienden a entre 7 y 10 veces menos de lo normal (en periodo fértil). El estradiol también se encuentra en el varón en pequeñas cantidades y participa en la función de los testículos.

**ESTREÑIMIENTO:** falta o disminución del número de deposiciones (menos de una cada tres días), ya sea durante unos días o de forma más prolongada.

**ESTRÉS:** estado que provoca en el organismo una situación constante de alarma, alerta o defensa.

**ESTRÓGENOS:** hormonas sexuales femeninas que se producen en los ovarios, placenta, testículos y glándulas suprarrenales. Colaboran en los ciclos ováricos y en el embarazo. Desarrollan los caracteres sexuales propios de la mujer (distribución del vello, desarrollo de las mamas, etc.). Su presencia en la sangre desaparece de forma progresiva durante la menopausia.

**EXACERBACIÓN:** agudización de un proceso determinado. Por ejemplo: exacerbación de la bronquitis crónica, de la esquizofrenia, etc.

**EXPECTORACIÓN:** eliminación con la tos de las secreciones o esputos presentes en los bronquios.

**EXPECTORANTES:** sustancias que ayudan a la expectoración o eliminación de secreciones bronquiales.

**EXUDADO:** líquidos o semilíquidos que se producen en una herida, con cuyo estudio podemos conocer los agentes que la contaminan.

**FARINGITIS:** inflamación de la faringe.

**FECUNDACIÓN:** penetración de la cabeza del espermatozoide en el interior del óvulo que suele producirse en la ampolla de la trompa de Falopio. De esta forma se unen los genes del óvulo y del espermatozoide y se inicia la formación y desarrollo del embrión.

**FERRITINA:** proteína especial que sirve para transportar el hierro en la sangre y almacenarlo en el hígado, médula ósea de los huesos, bazo, etc.

**FIBRINÓGENO:** proteína presente en la sangre y fundamental para la coagulación.

**FIEBRE:** aumento de la temperatura corporal por encima de los 37 grados centígrados.

**FIEBRE DEL HENO:** rinitis alérgica que se presenta sobre todo en primavera, verano u otoño, acompañada de faringitis y conjuntivitis. Es un proceso alérgico favorecido por determinados tipos de polen presentes en el ambiente.

**FILTRADO GLOMERULAR:** cantidad de líquido que pasa de la sangre a los riñones para ser limpiado. Se calcula que, diariamente, se filtran 180 litros, la mayor parte de ellos retorna a la sangre y sólo 1,5 litros al día se eliminan en forma de orina.

**FIMOSIS:** estrechamiento de la piel —el denominado prepucio— que recubre la parte final del pene (glande), de tal modo que no permite su completa exposición, dificultando la emisión de orina y favoreciendo pequeñas infecciones y escozores.

**FÍSTULAS:** comunicación anormal entre la superficie del cuerpo y el interior del mismo, generalmente un órgano hueco (recto, faringe, etc.).

**FÍSTULAS ANALES:** comunicación anormal que, a modo de pequeño conducto, se establece entre las últimas porciones del recto y la piel que cubre los glúteos, generalmente cerca del surco interglúteo.

**FITOTERAPIA:** tratamiento de las enfermedades con plantas medicinales.

**FLATULENCIA:** abundante producción de gases en el estómago o intestino. En el primero de los casos se eliminan por la boca con los eructos y en el segundo por medio del ano como ventosidades.

**FLEBITIS:** inflamación que afecta a una o varias venas.

**FLEMÓN:** inflamación de los tejidos situados debajo de la piel, como consecuencia de la llegada de bacterias diversas.

**FLORA INTESTINAL:** conjunto de bacterias que residen en el intestino y colaboran en la digestión de los alimentos, así como en la producción de diferentes elementos, como algunas vitaminas. Se alimentan de las sustancias que transitan por el intestino y forman gran cantidad de gases que deben ser regularmente eliminados.

**FOBIA:** pánico o temor a determinados estímulos (animales...) o situaciones. Por ejemplo: *aracnofobia*, fobia a las arañas; *claustrofobia*, fobia a los espacios cerrados.

**FOLÍCULO DE GRAAF:** estructura esférica (de 1,5-2 cm de diámetro) que se observa en el ovario justo antes de la ovulación. En su interior, en el centro, se encuentra el óvulo que será expulsado a la trompa de Falopio.

**FORÚNCULO:** infección de la piel con formación de pus que afecta al vello de la dermis.

**FÓSFORO:** elemento imprescindible para la integridad del hueso, en la producción de energía y también en la síntesis de vitaminas. Su principal fuente son ciertos alimentos como los frutos secos, carne y pescados.

**FRACTURA:** rotura de un hueso.

**FRIGIDEZ:** ausencia de deseo o de sensaciones placenteras durante las relaciones sexuales.

**FROTIS CERVICAL:** test de Papanicolau. Examen ginecológico que se realiza, para detectar cambios en las células del cuello uterino.

**FSH:** hormona folículo estimulante, responsable de la maduración de los óvulos durante la primera quincena de cada ciclo menstrual.

**GAMMAGRAFÍA:** método indoloro que se utiliza para obtener la imagen de un órgano, empleando sustancias que emiten pequeñas radiaciones que se recogen en una placa.

**GASES:** gas del estómago o intestino producido por las fermentaciones microbianas de las materias albuminoideas e hidrocarbonadas.

**GASOMETRÍA:** determinación de la concentración de gases en la sangre, principalmente oxígeno y dióxido de carbono.

**GASTRITIS:** inflamación aguda o crónica de la pared interna del estómago.

**GASTRECTOMÍA:** intervención quirúrgica para la extirpación de una parte o de la totalidad del estómago.

**GASTROENTERITIS:** infección o irritación de parte del aparato digestivo (estómago e intestino) que se manifiesta con vómitos y diarreas.

**GASTROTOMÍA:** intervención quirúrgica que realiza una apertura en el estómago y lo une a otras vísceras, principalmente al intestino delgado.

**GENU VALGO:** curvatura de las piernas hacia dentro porque las rodillas se pegan y los tobillos se separan. Suele estar relacionada con enfermedades de los huesos a edades tempranas o con traumatismos que afectan a los ligamentos de las rodillas. Muchas veces su origen es desconocido.

**GENU VARO:** deformación que afecta a las piernas cuando las rodillas se alejan una de la otra y los tobillos se acercan. Aunque muchas son de causa desconocida, otras se relacionan con infecciones de los huesos de la rodilla, luxaciones o fracturas que no se han recuperado en su totalidad.

**GH:** hormona de crecimiento responsable, en los niños, del desarrollo del cuerpo y en los adultos de su mantenimiento y conservación. A partir de los 50 años de edad desaparece progresivamente.

**GINGIVITIS:** inflamación, aguda o crónica, del tejido que rodea a los dientes (encía), originada por efecto de las bacterias que pueblan la cavidad bucal.

**GLÁNDULAS:** elementos situados en la piel o en órganos internos, que se encargan de producir y elaborar determinadas sustancias (por ejemplo: *glándulas sudoríparas, páncreas, glándula suprarrenal, glándulas mamarias, glándulas mucosas*, etc.).

**GLÁNDULAS DE BARTHOLIN:** son dos pequeñas glándulas secretoras de moco que se encuentran en las proximidades del orificio de entrada a la vagina. Con la estimulación sexual facilitan la lubricación de los genitales externos y vagina, previa a la penetración.

**GLAUCOMA:** aumento de la presión que existe en el interior del ojo.

**GLÓBULOS ROJOS:** también denominados hematíes. Son células de la sangre que contienen hemoglobina y que se encargan de transportar el oxígeno a todas las células del cuerpo. En condiciones normales la cantidad de glóbulos rojos en la sangre oscila entre 4 y 5 millones por $mm^3$ de sangre.

**GLOMERULONEFRITIS:** alteración del riñón que favorece su mal funcionamiento y con ello la aparición de hipertensión arterial, edemas y albuminurias (pérdida de albúmina con la orina).

**GLUCOSA:** una de las formas más elementales de los hidratos de carbono o azúcares, que, al mismo tiempo, es la más utilizada por las células del organismo. Se encuentra en abundancia en la sangre, músculos y en el hígado.

**GLUTEN:** componente de algunos cereales como el trigo y centeno que puede ocasionar alteraciones intestinales en las personas que presentan intolerancia al mismo.

**GONADOTROFINAS, GONADOTROPINAS:** hormonas producidas en la hipófisis (glándula situada en la base del cerebro). Las hormonas más importantes son la FSH y la LH. La primera se encarga de que en cada ciclo ovárico maduren varios ovocitos y la LH se responsabiliza de la expulsión del ovocito maduro a la trompa de Falopio para que pueda ser fecundado. Durante la menopausia se elevan estas hormonas en la sangre «tratando que el ovario expulse óvulos aunque no puede».

**GOTA:** enfermedad provocada por la presencia de un exceso de ácido úrico, lo que lesiona las articulaciones y algunos órganos internos.

**GRIETAS:** pequeñas hendiduras longitudinales, regadías poco profundas, más o menos dolorosas, de la epidermis y porción superficial de la dermis. Suelen producirse en los pezones durante los primeros días de la lactancia y resultan muy dolorosas.

**GRIPE:** enfermedad infecciosa y muy contagiosa producida por virus y que afecta principalmente a las vías respiratorias.

**HALITOSIS:** aliento desagradable.

**HDL:** proteínas que circulan por la sangre y que se encargan de transportar grasas, en particular colesterol. Estas lipoproteínas también son conocidas como «colesterol bueno», ya que el colesterol que va con ellas no se pega a las paredes de las arterias deteriorándolas.

**HELIOTERAPIA:** tratamiento de las enfermedades por medio de la exposición al sol.

**HEMATEMESIS:** hemorragia que procede del estómago o intestino delgado y que sale al exterior por la boca.

**HEMATO-:** referente a la sangre. Por ejemplo: *hematología*, disciplina de la medicina que trata de la sangre y sus enfermedades; *hemangioma*, tumor benigno con proliferación de vasos sanguíneos.

**HEMATÓCRITO:** porcentaje de células y líquido. El porcentaje normal de células oscila entre un 40 y un 50 por ciento. Si se encuentra por debajo hay pocas células, y si se sitúa por encima, tenemos demasiadas células y la sangre circula lentamente, atascada.

**HEMATOMA:** acumulación de sangre por rotura de pequeños vasos sanguíneos.

**HEMOCULTIVO:** cultivo de la sangre para conocer la presencia o no de bacterias.

**HEMOGLOBINA:** proteína que se encuentra dentro de los glóbulos rojos en la sangre y que se encarga de transportar el oxígeno.

**HEMOFILIA:** enfermedad en la que la sangre apenas puede formar coágulos y tapar, para evitar la pérdida de sangre, las lesiones producidas en los vasos sanguíneos. La causa última de la hemofilia radica en la ausencia de un factor de coagulación de la sangre, generalmente, por motivos congénitos y hereditarios.

**HEMOPTISIS:** expulsión de sangre procedente del aparato respiratorio. La sangre suele acompañar a la tos y a los esputos.

**HEMORRAGIA:** salida de la sangre desde vasos sanguíneos rotos. Las hemorragias pueden ser internas (de las vísceras) o externas (la sangre sale al exterior).

**HEMORROIDES:** dilatación de las venas hemorroidales situadas en la región rectoanal. También se conocen, vulgarmente, con el nombre de almorranas.

**HEPARINA:** sustancia natural producida por el hígado (también se utiliza como fármaco) que dificulta la coagulación de la sangre y permite que ésta sea fluida.

**HEPATITIS:** inflamación del hígado generalmente causada por virus, aunque también puede ser producida por agentes químicos.

**HERNIAS:** desplazamiento de una víscera desde su lugar de ubicación a otras zonas cercanas.

**HERPES:** frecuente infección viral que afecta sobre todo a la piel o al tejido nervioso, causada por virus del grupo herpesvirus, como el herpes simple y herpes zóster.

**HIDROCEFALIA:** exceso de líquido cefalorraquídeo que baña al cerebro y otros elementos del sistema nervioso central.

**HIDRONEFROSIS:** dilatación del riñón provocada por la acumulación de orina que ha sido retenida por existir obstáculos en su vía de eliminación natural (los uréteres). Esta alteración puede destruir poco a poco los riñones.

**HIDROTERAPIA:** medicina complementaria basada en distintos usos del agua con finalidades terapéuticas.

**HIERRO:** mineral imprescindible para el desarrollo de varias funciones orgánicas. Sobre todo forma parte de la hemoglobina, proteína incluida en los glóbulos rojos y encargada de transportar el oxígeno a todas las células.

**HIPER-:** prefijo que significa «más», «exceso de». Por ejemplo: *hipertermia*, temperatura elevada; *hipersecreción*, secreción elevada; *hipersalivación*, abundante producción de saliva; *hipermenorrea*, sangrado menstrual elevado.

**HIPERCALCEMIA:** designa un exceso de calcio en la sangre.

**HIPERCOLESTEROLEMIA:** exceso de colesterol en la sangre, situación que se produce cuando supera los 225-230 mg por cada 100 ml de sangre.

**HIPERMETROPÍA:** visión borrosa para los objetos cercanos.

**HIPERPLASIA ENDOMETRIAL:** proliferación o crecimiento irregular de la mucosa o capa interna del útero. Suele deberse a la influencia de los estrógenos. Puede afectar a una o varias zonas del endometrio.

**HIPERTENSIÓN ARTERIAL:** tensión arterial elevada. La baja se sitúa por encima de 8,5 y la alta supera los 13,5.

**HIPERTIROIDISMO:** exceso de actividad de la glándula tiroides, con producción elevada de tiroxina.

**HIPERTRIGLICERIDEMIA:** elevación de los triglicéridos (un tipo de lípidos o grasa) en la sangre por encima de 200 mg por cada decilitro de sangre.

**HIPERTROFIA:** crecimiento superior a lo normal. Por ejemplo: *hipertrofia muscular*, músculos muy desarrollados y grandes.

**HIPO:** ruido agudo que se produce de forma reiterada e involuntaria por irritación del músculo diafragma.

**HIPO-:** prefijo que significa «escaso», «poco». Por ejemplo: *hiponutrido*, poco alimentado; *hipomenorrea*, escaso sangrado en la menstruación; *hiposecreción*, secreción escasa de una sustancia determinada.

**HIPOCLORHIDRIA:** producción escasa de ácido clorhídrico en el estómago.

**HIPÓFISIS:** cuerpo o glándula pituitarios; órgano glandular, pequeño, rojizo, pendiente del cerebro. Es una glándula de secreción interna que produce numerosas e importantes hormonas: de crecimiento, desarrollo sexual... Está compuesta de dos lóbulos: uno anterior, glandular, y otro posterior, nervioso.

**HIPOMENORREA:** escaso sangrado en la menstruación. Menstruación deficiente en cantidad o duración, pero a intervalos normales.

**HIPONATREMIA:** presencia escasa de sodio en la sangre.

**HIPOTENSIÓN ARTERIAL:** tensión arterial baja.

**HIPOTIROIDISMO:** actividad deficiente de la glándula tiroides y estado consecutivo.

**HIRSUTISMO:** brote anormal de vello recio en lugares de la piel generalmente lampiños. Es más frecuente en la mujer.

**HISTERECTOMÍA:** intervención quirúrgica que consiste en la extirpación del útero.

**HOMEOPATÍA:** tratamiento de las enfermedades mediante la administración de productos en dosis muy reducidas.

**HONGOS:** grupo muy especial de plantas microscópicas, que incluye algunas familias capaces de producir en el ser humano enfermedades que afectan a órganos como el intestino, vagina, pene, pies, axilas, manos, etc.

**HORMONAS:** sustancias elaboradas por diversas glándulas del organismo que regulan diferentes funciones y elementos. Por ejemplo: tiroxina, hormona del crecimiento o GH, estrógenos, andrógenos, etc.

**HUESOS:** órganos duros en forma alargada o plana que, en conjunto, definen el esqueleto que soporta el cuerpo humano. Su número es de 205, aproximadamente. En su interior se forman numerosas células sanguíneas.

**ICTERICIA:** coloración amarillenta de la piel y de las mucosas por abundancia en la sangre de una sustancia llamada bilirrubina, que se produce en el hígado.

**IMPÉTIGO:** infección de la piel que se caracteriza por presentarse en la cara, mostrando, en número variable, vesículas con un líquido contaminado y muy contagioso. Las bacterias responsables de esta enfermedad son el estreptococo y estafilococo dorado.

**IMPOTENCIA:** falta de poder o capacidad, especialmente incapacidad para ejercer el acto sexual por defecto físico del pene o por falta de erección del mismo, con pérdida de apetito genésico o sin ella. Imposibilidad en el varón para realizar el acto sexual completo. Incapacidad de engendrar o concebir.

**INCONTINENCIA URINARIA:** pérdida involuntaria de pequeñas cantidades de orina, en una o varias ocasiones, durante el día o durante la noche. Hay dos causas fundamentales: la primera por incremento notable de la sensibilidad del músculo de la vejiga que se contrae con frecuencia y elimina su contenido (orina), y la segunda por ineficacia de los esfínteres de la uretra (pequeño tubo que comunica la vejiga con el exterior) que no son capaces de retener la orina todo lo que uno desee. El desencadenante más frecuente de la incontinencia (80 por ciento de los casos) es el aumento de la presión abdominal por efecto de la tos, reírse, levantar pesos...

**ÍNDICE DE MASA CORPORAL:** relación entre el peso y la talla, que orienta sobre la existencia de sobrepeso u obesidad. El índice se calcula dividiendo el peso por el cuadrado de la altura o talla. Si el resultado se sitúa entre 20 y 25, el peso es normal; por encima de 26 sobrepeso y si supera los 29, obesidad.

**INFARTO:** muerte de parte de un tejido por ausencia de sangre. Por ejemplo: infarto de miocardio cuando afecta al corazón; infarto cerebral cuando se lesiona el cerebro.

**INFECCIÓN:** implantación y desarrollo en el organismo de seres vivientes patógenos y acción morbosa de los mismos con la reacción orgánica consiguiente.

**INFECCIÓN NOSOCOMIAL:** son las infecciones adquiridas en los centros sanitarios por contaminación del aire acondicionado, instrumental quirúrgico, catéteres, etc.

**INFECCIÓN URINARIA:** la que se produce y afecta al aparato urinario, con las consiguientes consecuencias.

**INFLAMACIÓN:** respuesta del organismo ante una agresión interna o externa, que se caracteriza por hinchazón, dolor, enrojecimiento y calor en la zona afectada.

**INMUNIDAD:** resistencia del organismo a la enfermedad gracias a un conjunto de células y proteínas especiales que se encargan de protegerlo de agresiones externas e internas.

**INMUNOGLOBULINAS:** proteínas especiales que defienden al organismo de distintas agresiones, tanto internas como externas (bacterias, virus, hongos, etc.).

**INSOLACIÓN:** alteraciones desarrolladas como consecuencia de una exposición prolongada a las radiaciones solares.

**INSOMNIO:** situación patológica caracterizada por la falta continuada de sueño.

**INSUFICIENCIA:** significa «escasez de...» o «funcionamiento deficiente». Por ejemplo: *insuficiencia hepática*, funcionamiento deficiente del hígado; *insuficiencia cardíaca*, funcionamiento deficiente del corazón.

**INSULINA:** hormona producida en el páncreas, que se encarga de extraer glucosa de la sangre para que siempre se encuentre en sus valores normales.

**INTOLERANCIA A LA LACTOSA:** incapacidad del intestino del bebé para absorber la lactosa de la leche, azúcar presente en todos los productos lácteos. Supone una especie de reacción alérgica que se manifiesta con diarreas tras las tomas. También ocurre en adultos.

**INTOLERANCIA A LA LECHE DE VACA:** reacciones alérgicas desencadenadas por uno o varios componentes de la leche de vaca, particularmente por las proteínas. Los síntomas pueden afectar al aparato digestivo o a la piel. Tiende a desaparecer con la edad.

**INVAGINACIÓN INTESTINAL:** penetración de una parte del intestino dentro de la porción que se encuentra justo debajo y a continuación de ella, como un dedo de guante cuando se le da la vuelta. Es de aparición brusca y se manifiesta con náuseas, vómitos, palidez y dolor. Requiere asistencia médica urgente.

**ISQUEMIA:** riego sanguíneo insuficiente en una zona determinada del organismo.

**-ITIS:** sufijo que significa «inflamación». Por ejemplo: *faringitis*, inflamación de la faringe; *otitis*, inflamación del oído; *gastritis*, inflamación del estómago.

**JAQUECAS:** fuertes dolores de cabeza que aparecen de forma recurrente, y que pueden ir acompañados de trastornos visuales y gastrointestinales.

**JUANETES:** abultamiento del extremo posterior de la primera falange del dedo gordo o del extremo anterior del metatarsiano primero. Pómulo muy abultado o que sobresale mucho, hueso del nacimiento del dedo grueso del pie, cuando sobresale demasiado.

**LABIOS:** límites externos de la cavidad bucal compuestos por una región central de músculo (músculo orbicular de los labios), sobre la que se dispone una pequeña capa de grasa y, finalmente, una capa de piel en la parte externa y otra de mucosa en la parte interna (en contacto con los dientes y encías).

**LAPAROSCOPIA:** intervención quirúrgica menor en la que, por medio de una pequeña incisión y con ayuda de una microcámara, se visualiza el interior del abdomen.

**LAPAROTOMÍA:** intervención quirúrgica que consiste en realizar una abertura en la pared abdominal para acceder a las vísceras que allí se alojan.

**LARINGITIS:** inflamación aguda o crónica de la laringe.

**LAXANTES:** sustancias (plantas, frutas con fibra, medicamentos) o hábitos (tipo de alimentación) que favorecen la evacuación de las heces.

**LDL:** proteínas que circulan por la sangre encargadas de transportar colesterol, en este caso el denominado «colesterol malo», porque se pega con facilidad a la pared de las arterias y poco a poco las estrangula.

**LEUCEMIA:** enfermedad caracterizada por la proliferación masiva de leucocitos o glóbulos blancos en la sangre.

**LEUCOCITOS:** también llamados glóbulos blancos. Son elementos defensivos que circulan por la sangre y desde ella penetran en los tejidos que se encuentran lesionados. En condiciones normales tenemos entre 4.000 y 10.000 leucocitos por $mm^3$.

**LEUCOCITURIA:** presencia de leucocitos en la orina que suele delatar una infección en las vías urinarias.

**LH:** hormona luteoestimulante que colabora en la ovulación.

***LIFTING:*** operación de cirugía estética que consiste en el estiramiento externo de la piel para eliminar signos de envejecimiento, principalmente, como arrugas y flacidez.

***LIGHT:*** término inglés aplicado a productos alimenticios bajos en calorías; significa «ligero».

**LINFOCITOS:** células defensivas que se encuentran en la sangre y en los ganglios linfáticos.

**LINFOMAS:** lesiones tumorales de los ganglios linfáticos.

**LÍPIDOS:** elementos del tipo de las grasas que se incorporan al organismo con los alimentos y que se utilizan para formar diferentes estructuras. Cuando sobran, el exceso se almacena en el interior de los adipocitos o células de grasa.

**LIPOPROTEÍNAS:** proteínas que se encargan de transportar los lípidos o grasas en la sangre. Actúan como una especie de «taxistas» y podemos clasificarlos en función de su tamaño. Las más pequeñas se llaman VLDL, las siguientes IDL, LDL y las más grandes HDL. Esta última, por su tamaño, impide que las grasas se depositen en la pared de las arterias y por eso se denominan las del «colesterol bueno». El resto, y sobre todo la LDL, sí permite que la grasa se una a las paredes de las arterias y de ahí la denominación de «colesterol malo».

**LIPOSUCCIÓN:** operación que consiste en la sustracción de la grasa que se acumula bajo la piel.

**LIPOTIMIAS:** pérdida brusca de conocimiento que suele acompañarse de una disminución de la tensión arterial.

**LOMBRICES:** gusanos o parásitos alargados que se desarrollan en el intestino y favorecen la presencia de molestias abdominales. Pueden llegar a tener varios metros de longitud y producen centenares de huevos al día que son eliminados en su mayor parte con las heces.

**LORDOSIS:** exageración de la curvatura lumbar de la columna vertebral (parte baja, por encima de los glúteos), favoreciendo la presencia de una «depresión» en esa zona y dolor cuando se está mucho tiempo de pie.

**LUMBAGO:** dolor pesado e irritante que afecta a la región baja de la espalda.

**LUNARES:** manchas de pigmento, con pelos o sin ellos, en la piel.

**LUXACIÓN:** pérdida de contacto entre los huesos que forman parte de una articulación, deformando el aspecto de la misma. La causa más frecuente son los traumatismos y en particular golpes sobre una zona determinada o caídas con apoyos inadecuados en las manos o pies.

**MACRÓFAGOS:** células defensivas grandes —*macro*— dotadas de una gran capacidad para devorar —*fago*— elementos agresores, como bacterias, virus o células muertas.

**MAMOGRAFÍA:** radiografía de la mama.

**MARCAPASOS:** pequeña batería situada bajo la piel, encima del corazón, que trata de regularizar el ritmo cardíaco.

**MAREO:** malestar general con náuseas y vértigos y tendencia al síncope, provocado, en algunas personas, por los movimientos del barco, del tren, de un vehículo, etc.

**MASTECTOMÍA:** intervención quirúrgica mediante la cual se extirpa la totalidad o parte del tejido mamario, con o sin la eliminación de otros tejidos cercanos (músculos pectorales, ganglios axilares).

**MASTITIS:** inflamación de la mama.

**MELENAS:** presencia de sangre en las heces. Cuando muestran su aspecto rojo vivo característico, la sangre procede de la última parte del tubo digestivo. Si procede de zonas más altas (intestino delgado, estómago) aparece con coloración oscura, negruzca.

**MENINGITIS:** inflamación de las meninges o bolsas que recubren el sistema nervioso central (cerebro, cerebelo, tronco cerebral y médula espinal).

**MENINGOENCEFALITIS:** inflamación que afecta a las meninges y al encéfalo (cerebro, cerebelo y tronco cerebral).

**MENOPAUSIA:** periodo de la vida en la mujer que se inicia hacia los 45 o 50 años, en el que poco a poco se reducen los estrógenos u hormonas sexuales femeninas en la sangre, y que se acompaña de unos síntomas característicos, como pueden ser los sofocos, la irritabilidad, la retirada de la menstruación o los cambios de humor repentinos.

**MENSTRUACIÓN:** periodo de varios días que marca el final del ciclo menstrual, que se caracteriza por la eliminación, vía vaginal, de sangre junto con restos del endometrio o capa interna del útero que ha proliferado en días anteriores «a modo de nido» para recibir el óvulo si hubiese sido fecundado.

**METÁSTASIS:** diseminación de células cancerosas fuera de su lugar de origen.

**METRORRAGIA:** expulsión de sangre por vía vaginal. En condiciones normales puede observarse la metrorragia durante la menstruación. En casos patológicos se aprecia, por ejemplo, cuando se produce un desprendimiento precoz de la placenta, un embarazo extrauterino, etc.

**MICOSIS:** infecciones desarrolladas por hongos (pie de atleta, candidiasis, etc.).

**MIGRAÑA:** dolor hemicraneal intenso.

**MILIUM:** aparición en la piel del recién nacido de numerosos y pequeños granitos. Se distribuyen preferentemente en la piel de la cara, afecta a un 40 por ciento de los recién nacidos y tiene una evolución muy favorable.

**MIOCARDIO:** músculo que constituye la mayor parte del corazón y del que depende casi toda su actividad.

**MIOPÍA:** visión borrosa o deficiente para los objetos lejanos.

**MONOCITOS:** células de la sangre de carácter defensivo que actúan como grandes macrófagos, atravesando con facilidad la pared de los pequeños vasos sanguíneos para alcanzar a los agentes agresores.

**MUGUET:** infección desarrollada por hongos que aparece en la boca formando granitos o placas de color blanco.

**NÁUSEAS:** contracciones del estómago y esófago acompañadas de abundante producción de saliva, palidez e hipotensión arterial, que aparecen de forma previa al vómito.

**NECROSIS:** muerte de parte de un tejido.

**NEOPLASIA:** formación de tejido nuevo, ya sea de tipo normal o patológico. Por ejemplo, una cicatriz, un tumor benigno, un tumor maligno o cáncer.

**NEUMONÍA:** infección del tejido de los pulmones por unas bacterias, entre las que destacan el neumococo, la *Chlamydia pneumoniae* y el *Haemophilus influenzae*.

**NEURALGIA:** dolor que se presenta en el trayecto de un nervio.

**NEURALGIAS DEL TRIGÉMINO:** neuralgias que tienen su origen en el nervio trigémino que se encarga de recoger la sensibilidad de la cara y que se distribuye por toda esta región.

**NEURASTENIA:** estado psicofísico caracterizado por debilidad, fatiga, irritabilidad y dificultad de concentración, síntomas que se van acrecentando a medida que pasa el día.

**NEUROLÉPTICOS:** fármacos que afectan al estado de humor y de la formación de ideas del individuo.

**NEUROSIS:** estado emocional desequilibrado con reacciones anormales ante situaciones ambientales o del entorno cotidiano.

**NEUTRÓFILOS:** una clase, la más numerosa, de leucocitos o glóbulos blancos.

**OBESIDAD:** peso que se sitúa muy por encima de lo normal para la misma altura y edad. En estos casos se aprecia un índice de masa corporal superior o igual a 30.

**OBSTRUCCIÓN DEL LAGRIMAL:** dificultad para eliminar la secreción lacrimal por encontrarse obstruido el conducto lacrimonasal. Afecta a casi un 6 por ciento de los recién nacidos y tiene una evolución favorable.

**OLIGOELEMENTOS:** minerales como el calcio, sodio, potasio, hierro, magnesio o el yodo, que en pequeñas dosis —*oligo*— desarrollan actividades imprescindibles para el organismo.

**-OMA:** sufijo que hace referencia, generalmente, al carácter benigno de un tumor (mioma, osteoma, fibroma, etc.).

**OOFORECTOMÍA:** intervención quirúrgica por medio de la cual se extirpan uno o ambos ovarios.

**ORQUITIS:** inflamación de uno o de ambos testículos.

**ORZUELO:** inflamación aguda de las glándulas situadas en la porción inicial de las pestañas.

**-OSCOPIA:** sufijo que hace referencia al método empleado para visualizar el interior de un órgano mediante pequeños tubos con una pequeña cámara incorporada. Por ejemplo: *broncoscopia*, cuando se ven los bronquios; *colonoscopia*, el colon; *rectoscopia*, el recto; *gastroscopia*, el estómago.

**OSTEOMALACIA:** enfermedad debida a la cual los huesos tienen una menor calcificación, por lo que, progresivamente, se reblandecen y encorvan. Es más frecuente en las mujeres, aunque no tiene ninguna relación con el descenso de estrógenos o con la menopausia.

**OSTEOPOROSIS:** enfermedad por la que los huesos se debilitan lentamente por pérdida de minerales (calcio) y se lesionan con facilidad (fracturas, artrosis).

**OTITIS:** inflamación del oído.

**PADRASTROS:** pedacitos de pellejo que se levantan en el contorno de las uñas de las manos y causan dolor y estorbo.

**PALPITACIONES:** aceleración de la frecuencia de contracción del corazón, fácilmente perceptible.

**PANADIZO:** inflamación flemonosa de un dedo, especialmente de la última falange. Inflamación aguda del tejido celular de los dedos, principalmente de su tercera falange.

**PAPERAS:** inflamación de las glándulas salivales situadas alrededor de la boca y, en particular, de la glándula parótida, también conocida con el nombre de paperas. Está producida por virus y hay que tratarla debidamente para evitar complicaciones.

**PAPILOMA:** tumor benigno que aparece en la piel y en las mucosas o capa interna de los conductos del organismo (intestino, bronquios, etc.).

**PARASITOSIS:** enfermedades desarrolladas por contaminación causada por parásitos, tales como los ácaros, gusanos, piojos, hongos o las moscas, como es el caso de la tiña, sarna y otras.

**-PATÍA:** sufijo que significa «alteración». Por ejemplo: *gastropatía*, cuando es una alteración del estómago; *neuropatía*, cuando afecta a los nervios; *enteropatía*, si la alteración está en el intestino.

**PATOLOGÍA:** enfermedad.

**PECAS:** cualquiera de las manchas amarillo rojizas que suelen salir en el cutis y aumentan generalmente por efecto del sol y el aire.

**PEDICULOSIS:** lesiones producidas por los piojos que pueden desarrollarse en la cabeza (es la más frecuente), en el cuerpo o en la región genital.

***PEELING*:** acción de arrastrar y eliminar las células muertas que quedan sobre la superficie de la piel, realizada por medio de diferentes técnicas.

**PERICARDIO:** capa externa que recubre el corazón y que a veces sufre inflamaciones (pericarditis).

**pH:** proporción de ácidos y bases que hay en cualquier medio y que se mide de 1 a 14. La sangre tiene pH 7,3 y el interior del estómago, 1,5 (muy ácido).

**PIE DE ATLETA:** lesiones producidas en la piel por ciertos hongos. Se ubica entre los dedos de los pies.

**PIE ADUCTO:** alteración de los pies en los que, al andar, la punta queda hacia dentro.

**PIE CAVO:** el puente o parte central del pie se encuentra muy exagerado o pronunciado.

**PIE EQUINO:** deformidad del pie que provoca que al andar sólo se apoye la punta (los dedos).

**PIE PLANO:** malformación del pie en la que el puente ha desaparecido y toda la planta se apoya en el suelo.

**PIE VALGO:** al caminar se apoya el pie sobre el borde lateral interno, dejando la parte externa libre.

**PIE VARO:** anomalía en la que al caminar el niño se apoya sobre el borde externo del pie.

**PÍLDORA ANTICONCEPTIVA:** comprimidos de estrógenos y progesterona que se utilizan para impedir el embarazo al modificar el ciclo ovárico.

**PIORREA:** inflamación con formación de pus que afecta a las encías y alveolos dentarios.

**PIROSIS:** salida anormal de parte de los jugos gástricos hacia arriba, al esófago, que genera una sensación de quemazón y acidez.

**PIURIA:** presencia de pus en la orina por una inflamación en los órganos superiores (vejiga urinaria, uréteres, riñón, uretra, etc.).

**PLAQUETAS:** células presentes en la sangre, responsables de la coagulación de los vasos sanguíneos cuando se lesionan o rompen. En condiciones normales hay entre 200.000 y 350.000 plaquetas por cada milímetro cúbico de sangre.

**PLASMA:** líquido que compone la sangre (sin ninguna célula) y que en un 90 por ciento es agua.

**PLEURA:** membranas transparentes que recubren completamente los pulmones y facilitan la respiración.

**POLI-:** prefijo que significa «varios». Por ejemplo: *politraumatismo*, golpes o traumatismos múltiples; *polimialgias*, varios dolores musculares; *polineuritis*, inflamación de varios nervios.

**PREMATURO:** define a niños que nacen antes de tiempo y presentan bajo peso, así como una maduración incompleta de algunos de sus órganos (sistema respiratorio, digestivo, sistema inmunológico, etc.).

**PROGESTERONA:** es el precursor de todas las hormonas producidas en el ovario, como es el caso de los estrógenos. Se forma en el ovario, aunque también en las glándulas suprarrenales. Su efecto es casi exclusivamente local, sobre el endometrio, donde facilita la formación del «nido» para que reciba al óvulo si es fecundado y, en su caso, progrese la gestación.

**PROLACTINA:** hormona producida en la hipófisis (glándula situada en la base del cerebro), encargada de estimular el crecimiento y desarrollo de la mama durante la gestación y la producción de leche tras el parto.

**PRUEBAS METABÓLICAS:** análisis de sangre que se practica al recién nacido o a las pocas semanas de vida, que trata de confirmar la presencia o no de ciertas enfermedades del metabolismo (entre otras la glándula tiroides).

**PREVENCIÓN:** conjunto de medidas encaminadas a evitar la aparición de enfermedades.

**PROSTAGLANDINAS:** hormonas elaboradas por diversos tejidos del organismo que tienen, entre otras funciones, la de aumentar el ritmo cardíaco, disminuir la utilización de las grasas, proteger la mucosa gástrica y facilitar las reacciones inflamatorias.

**PRÓSTATA:** órgano masculino situado debajo de la vejiga urinaria, encargado de producir un líquido que acompaña a los espermatozoides en el momento de la eyaculación para facilitar su movimiento.

**PRURITO:** sensación de picor que se presenta en cualquier parte del cuerpo y que provoca el rascado, lo que favorece a su vez infecciones en la piel.

**PSICOSIS:** trastorno mental que presenta alteraciones de la conducta (extravagancia, excentricidad) y del pensamiento (delirios, etc.).

**PSORIASIS:** enfermedad crónica y recurrente que afecta a la piel, caracterizada por la presencia de placas blancas y escamosas, acompañadas de picores. Las lesiones aparecen sobre todo en los codos, rodillas, tronco y cuero cabelludo.

**QUEMADURAS:** lesiones producidas en la piel y tejidos subyacentes por el calor. Clásicamente se dividen en tres grupos: primer grado (enrojecimiento), segundo grado (ampollas) y tercer grado (rotura y muerte de parte de la piel e incluso de tejidos inferiores).

**QUIMIOTERAPIA:** tratamiento del cáncer y de otras lesiones tumorales mediante compuestos químicos que matan las células.

**QUISTES DE MAMA:** tumores formados por un saco cerrado, normal o accidental, que especialmente contienen líquido o una sustancia semisólida. Vejiga membranosa que se desarrolla anormalmente en diferentes regiones del cuerpo, en este caso en la mama, y que contiene humores o materias alteradas.

**QUISTES DE OVARIO:** quistes producidos en la zona ovárica.

**RADIOGRAFÍA:** técnica indolora que «dibuja» una zona o región del cuerpo mediante la acción de los rayos X, y obtiene una imagen en blanco y negro.

**RADIOTERAPIA:** tratamiento del cáncer y otras enfermedades con el empleo de radiaciones.

**RAQUITISMO:** enfermedad que afecta a los huesos produciendo retraso en el crecimiento y deformaciones. Su principal causa es la deficiencia de calcio y vitamina D.

**REGLA:** término coloquial para referirse a la menstruación o al flujo menstrual.

**RESFRIADO:** inflamación de las vías aéreas superiores (nariz, faringe, laringe) que suele acompañarse de estornudos y abundantes secreciones nasales.

**RETENCIÓN DE LÍQUIDOS:** edemas. Acumulación excesiva de líquido seroalbuminoso en el tejido celular y que suele deberse a diversas causas. *Edema*: hinchazón blanda de una parte del cuerpo, que cede a la presión y es ocasionada por la serosidad infiltrada en el tejido celular.

**RETINOL:** es un tipo de vitamina A con efectos beneficiosos para la piel.

**REUMA:** dolor y otras molestias de larga evolución que afectan a varios músculos, huesos o articulaciones.

**RH:** aglutinógeno que existe en los glóbulos de un 85 por ciento de los individuos.

**RH Y EMBARAZO:** en el embarazo un feto $Rh^+$ puede provocar en la madre $Rh^-$ la producción de aglutininas causantes de la enfermedad hemolítica de los recién nacidos.

**RINITIS:** inflamación aguda o crónica de las fosas nasales.

**RONCUS:** ruido anormal que puede percibirse en las vías respiratorias durante la toma o expulsión del aire y que se debe al estrechamiento de los bronquios.

**RUBEOLA:** enfermedad infecciosa producida por un virus del grupo de los togavirus y que afecta sobre todo a la piel.

**SABAÑONES:** lesiones de aspecto rojizo, calientes y con picor, que aparecen en los dedos, nariz y orejas, especialmente en las épocas frías.

**SALPINGITIS:** inflamación que afecta a las trompas de Falopio.

**SALPINGOOFORECTOMÍA:** intervención quirúrgica destinada a la extirpación de la trompa de Falopio y el ovario.

**-SARCOMA:** sufijo que significa «tumor maligno que afecta a los tejidos blandos». Por ejemplo: *osteosarcoma*, de los huesos; *condrosarcoma*, del cartílago; *liposarcoma*, del tejido graso; *miosarcoma*, del músculo.

**SARAMPIÓN:** enfermedad infectocontagiosa que afecta sobre todo a la piel, vías respiratorias y estado general. Desarrolla en la piel unas manchas típicas de color rojizo a modo de granos pequeños que aparecen primero en la boca y después se extienden por todo el cuerpo.

**SARNA:** lesiones desarrolladas en la piel por un ácaro denominado *Sarcoptex scabiei* y que producen un gran picor que induce al continuo rascado.

**SARRO:** placa de coloración amarillenta que se forma en la base de los dientes y que lentamente asciende hacia las puntas o bordes libres. Su formación se debe a la presencia de restos alimenticios y de otro tipo en la cavidad bucal, unido a una inadecuada limpieza de las piezas dentales.

**SEPTICEMIA:** invasión de la sangre por parte de uno o varios gérmenes, lo que hace que se distribuyan por todo el organismo y generen otras infecciones en puntos alejados del foco de infección inicial.

**SHOCK:** insuficiencia o falta de la llegada de sangre a todas las células del organismo, lo que facilita que las funciones (cardíaca, cerebral, del hígado, etc.) comiencen a fallar.

**SIBILANCIAS:** ruidos finos o agudos que se escuchan durante la auscultación de los bronquios y que son la consecuencia de la «estrangulación» de éstos. Típico de la bronquitis aguda, bronquitis crónica, asma...

**SÍFILIS:** enfermedad infecciosa, endémica, crónica, específica, causada por el *Treponema palidum*, adquirida por contagio y transmitida por herencia.

**SIGNO DE BABINSKY:** respuesta refleja que se produce en el pie cuando rascamos lentamente la planta, desde el talón hasta la base del dedo pequeño. Si hay lesiones de los nervios motores del organismo, los dedos se mueven «hacia arriba», en extensión, indicando algún tipo de enfermedad en la vía piramidal, la que controla los movimientos finos, precisos y voluntarios.

**SIGNO DE BLUMBERG:** respuesta dolorosa que aparece en el abdomen cuando hay peritonitis (inflamación del peritoneo, bolsa transparente que cubre y protege las vísceras abdominales). El signo es positivo o existe cuando, si apretamos con la palma de la mano la pared abdominal, al soltar de golpe, se produce un fuerte dolor, como si se tratase de una «puñalada».

**SÍNDROME DE CUSHING:** enfermedad debida a una exposición excesiva a los efectos de hormonas del tipo glucocorticoides. A veces se debe a un exceso de producción de andrógenos o estrógenos desde las glándulas suprarrenales. En otros casos su origen se encuentra en la administración externa de fármacos tipo corticoide.

**SÍNDROME DE DOWN:** anomalía congénita debida a la presencia de tres cromosomas 21 en lugar de dos, caracterizada por un retraso mental variable y variaciones en el aspecto físico de quienes la padecen.

**SÍNDROME DEL EDIFICIO ENFERMO:** efectos negativos que se producen en el organismo como consecuencia de vivir en edificios o casas construidos con materiales perjudiciales. Un ejemplo de esto es la instalación de aires acondicionados de manera poco apropiada, la utilización de sustancias tóxicas como el amianto, etc.

**SÍNDROME DE MALA ABSORCIÓN:** incapacidad del intestino delgado para absorber ciertos alimentos o algunos de sus componentes, como es el caso de los minerales. Muchas veces es la consecuencia de una reacción alérgica a determinados productos.

**SÍNDROME DEL NIDO VACÍO:** alteración o crisis psicológica que afecta a muchas mujeres en edad menopáusica cuando desaparecen sus responsabilidades como madre al dejar los hijos la casa familiar.

**SÍNDROME PREMENSTRUAL:** conjunto de síntomas físicos y emocionales que se presentan una semana antes de la menstruación y que pueden interferir en la actividad cotidiana de la mujer que lo padece.

**SÍNDROME DE RAYNAUD:** enfermedad caracterizada por episodios en los que se estrechan las pequeñas arterias de los dedos, ocasionando palidez, frialdad, dolor y entumecimiento de los mismos. Muchas veces estos episodios están desencadenados por el frío. Se observa con frecuencia en mujeres jóvenes.

**SÍNDROME DE STEIN-LEVENTHAL:** amenorrea, esterilidad e hipertricosis.

**SINUSITIS:** inflamación e infección de los senos paranasales (cavidades de aire que hay en los huesos de la cara), generalmente producida por diversos tipos de bacterias. Suele asociarse, cuando se repite con frecuencia, a lesiones de las paredes de las fosas nasales, de las raíces de los dientes, etc.

**SÍSTOLE:** movimiento del músculo del corazón durante el cual éste se contrae con fuerza y expulsa toda la sangre que hay en su interior.

**SOFOCOS:** episodios de calor y sudación acompañados de enrojecimiento del pecho y palpitaciones. Son frecuentes en la mujer menopáusica como consecuencia de la disminución de estrógenos.

**SOPLO CARDÍACO:** ruido anormal que se escucha al auscultar el corazón, parecido a un pequeño soplido. Muchas veces no tienen importancia (soplos funcionales), pero otras se deben a lesiones de las válvulas que comunican las aurículas con los ventrículos (soplos patológicos).

**SUDAMINA:** lesiones que aparecen en la piel durante los días calurosos en forma de pequeñas vesículas claras que contienen el exceso de sudor eliminado.

**SUERO:** es el plasma sin fibrinógeno. Si a la sangre le quitamos las células, nos quedamos con el líquido, el plasma. Si a éste le quitamos la proteína que coagula la sangre, el fibrinógeno, nos quedamos con un líquido claro y rico en glucosa, que denominamos suero.

**TAC:** sigla de tomografía axial computerizada. Es una técnica indolora con la que se puede estudiar cada rincón de nuestro cuerpo. Se basa en el empleo de radiaciones que, tras pasar por un ordenador, dibujan la parte que nos interesa en diferentes posiciones y con gran nitidez.

**TENIAS:** parásitos tipo gusanos que penetran en nuestro organismo por el aparato digestivo (alimentos contaminados, manos sucias, etc.) y que se desarrollan en el intestino, donde pueden generar lesiones en esta misma zona o bien en órganos internos como el hígado, pulmón, músculos, etc. Algunas tenias son la *Sagnata*, *Solium*, etc.

**TERAPIA HORMONAL SUSTITUTORIA (THS):** tratamiento que trata de combatir los problemas que pueden aparecer durante la menopausia, y después de ella, en el sistema circulatorio, en los huesos y en otros órganos. Para llevarla a cabo suelen utilizarse combinaciones de estrógenos y progesterona o bien una sola de estas hormonas. En toda mujer que conserva el útero, la THS implica la asociación de un estrógeno a un gestágeno (de lo contrario hay riesgo de facilitar proliferaciones del endometrio e incluso cáncer del mismo).

**TERMIA:** significa temperatura. La temperatura normal de nuestro cuerpo, en los órganos internos, es de 38 °C. En la piel se sitúa alrededor de 36 °C. Cuando se eleva hablamos de *hipertermia* y si disminuye, de *hipotermia*.

**TESTOSTERONA:** hormona sexual masculina por excelencia. Se produce en el testículo y en menor cantidad en el ovario y corteza suprarrenal. Su producción aumenta de forma significativa en el ovario tras la menopausia.

**TÉTANOS:** enfermedad aguda infecciosa e inoculable, debida al *Bacilus* o *Clostridium tetani* o de *Nicolaier*. Se caracteriza por el espasmo tónico de los músculos voluntarios. Rigidez y tensión convulsiva de los músculos. Enfermedad muy grave producida por un bacilo que penetra generalmente por las heridas y ataca el sistema nervioso. Sus síntomas principales son la contracción dolorosa y permanente de los músculos, y la fiebre.

**TIMO:** órgano situado en el tórax, detrás del esternón, que participa en las funciones del sistema inmunológico o defensivo, sobre todo en las primeras décadas de vida.

**TIÑA:** enfermedad producida por un grupo de hongos con especial apetencia por el cabello, vello y uñas, que provoca la caída de los folículos pilosos y la pérdida del pelo.

**-TOMÍA:** sufijo que define intervención quirúrgica mediante la cual se realiza una abertura o extirpación de un órgano o cavidad. Por ejemplo: *colostomía*, si afecta al colon; *toracotomía*, cuando es en el tórax; *laparotomía*, cuando se abre la pared abdominal; *mastectomía*, cuando se extirpa la mama.

**TORACOTOMÍA:** abertura de la cavidad torácica para observar las características de los órganos allí alojados o para intervenir sobre uno de ellos.

**TORTÍCOLIS:** espasmo doloroso de origen inflamatorio o nervioso de los músculos del cuello, que obliga a tenerlo torcido con la cabeza inmóvil.

**TOS:** mecanismo defensivo que emplean las vías aéreas (laringe, tráquea, bronquios) para eliminar sustancias extrañas y secreciones que allí se acumulan. Se realiza mediante la contracción brusca de los músculos respiratorios, «estrujando» los pulmones.

**TOS FERINA:** infección respiratoria que produce importantes accesos de tos. La causa una bacteria *(Haemophilus pertussis)* y se transmite fácilmente con la tos.

**TOXOPLASMOSIS:** enfermedad infecciosa desarrollada por un parásito llamado

*Toxoplasma gondii* y relacionada con el consumo de carne poco hecha. Aunque en el niño su evolución suele ser benigna, es muy peligrosa en el caso de verse afectada una mujer embarazada en el primer trimestre de la gestación.

**TROMBOSIS:** situación patológica en la que se facilita la formación de coágulos en las paredes de los vasos sanguíneos, con el riesgo de que se rompan y circulen libres por la sangre. En este caso se denominan embolias.

**TUMOR:** crecimiento de una zona determinada del organismo a partir de la proliferación exagerada de células. Cuando las células tienen características y funciones iguales a las de sus progenitoras y no alteran el órgano, hablamos de tumor benigno. Si, por el contrario, se trata de células aberrantes, que invaden las zonas próximas y alteran la función del órgano afectado, nos encontramos ante un tumor maligno o cáncer.

**ÚLCERA:** pérdida de tejido en una zona concreta. Cuando ocurre en la piel, se llama *úlcera dérmica*; si es en el estómago, *úlcera gástrica*, etc.

**ULTRASONIDOS:** técnica indolora empleada para conocer el estado de un órgano y para tratar diversas enfermedades (piedras, lesiones articulares), que se basa en el uso de ondas sonoras que no podemos percibir.

**UÑEROS:** inflamación en la raíz de la uña. Herida que produce la uña cuando, al crecer viciosamente, se introduce en la carne.

**UREA:** residuo que se obtiene en las células del organismo tras utilizar las proteínas que incorporamos al cuerpo con los alimentos y que, para no alterar nuestras células, se elimina con la orina.

**UREMIA:** presencia elevada de urea en la sangre porque el riñón no la elimina de forma adecuada, con riesgo de alterar la función de muchos órganos (hígado, cerebro, etc.).

**URETRITIS ATRÓFICA:** con la menopausia se atrofia la mucosa de la uretra y esto trae consigo una mayor facilidad para contraer infecciones en este órgano (uretritis). El conjunto de síntomas que acompaña a esta infección (dolor y ganas frecuentes de orinar) se denomina uretritis atrófica.

**-URIA:** sufijo que define la presencia en la orina de alguna sustancia o células. Por ejemplo: *glucosuria*, glucosa en la orina; *bacteriuria*, bacterias en la orina; *leucocituria*, leucocitos en la orina.

**URTICARIA:** reacción brusca que aparece en una zona de la piel con la formación de pequeñas placas ligeramente elevadas, de color rosado o rojizo y que se acompañan de picor. Por ejemplo cuando nos picamos con ortigas.

**VACUNAS:** sustancias que tratan de estimular nuestras defensas para evitar el desarrollo de enfermedades infecciosas o reacciones alérgicas. Las vacunas están constituidas por virus atenuados (sin capacidad patógena) o fragmentos de bacterias para que puedan ser «cómodamente» estudiados por el sistema inmunológico y elaborar las defensas apropiadas frente a ellos.

**VAGINISMO:** espasmo reflejo e involuntario del orificio externo de la vagina que hace difícil la penetración, lo que genera molestias e incluso dolor. Suele ser un problema de tipo psicosomático.

**VAGINITIS:** proceso inflamatorio que afecta a la vagina y que suele estar producido por *Candida albicans*, *Tricomonas* o *Gardnerella vaginalis*. Se caracteriza por la presencia de abundante flujo o secreción vaginal.

**VAGINITIS ATRÓFICA:** con la pérdida de estrógenos la mucosa de la vagina se vuelve más frágil y vulnerable a la infección, sobre todo en mujeres menopáusicas. La infección de la vagina en estas circunstancias se denomina vaginitis atrófica y suele acompañarse de un flujo inespecífico ligeramente teñido de sangre.

**VAGINITIS SENIL:** forma caracterizada por la producción de placas desprovistas de epitelio, que algunas veces se adhieren entre sí y ocasionan la obliteración del conducto. Se observa en mujeres ancianas.

**VÁLVULAS:** dos orificios situados en el corazón que permiten y regulan el paso desde las aurículas a los ventrículos. En la parte derecha se sitúa la válvula tricúspide y en la parte izquierda la mitra . Cuando se alteran producen ruidos anormales que se denominan soplos.

**VARICELA:** enfermedad infecciosa producida por el herpes virus, que se caracteriza por la presencia en la piel de vesículas con líquido claro.

**VARICES:** venas dilatadas o «hinchadas» que pueden estar en el interior o exterior del cuerpo (debajo de la piel).

**VARICOCELE:** acumulación de sangre en uno o ambos testículos, que produce una notable hinchazón.

**VASCULITIS:** inflamación que afecta a los vasos sanguíneos, principalmente arterias.

**VEGETACIONES:** inflamaciones de los órganos defensivos situados en las proximidades de las fosas nasales (amígdalas, etc.), que dificultan la respiración e incluso la alimentación.

**VELOCIDAD DE SEDIMENTACIÓN:** prueba de laboratorio que sirve para conocer el contenido de la sangre. Se mide en milímetros y, en condiciones normales, durante la primera hora, la velocidad es de hasta 15 mm para el varón y de 20 mm para la mujer.

**VERRUGAS:** excrecencia cutánea, única o múltiple, de forma y tamaño variables, constituida por la hipertrofia de las papilas. La común o vulgar, que aparece con gran frecuencia en las manos en la infancia y adolescencia, es debida a un virus filtrable y desaparece a veces espontáneamente.

**VÉRTIGO:** sensación de inestabilidad y pérdida del equilibrio que suele acompañar a las lesiones o irritaciones del oído interno, donde se encuentra el órgano del equilibrio.

**VIRUS:** microorganismos capaces de producir numerosas enfermedades en el ser humano. Son mucho más pequeños que una célula y cuando penetran en ella la utilizan para multiplicarse y romperla para invadir otra célula nueva. Ejemplo: virus de la gripe, del sarampión, de la varicela, etc.

**VÓMITOS:** expulsión violenta por la boca de materias contenidas en el estómago.

**VULVITIS:** inflamaciones, generalmente de carácter infeccioso, que afectan a la vagina y a los genitales externos o vulva.

**VULVOVAGINITIS:** infección que se produce en las niñas y que afecta a los órganos genitales externos (labios menores y mayores) y también a la vagina. El principal origen de la vulvovaginitis son los gérmenes que habitan en la región anal.

**YATROGENIA:** complicaciones y enfermedades que pueden aparecer como consecuencia del empleo de los medicamentos. Por ejemplo: procesos alérgicos, lesiones en la piel, alteraciones del hígado, náuseas, vómitos, etc.

**YODO:** sustancia que necesita el cuerpo en pequeñas cantidades para asegurar la función de la glándula tiroides, del metabolismo, de la producción de energía; incluso participa decisivamente en el crecimiento.

**ZOONOSIS:** enfermedades que son transmitidas al ser humano por los animales. Por ejemplo: rabia, carbunco, tiña, sarna, etc.

# Índice de contenidos

# Notas

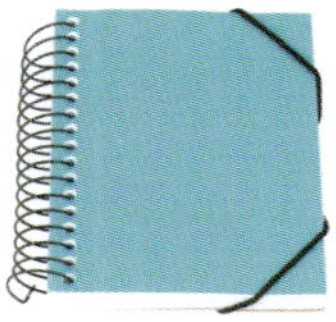

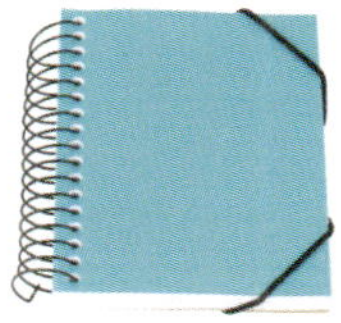